Fran London

Informieren, Schulen, Beraten

Praxishandbuch zur Patientenedukation

2., durchgesehene und ergänzte Auflage

Aus dem Amerikanischen von Silke Hinrichs

Deutschsprachige Ausgabe bearbeitet von Rudolf Müller und Mareike Tolsdorf

Deutschsprachige Ausgabe herausgegeben von Angelika Abt-Zegelin und Mareike Tolsdorf

Verlag Hans Huber

Fran London. RN, MS
E-Mail: Flondon@phxchildrens.com

Angelika Zegelin. Dr. rer. cur., MA, Pflegewissenschaftlerin.
Institut für Pflegewissenschaft an der Universität Witten/Herdecke.
E-Mail: Zegelin@uni-wh.de

Mareike Tolsdorf. Altenpflegerin, BScN, stud. MScN, freiberufliche Pflegewissenschaftlerin, wissenschaftliche Mitarbeiterin am Institut für Pflegewissenschaft, Universität Witten/Herdecke.
E-Mail: mareike.tolsdorf@uni-wh.de

Lektorat: Jürgen Georg, Gabrielle Burgermeister
Bearbeitung: Rudolf Müller, Mareike Tolsdorf
Herstellung: Daniel Berger
Titelillustration: pinx. Winterwerb und Partner, Design-Büro, Wiesbaden
Umschlag: Claude Borer. Basel
Satz: sos-buch, Lanzarote
Druck und buchbinderische Verarbeitung: Hubert & Co., Göttingen
Printed in Germany

Bibliografische Information der Deutschen Bibliothek
Die Deutsche Bibliothek verzeichnet diese Publikation in der Deutschen Nationalbibliografie; detaillierte bibliografische Angaben sind im Internet unter «http://dnb.d-nb.de» abrufbar.

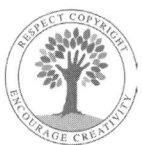

Dieses Werk, einschließlich aller seiner Teile, ist urheberrechtlich geschützt. Jede Verwertung außerhalb der engen Grenzen des Urheberrechtes ist ohne schriftliche Zustimmung des Verlages unzulässig und strafbar. Das gilt insbesondere für Kopien und Vervielfältigungen zu Lehr- und Unterrichtszwecken, Übersetzungen, Mikroverfilmungen sowie die Einspeicherung und Verarbeitung in elektronischen Systemen.

Dieses Verfasser haben größte Mühe darauf verwandt, dass die therapeutischen Angaben insbesondere von Medikamenten, ihre Dosierungen und Applikationen dem jeweiligen Wissensstand bei der Fertigstellung des Werkes entsprechen.
Da jedoch Pflege und Medizin als Wissenschaften ständig im Fluss sind, da menschliche Irrtümer und Druckfehler nie völlig auszuschließen sind, übernimmt der Verlag für derartige Angaben keine Gewähr. Jeder Anwender ist daher dringend aufgefordert, alle Angaben in eigener Verantwortung auf ihre Richtigkeit zu überprüfen.
Die Wiedergabe von Gebrauchsnamen, Handelsnamen oder Warenbezeichnungen in diesem Werk berechtigt auch ohne besondere Kennzeichnung nicht zu der Annahme, dass solche Namen im Sinne der Warenzeichen-Markenschutz-Gesetzgebung als frei zu betrachten wären und daher von jedermann benutzt werden dürfen.

Anregungen und Zuschriften bitte an:
Verlag Hans Huber
Lektorat: Pflege
z.Hd.: Jürgen Georg
Länggass-Strasse 76
CH-3000 Bern 9
Tel: 0041 (0) 31 300 4500
Fax: 0041 (0) 31 300 4593

Das vorliegende Buch ist eine Übersetzung aus dem Amerikanischen. Der Originaltitel lautet «No Time to Teach» von Fran London. © 1999. Lippincott Williams & Wilkins, Philadelphia, New York, Baltimore
2. Auflage 2010

© 2010/2003 by Verlag Hans Huber, Hogrefe AG, Bern
ISBN 978-3-456-84772-6

Inhaltsverzeichnis

Widmung		13
Danksagung		15
Vorwort		17
Vorwort der deutschen Herausgeberin		19
Einleitung zur deutschen Ausgabe		21
1	**Warum sich mit Beratung aufhalten?**	25
1.1	Wozu das Ganze?	26
1.2	«Ich bin doch kein Lehrer, ich rette Leben!»	27
1.3	Ginge es auch ohne Beratung?	27
1.4	Patienten- und Angehörigenberatung aus neuer Sicht	28
1.5	Beratung als Wesenszug der Pflege	30
1.6	Ist Beratung kosteneffektiv?	30
1.7	Hilfe zur Selbsthilfe	30
1.8	Zusammenfassung	31
2	**Zu wenig Zeit für gute Beratung?**	33
2.1	Zeitspartipps	35
	2.1.1 Ziele in den Mittelpunkt stellen	36
	2.1.2 Ziele gemeinsam festlegen	36
	2.1.3 Kenntnisstand und Aufnahmefähigkeit einschätzen	37
	2.1.4 Voreilige Annahmen vermeiden	38
	2.1.5 Konkrete Verhaltensweisen und Fähigkeiten vermitteln	38
	2.1.6 Den Klienten aktiv einbeziehen	39
	2.1.7 Pädagogisch günstige Momente ausnutzen	40
	2.1.8 Die Beratung individualisieren	40
	2.1.9 Selbstwirksamkeitsüberzeugungen stärken	41
	2.1.10 Lernerfolge evaluieren	41
	2.1.11 Das Team als Ganzes einbeziehen	42
2.2	Interaktive Beratung	43

3	**Aufbau eines geeigneten Umfelds**		45
3.1	Umfeldverbesserungen einleiten und durchführen		46
	3.1.1	Beratungsmaterialien systematisieren	47
	3.1.2	Fehlende Materialien beschaffen	47
	3.1.3	Lernhindernisse aus dem Weg räumen	48
	3.1.4	Lernanregungen bereit halten	48
3.2	Systemkomponenten verbessern		50
	3.2.1	Kommunikation im Team fördern	50
	3.2.2	Beratungsfördernde Strukturen einführen	50
	3.2.3	Edukative Konsistenz und Kontinuität bewahren	51
3.3	Am Erreichten festhalten		51
3.4	Was Verbesserungen bewirken können		53
3.5	Tun Sie den ersten Schritt!		53
4	**Sie sind nicht allein!**		55
4.1	Wer bestimmt den Kurs?		57
	4.1.1	Klienten als Partner	57
	4.1.2	Unterstützen bei der Adaptation	57
	4.1.3	Herstellen eines guten Lernklimas	58
	4.1.4	Konzentrieren auf die Bedürfnisse des Patienten	59
4.2	Alle sitzen im selben Boot		59
	4.2.1	Allein ist es nicht zu schaffen	59
	4.2.2	Zusammenarbeit tut Not	60
	4.2.3	Wer gehört zum Team?	60
	4.2.4	Koordinieren der Maßnahmen	61
	4.2.5	Konzentrieren auf die Ziele	62
	4.2.6	Was können Sie tun?	63
4.3	Interdisziplinäre Partnerschaften		63
	4.3.1	Zusammenführen der Kräfte	64
	4.3.2	Ärzte und Beratung	65
	4.3.3	Sonstige Mitglieder des Beratungsteams	66
	4.3.4	Telefonische Nachsorgeprogramme	67
	4.3.5	Der Vorteil häuslicher Pflegedienste	67
	4.3.6	Aus- und Weiterbildung	67
	4.3.7	Einbeziehen von Gemeinderessourcen	68
	4.3.8	Management und Administration	69
	4.3.9	Was die JCAHO mit Patientenberatung zu tun hat	70
4.4	Wie lässt sich Teamarbeit fördern?		70
5	**Der pädagogisch günstige Moment**		75
5.1	Mit dem Strich bürsten, nicht dagegen!		76
	5.1.1	Erwartungsdiskrepanzen als Lernhindernis	77
	5.1.2	Begreifen Sie sich als Pädagogen!	77
5.2	Was ist ein pädagogisch günstiger Moment?		78
	5.2.1	Informelle Beratung	78
	5.2.2	Die Gelegenheit beim Schopf packen	82
	5.2.3	Assessment im Columbo-Stil	83
	5.2.4	Bedrohungsfreie Konversation betreiben	84

	5.2.5	Aufmerksam beobachten	86
	5.2.6	Konzentriert zuhören	87
	5.2.7	Pädagogisch günstige Momente erkennen und nutzen	87
	5.2.8	Herbeiführen pädagogisch günstiger Momente	89
5.3		Der Haken an pädagogisch günstigen Momenten	91
	5.3.1	Pädagogisch ungünstige Momente	93
	5.3.2	Anpassen des Beratungsstiles	93
5.4		Ein Beispiel für einen pädagogisch günstigen Moment	97
6		**Keine Chance der Langeweile!**	**99**
6.1		Das ganze Geheimnis: aktive Beteiligung	100
	6.1.1	Den Klienten einbeziehen	100
	6.1.2	Fasse dich kurz!	101
	6.1.3	Verknüpfungen aufbauen	101
	6.1.4	Kenntnisse sofort anwenden lassen	102
	6.1.5	Aktive Partizipation ermöglichen	103
	6.1.6	Keine Scheu vor Kreativität!	109
6.2		Haben Sie Spaß dabei!	110
	6.2.1	Humor und Lachen sind nicht dasselbe	112
	6.2.2	Physiologische Effekte des Lachens	113
	6.2.3	Kontraindikationen	114
	6.2.4	Zufällige Komik	114
	6.2.5	Humor gezielt nutzen	114
	6.2.6	Humorvoll sein heißt sensibel sein	116
	6.2.7	Erfolge weitergeben	118
6.3		Zum Abschluss ein kleiner Lückentext	118
7		**Die edukative Werkzeugkiste**	**121**
7.1		Edukative Hilfsmittel	122
	7.1.1	Medizinische Geräte und Materialien	122
	7.1.2	Schriftliche Informationen	123
	7.1.3	Multimedia	124
	7.1.4	Sammelmappen und Fotoalben	124
	7.1.5	Anatomische Modelle und Illustrationen	125
	7.1.6	Poster	125
	7.1.7	Pinnwände und schwarze Bretter	125
	7.1.8	Filmstreifen und Diashows	127
	7.1.9	Folien	127
	7.1.10	Flipcharts	127
	7.1.11	Tafeln	127
	7.1.12	Audiokassetten	128
	7.1.13	Videokassetten	129
	7.1.14	Hausinternes Fernsehprogramm	132
	7.1.15	Satellitensysteme	133
	7.1.16	Telefon	133
	7.1.17	Puppen und Modelle	134
	7.1.18	Gesprächsanregende Phantasiegebilde	134
	7.1.19	Interaktive Übungen	134

		7.1.20	Computer	135
		7.1.21	Lernverträge	135
		7.1.22	Beratungsprogramme	137
		7.1.23	Selbstgesteuertes Lernen	137
	7.2	Dokumentationsformulare		139
	7.3	Berufliche Fortbildung		143
	7.4	Ohne Ordnung geht es nicht!		143
	7.5	Individualisieren der edukativen Hilfsmittel		144
		7.5.1	Vorbereitung	145
		7.5.2	Präsentation	145
		7.5.3	Rückblick	145
	7.6	Bezugsquellen für edukative Hilfsmittel		145
	8	**Sagen Sie es schriftlich!**		**147**
	8.1	Umgang mit schriftlichem Beratungsmaterial		148
		8.1.1	Einschätzen des Klienten	149
		8.1.2	Aktives Einbeziehen	149
		8.1.3	Ausdrucksweise anpassen	149
		8.1.4	Ziele im Auge behalten	150
	8.2	Was tun bei niedriger Lesekompetenz?		150
		8.2.1	Lesedefizite sind nicht offensichtlich	152
		8.2.2	Lesekompetenz und Beratung	153
		8.2.3	Einschätzung der Lesekompetenz	153
		8.2.4	Arbeit mit Dolmetschern	155
		8.2.5	Verständnisüberprüfung	155
	8.3	Eigenschaften guter Beratungsunterlagen		155
		8.3.1	Inhalt	155
		8.3.2	Lesbarkeit	155
		8.3.3	Bilder, Illustrationen, Listen, Tabellen, Diagramme, Grafiken	156
		8.3.4	Layout und Schriftart	156
		8.3.5	Stimulierung des Lernprozesses	157
		8.3.6	Kulturelle Korrektheit	158
	8.4	Brauchbarkeit schriftlicher Beratungsunterlagen		159
	8.5	Abfassen eigener Texte		159
		8.5.1	Wo und wann werden schriftliche Unterlagen gebraucht?	159
		8.5.2	Verbesserung der Lesbarkeit	162
		8.5.3	Verständlich schreiben	163
		8.5.4	Einholen von Expertenmeinungen	165
		8.5.5	Einholen von Klientenmeinungen	167
		8.5.6	Übersetzung in Fremdsprachen	170
		8.5.7	Ein Handout für alles und für jeden?	171
	8.6	Denken Sie daran: Sie sind nicht allein		173
	Anhang 8-1: Lesbarkeitsformeln			**175**
	A8-1.1	Die Fry-Lesbarkeitsformel		175
	A8-1.2	Der Flesch-Lesbarkeits-Score		175
	A8-1.3	Der Flesch-Index für deutsche Texte		176

A8-1.4	Der Flesch-Kincaid-Verständlichkeitsgrad	176
A8-1.5	Die Vierte Wiener Sachtextformel	176
A8-1.6	Nachteile von Lesbarkeitsformeln	176
A8-1.7	Zum Umgang mit Lesbarkeitsformeln	177
A8-1.8	Wie niedrig sollte der Lesbarkeitsgrad sein?	177
A8-1.9	Wenn Sie auf Widerstand stoßen	178
A8-1.10	Kann der Text überhaupt zu leicht sein?	178

Anhang 8-2: Die Fry-Lesbarkeits-Formel ... 180
A8-2.1	Ermittlung der Lesbarkeit mit Hilfe der Fry-Formel	180
A8-2.2	Anleitung	180
A8-2.3	Anmerkungen des Bearbeiters zur Anwendung des Fry-Diagramms auf deutsche Texte	181

Anhang 8-3: Suitability Assessment of Materials (SAM) ... 183
A8-3.1	Das SAM-Schema als Bewertungsinstrument für edukative Materialien auf Textbasis	183
A8-3.2	Die SAM-Evaluationskriterien	184

9	**Computer als Beratungshilfe**		193
9.1	Computer: Nutzer und Nicht-Nutzer		194
	9.1.1	Nachteile der Computernutzung	194
	9.1.2	Vorteile der Computernutzung	196
9.2	Anwendungsmöglichkeiten in der Patienten- und Angehörigenberatung		196
	9.2.1	Abfassen von Beratungstexten	196
	9.2.2	Interne Informationssysteme	196
	9.2.3	Informationsbeschaffung	198
	9.2.4	Herunterladen von Beratungsmaterialien	210
	9.2.5	Der Klient vor dem Bildschirm	210
	9.2.6	Info-Terminals	212
	9.2.7	Computer in der Gruppenschulung	213
	9.2.8	Weiterlernen am eigenen PC	213
	9.2.9	Dokumentieren der edukativen Maßnahmen	214
9.3	Sinn und Unsinn von Computern als Beratungshilfe		214
9.4	Ausblick		215

10	**Beratung maßgeschneidert**		217
10.1	Individualisieren ist erlernbar		218
	10.1.1	Perspektivenwechsel	219
	10.1.2	Klienten in den Mittelpunkt stellen	220
	10.1.3	Der Blick nach innen	222
10.2	Einstellen auf den Klienten		223
	10.2.1	Lernwunsch und Lernmotivation	223
	10.2.2	Compliance, Kooperationsbereitschaft und Allianz	224
	10.2.3	Gegenseitigkeit	225
	10.2.4	Kooperation	226

10.3	Andere Lebensauffassungen: Kultur, Religion, Lebensgewohnheiten		229
	10.3.1	Wie beginnen?	229
	10.3.2	Am Anfang stehen Sie selbst!	229
	10.3.3	Assessment	230
	10.3.4	Konkrete Beispiele	232
10.4	Grundlagen der Anpassung		234
	10.4.1	Einige praktische Tipps	234
	10.4.2	Entwicklung strukturierter Beratungsprogramme	235
10.5	Es ist nicht immer einfach		236
	10.5.1	Sprachbarrieren	236
	10.5.2	Emotionale Schranken	239
	10.5.3	Selbstwirksamkeit	240
	10.5.4	Physische und kognitive Probleme	241
	10.5.5	Integrationsstörungen	242
	10.5.6	Gedächtnisprobleme	243
	10.5.7	Sprachstörungen	243
	10.5.8	Motorische Defizite	243
	10.5.9	Lesedefizite	244
	10.5.10	Sensorische Defizite	245
	10.5.11	Beratung und Entwicklungsstand	247
	10.5.12	Senioren	250
	10.5.13	Finanzielle Implikationen	251
10.6	Individualisierung als Geisteshaltung		251
10.7	Mit der Zeit wird es leichter		253
11	**Gruppenschulung**		**255**
11.1	Warum Gruppenschulung?		256
11.2	Ist Gruppenschulung effektiv?		256
11.3	Arbeit mit Gruppen		257
	11.3.1	Ausloten der Lernbedürfnisse	259
	11.3.2	Planen der Maßnahme	260
	11.3.3	Einfallsreichtum schadet nicht!	261
	11.3.4	Aufwärmphase	266
	11.3.5	Pausen	267
	11.3.6	Ausrichtung an den Teilnehmern	267
	11.3.7	Überprüfung des Lernerfolgs	270
	11.3.8	Nicht nachlassen!	270
	11.3.9	Evaluation des Kursverlaufs	271
12	**Häufig gestellte Fragen**		**273**
13	**Ergebnisüberprüfung**		**287**
13.1	Noch einmal: Warum beraten wir?		288
	13.1.1	Es geht nicht nur um Wissenslücken	288
	13.1.2	Sie sind Teil eines Gesamtprozesses	289
13.2	Die Evaluation der Lernerfolge		290
	13.2.1	Hat der Klient verstanden?	290
	13.2.2	Evaluation als Spiel	290

	13.2.3	Arbeit mit Rätseln	291
	13.2.4	Schriftliche Verfahren	291
	13.2.5	Dokumentieren der Verständnisleistung	292
	13.2.6	Möglichkeiten der Verständnisüberprüfung	292
	13.2.7	Bewirkt Beratung wirklich etwas?	296
13.3		Methoden der Ergebniserfassung	298
	13.3.1	Physische Belege	298
	13.3.2	Interviews	298
	13.3.3	Patiententagebuch	298
	13.3.4	Durchsicht der Krankenakte	298
	13.3.5	Qualitätssicherungsprogramme	298
	13.3.6	Programmevaluation	299
	13.3.7	Forschung: Die organisierte Suche nach Antworten	299
13.4		Eine historische Anmerkung zur Ergebnisdarstellung	308
14		**Wir stehen erst am Anfang**	**311**
14.1		Unterwegs (zu unbekannten Ufern)	312
14.2		Wer verlieh Dorothy die Macht, nach Hause zurückzukehren?	313
14.3		Ein kontinuierlicher Lernprozess	314
14.4		Die Essenz der Pflege	314
14.5		Immer noch keine Zeit zur Beratung?	315

Zusammenfassung für all jene, die keine Zeit haben, dieses Buch zu lesen 317

Anhang: Die Ziele der Patienten- und Angehörigenberatung aus der Sicht des Gesundheitspflegeteams 320

Anhang zur deutschen Ausgabe 323

Serviceteil 337

Sachwortregister 359

Widmung

▪ You should never be afraid.
Acting boldly if you must
To fulfill your sacred trust
And be faithful to the promises you made.
(Textauszug aus *Just While We're Here*) ▪

Etwa:
Du sollst nie den Mut verlieren.
Handle kühn, wenn du musst,
Bleibe deiner Sache treu
Und halte deine Versprechen.

Dieses Buch ist meinen Freunden
Doug Fletcher, RN,
Bob Diskin, BSN, BFA, RN,
Diane Rumsey, RN, und
Georgia Moss, RN
gewidmet.

Sie kamen aus Arizona, New York, Pennsylvania und Florida zusammen, um voller Schwung an der Entwicklung einer Form von Pflege zu arbeiten, auf die wir stolz sein können, und um die Lebensqualität von Pflegekräften zu verbessern. Zusammengeführt wurden sie durch das *Journal of Nursing Jocularity*, und sie planten, eine weitere Aufführung der ersten Musicalkomödie über das wahre Wesen der Pflege mit dem Titel *Who's Got the Keys?* (Wer hat die Schlüssel?) in die Wege zu leiten.

Am ersten Mai 1998 kamen die vier bei einem Verkehrsunfall ums Leben. Sie haben mich gelehrt, dass Pflegekräfte das Unmögliche möglich machen können, wenn sie ein gemeinsames Ziel verfolgen, zusammen planen und sich gegenseitig unterstützen. Ich weiß jetzt, dass die einzigen Mauern, die uns einengen, diejenigen sind, die wir selbst in unseren Köpfen aufrichten. *Wir haben die Schlüssel!*

Die vier werden mir fehlen.

▪ We were only passing through
I wonder if you only knew
How much you gave,
How much we took for granted…
Some of us with broken dreams
Disillusioned by the things we've seen,
Some of us with broken bones
You soothe us and give us a home…
Because of all the things you do
We're living now with hope renewed.
You offer us your love just while we're here.
(Textauszug aus *Just While We're Here*) ▪

Etwa:
Wir waren nur auf der Durchreise
Ich frage mich, ob Ihr überhaupt ahnt,
Wie viel Ihr uns gegeben habt,
Wie viel wir als gegeben nahmen.
Manche von uns mit gebrochenen Seelen,
Enttäuscht von dem, was wir erlebt,
Manche von uns mit gebrochenen Knochen,
Ihr tröstet uns und gebt uns Halt.
Dank allem, was Ihr für uns getan habt,
Leben wir jetzt mit neuer Hoffnung.
Ihr gebt uns eure Liebe, solange wir hier sind.

Wenn Sie mehr erfahren möchten:
Diskin, B. (1997). *Just While We're Here*. Songtexte der Musicalkomödie *Who's Got The Keys?* Canaan, NY: Muse-Med, Inc.

Weitere Informationen über das Musical *Who's Got the Keys?*
Infos über Aufführungstermine, Kassetten, CDs und andere Produkte erhalten Sie bei Ted Fiebke, BSN, RN unter folgender Adresse:
Nur-Sing Media, Inc.
P.O. Box 42
10 Footbridge Road
Columbiaville, New York 12050-0042
Telefon: (518)828-3271
E-Mail: efiebke@berk.com

Danksagung

Wir und alle Ereignisse unseres Lebens sind miteinander verwoben. Jeder Mensch, der irgendwann in mein Leben trat, hat in gewisser Weise an meinem Buch mitgewirkt. Meine Schwester Joan, die Kreative. Mein Mann Jay, der sich mein Schriftsteller-Gejammere anhörte, mir seine unschlagbaren Tipps gab und mich immer wieder ermutigte weiterzumachen («Kommst du voran?»). Die Liste wäre endlos. Ich werde mich also auf diejenigen beschränken müssen, die direkten Einfluss auf die Entstehung dieses Buches hatten. Mein Dank gilt:

Bean Cromwell, MS, RN, meiner Ausbilderin, Mentorin und Freundin. Sie stellte hohe Ansprüche, erwartete, dass ich diese erfüllte, und zeigte mir, wie. Als Bean sich aus der aktiven Krankenpflege zurückzog, fragte ich mich: «Wer soll denn jetzt mein Vorbild sein?» Mir war gar nicht bewusst, wie sehr ich ihre Lehren verinnerlicht hatte.

Den Schwestern und Pflegern der Station 4-1400 des Strong Memorial Hospital, wo ich mich zu der Krankenschwester entwickeln durfte, die ich heute bin. Sie haben mich erleben lassen, was qualitativ hochwertige Pflege und Teamwork wirklich bedeuten.

Patricia Hryzak Lind, MS, RNC, die mir beibrachte, Informationsmaterial zur Medikation mit Hilfe des SMOG-Lesefähigkeits-Tests verständlicher zu machen, und die auf eine Konferenz über Humor in der Pflege aufmerksam machte, auf der mir dann die allererste Ausgabe des *Journal of Nursing Jocularity* in die Hände fiel.

Kathy Werner, PhD, RN, die das Emily Center gründete, andere für ihre Vision begeisterte und es mir ermöglichte, das Programm für Patienten- und Angehörigenberatung am Phoenix Children's Hospital aufzubauen.

Der Frustration. Ohne sie hätte ich mich mit den vorhandenen Büchern zur Patientenberatung zufrieden gegeben. Ich kann einfach nicht still dasitzen, wenn es etwas zu sagen gibt.

All jenen, die mir mit Material, Fachwissen und Erfahrungen zur Seite standen oder sich die Zeit nahmen, meine Entwürfe zu lesen, und mithalfen, diesen Text zurechtzufeilen:

Yvonne Brookes, RN
Ruth Brooks, MS, RN
Candice Brown, MLIS
Leslie Cole
Beth Cooksey
Sandy Cornett, RN
Marla Cushman, RN
Kim Dent
Jane Diaz, MS, RN
Douglas Fletcher, RN
Nina Gaby, MS, RN
Fran Hoekstra, RN
Mary Holtschneider, BSN, RN
Irene Jacobs
Melani Jaskowiak, MS, RN
Susan Cort Johnson
Suzanne Hall Johnson, MN, RNC, CNS
Dori London
Cathy Miller, RN
Eileen Mitchell, MS, RN
Sally Moffat, MS, RN
Lisa Jane Moore, RN
Esther Muñoz, BS, RN
Joyce Nieiemic, RN
Florence Nightingale
Judy O'Haver, MS, RN
Susan Ohton, RN
Chris Oless, RN
Penny Overgaard, RN
Lori Parker-Hartigan, RN

Genevieve Panzella
Paula Pastore, RN
Rodney Pease, MD
Debbie Perry, MSN, RN
Charlene Pope, CNM, MPH
Vicki Provo
Barbara Rayes
Carol Robinson, MS, RN
Steven Schnall
Julie Schneider, MS, RN
Ele Shnier
Debra Skidmore, BSN, RN
Robin Smith, DO
Jane Snyder
Keith Stefanczyk
Dennis Swain
A. Kim Sweet, RN

Lisa Vanatta, MS, RD
March Warn, RN, CNOR
Kathleen Tripp Werner, PhD, RN
A. White, MS, RN
Patty Wooten, BS, RN
Jillian Wright
Philip Yarbrough, RN

Susan M. Glover, RN, MSN, meiner Verlegerin, die an mich glaubte und mir bei meinem Unternehmen sowohl Wurzeln als auch Flügel verlieh – und meine Abgabefrist verlängerte.

Bridget Blatteau, ihrer Assistentin, die Verständnis hatte, Mitgefühl zeigte und meinen Text redigierte.

Danke!

Vorwort

Was hat mich dazu bewegt, dieses Buch über die Beratung von Patienten und Angehörigen zu schreiben? Gewissermaßen die Unterhaltungsmedien.

Als Kind war mein Lieblingsfilm *Dark Victory*. Dieser Film mit Bette Davis in der Hauptrolle errang im Jahr 1939 drei Oskars: bester Film, beste Musik und beste Hauptdarstellerin. Darin bekommt die reiche, starke, schöne Bette Davis einen Hirntumor, verliebt sich und stirbt. Ich war zu jung um zu begreifen, dass es sich um eine tragische Romanze handelte, und habe die Botschaft völlig missverstanden. Für mich handelte der Film vielmehr davon, wie wichtig es ist, Patienten die Wahrheit zu sagen. (Bettes Arzt verschwieg ihr, dass sie einen Tumor hatte; sie fand es durch Zufall heraus und war sehr wütend.) Ich dachte, die Moral der Geschichte sei, dass Ärzte ihren Patienten erklären sollten, was mit ihnen geschieht, damit diese fundierte Entscheidungen treffen können. Ich hatte die Botschaft missverstanden, dafür aber eine Lebensaufgabe gefunden. Wegen dieses Films kämpfe ich von Kindesbeinen an für Patientenemanzipation. (Außerdem zeigt dieser Vorfall, dass edukative Maßnahmen auf Entwicklungsstand und Verarbeitungskapazität des Adressaten abgestimmt sein müssen, damit die Botschaft verstanden wird.)

Als ich etwas älter war, fand ich einen neuen Lieblingsfilm: *Harold and Maude*. Das Motto dieses Films lautet: Lebe und freue dich am Leben. Sei Herr deines Schicksals. Tu das Richtige. Stelle Autoritäten in Frage. Genieße. Lebe. (Die zweite Botschaft des Films dürfte den meisten Pflegekräften vertraut sein: Es gibt Schlimmeres im Leben als den Tod.) Dieser Film schlug in meinem Inneren eine Saite an, die noch heute nachklingt. Das war genau mein Lied.

Die meisten Menschen orientieren sich an den Filmkritiken ihrer Tageszeitung. Das gilt jedoch nicht für mich. Mein liebster Filmkritiker ist der Psychiater Frank Pittman. Seine tiefgründigen Kolumnen in *The Family Therapy Networker* rücken Filme in die richtige Perspektive. Er betrachtet die Botschaften populärer Filme und das große Bild der Beziehungen zwischen Kultur, Kunst und Leben. (Nun, was soll man auch anderes erwarten? Der Mann ist schließlich Psychiater.) Pittman hat einmal gesagt, der Schlüssel zur geistigen Gesundheit sei, das Leben als Komödie und nicht als Tragödie zu sehen. Sowohl tragischen als auch komischen Akteuren stoßen schlimme Dinge zu, in Komödien ist die Lebensqualität jedoch weitaus höher. Tragische Helden streben in einer hässlichen, bösen Welt nach Idealen; sie sind überlebensgroß und leiden an ihrem Dasein. Die Hauptfiguren von Komödien hingegen sind Menschen wie du und ich. Ihre Welt ist zwar oft verrückt und bizarr, doch sie lernen aus ihren Missgeschicken und Erfahrungen und wachsen daran. Sie wandeln sich. Komödienhelden kämpfen nicht gegen die Realität an, sie akzeptieren sie und agieren in ihr. Das Thema der Tragödie ist: «Es ist nicht unsere Schuld», das der Komödie lautet: «Wir haben es ja nicht anders gewollt». Die Einstellung macht den Unterschied. Der Schlüssel zur geistigen Gesundheit liegt darin, anstatt einer Tragödie eine Komödie zu leben. Es ist eine Frage der Einstellung, ob wir im Elend versinken oder unser Schicksal bewältigen.

Was, fragen Sie, hat all das mit Patientenberatung zu tun? Wir Pflegekräfte können uns vom gegenwärtigen Zustand des Gesundheitssystems frustrieren lassen, die Gesellschaft anklagen und uns sagen, wir könnten ja nichts dafür, dass wir keine Zeit zur Beratung haben. Wir können an unserem Menschsein verzweifeln und still vor uns hinleiden. Oder wir können uns der Realität stellen und Verantwortung übernehmen, unsere Sichtweise ändern, die Tragödie als Komödie inszenieren und uns überlegen, wie wir unsere Patienten in dieser verrückten Welt trotzdem wirksam unterweisen können. Dieselbe Situation, gesündere Einstellung, bessere Ergebnisse.

Das klingt jetzt vielleicht, als hätte ich in meiner Kindheit und Jugend nichts anderes getan, als Filme zu anzuschauen. Das stimmt aber nicht. Mein Lieblingsbuch war Robert Pirsigs *Zen and the Art of Motorcycle Maintenance* (etwa: *Zen und die Kunst der Motorradpflege*). Es erschien genau zum richtigen Zeitpunkt; ich war gerade in meiner grüblerischen Phase. Lassen Sie sich vom Titel nicht irreführen. Das Buch handelt von der Suche nach Wahrheit. Es erzählt von den wirklich wichtigen Dingen. Es ist ein Buch über Qualität. Die Moral: Wenn man nicht nach Qualität strebt, kann man auch gleich aufgeben.

Das ist also die Geschichte der Entstehung des vorliegenden Buches. Ich bin – wie viele andere Leute – mit Filmen und Büchern groß geworden. Ich habe einige Lektionen gelernt, sie zusammengefasst, umgeformt und auf aktuelle Probleme übertragen.

Um es ganz klar zu sagen, die Botschaft dieses Buches lautet: Geben Sie Ihren Patienten und deren Familien die Informationen, die sie brauchen. Tun Sie, was Sie als richtig erkennen, und bewahren Sie sich diese lockere Einstellung. Wir werden es überleben, unsere Klienten werden etwas dazulernen, und die Qualität wird steigen.

Wir wissen, dass die Beratung von Patienten und Angehörigen wichtig ist, denn sie ist der einzige Weg zu einer qualitativ hochwertigen Betreuung. Die Forschung zeigt uns, wie wir effektiv unterweisen können. Jetzt müssen wir uns nur noch auf den Weg machen, unsere Kenntnisse anwenden, Einfallsreichtum beweisen, Spaß haben und tun, was zu tun ist.

Und: Genießen Sie es, denn dies ist *Ihr* Leben!

Fran London, MS, RN
flondon@phxchildrens.com

Wenn Sie mehr erfahren wollen:

Higgins, C. (1971). *Harold and Maude.* Hollywood, CA: Paramount Pictures Corporation.

Pirsig, R. M. (1974). *Zen and the art of motorcycle maintenance.* New York, NY: Bantam Books.

Pittman, F. (1995). Turning tragedy into comedy. *The Family Therapy Networker, 19* (6), 36–40.

Robinson, C. (1939, 1967). *Dark Victory.* Culver City, CA: MGM/UA Home Video, Inc.

Vorwort der deutschen Herausgeberin

Pflegebezogene Patientenedukation ist im deutschsprachigen Raum eine dringend erforderliche, aber auch eine äußerst schwerfällige Entwicklung.

In diesem Buch wird die Notwendigkeit und Sinnfälligkeit der Patientenedukation längst nicht mehr bestritten – eine überaus reiche Erfahrung nährt das Anliegen! Gerade deswegen ist das Werk für die Situation hierzulande so wichtig: Praxisorientiert werden vielfältige Wege der Umsetzung im Pflegealltag aufgezeigt. Das Buch richtet sich an die Pflegenden «vor Ort» – es ist deutlich strukturiert, wichtige Gedanken oder Tipps werden in Übersichten vorgestellt. Kompetent und gleichzeitig unkonventionell gelingt es Fran London, zahlreiche Beispiele aufzuzeigen. Sie schreibt in einem sehr persönlichen und humorvollen Stil. Ob es um Fotosammlungen, Poster in Einrichtungen, Touch-Screen-PCs in Wartezonen geht – das Buch «wimmelt» vor Kreativität und Ideen. Theoretische Hintergründe, weiterführende Hinweise und eine Fülle von Literaturangaben ergänzen die Kapitel. Für den deutschsprachigen Raum wurde ein entsprechender Serviceteil angehängt, so dass für die Leserinnen und Leser ein guter Überblick über die pflegebezogene Patienteninformation, -schulung und -beratung hierzulande möglich wird. Die Zielgruppe ist groß, neben Pflegepraktikern aller Bereiche werden auch der Nachwuchs, die Lehrenden, die ManagerInnen, die Qualitätsbeauftragten und die StudentInnen angesprochen.

Deswegen wünsche ich diesem Buch die rasche Erreichung einer zweiten Auflage – als Gradmesser für das wachsende Interesse der Pflege an Patientenedukation.

Angelika Abt-Zegelin, M. A.
Pflegewissenschaftlerin

Einleitung zur deutschen Ausgabe

Patientenedukation ist in der deutschen Pflege noch eine junge Aufgabe – dabei ist es erforderlich, dass die Pflegeberufe die Betroffenen besser zur Selbstpflege anleiten und die Pflegezeit intensiver nutzen. Oft verursacht dies keinen erheblichen Mehraufwand, die Durchführung der ohnehin erforderlichen Pflegeinterventionen muss aber deutlich pädagogisiert werden, Adressaten sind dabei auch die Angehörigen des Patienten.

In der Patientenedukation lassen sich die Aktivitäten der Information, Schulung und Beratung unterscheiden. In der konkreten Patientensituation verschränken sich diese Maßnahmen durchaus, sie lassen sich aber vom Ansatz her unterscheiden. Information meint Mitteilung, Schulung wird verstanden als geplante und prozesshafte Veranstaltung und Beratung bezeichnet einen ergebnisoffenen gemeinsamen Problemlösungsprozess. Eine ganze Reihe weiterer Begriffe bezeichnen ähnliche Vorgänge im Bereich Schulung: zum Beispiel Anleitung, Instruktion, Training oder Unterweisung. Letztlich zielen alle Bemühungen auf «Bildung» ab: Ratsuchende sollen neue Erkenntnisse in ihr eigenes Weltbild und in ihren Lebensalltag integrieren. Im englischen Sprachraum gibt es kein Pendant zum deutschsprachigen Begriff der «Bildung» – «Edukation» mag hierzulande etwas «sperrig» klingen, trotzdem wurde dieser Oberbegriff hier übernommen, weil er international auch in der Pflege eingeführt ist.

In den Niederlanden, in Nordeuropa und in den angloamerikanischen Ländern ist Patientenedukation als pflegerische Aktivität längst etabliert. Eigene Zeitschriften, Forschungsfelder, Standards, Institute – ja, vielköpfige Teams in Kliniken kümmern sich um die Entwicklung von Programmen und Dossiers. Auch in den deutschsprachigen Ländern wird die Notwendigkeit immer drängender, die Kranken zum Selbstmanagement im Alltag zu befähigen. Die Patienten sind länger, meist chronisch krank, viele Menschen wünschen sich, besser informiert zu sein, um qualifizierte Entscheidungen treffen und autonomer handeln zu können. Die Therapien werden aufwändiger, gleichzeitig verkürzt sich die Verweildauer, und Kosten sollen eingespart werden. Um die Entwicklung pflegebezogener Edukation auch in Deutschland zu fördern, wurde unlängst ein Netzwerk gegründet; dieses Netzwerk stellt sich am Ende des Buches vor.

Die Entwicklung einer gezielten Patienten-/Familienedukation scheint im Gesundheitswesen den seltenen Fall darzustellen, dass menschliche Anliegen und Kosten/Nutzen-Aspekte positiv übereinstimmen. Studien belegen, dass Patienten nach gezielter Anleitung selbständiger sind und das Gesundheitssystem weniger beanspruchen. Allerdings werden bei diesen Studien stets nur leicht messbare Kriterien zugrundegelegt. Der Zugewinn an «Kontrolle» über die Lebenssituation, möglicherweise auch an Unabhängigkeit und Lebensqualität ist sicher vorhanden, lässt sich aber schwer nachweisen.

In einigen Bereichen ist Patientenedukation auch bei uns schon länger üblich, in der Regel sind dies Bereiche, in denen Pharma-/Medicalfirmen aktiv sind: zum Beispiel Diabetikerschulungen, Stoma-Patienten-Beratung, Rheuma-Kurse. Auch bei Atemwegskrankheiten oder zur Minderung der Nebenwirkungen von Chemotherapeutika bei Krebskrankheiten wurden Programme von der Industrie entwickelt. Allerdings ist das Spektrum von möglichen Beeinträchtigungen weit größer, als es im Interesse der Firmen liegt. Insgesamt ist festzustellen, dass in den Medien die Angebote für Betroffene kaum überschaubar sind (Gesundheitssendungen in Radio und Fernsehen, Buch- und Internetangebote). Für viele Menschen ist der Zugang schwierig, Angebote sind lückenhaft und zum Teil auch unseriös. Nur wenige Offerten berücksichtigen das Wissen der Betroffenen selbst, obgleich in der Auseinandersetzung die Kranken selbst zu Experten werden und ihr Erfahrungswissen für andere hilfreich sein kann.

Die Vermutung, dass Menschen nichts über ihren Gesundheitszustand oder ihre Mitwirkung daran wissen wollen, scheint durchgängig nicht zu stimmen. Immer wieder wird berichtet, dass Patienten im Krankenhaus kaum Fragen stellen. Dies liegt jedoch nicht am mangelnden Interesse, sondern an einer Vielzahl anderer Ursachen. Oft sind Zeitpunkt und Situation ungünstig, Patienten sind damit beschäftigt, sich überhaupt mit ihrer Erkrankung auseinander zu setzen, oft ohne sich der Tragweite künftiger Veränderungen bewusst zu sein. Die Macht- und Zeitverhältnisse in Kliniken lassen häufig einen näheren Kontakt nicht zu. Bei gezielter Nachfrage zum Krankheitsverständnis der Betroffenen sind die Ergebnisse oft erschreckend. Leider entfällt damit eine wichtige Ressource der Genesung.

Ende der 90er Jahre wurden unter pflegerischer Leitung die ersten Patienten-Informationszentren hierzulande eingerichtet, Biblio-Mediotheken, in denen Ratsuchende sich selbst zu Pflege-Gesundheitsfragen informieren können. Ein breit gefächertes Angebot in verschiedenen Medien wird vorgehalten, auch Internet-Recherchen sind üblich. Auf Anfrage erfolgt Hilfe bei der Sucharbeit. Nach mehrjähriger Laufzeit können die Einrichtungen nun als etabliert bezeichnet werden, die Aktivitäten waren Ausgangspunkt für die Gründung des Netzwerkes. Das Angebot wird beständig erweitert, pro Tag informieren sich etwa 20 bis 30 Ratsuchende. Von den Einrichtungen gehen viele Impulse zur Entwicklung von Patientenedukation aus, alle betreiben intensive Öffentlichkeitsarbeit und bieten zusätzliche Veranstaltungen zu gesundheitsbezogenen Themen an: Im Zentrum in Lippstadt ergibt sich eine gemeindenahe Vernetzung, zum Beispiel durch Mitwirkung der niedergelassenen Ärzte, im Lüdenscheider Zentrum sind die verschiedenen Klinikfachbereiche aktiv. Hier wurde jüngst ein umfangreiches Anleitungsprogramm für kehlkopfoperierte Menschen entwickelt.

Das Vorbild für die Zentren ist das «Patient-Learning-Center» des Beth-Israel-Hospitals in Boston/USA. Der erste Besuch dort fand 1997 statt, anschließend hat eine Arbeitsgruppe aus dem Institut für Pflegewissenschaft der Universität Witten/Herdecke und den KollegInnen aus den Einrichtungen die Implementierung hier in zweijähriger Arbeit vorbereitet. Schwerpunkte der Vorbereitungsarbeiten waren die Konzeptionierung der Einrichtung und des Betriebs, eine Grundbefragung bei den künftigen Beteiligten, Öffentlichkeitsarbeit, Finanzierungsanträge, Auswahl der Bücher/Medien (inzwischen liegen ausgefeilte Konzepte vor), Literaturrecherchen und Besuche bei ähnlichen Einrichtungen. Die theoretische Fundierung wurde von einer studentischen Arbeitsgruppe vorbereitet. Dabei wurde eine Abkehr von verhaltensorientierten Pflichtveranstaltungen, wie sie zum Teil in USA üblich sind, beschlossen. Neben dem Anliegen des «Empowerments», der Befähigung der Betroffenen, wurde der Ansatz der Salutogenese von Antonovsky als Grundlage der Patientenedukation gewählt. Antonovsky geht von einer Gleichzeitigkeit von Gesundheit und Krankheit aus, beide existieren nicht als gegensätzliche Pole. Antonovsky stellt die Frage, was Menschen eigentlich gesund hält (Widerstandsressourcen). Besonders bedeutsam ist dabei ein Gefühl von «Kohärenz», ein Zusammenwirken der Elemente: Verstehbarkeit, Handhabbarkeit und Sinnhaftigkeit. Patientenedukation sollte im besten Sinne dieses Kohärenzgefühl fördern.

Beruflich Pflegende haben in Deutschland noch viele Probleme, Aufgaben der Patientenedukation zu übernehmen. Andererseits sind sie gut geeignet, Information, Beratung und Schulung auszuführen. Im Pflegealltag in Kliniken, Altenheimen und in der häuslichen Pflege ist keine andere Berufsgruppe dafür zuständig und vorstellbar. Die Beziehung zwischen Pflegenden und Gepflegten ist eine wichtige Ressource für Information, Beratung und Anleitung. Pflegende sind bei den Betroffenen präsent, sie kennen die Personen und die Umstände, können gute Momente ausmachen und sie sprechen die Sprache der Patienten. Häufig werden Pflegende «informell» angesprochen, wenn Patienten die Ausführungen des Arztes nicht verstanden haben.

In vielen Pflegetheorien ist die Verselbständigung der Patienten ein Grundanliegen professionellen Pflegehandelns. Der wichtigste Grund für die Übernahme von edukativen Funktionen liegt jedoch in den Feldern, die vermittelt werden sollen: Es geht ja um Fragen der Pflege! – Nicht selten wirken Pflegende gar als Rollenmodell zur Bewältigung von Situationen. Es ergeben sich eine Fülle von Fragen, quer durch alle Felder von Pflege – zum Teil sehr konkret, zum Teil etwas abstrakter. Jedes Kapitel in einem Pflegelehrbuch und fast jeder Pflegestandard könnte mit Hinweisen zur Patientenedukation ergänzt werden. Trotz aller positiven Überlegungen muss jedoch festgestellt werden, dass Pflegende in Deutschland den Auftrag der Patienten-/Familienedukation bisher nur ungenügend wahrnehmen. In der Pflege werden Patienten eher zufällig und unsystematisch angeleitet, den Patienten «mal eben was zeigen» heißt es. Diese Tätigkeiten werden kaum kommuniziert oder dokumentiert, schon gar nicht evaluiert.

In der Ausbildung und auch in Fort- und Weiterbildungen werden Pflegende nicht darauf vorbereitet – bekanntermaßen ist insgesamt der Bereich Kommunikation/Beratung nicht genug vertreten. Wenn überhaupt, werden diese Inhalte von Berufsfremden, losgelöst von pflegerischen Inhalten, vermittelt. Leider glauben auch viele Pflegende, dass für Schulung und Beratung keine besonderen Kompetenzen nötig sind. Hier setzt ein Fortbildungsprogramm an, das Pflegende gestuft auf die Aufgaben der Patientenedukation vorbereitet, ein Basisseminar wurde im Umfeld des Netzwerkes entwickelt.

In früheren Jahrzehnten wurde von Pflegenden erwartet, dass sie ihre Arbeit stumm dienend verrichteten, jegliche Informationstätigkeit oblag den Ärzten. «Da müssen Sie den Arzt fragen», wurde von Pflegenden häufig entgegnet. Bei Pflegetätigkeiten wurden Angehörige durchgehend gebeten, das Krankenzimmer zu verlassen. All dies scheint auch heute noch «nachzuwirken», Pflegende fühlen sich unsicher bei Beratungstätigkeiten, sie fürchten, dass ihr Wissen nicht ausreicht, dass sie Falsches mitteilen. «Ich habe Angst vor der Verantwortung, ich stehe ja mit einem Bein im Gefängnis», sagte eine Krankenschwester in einem Vorbereitungskurs zur Patientenedukation.

Entsprechend werden die Notwendigkeiten auch nicht von außen wahrgenommen, Finanzierungsanträge für Modellversuche scheitern immer wieder am Unverständnis, dass Pflege überhaupt etwas mitzuteilen habe. «Das machen doch die Mediziner…», antworten Vertreter der Kranken- und Pflegekassen. Fälschlicherweise wird jegliches Informationsmonopol, auch für Fragen der Pflege, in Deutschland beim Arzt vermutet. Selbst die Anfang 2003 verabschiedete «Charta der Patientenrechte» ignoriert alle weiteren Akteure im Gesundheitswesen: Physio- und Ergotherapeuten, Hebammen, der Sanitätsfachhandel, die Diätassistenten usw. haben dem Patienten wohl nichts mitzuteilen. Allerdings wurden pflegebedürftige Menschen als schutzwürdige Zielgruppe in der Patientenrechtscharta insgesamt nicht berücksichtigt.

Leider ist inzwischen auch der Begriff «Pflegeberatung» überwiegend von anderen Berufen besetzt. Durch die Vorgaben der Pflegeversicherung, durch Landespflegegesetze usw. wird unter Pflegeberatung eher eine kommunale Veranstaltung verstanden, in der zur Gestaltung von Pflegearrangements und deren gesetzlichen Grundlagen beraten wird. In Verbraucherberatung und «Pflegebüros» geben in der Regel Sozialarbeiter/Sozialpädagogen Auskunft über Leistungsprofile von Diensten, Wohnraumanpassung oder Ansprüche an Geldgeber.

Als positive Entwicklung lässt sich feststellen, dass die Pflegekassen seit einiger Zeit die Schulungen der Angehörigen in der häuslichen Pflege finanzieren. Gemeint ist eine Schulung «vor Ort», im häuslichen Setting, als wichtige Ergänzung der kaum nachgefragten allgemeinen «Pflegekurse». Die Vorgaben dafür sind relativ offen, eine «pädagogische Qualifikation» wird erwartet und eine Dokumentation der Schulungsaktivitäten, vielerorts finden entsprechende Praxisversuche statt. In einem Modellvorhaben der Robert Bosch Stiftung im Patienten-Informationszentrum in Lippstadt werden dazu Konzepte entwickelt, die Unterlagen werden später über die Homepage des Netzwerks abrufbar sein.

Es macht Sinn, vorhandene «krankheitsorientierte» Patientenschulungs-Programme der Pharma-Industrie zu sichten und sie umzuarbeiten, beziehungsweise zu ergänzen. Vielfach berücksichtigen sie weder erwachsenengerechtes Lernen noch Lebensalltag, auch subjektive Krankheitsvorstellungen werden nicht thematisiert. Statt «Compliance» ist eine informierte Entscheidung bei den Betroffenen erstrebenswert.

Eine pflegebezogene Information, Schulung und Beratung setzt ganz überwiegend auf einen individuellen Adressaten. In dieser Ausrichtung wurde zum Beispiel im Rahmen des Netzwerkes kürzlich ein Programm für Epilepsiekranke entwickelt, vier strukturierte «Edukationskarten» sollen während des stationären Aufenthaltes als Gesprächsgrundlage mit Patienten/Angehörigen dienen. Wenn irgend möglich sollte eine bestimmte Pflegende den Patienten kontinuierlich durch den Lernprozess begleiten, eventuell auch mit dem Abschluss eines «Vertrages», in dem Auftrag, Erwartungen und Ziele geklärt werden.

Es ist festzustellen, dass im deutschsprachigen Raum wenig geeignetes Lehrmaterial für die Patienten-/Familienedukation vorhanden ist. Offensichtlich müssen Beispiele und Modelle viel einfacher sein, um Zusammenhänge zu erklären. Immer ist die Frage zu stellen, welche Kenntnisse wirklich notwendig sind: Die Betroffenen brauchen eben nicht ein «verkleinertes» Wissen der Profis, sie haben andere Fragen. Die Vermittlung geschieht oft nicht erwachsenenpädagogisch, mit «erhobenem Zeigefinger» werden eine Vielzahl von überfrachteten Folien aufgelegt. Insgesamt ist Informationsmaterial zu wenig differenziert, zum Beispiel im Hinblick auf Kinder/Jugendliche oder auf Migranten. Auch werden häufige Einschränkungen wie Hör- und Sehbehinderungen oder manuelle Behinderungen in Edukationskonzepten nicht berücksichtigt.

Eine sinnvolle Entwicklung sind Mikroschulungen, kleine Lehr-/Lerneinheiten, die eine spezifische Fertigkeit oder Verhaltensweise schulen. Der Begriff «Mikro» zeigt an, dass es sich um kurze Einheiten handelt, die maximal eine Stunde dauern, Adressaten sind ein oder zwei Personen. Im Patienteninformationszentrum Lüdenscheid wurde zunächst eine Einheit zum Thema «Subkutan-Injektion» erstellt, eine häufig zu erlernende Fertigkeit von Patienten/Angehörigen. Das Vorgehen wurde in einer Schrittabfolge standardisiert und in einem Textpaket zusammengefasst. Als zweite Mikroschulung wurde «Umgang mit einem Dosieraerosol» entwickelt. Etwa 30 pflegerelevante und häufige Themen eignen sich nach einer ersten Einschätzung für Mikroschulungen. Die Schulungen sollen vor Ort im Pflegeprozess durchgeführt werden.

Eine Aufgabe des Netzwerkes ist es, Qualitätskriterien pflegebezogener Edukation vorzulegen. Die vorhandenen medizinischen Kriterienkataloge, DISCERN und andere erwiesen sich als arztzentriert und unzureichend – auf der Homepage des Netzwerkes werden pflegeorientierte Aspekte vorgestellt.

Weiter ist erforderlich, dass Forschungsprojekte zur Wirksamkeit pflegeorientierter Edukation durchgeführt werden – hier steht der deutschsprachige Raum noch ganz am Anfang. Die Kompetenz und die Erfordernisse werden den Pflegeberufen, der größten Berufsgruppe im Gesundheitswesen mit dem dichtesten Kontakt zu den Patienten, nicht zugesprochen. So wundert es nicht, dass die politisch gewollten Disease-Management-Programme bei ausgewählten Krankheiten hierzulande gänzlich ohne Beteiligung der Pflege durchgeführt werden sollen.

Deshalb ist zuerst wichtig, dass beruflich Pflegende Edukationsaufgaben aufnehmen und sie als normale berufliche Tätigkeit begreifen und nicht als zusätzliche Zumutung. Dann können diese Aktivitäten aus der Entwicklungs- und Implementierungsphase in eine Konsolidierung übergehen. Akteure wie Betroffene, Kostenträger und andere Berufsgruppen sollten eine pflegebezogene Information, Schulung und Beratung als nützliche Unternehmung wahrnehmen. Einen wichtigen Anstoß dazu gibt dieses Buch.

Angelika Abt-Zegelin, M. A.
Institut für Pflegewissenschaft
Universität Witten-Herdecke

Kapitel 1

Warum sich mit Beratung aufhalten?

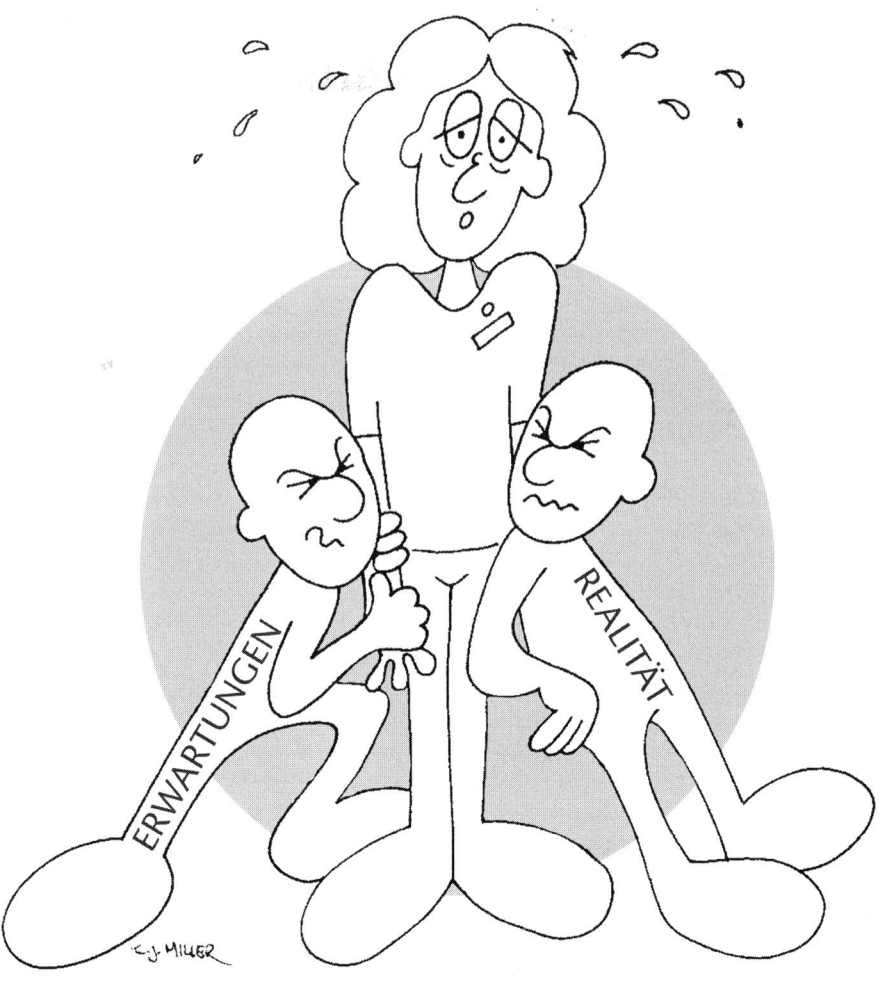

■ «Woher die Zeit für die Patientenberatung nehmen?» *(Eine Pflegeperson)* ■

Rufen Sie sich Ihre Pflegeausbildung ins Gedächtnis. Wie haben Sie gelernt, edukativ mit Patienten zu arbeiten?

Sicher geschah es anhand einer im Lehrplan vorgesehenen Übung, die darin bestand, einem Patienten oder einem Angehörigen selbstständig bestimmte Kenntnisse zu vermitteln. Sie hatten mehrere Wochen Zeit, Ihr Vorgehen zu planen und Ihr Vorhaben umzusetzen. Sie haben Ihr Informationsmaterial vorbereitet, geeignete Vermittlungsmethoden ausgewählt und überlegt, wie man den Erfolg Ihrer Bemühungen evaluieren könnte. Eine Ihrer größten Sorgen dürfte gewesen sein, Ihr Klient würde vielleicht Fragen stellen, die Sie nicht beantworten könnten. Als die Zeit gekommen war, setzten Sie sich mit ihm zusammen und hielten eine Art Unterrichtsstunde ab. Als Sie fertig waren, hakten Sie nach: «Haben Sie noch Fragen?» Es gab zwar einige kritische Momente, aber schließlich hatten Sie es überstanden. Sie hatten Ihre erste Patientenberatung überlebt, und anschließend wurde der Verlauf der Unterweisung von Ihnen genau dokumentiert.

Bei dieser Übung haben Sie eine Menge über Planung, Assessment, Intervention, Evaluation und Wissensvermittlung gelernt, und im Lichte dieser Erfahrung fiel es Ihnen vermutlich leichter, mit Patienten und ihren Angehörigen zu sprechen.

Aber irgendwann arbeitet man dann als richtige Pflegeperson, und plötzlich ist alles ganz anders.

■ Pflegekräfte lernen im Rahmen ihrer Grundausbildung, wie man Patienten anleitet – wie man Ziele setzt, Pläne entwickelt, die angestrebten Ziele realisiert, Informationsmaterial erstellt, sich Zeit für die Anleitung nimmt und sich hinsetzt und unterweist. Wenn sie dann aber mit dem realen Pflegealltag konfrontiert werden, merken sie schnell, dass sie mit diesem Ansatz nicht weit kommen.

Nur allzu oft schütten sie das Kind mit dem Bade aus und hoffen, jemand anderes werde die Anleitung übernehmen, wobei sie durchaus wissen, dass sie keinesfalls versäumt werden darf. Das Vorgehen nach Lehrbuch aber nützt ihnen in der Praxis nichts mehr. *(Ruzicki, 1989, S. 629)* ■

Haben auch Sie kapituliert, weil Ihnen die Zeit für die Beratung fehlt?

1.1 Wozu das Ganze?

Wenn Sie noch immer am herkömmlichen Vorgehen nach Lehrbuch und an den alten Paradigmen festhalten, ist es kein Wunder, wenn Sie frustriert sind. Bald werden Sie mit den Achseln zucken und sich fragen, warum Sie sich überhaupt damit aufhalten sollten, Patientenberatung zu betreiben.

Falls Sie in einem Krankenhaus arbeiten, werden Ihre Patienten oft genau dann entlassen, wenn sie endlich gesund genug wären, um Ihren Ausführungen wirklich folgen zu können. Arbeiten Sie in der häuslichen Pflege oder in einer ambulanten Einrichtung, dürfte die Situation kaum besser aussehen. Sie haben viel zu viele Patienten und viel zu wenig Zeit zur Beratung.

Hinzu kommt, dass die Zeit dafür, wenn Sie nicht gerade Diabetesberater o. Ä. sind, kaum zu den Posten zählen dürfte, die einzeln mit einer Krankenkasse abgerechnet werden können. Beratung gehört vielmehr zum Gesamtpaket pflegerischer Betreuung. Selbst wenn Sie nachweisen können, dass Sie zusätzlich Zeit für edukative Zwecke benötigten, werden Sie nur selten angemessen für Ihren Aufwand an Zeit und Mühe entlohnt werden.

Trotz alledem sollen Sie aber Patientenberatung betreiben. Denn diese Tätigkeit gehört zum Berufsbild der Pflegenden, wird in den Richtlinien pflegerischer Organisationen aufgeführt und ist im *Nursing Care Act* sowie in den Standards der *Joint Commission on Accreditation of Health Care Organizations* (JCAHO) festgeschrieben. Außerdem treten Patienten und Angehörige mit dem Anspruch an Sie heran, informiert und angeleitet zu werden.

Falls Sie jetzt den Eindruck gewinnen, ein Opfer widersprüchlicher Botschaften zu sein oder sich zwischen Erwartung und Realität eingezwängt fühlen, handelt es sich um einen Zustand, der zu erwarten war.

1.2 «Ich bin doch kein Lehrer, ich rette Leben!»

Eine Möglichkeit, mit dieser Diskrepanz zwischen Erwartung und Realität umzugehen, besteht darin, ganz einfach zu leugnen, dass Pflegekräfte eine edukative Funktion besitzen. Dies wäre jedoch nur möglich, wenn sie absolut keinen Kontakt zu Patienten und Angehörigen hätten, die ihre Anwesenheit bemerken könnten.

Manche Pflegekräfte meinen: «Ich bin schließlich kein Lehrer, ich rette Leben!» Was aber bedeutet es wirklich, Leben zu retten? Die meisten im Gesundheitswesen Tätigen retten Patienten vor körperlichen Schäden. Auch Ärzte, Rettungssanitäter und Atemtherapeuten retten Leben. Was aber unterscheidet sie von Pflegekräften?

Manche definieren Pflege als eine Disziplin, die sich mit der menschlichen Reaktion auf traumatische Veränderungen befasst. Reaktionen dieser Art spielen sich auf den unterschiedlichsten Ebenen ab. Auf eine Verletzung reagiert der Mensch mit Bluten. Auf Keime reagiert er mit Fieber. Auf Krisen reagiert er mit Fragen wie «Woher kommt das?» oder «Was soll ich jetzt tun?».

Pflegekräfte fungieren als Bindeglieder zwischen den Menschen und dem Erleben, das beim Individuum mit pflegerisch relevanten Veränderungen verbunden ist. Ein Bindeglied verknüpft zwei oder mehr eigenständige Entitäten, so dass eine funktionsfähige Einheit von hoher Effektivität entsteht. Beispiele für solche Veränderungen wären eine Krankheit, eine Verletzung oder eine unumgängliche Umstellung der Lebensgewohnheiten. Das damit verbundene Erleben muss physisch, emotional und spirituell ins Dasein des Betroffenen integriert werden. Pflegekräfte aber können diesen Prozess forcieren. Sie fördern Wachstum und Unabhängigkeit. Sie helfen dem Patienten, seine Fähigkeiten zu erkennen und steuern ihn in Richtung einer optimierten Selbstpflege.

Ein wichtiges Mittel zur Förderung dieser Integrationsprozesse ist die gewissenhafte Vermittlung von Informationen, das heißt die Beratung von Patienten und Angehörigen.

1.3 Ginge es auch ohne Beratung?

Malen Sie sich die folgenden Szenen aus:
- Eine Krankenschwester tritt an das Bett ihres Patienten und verpasst ihm ohne jegliche Erklärung eine Spritze.
- Ein Patient ruft aus: «Das würde ich zu Hause niemals hinkriegen!», und der Pfleger entgegnet: «Wird schon schiefgehen!»
- Eine junge Mutter fragt: «Was mache ich, wenn das noch mal passiert?», und die Pflegeperson antwortet: «Dann bringen Sie den Kleinen einfach wieder her.»
- Bei der Entlassung drückt die Pflegeperson dem Patienten drei Rezepte in die Hand und sagt: «Sie können jetzt nach Hause gehen.»
- Ein Angehöriger fragt: «Woher kommt das?», und die Krankenschwester erwidert knapp: «Wer weiß das schon?»

Würden Sie sich gut betreut fühlen, wenn Sie in einer der obigen Situationen Patient oder Angehöriger wären? Kann sich eine Pflegeperson wirklich jeglicher Beratung enthalten? Oder andersherum gefragt: Handelt es sich bei der Patienten- und Angehörigenberatung um einen genuinen Wesenszug (engl. *trait*) der Pflege oder um eine bloße situative «Zuständlichkeit» (engl. *state*) im Rahmen pflegerischer Abläufe?

Worin besteht der Unterschied? Eine «Zuständlichkeit» ist etwas Momentanes, sie kommt und geht. Ein Beispiel dafür wäre Lachen. Ein Wesenszug hingegen ist integraler Bestandteil der Persönlichkeit eines Menschen. Er ist stets vorhanden, auch wenn er nicht jederzeit offensichtlich wird. Ein Beispiel dafür wäre der Sinn für Humor.

Zwar kann Patientenberatung in konkreten Situationen wie eine «Zuständlichkeit» aussehen, etwa wenn eine Pflegeperson einschätzt, ob ihr Patient seine Diagnose verstanden hat, wenn sie ihm vormacht, wie er seinen Verband wechseln soll, oder wenn sie überprüft, ob er die Nebenwirkungen seiner Medikamente kennt.

In Wirklichkeit jedoch ist Beratung ein integrales Element pflegerischen Handelns, das sich nicht umgehen lässt. Denn jedes Mal, wenn Sie in

Sicht- oder Hörweite eines Patienten oder Angehörigen sind, lernt dieser etwas von Ihnen. Er sieht beispielsweise, wie Sie sich vor einer Pflegeprozedur die Hände waschen, hört mit an, wie Sie einem Kind erklären, wie es sich anfühlen wird, eine Kanüle gelegt zu bekommen, oder beobachtet, wie Sie die Insulinpumpe bedienen. Ohne dass Sie sich dessen bewusst wären, geben sie mit jeder Ihrer Handlungen Informationen an den Patienten weiter. Deshalb stellt Beratung einen Wesenszug der Pflege dar.

Hatten Sie noch nie einen Patienten, der seine Infusionspumpe oder seinen Monitor selbst neu einstellte, obwohl ihm nie jemand explizit erklärt hatte, wie das zu geschehen hat? Auch solche und ähnliche Situationen machen deutlich, dass Beratung ein Wesenszug der Pflege ist.

1.4 Patienten- und Angehörigenberatung aus neuer Sicht

Betrachten wir die Angelegenheit noch aus einem anderen Blickwinkel: Im Rahmen des Pflegeprozesses wird der Lernbedarf eines Patienten häufig mit der Pflegediagnose «Wissensdefizit» umschrieben (s. Abb. 1-1). Diese Praxis wird kritisiert, und es stellt sich die Frage: Brauchen wir die Pflegediagnose «Wissensdefizit»?

Manche Pflegekräfte (Dennison & Keeling, 1989) kritisierten an dieser Diagnose, sie erfülle nicht einmal die klinischen Kriterien einer Pflegediagnose [im Sinne einer menschlichen Reaktionsweise; Anm. d. Lektors]. Diagnostizieren wir ein Wissensdefizit, definieren wir das Problem des Patienten als Mangel an Informationen. Ein Kriterium einer echten Pflegediagnose ist aber der praktische Nutzen [und ob es sich um eine menschliche Reaktionsweise handelt und nicht, wie im Fall der Diagnose «Wissensdefizit», um einen beeinflussenden Faktor (Jenny, 1987). Anm. d. Lektors].

Die Diagnose «Wissensdefizit» würde bedeuten, dass man dem Patienten lediglich die nötigen Informationen geben müsste, um sein Verhalten und somit den Krankheitsverlauf zu ändern. Das trifft jedoch nur in den seltensten Fällen zu, denn sonst müssten die Warnungen auf Zigarettenpackungen längst bewirkt haben, dass niemand mehr raucht. In Wahrheit bedeutet Patienten- und Angehörigenberatung weit mehr als das bloße Anbieten von Informationen. Die Pflegeperson übernimmt die Rolle eines Lehrers oder Trainers. Sie hilft ihrem Patienten, seine Krankheit zu interpretieren und die Krankheitserfahrung mit all ihren Implikationen in sein Leben zu integrieren.

In dieser neuen Deutung ist Beratung also nicht das Ziel, sondern vielmehr das Instrument, das Mittel zum Zweck. Die aufgrund der Diagnose Wissensdefizit eingeleiteten Maßnahmen enden mit der Aneignung von Kenntnissen. Das ist zwar ganz schön, aber nicht besonders nützlich. Andere Pflegediagnosen zielen darauf ab, Verhaltensänderungen herbeizuführen, die ihrerseits eine Verbesserung des Gesundheitszustands ermöglichen. Diese Verbesserungen können körperlicher, geistiger oder seelischer Art sein. Würde man die Pflegediagnose «Wissensdefizit» streichen, verschöbe sich das Verständnis von Beratung: weg von der bloßen «Zuständlichkeit» und hin zum immanenten Wesenszug der Pflege.

Nehmen wir zum Beispiel die Pflegediagnose «beeinträchtigte Ernährung» (Mangel-, Überernährung). Viele Menschen wissen einiges über Kalorien und Fette, brauchen jedoch Hilfe, um dieses Wissen im Sinne ihrer Gesundheit anzuwenden. Bei einer Pflegediagnose wie «Wissensdefizit beeinflusst durch Herzkrankheit» stellt sich dasselbe Problem. Für die Pflegepraxis gibt sie weniger genaue Anhaltspunkte als etwa die Diagnosen «beeinträchtigtes gesundheitsförderliches Verhalten beeinflusst durch ungenügenden Risikofaktorenabbau», «Überernährung» oder «unwirksames Therapiemanagement beeinflusst durch unzureichendes Wissen über Diabetes mellitus, Behandlung und Komplikationszeichen». Um den Abbau von Risikofaktoren zu fördern, sollten Sie Ihrem Klienten diese Faktoren nicht nur aufzeigen, sondern auch gemeinsam mit ihm auf eine Verhaltensumstellung hinarbeiten.

Pflegeprozess und Patientenberatung

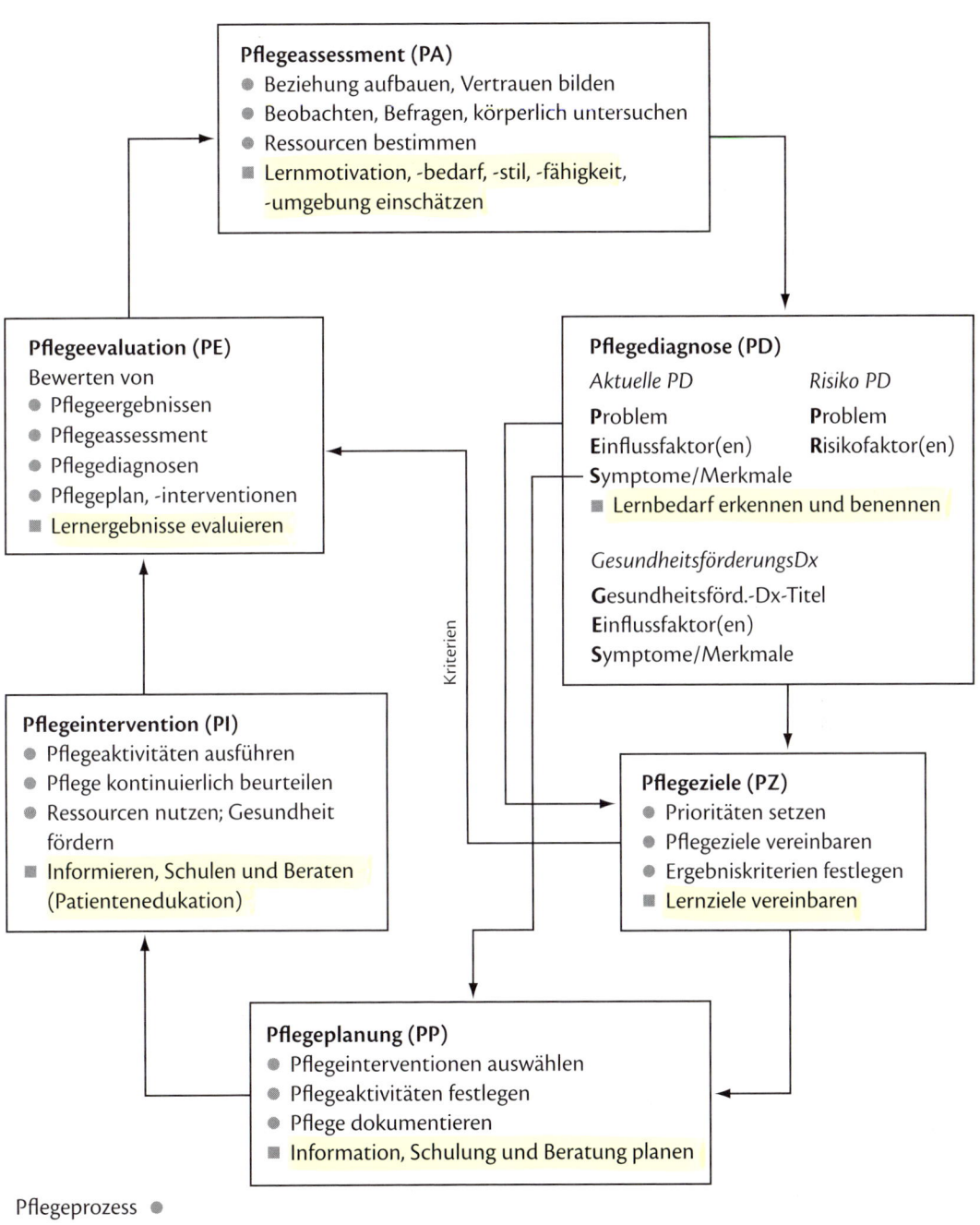

1.5 Beratung als Wesenszug der Pflege

Wird die Beratung von Patienten und Angehörigen als separate Aufgabe betrachtet, bedeutet dies, sie von anderen Pflegeaktivitäten abzugrenzen. Eine solche Aufgabe kostet Mühe und Zeit. Man kann sie erledigen und auf einer Liste abhaken. Man kann sie auch an ein anderes Mitglied des Gesundheitspflegeteams delegieren.

Wenn Sie Beratung als separate Aufgabe sehen, wie setzen Sie dann Ihre Prioritäten? Wurden Sie als Pflege- oder als Lehrkraft ausgebildet? Glauben Sie nicht auch, dass Sie andere pflegerische Aufgaben an die oberste Stelle setzen würden?

Wenn Sie Beratung hingegen als Wesenszug der Pflege betrachten, wird sie zu einem Faktor, über den sich Pflege definiert. Sie wird zum integralen Bestandteil ihres Wesens. Achten Sie einmal darauf, wie oft Sie informell Kenntnisse vermitteln, wenn Sie pflegen. Beispielsweise beantworten Sie Fragen Ihres Patienten, bereiten ihn auf eine Pflegeprozedur vor oder erläutern den Zweck eines medizinischen Geräts.

Wenn Sie diese Augenblicke als pädagogische Momente erkennen und vor allem anerkennen, wenn Sie sie explizit zur Pflege zählen und dokumentieren, werden Sie keine «Zeit fürs Schulen» brauchen. Wenn Sie Beratung als Werkzeug begreifen, das Pflegekräfte benutzen, um ihre therapeutischen Ziele zu erreichen, werden Sie edukative Maßnahmen ganz selbstverständlich im Kontext anderer pflegerischer Aufgaben durchführen. Sie werden anleiten und instruieren, während Sie Medikamente verabreichen oder emotionalen Beistand leisten. Sie werden die Beratung in die normale pflegerische Versorgung integrieren, was nur wenig Zeit kostet. Der erste Schritt besteht darin, die edukative Arbeit, die Sie ständig leisten, bewusst wahrzunehmen und als solche anzuerkennen.

Wie also verschafft man sich Zeit für Beratung? Indem man sie integriert statt separiert!

1.6 Ist Beratung kosteneffektiv?

Unbedingt. Eine Analyse verschiedener Studien zum Thema Kosten und Nutzen der Patientenberatung kam zu folgendem Schluss:

■ Im Durchschnitt brachte jeder in die Patientenberatung investierte Dollar eine Ersparnis von drei bis vier Dollar. Keine der Studien kam zu dem Ergebnis, Beratung koste mehr als sie einspare. *(Bartlett, 1995, S. 89)* ■

Beratung von Patienten und Angehörigen zahlt sich also aus. Bei der Kalkulation des Personalbedarfs würde es sich lohnen, die Zeit zu berücksichtigen, die für solche Maßnahmen nötig ist.

1.7 Hilfe zur Selbsthilfe

Der Werbeslogan der Zeitschrift Time Life Medical lautet: *Wissen ist das beste Rezept.* Dieses Wort von C. Everett Koop, dem ehemaligen General-Arzt der US-Streitkräfte, besitzt hohe Aussagekraft.

Rezepte sind von zugelassenen, studierten Fachleuten ausgeschriebene Verordnungen für Therapiemittel, die ohne Verschreibung nicht zu bekommen sind. Daher ist ein Rezept etwas sehr Wertvolles, das man nicht ohne weiteres erhält.

Wissen ist sogar noch wertvoller als ein Rezept. *Wissen* bedeutet nicht einfach nur Fakten, also bloße Daten zu kennen, sondern verstandene und verarbeitete Informationen umsetzen zu können. Kein Rezept ist wertvoller als Wissen.

Sie wissen, warum Sie Beratung betreiben. Ihre Klienten wollen Wissen von Ihnen.

Die Beratung soll dem Adressaten ermöglichen:
- sachgerechte und wohlüberlegte Entscheidungen zu treffen
- lebensnotwendige Selbstpflegekompetenzen zu entwickeln
- Probleme zu erkennen und angemessen darauf zu reagieren
- Antworten auf seine Fragen zu bekommen und die richtigen Ansprechpartner zu finden.

Diese Art von Wissen ist mächtiger als jede Verordnung, denn:

■ Gib einem Mann einen Fisch, und er wird einen Tag lang satt. Lehre einen Mann das Fischen, und er wird sein Leben lang satt. *(Konfuzius)* ■

Diese altchinesische Weisheit lässt sich abwandeln: Gib einem Patienten ein Medikament, und du heilst seine akuten Symptome. Lehre einen Patienten, sich selbst zu heilen, und er hat sein Leben lang Kontrolle über seine Gesundheit.

1.8 Zusammenfassung

Beratung ist kein Hemmschuh. Und es geht nicht ohne sie. Beratung gehört zum Wesen der Pflege. Man kann einen Patienten nicht behandeln oder ihm Erleichterung verschaffen, ohne genau über seinen Kenntnisstand Bescheid zu wissen und ihn auf dieser Grundlage zu instruieren und anzuleiten. Man sollte nie ein Medikament verabreichen, ohne den Patienten über die Wirkung und mögliche Nebenwirkungen zu informieren. Die Selbstpflegekompetenz lässt sich nur optimieren, wenn man diejenigen Zeichen und Symptome bespricht, die einer weiteren Beobachtung und/oder Behandlung bedürfen.

Aus all diesen Gründen sollten Sie sorgfältig vorgehen, wenn Sie Patienten und Angehörige beraten. Das Gute an der Sache ist, dass dazu kaum Extrazeit nötig ist, vorausgesetzt, sie wird in die alltäglichen Pflegemaßnahmen integriert. Jeder beim Patienten verbrachte Augenblick kann gleichzeitig auch für edukative Zwecke genutzt werden.

Einerseits ist es unrealistisch, eine Art formeller Unterrichtsstunde abhalten zu wollen, wie Sie es vielleicht während Ihrer Ausbildung gelernt haben, andererseits aber ist Beratung wertvoll, unabdingbar und unvermeidlich. Was also tun? Wenn wir davon ausgehen, dass wir bestimmte fest umrissene Zeiten für die Beratung brauchen, die wir aber nicht zur Verfügung haben, werden wir möglicherweise gar keine derartigen Maßnahmen durchführen. Pflegen bedeutet aber gerade nicht, einzelne Aufgaben abzuhaken, sondern in ganzheitlichem Sinne therapeutisch zu intervenieren. Eine Abfolge separater Aufgaben abarbeiten kann jeder. Professionell Pflegende müssen diese Aufgaben zu einer integrierten pflegerischen Betreuung kombinieren.

■ Pflegekräfte, die ihr Fachwissen zu pädagogischen Zwecken nutzen, können sich als Experten des Gesundheitswesens etablieren und das Leben von Patienten und Angehörigen sowie in ihren Gemeinden nachhaltig verändern. *(Fetter, 1997, S. 119)* ■

Die Frage ist also gar nicht: Beratung ja oder nein? Es ist unumgänglich, dass wir unseren Patienten erklären, was mit ihnen geschieht, und sie anleiten, für sich selbst zu sorgen. Beratung ist das ultimative Kostenbegrenzungsinstrument und das Wissen die ultimative therapeutische Intervention.

Um mit dem Trend der Managed Care Schritt halten zu können, müssen wir die Beratung von Patienten und Angehörigen als holistische Intervention sehen. *Holistisch* bedeutet, sich nicht auf Einzelteile zu konzentrieren, sondern auf Ganzheiten oder integrierte Systeme. Es gilt, die Patientenberatung in sämtliche Ebenen der Gesundheitspflege zu integrieren: in das Pflegeumfeld, in unser Verhältnis zu anderen Fachleuten des Gesundheitswesens, in unsere Strukturen, unsere Hilfsmittel und unsere Erfolgsmaßstäbe.

Wissen gehört zu jedem einzelnen Punkt auf dem Kontinuum Pflege. Beratung ist omnipräsent.

Gewissermaßen haben wir es mit einem Hologramm zu tun. Erinnern Sie sich an die dreidimensionale Projektion am Beginn des Filmes *Star Wars*, in der Prinzessin Leia um Hilfe bat? Das war ein Hologramm aus Laserlicht. Zerreißt ein Hologramm oder wird er zerschnitten, enthält jedes Bruchstück alle Informationen des Gesamtobjekts (Outwater & Hamersveld, 1995). Würde man aus einem Hologramm mit dem Locher ein kleines Stück herausstanzen, trüge dieses konfettigroße Schnipselchen das gesamte Bild in sich.

In ähnlicher Weise liegen bei jeder Interaktion zwischen Pflegeperson und Klienten sämtliche

Informationen vor, die diese kennen sollten. Das Umfeld ist durchtränkt mit Informationen in Form von Menschen und Dingen. Jeder Einzelne verfügt über Daten, um fundierte Entscheidungen zu treffen, grundlegende Selbstpflegeaktivitäten zu entfalten, Probleme zu erkennen und anzugehen und Antworten zu finden. Jedes Einzelteil beinhaltet die Gesamtheit. Der Zweck unseres Umgangs mit Klienten liegt darin, diese Informationen gemeinsam mit ihnen in individuell relevantes Wissen umzuwandeln. Wir evaluieren ihren Bedarf an Kenntnissen und ihre Verarbeitungskapazität und steuern den Informationsfluss, so dass sie das Beste aus dem machen können, was wir ihnen vermitteln.

Der kritische Punkt ist also nicht, ob genug Zeit für Beratung vorhanden ist. Denn wenn wir von episodischer auf omnipräsente Beratung umstellen, ist Zeit kein Problem mehr.

Das nächste Kapitel beschäftigt sich mit der Frage, wie man gut anleitet und instruiert. Je besser Ihre edukativen Kompetenzen entwickelt sind, desto wirkungsvoller können Sie sich auf das Wesentliche konzentrieren und ihre Bemühungen auf jene Bereiche richten, in denen sie am meisten bewirken.

Wenn Sie mehr erfahren wollen:
Bartlett, E. E. (1995). Cost-benefit analysis of patient education. *Patient Education and Counseling, 26*, 87–91.
Dennison, P. D. & Keeling, A. W. (1989). Clinical support for eliminating the nursing diagnosis of knowledge deficit. *Image: Journal of Nursing Scholarship, 21*(1). 142–144.
Fetter, M. S. (1997). Patient-family-community education: No longer frills. *MedSurg Nursing, 6*(3). 119–120.
Jenny, J. (1987). Knowledge Deficit. Not a nursing diagnosis. *Image, 19*(4), 184–185.
Outwater, C. & Hamersveld, V. (1995). Practical holography. http://www.holo.com/holo/book/book1.html: Dimensional Arts Inc.
American Hospital Association. (1996). *The joint commission's 1996 accreditation manual for hospitals*: The new care of the patient. Washington, DC: AHA.
Rankin, S. H. & Stallings, K. D. (1996). *Patient education*: Issues, principles, practices (3rd ed.). Philadelphia: Lippincott-Raven.
Ruzicki, D. A. (1989). Realistically meeting the educational needs of hospitalized acute and short-stay patients. *Nursing Clinics of North America, 24*(3).

Kapitel 2

Zu wenig Zeit für gute Beratung?

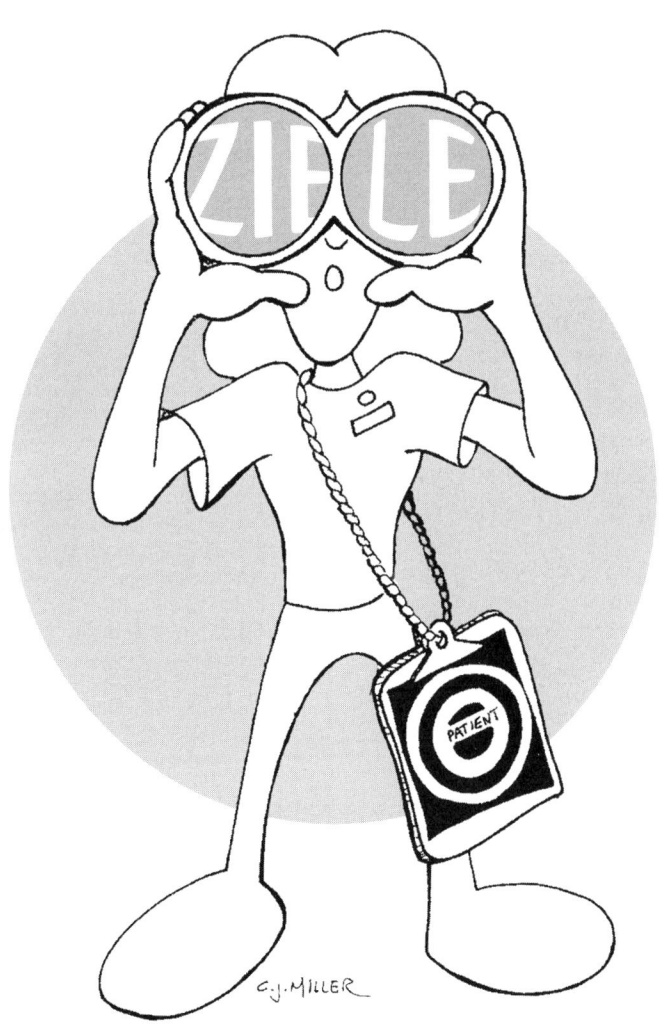

■ Gerade im hektischen Klinikbetrieb ist es schwer, Patientenberatung zu betreiben.
Wie finden andere Leute die Zeit dazu?
Wie soll man eine solche Fülle an Informationen in so kurzer Zeit rüberbringen?
Woher soll man die Zeit dafür nehmen?
(Fragen von Pflegekräften) ■

Es ist keine leichte Aufgabe, gute Patienten- und Angehörigenberatung zu betreiben. **Kasten 2-1** listet eine Reihe von Schwierigkeiten auf, die von Mitarbeitern verschiedener Pflegeeinrichtungen genannt wurden. Kreuzen Sie diejenigen an, mit denen Sie selbst konfrontiert sind.

Welche Pflichten könnten Sie aus Ihrem übervollen Dienstplan streichen, um mehr Zeit für Beratung zu haben? Alle sind wesentlich. Nichts kann einfach gestrichen werden. Können Sie ein paar zusätzliche Stunden an Ihren Tag anhängen? Auch das ist unmöglich. Wie also ist das Problem des Zeitmangels zu lösen? Es bleibt nur übrig, das, was an Zeit und Ressourcen zur Verfügung steht, besser zu nutzen.

Der finanzielle Druck zwingt uns, immer mehr Pflegeaktivitäten an den Patienten selbst oder seine Angehörigen zu delegieren. Die Orem'sche Theorie zur Optimierung der Selbstpflege ist heute wichtiger als je zuvor, ganz gleich, ob wir

---

Kasten 2-1: Checkliste «Schwierigkeiten bei der Beratung»

- Andere Pflegemaßnahmen, etwa Medikamente verabreichen und Untersuchungen durchführen, haben höhere Priorität.
- Nachtschicht: Patienten schlafen.
- Tagschicht: Patienten werden untersucht oder behandelt und stehen daher für Beratung nicht zur Verfügung.
- Pädiatrie: Eltern stehen für die Beratung nicht zur Verfügung.
- Ich weiß nicht, was ich vermitteln soll.
- Ich weiß nicht, wie ich vermitteln soll.
- Ich kenne die Antworten auf die Fragen meiner Patienten nicht.
- Ich weiß nicht, was der Patient hat.
- Ich weiß nicht, in welchem Zustand der Patient entlassen wird.
- Ich weiß nicht, ob der Patient überleben wird.
- Ich weiß nicht, was der behandelnde Arzt dem Patienten und seinen Angehörigen gesagt hat.
- Ich weiß nicht, wohin der Patient entlassen wird.
- Ich weiß nicht, was in der häuslichen Pflege passieren wird.
- Ich weiß nicht, was im Krankenhaus passiert ist.
- Der Arzt hat die Beratung nicht schriftlich angeordnet.
- Patienten bzw. Angehörige sind zu verängstigt, wütend, abgelenkt oder stehen unter Medikamenten.
- Sobald sie gesund genug wären, um etwas aufnehmen zu können, werden die Patienten entlassen.
- Patienten bzw. Angehörige wollen gar nichts wissen.
- Ich weiß nicht, wie ich schon bei der Aufnahme den Beratungsbedarf anlässlich der Entlassung feststellen soll.
- Ich habe alle Hände voll damit zu tun, den Patienten am Leben zu erhalten.
- Niemand ist dafür verantwortlich, dass die Beratung weitergeführt bzw. abgeschlossen wird.
- Niemand kontrolliert, ob ich edukative Maßnahmen durchführe oder nicht.
- Ich weiß nicht, wie ich an Beratungsmaterial kommen kann.
- Die Beratungsmaterialien werden nicht aufgefüllt.
- Das Beratungsmaterial ist zu anspruchsvoll geschrieben.
- Es gibt kein Beratungsmaterial in der Sprache des Patienten.
- Videobänder fehlen.
- Dolmetscher sind nur schwer zu bekommen.
- Ich habe keine Zeit, um edukative Maßnahmen zu dokumentieren.
- Die Dokumentationsformulare sind zu kompliziert.
- Die Formulare bieten nicht genug Platz, um angemessen zu dokumentieren.
- Die Formulare verlangen eine doppelte Dokumentation.
- Meine Vorgänger haben ihre Maßnahmen nicht dokumentiert, deshalb weiß ich nicht, wie weit sie gekommen sind.
- Die anderen Mitglieder des Gesundheitspflegeteams machen sich nicht einmal die Mühe, meine Beratungsdokumentation zu lesen.
- Es gibt kein Formular, um telefonische Nachsorgegespräche zu dokumentieren.
- Ich fange lieber gar nicht erst an, denn wenn ich nicht alles vermitteln kann, was ich müsste, habe ich das Gefühl, versagt zu haben.
- Andere beherrschen die Beratung besser als ich.
- Ich scheue mich, Patienten und Angehörige zu beraten.
- Ich weiß nicht, wann der richtige Moment für Beratung gekommen ist.
- Es lassen sich keine Termine für die Beratung finden.
- Die Beratung wird von anderen Aufgaben unterbrochen.
- Und die wohl größte Schwierigkeit: Ich habe keine Zeit für Beratung.

in einem Krankenhaus, einer Reha-Klinik, einer Schule oder in der ambulanten Pflege arbeiten. Dieselben finanziellen Zwänge sind daran schuld, dass die Zeit, die wir haben, um Patienten und Angehörige auf ihre neuen Aufgaben vorzubereiten, immer kürzer und kostbarer wird. Reicht diese Zeit überhaupt noch aus, um die notwendigen edukativen Maßnahmen durchzuführen?

Beratung ist ein wichtiger Faktor für unsere berufliche Zufriedenheit. Sind unsere Bemühungen auf diesem Gebiet erfolgreich, haben wir ein gutes Gefühl. Wir wissen, dass der Klient gut allein zurechtkommen wird. Gelingt es uns jedoch nicht, ihm all das beizubringen, was er wissen muss, sind wir frustriert. Wenn wir doch nur genug Zeit hätten…

Zeit ist eine begrenzte Ressource, über die wir nur wenig Kontrolle haben. Die logische Antwort auf die Klage «Zu wenig Zeit für Beratung!» wäre, sich mehr Zeit zu nehmen. Können wir aber nicht mehr Zeit bekommen, ist das Problem unlösbar. Starren wir ausschließlich und unentwegt auf den Zeitmangel, steht es außerhalb unserer Macht, die Qualität unserer Beratung zu verbessern. Deswegen hindert uns diese Haltung, einen Schritt voranzukommen.

Welche Variablen der Beratung können wir denn kontrollieren? Außer der Zeit alle anderen! Nämlich unsere Kompetenz, unsere Vermittlungsmethoden, unsere Materialien, unsere Teambemühungen auf ein gemeinsames Ziel hin. Indem wir jene Variablen optimieren, die wir unter Kontrolle haben, können wir in der wenigen Zeit, die uns zur Verfügung steht, effektiver anleiten und instruieren. Wenn es uns dabei zu zeigen gelingt, dass Beratung den Zustand unserer Patienten verbessert, schaffen wir nebenbei ein durchschlagendes Argument für mehr Beratungszeit.

2.1 Zeitspartipps

■ Die Patientenberatung steckt oft in einem Teufelskreis: Die Rolle, die sie in der Gesundheitspflege und bei der Gesunderhaltung spielt, wird unterschätzt, Pflegekräften fehlt es in puncto Beratung an Kenntnissen und Erfahrung, und es mangelt an Rückhalt und Ressourcen, weshalb

Kasten 2-2: Die besten Zeitspartipps

- Stellen Sie die Ziele der Beratung in den Mittelpunkt Ihrer Bemühungen.
- Legen Sie die Beratungsziele mit dem Patienten gemeinsam fest.
- Schätzen Sie vor Beginn der Beratung Kenntnisstand und Lernvermögen des Patienten ein.
- Ziehen Sie keine (voreiligen) Schlüsse.
- Konzentrieren Sie sich auf das Vermitteln konkreter Verhaltensweisen und Fähigkeiten.
- Beziehen Sie den Adressaten aktiv ein.
- Nutzen Sie pädagogisch günstige Momente aus.
- Individualisieren Sie Ihre edukativen Maßnahmen.
- Helfen Sie dem Adressaten, an sich selbst zu glauben.
- Evaluieren Sie die Lernerfolge.
- Beziehen Sie das übrige Gesundheitspflegeteam in die Maßnahmen ein und teilen Sie ihm mit, wie und was Sie vermittelt haben.

der Erfolg ausbleibt. Dadurch wiederum wird jeglichem Versuch zur Verbesserung der Patientenberatung der Wind aus den Segeln genommen. *(Grueninger, 1995, S. 47/48)*

Kommen Ihnen Grueningers Worte irgendwie bekannt vor? Doch wie können wir effektiver anleiten und instruieren? Die Forschungsergebnisse über Beratung helfen uns weiter. Die besten Zeitspartipps finden Sie in **Kasten 2-2** zusammengefasst. Sie stellen die ersten Schritte dar, um den erwähnten Teufelskreis zu durchbrechen. Dabei handelt es sich um Maßnahmen, deren Durchführung weder aufwendige Multimediapräsentationen, noch teures Material oder spezielle Räumlichkeiten erfordert. Sie lassen sich im Rahmen Ihres ganz normalen Berufsalltags umsetzen, und Sie benötigen nicht einmal die Zustimmung oder Mitwirkung Ihres Arbeitgebers.

Wenn Sie diese Tipps befolgen, können Sie die Qualität Ihrer Beratung verbessern, ohne dass Ihr Budget erhöht werden müsste. Je erfolgreicher Sie anleiten und instruieren, desto mehr Nachdruck werden Ihre Forderungen nach mehr Unterstützung und Ausrüstung erhalten, wodurch Sie wiederum noch mehr Erfolge erzielen können. Verwandeln Sie den Teufelskreis in eine Wachstumsspirale! In den folgenden Abschnitten werden die Tipps an Modellfällen aus der Praxis erläutert.

2.1.1 Ziele in den Mittelpunkt stellen

> Ein kleiner Junge, bei dem Asthma diagnostiziert worden war, sollte am Nachmittag aus dem Krankenhaus entlassen werden. Obwohl seine Mutter die High-School abgeschlossen hatte, wusste sie nichts über Lungenfunktion und Sauerstoffaustausch. Der Junge brauchte Medikamente und ständige Überwachung, aber die Mutter verstand nicht einmal, was Asthma eigentlich war! Entzündungsprozesse und die Funktion der Atemhilfsmuskulatur überschritten ihr Begriffsvermögen.

Die Ziele der Beratung sind handlungsorientiert. Sie alle dienen dazu, die grundlegende Frage der Klienten zu beantworten: «Was kann ich tun?» Das kurzfristige Ziel besteht darin, ihnen Hilfen an die Hand zu geben, um:
- sachgerechte und wohlüberlegte Entscheidungen zu treffen
- lebensnotwendige Selbstversorgungskompetenzen zu entwickeln
- Probleme zu erkennen und entsprechend darauf zu reagieren
- Antworten auf Fragen zu bekommen beziehungsweise die richtigen Ansprechpartner zu finden.

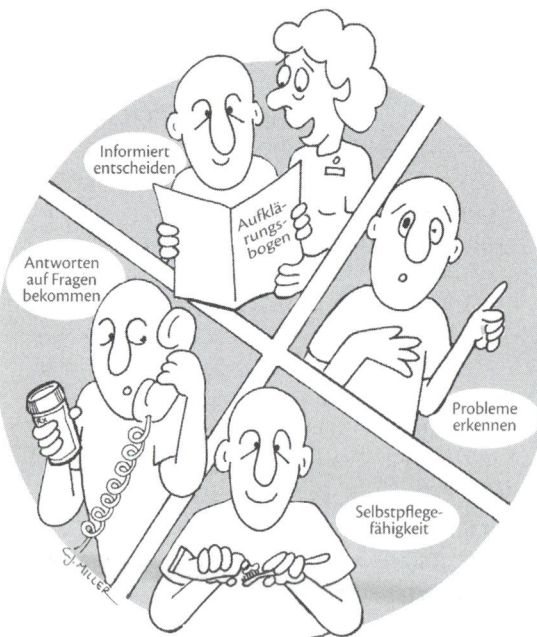

> ■ Wenn Sie nicht nach dem Zweck Ihres Tuns fragen, wird Ihren Lösungsversuchen etwas Willkürliches anhaften, und ein Gefühl der Ziellosigkeit wird an Ihnen nagen. *(Wurman, 1989, S. 82)* ■

Das langfristige Ziel der Patientenberatung besteht darin, den Adressaten zu einer gesundheitsbewussten Denk- und Handlungsweise zu verhelfen. Um dies zu ermöglichen, müssen jedoch zuerst die kurzfristigen Ziele verwirklicht werden.

Wenn Sie diese Ziele stets im Hinterkopf behalten, werden Sie weniger Zeit auf Nebensächliches verschwenden. Brauchte die Mutter in obigem Beispiel wirklich anatomische und physiologische Kenntnisse, um die korrekte Versorgung ihres Sohnes erlernen zu können?

2.1.2 Ziele gemeinsam festlegen

> Die Patientin, eine Endvierzigerin, weinte ununterbrochen und ließ sich durch nichts beruhigen. Sie war wegen angeblich starker Menstruationsblutungen in die Ambulanz gekommen, verbrauchte jedoch nicht einmal zwei Binden pro Stunde. «Ich habe Krebs, oder?», fragte sie immer wieder, «Sie können mir ruhig die Wahrheit sagen. Es ist Krebs, nicht wahr?»
> Ich versuchte, ihr etwas über normale Menstruationsblutungen zu erzählen, über die Perimenopause und darüber, dass die hohen Dosen Aspirin, die sie einnahm, an ihrer stärkeren Blutung schuld sein könnten. Aber sie wollte über nichts anderes sprechen als über Krebs; sie hörte mir überhaupt nicht zu!

Besteht das Ziel der Beratung in der Einhaltung des Behandlungsregimes, wird sie nur dann Erfolg haben, wenn der Adressat die gegebenen Instruktionen befolgt.

> ■ ... darf der Patient jedoch nicht mit entscheiden, wie die Beratung ablaufen soll, und sind sich Pflegeperson und Adressat nicht über die Beratungsziele einig, wird keine Verhaltensänderung erfolgen. *(Rankin & Stallings, 1996, S.101)* ■

Eine enge Zusammenarbeit mit dem Adressaten der Beratung beim Festlegen der Ziele erfüllt mehrere Zwecke:

- Sie macht ihm deutlich, dass Beratung Teil des Behandlungsplans ist.
- Sie bezieht ihn aktiv in den edukativen Prozess ein.
- Sie schafft ein Gefühl der Gemeinsamkeit; Pflegeperson und Patient sind sich von Anfang an einig.

Gehen Sie und Ihr Klient von unterschiedlichen Vorgehensweisen aus, werden Ihre edukativen Bemühungen erfolglos bleiben. Deswegen empfiehlt es sich, sich zu vergewissern, was er von Ihnen wissen möchte.

Scheinen Ihnen die Fragen Ihres Patienten im gegebenen Kontext keinen Sinn zu machen, haken Sie nach und finden Sie heraus, was ihm wichtig ist.

Warum war die Patientin in obigem Beispiel so sicher, Krebs zu haben? Was sonst spielte sich in ihrem Leben ab? Warum war sie in die Notaufnahme gekommen?

Nutzen Sie diese Informationen, um dem Adressaten zu zeigen, dass Ihre Beratung relevant für ihn ist. Setzen Sie anschließend realistische Ziele. Dokumentieren Sie Ihre Maßnahmen auf den entsprechenden Formularen und weisen Sie die anderen Mitglieder des Gesundheitspflegeteams auf Kernpunkte hin, die unbedingt behandelt werden müssen.

2.1.3 Kenntnisstand und Aufnahmefähigkeit einschätzen

> Eine Frau rief in der Ambulanz an und klagte über Durchfall. Ich empfahl ihr zwei Medikamente, das erste in Tabletten-, das zweite in Tropfenform. Sie erwiderte: «Dann muss ich das zweite nehmen, das erste darf ich nicht, weil es Tabletten sind. Ich bin schwanger, und mein Arzt hat mir verboten, Pillen zu schlucken.»

Indem Sie Kenntnisstand und Aufnahmefähigkeit Ihres Klienten vor der Beratung einschätzen, erreichen Sie mehrere Dinge zugleich:

- Sie finden heraus, was er weiß und können angemessene Verhaltensweisen und Fähigkeiten fördern und falsche Sichtweisen korrigieren.
- Sie finden heraus, was er glaubt, und können die Beratung entsprechend individualisieren.
- Sie finden heraus, was er nicht weiß.
- Sie stellen fest, wie groß seine Aufnahmefähigkeit derzeit ist.
- Sie ziehen keine (voreiligen) Schlüsse.
- Sie vermeiden, dass Sie Zeit mit Dingen verschwenden, die dem Adressaten bereits bekannt sind.

Die Patientin in obigem Beispiel dachte offenbar in sehr konkreten Begriffen. Ihr Arzt hatte ihr vermutlich begreiflich machen wollen, dass sie, um ihr ungeborenes Kind zu schützen, keine unnötigen Medikamente nehmen sollte. Sie jedoch hatte verstanden: «Nehmen Sie keine Pillen!»

Den meisten im Gesundheitsbereich Tätigen ist gar nicht bewusst, wie haushoch sie dem Durchschnittsbürger in Bezug auf medizinisches Wissen überlegen sind. Was für Sie ganz selbstverständlich ist, muss Ihrem Klienten bei weitem nicht klar sein. So wissen Sie zum Beispiel, warum eine Tetanusspritze verabreicht wird. In einer an 500 Unfall- und Notfallpatienten durchgeführten Studie stellte sich Folgendes heraus (eine Mehrfachwahl war möglich): 50,4 Prozent der Befragten hielten den Inhalt der Spritze für ein Antibiotikum, 81 Prozent dachten, sie schütze vor einer Wundinfektion, und 35,6 Prozent glaubten, die Verabreichung bedeute, dass sie kein Antibiotikum bräuchten (Davies et al., 1996). Wir müssen schon genau nachfragen, wenn wir wissen möchten, was der Adressat einer Beratung glaubt.

Die Versuchung, die Beratung abzukürzen, indem man auf ein gründliches Assessment verzichtet, ist groß. Je weniger man jedoch über den Kenntnisstand des Patienten oder Angehörigen weiß, desto leichter können edukative Maßnahmen ins Leere gehen. Nur allzu leicht verschwendet man auch wertvolle Zeit, wenn man die falschen Informationen vermittelt oder die richtigen auf die falsche Art und Weise. Ein angemessenes Gesundheitsverhalten aufseiten des Patienten lässt sich nur durch eine individualisierte Beratung erreichen. Voraussetzung dafür ist aber wiederum ein gründliches Assessment.

Mit anderen Worten:

> Die Lösung jedes Problems besteht aus zwei Teilen: Zum einen aus dem, was Sie erreichen wollen, und zum anderen aus der Art und Weise, wie Sie es erreichen wollen. ... Das «Was?» kommt dabei immer vor dem «Wie?» *(Wurman, 1989, S. 81)*

2.1.4 Voreilige Annahmen vermeiden

> In der Frauenklinik, in der ich arbeite, führte ich bei einer 33-jährigen Patientin das Assessment durch. Die Frau gab an, nicht verheiratet, aber dennoch sexuell aktiv zu sein und keine Verhütungsmittel zu benutzen. Ich warnte sie, auch wenn sie bis jetzt Glück gehabt habe, setze sie sich einem hohen Risiko aus, und begann mit einem Vortrag über die Bedeutung von Verhütungsmitteln. Je länger ich sprach, desto leerer wurden die Augen meiner Patientin. Zum Abschluss wiederholte ich alles Wichtige noch einmal mit besonderem Nachdruck.
> Schließlich kam ich zum Ende und fragte die Frau, warum sie eine ungeplante Schwangerschaft und Geschlechtskrankheiten riskieren wolle. Meine Patientin antwortete schlicht: «Ich brauche nicht zu verhüten. Ich habe Sex mit einer Frau.»

Voreilige Annahmen können eine heimtückische Form der Zeitverschwendung darstellen. An und für sich sind Schlussfolgerungen nichts Schlechtes. Sie helfen uns, uns in einer komplexen Welt zurechtzufinden. Würden wir unser Wissen nicht generalisieren, kämen wir damit nicht sehr weit. Jeder von uns setzt gewisse Dinge voraus und nimmt an, dass sie für jeden Menschen gleichermaßen gelten. Allerdings können uns solche Vermutungen auch den Blick auf die Realität versperren.

Ob Sie mit Ihren Annahmen richtig liegen, lässt sich oft am Beratungsprozess selbst ablesen. Die folgenden drei Situationen können darauf hinweisen, dass Sie von einer falschen Vermutung ausgegangen sind:
- Sie dozieren, statt interaktiv mit dem Adressaten zu kommunizieren.
- Sie wiederholen dieselben Informationen wieder und wieder, weil sie nicht damit durchdringen.
- Der Adressat nimmt Ihre Erklärungen nicht an, entweder durch passive Höflichkeit oder durch Widerspruch bzw. Ablehnung.

Um vorschnellen Schlüssen vorzubeugen, sollten Sie mit Ihrem Klienten interagieren. Stellen Sie ihm Fragen. Hören Sie ihm zu. Ergründen Sie, was er weiß, glaubt und denkt. Stimmen Sie Ihre Beratung dann auf die Sichtweisen des Patienten ab. Fruchten Ihre Maßnahmen nicht, finden Sie heraus, warum.

Die obige Anekdote macht deutlich, wie uns Erfahrungen und Erwartungen zu vorschnellen Annahmen verleiten. Die meisten Patientinnen einer Frauenklinik dürften wohl heterosexuell sein; etwa zehn Prozent der Bevölkerung sind es jedoch nicht. Die Pflegeperson zog nicht nur einen falschen Schluss, sondern übersah auch die Anzeichen dafür, dass sie die Beratung hätte abbrechen und die Situation neu bewerten sollen. So verschwendete sie wertvolle Zeit.

2.1.5 Konkrete Verhaltensweisen und Fähigkeiten vermitteln

> Früher, als noch nicht jeder Arzt die nötigen Geräte in seiner Praxis hatte, führten wir Endoskopien noch im OP durch. Die Pflegekräfte wiesen die Patienten an: «Lassen Sie am Morgen Ihrer Endoskopie das Frühstück weg.»
> Einmal war bei einem älteren Herrn – einem Farmer aus einer ländlichen Gegend – eine Ösophagoskopie unter Lokalanästhesie und Sedation angesetzt. Der untersuchende Chirurg irrigierte und pumpte, irrigierte und pumpte, und irrigierte und pumpte wieder, konnte aber immer noch nichts sehen. Wütend brach er den Eingriff ab und fuhr den Patienten an: «Wir hatten Ihnen doch gesagt, dass Sie heute Morgen nicht frühstücken sollen!»
> «Also wirklich, Herr Doktor», erwiderte der Patient ziemlich schroff, «ich hatte kein Frühstück, nur eine Banane und eine Tasse Kaffee.»

Achten Sie darauf, sich klar auszudrücken. Überprüfen Sie anschließend, ob der Patient verstanden hat, was er wann tun oder lassen soll. Bringen Sie nur soviel Fachwissen ein, wie es für die Beratung sinnvoll ist. Manche Patienten werden durch zu viele Fachbegriffe eher eingeschüchtert. Andere jedoch möchten den wissenschaftlichen Hintergrund dafür wissen, warum sie etwas in einer bestimmten Art und Weise tun sollen. Wieder andere möchten unbedingt medizinische Details hören. Nutzen Sie Ihr Assessment, um die Beratung darauf abzustellen.

Im obigen Fallbeispiel definierte das Krankenhausteam den Begriff Frühstück vollkommen anders als der Farmer. Eigentlich sollte der Patient nüchtern bleiben, aber das sagte man ihm nicht in dieser Deutlichkeit. Hätten sich die Pflegekräfte einen Moment Zeit genommen, um nachzufragen, wäre das Problem sicher erkannt worden.

2.1.6 Den Klienten aktiv einbeziehen

> Während ich der Patientin etwas über Anzeichen für Blutungen und die zu meidenden Medikamente erzählte, saß diese einfach nur da, lächelte und nickte. Am Schluss fragte ich sie, ob sie noch irgendwelche Fragen habe, und sie verneinte. Wie aber kann ich wissen, ob sie mich wirklich verstanden hat? Woher soll ich wissen, ob sie das Medikament richtig anwendet?

Reden, Schreiben und Üben helfen dem Klienten, neue Informationen aufzunehmen und über unterschiedliche sensorische Kanäle zu verarbeiten. Einer Fachkraft zuzuhören, ein Video anzusehen oder ein Faltblatt zu lesen sind passive Methoden und als solche weniger effektiv. Nach jeder passiven edukativen Maßnahme sollte der Klient aktiv einbezogen werden. Bitten Sie ihn zu erklären, wie er die erhaltenen Informationen umsetzen wird, oder lassen Sie ihn etwas vormachen, woran sich zeigt, ob er verstanden hat oder nicht.

Manche Menschen reagieren mit Scheu auf vermeintliche Respektspersonen wie Ärzte oder Pflegekräfte. Die Patientin in obigem Beispiel war eventuell eine stille Person, die sich im Hinblick auf Kommunikation schwer tat. Oft begreifen Patienten auch nicht, dass man versucht, ihnen etwas zu vermitteln; sie halten die Vermittlung wichtiger Informationen für beiläufiges Geplauder. Viele Patienten erwarten therapeutische Maßnahmen, die ihre Beschwerden lindern oder heilen, nicht jedoch Informationen darüber, wie sie sich selbst helfen können. Wirken Sie diesem Irrtum entgegen, indem Sie Ihren Vermittlungsauftrag deutlich ansprechen. Teilen Sie den Klienten mit, dass Instruktionen über Prozeduren, Wahlmöglichkeiten und Selbstpflege mit zur Therapie gehören. Machen Sie ihnen klar, dass ihnen die ganze Zeit über von den verschiedenen Mitgliedern des Gesundheitspflegeteams Informationen vermittelt werden und von ihnen erwartet wird, zu lernen und nachzufragen, wenn sie etwas nicht verstehen.

Geben Sie Ihren Klienten Schreibzeug an die Hand, damit sie eventuell auftauchende Fragen sofort notieren und dann den jeweiligen Fachkräften stellen können. Erklären Sie, welches Mitglied des Gesundheitspflegeteams welche Funktion innehat, damit der Patient weiß, mit wem er worüber sprechen kann und sollte.

> ■ Indem er Fragen stellt, kann ein Erwachsener die Menge, den Zeitpunkt und die Art der Informationen steuern, die er erhält. Indem es Fragen stellt, kann das Individuum den Strom der Informationen je nach Bedarf erhöhen oder drosseln. *(Tripp, 1987, S. 173)* ■

Wenn wir den Klienten aktiv einbeziehen, fördern wir außerdem ein Gefühl der Partnerschaft. Dieses Gefühl hilft, die Ungleichheit zwischen Vermittler und Adressat abzubauen, die ein häufiges Hindernis im Beratungsprozess darstellt. Fehlt diese Partnerschaftlichkeit, kann es zu Problemen folgender Art kommen:

> ■ In gewissem Maß klingt in unseren Worten stets die Botschaft mit, dass wir mehr wissen als der andere und sein Denken ändern wollen. Jemanden zum Umdenken zu bringen ist jedoch eine heikle Angelegenheit, vor allem, wenn man dabei zu eindringlich und selbstgerecht auftritt. Oft erwecken wir den Eindruck der Überheblichkeit. Wer sich aber herumkommandiert und bevormundet fühlt, baut instinktiv eine Abwehrhaltung auf. *(Dass & Gorman, 1985, S. 158)* ■

Entspringt die Beratung einer echten Interaktion, wird aus der bloßen Konversation ein Dialog, und die Gefahr eines «Ich weiß besser, was gut für dich ist»-Vortrages ist gebannt. Stattdessen bildet sich eine Allianz zwischen Pflegeperson und Klient heraus, die förderlich für den Therapieerfolg ist.

2.1.7 Pädagogisch günstige Momente ausnutzen

> Ich war ins Zimmer geeilt, um ihm einen neuen Beutel an den Tropf zu hängen, als der Patient mich anschaute und fragte: «Haben Sie jemals jemand anderen gesehen, der diese Probleme hat, oder bin ich ein Einzelfall?»
> Obwohl ich tausend andere Dinge zu tun hatte, nahm ich mir die Zeit und fragte, was er meine. Ich hörte ihm zu, versicherte ihm, dass er nicht alleine war, und sagte, ich könne ihm Informationen über eine Selbsthilfegruppe geben. Dann fragte ich ihn, ob ich ein Mitglied der Gruppe bitten solle, ihn im Krankenhaus zu besuchen. Da er ein eher verschlossener Typ war, hatte ich eigentlich nicht vermutet, dass er interessiert sein würde, aber er sagte ja!

Der ideale Moment zur Beratung liegt vor, wenn der Klient eine Frage stellt oder eine gesundheitsrelevante Prozedur ausführt. Während eines solchen Augenblicks ist das Thema klar umrissen, und der Klient ist hoch motiviert. Deswegen wird er bereitwillig mitmachen.

Eine Studie kam zu folgendem Schluss: «… die Informationen, die Patienten erhalten, werden zu ungleichmäßig verteilt … Die Patienten bekamen am Tag der Aufnahme zu viele Informationen, während ihnen bei der Entlassung nur wenige Informationen mit auf den Weg gegeben wurden» (Breemhaar et al., 1996, S. 42).

Würden wir bei jeder Interaktion mit Patienten und Angehörigen auf pädagogisch günstige Momente achten, könnten wir die Informationen besser stückeln. Darüber hinaus würde es auch den Druck reduzieren, der auf uns lastet, wenn nicht die gesamte Beratung bis zum letzten Moment aufgeschoben, sondern gleichmäßiger verteilt würde. Da ein motivierter Adressat am besten lernt, wäre außerdem eine effektivere Beratung zu erwarten.

In obigem Beispiel stand am Anfang des pädagogisch günstigen Moments eine vage Äußerung des Patienten, die man mit einem oberflächlichen Kommentar hätte abtun können. «Oh», hätte die Pflegeperson sagen können, «ich habe haufenweise Patienten gesehen, die viel schlimmer dran waren als Sie! Das wird schon wieder!» Sie hakte jedoch genauer nach und fand eine Möglichkeit zu intervenieren, Kenntnisse zu vermitteln und dem ansonsten eher schweigsamen Patienten zu helfen.

■ Möglicherweise könnte man die Patientenberatung effektiver gestalten, wenn man sich die natürlichen Lernprozesse der Menschen zu Nutze macht. Statt einer separaten Komponente der Pflege wäre sie dann ein integraler Bestandteil sämtlicher Phasen des Pflegeprozesses. *(Tripp, 1987, S. 176)* ■

Die Zeit für edukative Maßnahmen liegt in vielen einzelnen Augenblicken. Nutzen Sie natürliche Lernprozesse und bauen Sie Phasen der informellen Wissensvermittlung in die alltägliche Versorgung Ihrer Patienten ein.

2.1.8 Die Beratung individualisieren

> Eines schönen Tages lag ich völlig daneben. Ich dachte, meine Patientin sollte mit einem Blasenkatheter nach Hause entlassen werden, also brachte ich ihr die Kunst des Beutelwechsels bei. Sie hörte mir sehr aufmerksam zu und stellte keine Fragen. Zumindest nicht, bis ich mit meinen Erklärungen endlich fertig war. Dann erkundigte sie sich: «Und warum sollte ich mir einen Katheter legen lassen? Klingt, als wäre das eine ziemlich lästige Sache, und ich habe mir doch nur ein paar Hühneraugen entfernen lassen. Was haben meine Füße denn mit meiner Blase zu tun?»
> Hoppla, falsche Patientin, falsche Maßnahme!

Was weiß der Adressat bereits? Was muss er wissen? Wie lernt er am besten? Wenn Sie sich auf den einzelnen Klienten einstellen, werden Sie Zeit sparen.

Die obige Anekdote illustriert, wie man Zeit verschwenden und sich nebenbei auch noch zum Narren machen kann, wenn man vergisst, die Beratung auf den Adressaten abzustimmen. Ein ganz einfacher Tipp lautet, sich weniger auf das zu konzentrieren, was man glaubt vermitteln zu müssen, sondern vielmehr zu überlegen, was der Klient lernen muss.

Darin liegt allerdings auch ein gewisses Risiko. Bei der individualisierten Beratung besteht die Gefahr, dass der Klient eine Frage stellt, die Sie nicht beantworten können, oder einen emotionalen Konflikt enthüllt, dem Sie sich nicht gewachsen fühlen. Der Sinn der Beratung liegt jedoch nicht darin, dass Sie sich gut fühlen, sondern dass Sie dem Adressaten helfen, sich selbst zu versorgen. Üben Sie. Eignen Sie sich die nötigen Kompetenzen an, um mit solchen Herausforderungen umgehen zu können, und finden Sie heraus, welche Ressourcen Sie heranziehen können, wenn Sie nicht mehr weiterwissen.

2.1.9 Selbstwirksamkeitsüberzeugungen stärken

> Meine Lieblingsszene aus dem Film *Star Wars* zeigt mir, wie wichtig es ist, dass Patienten lernen, an sich selbst zu glauben.
> Luke Skywalker ist verwirrt und frustriert. Yoda hat ihn aufgefordert, den großen X-Wing-Dass-Starfighter mit der Kraft seiner Gedanken zu heben, was Luke nicht schafft. Luke Skywalker: «Ich glaube nicht daran.» Yoda: «Und deshalb versagst du.» Dann nutzt Yoda die Macht und hebt das Raumschiff an. (Lucas, 1980)

Glaubt der Klient überhaupt daran, die zur Debatte stehenden Kompetenzen oder Verhaltensweisen erlernen zu können? Jemand, der daran zweifelt, einer bestimmten Aufgabe nachkommen zu können, wird mit höherer Wahrscheinlichkeit daran scheitern.

Auch wenn das Beispiel oben aus einem Science-Fiction-Film stammt, zeigt es doch, wie wichtig es ist, an sich und seine Fähigkeiten zu glauben. Luke Skywalker konnte das Raumschiff nicht aus dem Sumpf ziehen, weil er dies aufgrund seiner Erfahrungen und seiner physikalischen Kenntnisse für unmöglich hielt. Yoda hingegen kannte die Macht besser und wusste, dass Luke die Energie bündeln und das Geforderte schaffen könnte. Als Luke es jedoch selbst zu glauben begann, konnte er die Aufgabe bewältigen, die ihm zuvor unlösbar erschienen war.

Jemand mit stark ausgeprägten Selbstwirksamkeitsüberzeugungen glaubt daran, eine Aufgabe bewältigen zu können. Allerdings gilt es, ein sehr wichtiges Merkmal der Selbstwirksamkeit im Auge zu behalten: Sie ist aufgabenspezifisch. Eine bestimmte Person kann hohe berufliche Kompetenz aufweisen und ein gesundes Selbstvertrauen besitzen, aber dennoch daran zweifeln, abnehmen oder das Rauchen aufgeben zu können.

Selbstwirksamkeitsüberzeugungen sind nicht immer offensichtlich. Sie müssen genau eingeschätzt werden. Wenn Selbstwirksamkeit aber nicht global, sondern spezifisch angelegt ist, heißt dies auch, dass sie durch Interventionen beeinflusst werden kann.

Aber wie? Glaubt Ihr Klient nicht daran, seine Aufgabe bewältigen zu können, sollten Sie sich zunächst diesem Sachverhalt widmen. Tun Sie dies nicht, werden Sie wertvolle Zeit mit Details verschwenden, die Ihr Adressat (noch) nicht umsetzen kann. Helfen Sie ihm, Selbstvertrauen aufzubauen, bevor er sich der eigentlichen Aufgabe stellt. Gliedern Sie die Kompetenz, die erworben werden soll, in kleine Teilstücke auf, die er meistern kann. Oft hilft es, ihn mit anderen Vertretern seiner sozioökonomischen oder ethnischen Gruppe zusammenzubringen, die es bereits geschafft haben. Er wird dann eher erkennen, dass auch er die Aufgabe bewältigen kann.

2.1.10 Lernerfolge evaluieren

> Ich erinnere mich noch daran, wie ich der Mutter des sechsjährigen Troy Shuntpflege beibrachte. Wir verbrachten viele Sitzungen mit Diskussionen, Demonstrationen, Übungen, Broschüren sowie Fragen und Antworten. Troys Mutter war stets aufmerksam bei der Sache.
> Als ich bei Troy im folgenden Sommer im Ferienlager den Verband wechseln wollte, bestand dieser darauf, ich solle den Shuntausgang einfach mit Leitungswasser abwischen und ein Pflaster darüber kleben. Als ich ihn fragte, ob seine Mutter die Stelle nicht jedes Mal mit Alkohol desinfiziere und anschließend einen Okklusivverband anbringe, protestierte er entschieden: «So haben Sie das meiner Mum aber nicht beigebracht!» (Erstaunlicherweise hatte dieser Junge nie eine Shuntinfektion!)

Vergessen Sie nie: Was wir einem Patienten beibringen, kann erheblich von dem abweichen, was er dann in die Praxis umsetzt. Was Sie sagen, muss nicht unbedingt mit dem übereinstimmen, was der Patient hört. Was der Patient hört, muss er noch lange nicht einhalten. Was er tut, während Sie zusehen, muss nicht dasselbe sein wie das, was er tut, wenn er alleine ist. Gesundheitliche Fortschritte hängen davon ab, dass neue Verhaltensweisen selbstverständlich werden und das Erlernte Tag für Tag zur Anwendung kommt.

Der Zweck der Evaluation besteht nicht darin, Ergebnisse dokumentieren zu können, die unsere Vorgesetzten beziehungsweise die zuständigen Stellen glücklich machen. Die Patienten- und Angehörigenberatung verfolgt als langfristiges Ziel, die Gesundheit unserer Klienten zu verbessern. Die Kurzzeitevaluation der Lernerfolge gibt uns Auskunft darüber, ob die Informationen beim Klienten angekommen sind, während uns die Langzeitevaluation ein Urteil darüber erlaubt, ob sie konsequent und anhaltend umgesetzt werden und ob sie ausreichen, um eine gesundheitliche Verbesserung herbeizuführen.

Wenn wir die Lernerfolge evaluieren, erhalten wir außerdem Rückmeldung über die Qualität unserer Beratung. Konnten wir mit unserer Botschaft zum Empfänger durchdringen? Sind wir falschen Annahmen aufgesessen? Um wirklich sicher zu sein, müssen wir die Lernerfolge gleich während der Schulung sowie in mehr oder weniger regelmäßigen Abständen überprüfen.

Die Kurzzeitevaluation erfolgt direkt. Konfrontieren Sie Ihren Klienten mit möglicherweise eintretenden Situationen und fragen Sie ihn, wie er gegebenenfalls reagieren würde. Lassen Sie ihn eine neu erlernte Prozedur mindestens dreimal vorführen. Läuft etwas schief (das sterile Feld wird verletzt; ein Schritt wird übersprungen), kann der Klient gleich seine Problemlösungsfähigkeit üben. Gestalten Sie diese Evaluationen nicht als Angst einflößenden Test, sondern als Hilfestellung zur kompetenten Selbsthilfe.

Die Abschlussfloskel «Haben Sie noch Fragen?» ist nicht gerade die effektivste Methode zur Evaluation der Lernerfolge. Denn der Klient kann den Eindruck gewinnen, er müsse eigentlich verstanden haben, oder das Gefühl bekommen, seine Fragen seien dumm oder unwichtig, weshalb er sie lieber nicht stellt. Wenn Sie vermuten, dass ihm noch etwas unklar ist, sollten Sie lieber fragen: «Gibt es noch etwas, das ich ausführlicher hätte erklären sollen?» Hier schwingt die Unterstellung mangelnder Verständnisfähigkeit nicht mit, und Sie rücken Ihre Erläuterungen in den Mittelpunkt der Kritik.

Für die Langzeitevaluation edukativer Maßnahmen ist eine interaktive Kommunikation am besten geeignet. Wie werden die Informationen umgesetzt? Werden Instruktionen konsequent eingehalten? Welche Probleme und Hindernisse sind aufgetaucht? Hat sich schon etwas geändert beziehungsweise verbessert? Die Langzeitevaluation dient außerdem zur Bekräftigung der Lernerfolge und lässt den Klienten den Zusammenhang zwischen seinem Verhalten und seinem Gesundheitszustand erkennen.

In der obigen Fallstudie gab sich die Pflegeperson mit den kurzfristigen Lernerfolgen zufrieden. Als Troy den Shunt bekam, konnte seine Mutter zeigen, dass sie die Technik korrekt gelernt hatte. Bei einer späteren Begegnung fiel der Pflegeperson jedoch auf, dass offenbar keine Langzeitevaluation durchgeführt worden war. Hatte Troys Mutter vergessen, was ihr vermittelt wurde, oder wusste sie es zwar noch, hatte aber beschlossen, das teurere Desinfektions- und Verbandmaterial sei eine Geldverschwendung und Wasser und ein einfaches Pflaster erfüllten denselben Zweck? Kam die Versicherung nicht für die Kosten auf, und konnte die Mutter es sich nicht leisten, diese Dinge selbst zu kaufen? Wäre die Effektivität der Beratung bei Nachsorgeterminen evaluiert worden, wäre die Wahrheit vielleicht schon früher ans Licht gekommen.

2.1.11 Das Team als Ganzes einbeziehen

Kürzlich führten wir an einem knapp einjährigen Kleinkind einen Doppeleingriff durch. Einer unserer HNO-Ärzte legte wegen chronisch seriöser Mittelohrentzündung eine Paukendrainage, dann kam ein Urologe dazu, der eine Hypospadie korrigieren sollte. Als wir nach Abschluss des ersten Eingriffs gerade die Vorbereitungen für die Hypospadiuskorrektur trafen, rief die Mutter des kleinen Patienten völlig aufgelöst im OP an. (Wer ihr die Durchwahlnummer gegeben hatte und warum, ist mir noch heute ein Rätsel!) Was schief gegangen sei, wollte sie wissen. Wir versicherten ihr, dass alles in Ordnung sei und es ihrem Sohn gut gehe. Sie jedoch beharrte darauf, es müsse etwas Schlimmes passiert sein, denn jemand habe ihr erzählt, die Operation werde höchstens 20 Minuten dauern. Wir klärten sie auf, dass der erste Teil des Eingriffs, die Narkoseeinleitung und das Einsetzen der Kunststoffröhrchen, etwa 20 Minuten in Anspruch genommen hatte, während der zwei-

te Teil mindestens noch zwei Stunden dauern würde. Erst als wir versprachen, sie telefonisch auf dem Laufenden zu halten, beruhigte die Mutter sich einigermaßen und legte auf.
Wahrscheinlich hatte jemand der Mutter gegenüber falsche Angaben zur Dauer des Eingriffs gemacht. Bei der Patienten- bzw. Angehörigenaufklärung sollten Sie sich der Richtigkeit der Informationen, die Sie weitergeben, unbedingt sicher sein.
Ebenfalls möglich wäre allerdings auch, dass die Mutter zwar die richtigen Informationen erhalten, diese jedoch in ihrer Aufregung missverstanden hatte. Dies belegt, wie wichtig es ist, den Klienten die gegebenen Informationen noch einmal wiederholen zu lassen, um beurteilen zu können, ob die Aufklärung erfolgreich war.

Vergessen Sie nicht, Ihre Assessments, edukativen Maßnahmen oder Evaluationen zu dokumentieren, sonst könnten andere Teammitglieder wertvolle Zeit verschwenden, indem sie wiederholen, was Sie bereits erledigt haben. Lassen Sie sich von den Mitgliedern des Teams über deren edukative Bemühungen und Erfolge informieren. Arbeiten Sie miteinander statt gegeneinander, indem Sie auf den Maßnahmen der anderen aufbauen.

Das oben stehende Beispiel verdeutlicht, wie wichtig die Koordination der Beratung ist. Achten Sie darauf, dass Ihre Klienten korrekte Informationen erhalten. Wann immer möglich, sollten Sie ihnen wichtige Informationen schriftlich an die Hand geben. Sorgen Sie dafür, dass dem Klienten die vorhandenen Ressourcen bekannt sind und verhindern Sie Panikreaktionen wie den geschilderten Anruf im OP. Sie können nicht jedes Problem vorhersehen, aber Sie können eine Atmosphäre schaffen, die Patienten und Angehörigen in stressgeladenen Situationen Halt gibt.

2.2 Interaktive Beratung

Unterscheidet sich Ihr momentanes edukatives Vorgehen vom hier beschriebenen interaktiven und informellen Stil? Wie die meisten Pflegekräfte leiten sicher auch Sie informell und situationsgebunden an, betrachten eine integrierte Beratung jedoch gar nicht als offizielle, dokumentationswürdige edukative Tätigkeit. Achten Sie ab jetzt genau darauf, wann Sie informelle edukative Maßnahmen durchführen. Glauben Sie an sich selbst. Sie können es schaffen. Sie haben Zeit für Beratung!

Ist Ihnen immer noch nicht ganz klar, wie Sie mit Hilfe dieses interaktiven Ansatzes Beratungszeit sparen sollen? Wenn Sie die Tipps befolgen, müssen Sie sich vielleicht öfter einmal einen Moment Zeit nehmen, um beim Patienten nachzufragen und ihm zuzuhören, gleichzeitig brauchen Sie sich aber nicht mehr so häufig von zeitaufwendigen und dennoch ineffektiven Beratungsversuchen frustrieren lassen. Sie blicken jetzt hinter die Kulissen des Geschehens. Statt unverstandene Informationen einfach noch einmal in etwas abgewandelter Form zu wiederholen, haben Sie nun mehr Möglichkeiten: Überlegen Sie, ob Ihre Ziele mit denen des Klienten übereinstimmen, ob Sie eventuell voreilige Schlüsse gezogen haben, ob der Klient daran glaubt, dass er es schaffen kann, und welche Kenntnisse und Fertigkeiten er braucht, um Erfolg zu haben. Ihr Reaktionspotenzial hat sich erweitert.

Möglicherweise sind Sie ja instinktiv schon immer so vorgegangen. Ist dies der Fall, sollten Sie Ihre Zeitspartricks von nun an bewusster nutzen. Wenn Sie einige der neuen Kniffe in Ihr Repertoire übernehmen wollen, sollten Sie sich eine gewisse Umstellungsphase zugestehen, bis Ihnen das neue Verhalten zur Gewohnheit geworden ist. Haben Sie Geduld mit sich und Ihren Kollegen. Natürlich wird es auch in Zukunft noch zu frustrierenden Situationen kommen, in denen Sie einem Klienten noch in letzter Minute ganz schnell die wichtigsten Informationen einimpfen müssen. Bereiten Sie sich auf solche Momente vor.

Wir können aus dem Teufelskreis erfolgloser Beratungsversuche ausbrechen. Wie Sie Ihre Fähigkeiten im Hinblick auf Patienten- und Angehörigenberatung ausbauen, sich mehr Rückhalt verschaffen und die vorhandenen Ressourcen besser nutzen können, zeigt Ihnen der **Kasten 2-3** auf Seite 44.

Wenn Sie mehr erfahren wollen:
Breemhaar, B., van den Borne, H. W. & Mullen, P. D. (1996). Inadequacies of surgical patient education. *Patient Education and Counseling*, 28(1), 31–44.

Dass, R. & Gorman, P. (1985). How can I help? *Stories and Reflections on Service*. New York: Alfred A. Knopf.

Davies, F., Luke, L. C. & Burdett-Smith, P. (1996). Patients' understanding of tetanus immunization. *Journal of Accident and Emergency Medicine, 13*(4), 272–273.

Grueninger, U. J. (1995). Arterial hypertension: Lessons from patient education. *Patient Education and Counseling, 26*(1-3), 37–55.

Lucas, G. (1980). *The Empire Strikes Back*. Beverly Hills, CA: 20th Century Fox.

Rankin, S. H. & Stallings, K. D. (1996). *Patient education: Issues, principles, practices* (3rd ed.). Philadelphia: Lippincott-Raven.

Stallings, K. D. (1996). *Integrating patient education in your nursing practice*. Horizon Video Productions, distributed by Glaxo Wellcome Inc.

Tripp, K. R (1987) *Perspectives on adult learning*: Maternal coping with a monitored child in the home. Unpublished doctoral dissertation, Arizona State University.

Wurman, R. S. (1989). *Information anxiety*: What to do when information doesn't tell you what you need to know. New York: Bantam Books.

Kasten 2-3: Ihr Patient wird entlassen, ohne dass bisher eine Beratung erfolgt wäre

Nehmen wir einmal an, Ihr Patient soll entlassen werden, und in der Krankenakte finden sich keine Einträge darüber, dass eine Beratung stattgefunden hätte. Was tun?

1. Identifizieren Sie die unabdinglichen Informationen. Was müssen der Patient und seine Angehörigen unbedingt wissen, damit auch zu Hause ein sicheres Leben möglich ist und der Heilungsprozess fortschreiten kann? Wann wird der Klient das nächste Mal Kontakt mit einem Vertreter des Gesundheitswesens haben, der Ihre edukativen Bemühungen evaluieren und fortsetzen könnte?

2. Identifizieren Sie die individuellen Sorgen des Klienten. Welche Informationen benötigt er, um sich nach seiner Entlassung sicher und wohl zu fühlen?

3. Evaluieren Sie die unabdinglichen Kenntnisse und Fertigkeiten. Was wissen/können der Patient und seine Angehörigen bereits? Schildern Sie ein Problem, das zu Hause auftauchen könnte, und fragen sie den Klienten, wie er damit umgehen würde. Wenn immer möglich sollten Sie sich das Erlernte vormachen lassen. Praktische Übungen bekräftigen das Gelernte und helfen, Sprachbarrieren zu überwinden.

4. Benutzen Sie Beratungsmaterial. Von einem in letzter Minute gehaltenen mündlichen Vortrag alleine wird beim Klienten nicht viel hängen bleiben. Arbeiten Sie mit Broschüren, Video- und Audiokassetten, Modellen, Buntstiften und Karteikarten. Sprechen Sie in einem Crashkurs alles an, was der Patient vor seiner Entlassung wissen muss. Die aktive Partizipation des Klienten beschleunigt den Lernprozess.

5. Verweisen Sie den Klienten auf bzw. Informationsquellen. Geben Sie ihm eine Liste mit Telefonnummern und Kontaktadressen von Ärzten, Pflegespezialisten, Rehabilitationseinrichtungen, Notdiensten, Beratungshotlines, Bibliotheken, Selbsthilfegruppen etc. Wenden Sie sich an einen Sozialarbeiter, wenn Sie Hilfe benötigen.

6. Kommunizieren Sie mit den übrigen Mitgliedern des Gesundheitspflegeteams. Dokumentieren Sie, was der Klient bereits weiß und was er bei zukünftigen Kontakten noch lernen muss. Sorgen Sie dafür, dass diejenigen, die den Patienten weiter betreuen, Kopien Ihrer Aufzeichnungen erhalten.

7. Wenn Sie um die Sicherheit Ihres Patienten fürchten, müssen Sie als sein Fürsprecher auftreten. Als ausgebildete Pflegeperson sind Sie gesetzlich berechtigt und verpflichtet, bei der Ausübung Ihres Berufes Ihr professionelles Urteil geltend zu machen. Die faule Ausrede «Ich habe nur meine Anweisungen befolgt», wird Ihnen vor Gericht nicht viel nutzen. Pflegekräfte tragen Verantwortung für das Wohl ihrer Klienten. Wenn Sie Bedenken haben, sollten Sie entsprechende Fakten sammeln und eine Teambesprechung einberufen. Welche Maßnahmen sind für eine angemessen vorbereitete Entlassung nötig? Soll der Patient noch am selben Tag von einem mobilen Pflegedienst besucht werden, am nächsten Morgen einen ambulanten Termin in der Klinik bekommen oder lieber einen Tag länger im Krankenhaus bleiben?

8. Schützen Sie die Rechte Ihrer Patienten. Sprechen Sie keine Anschuldigungen aus, aber informieren Sie Patienten und Angehörige über ihre Rechte. Ermutigen Sie sie, auf der Einhaltung dieser Rechte zu bestehen und sich zu wehren, wenn sie glauben, dass dagegen verstoßen wird. Helfen Sie gegebenenfalls mit den richtigen Telefonnummern aus.

9. Versuchen Sie Ihr Möglichstes, um Last-Minute-Crashkurse in Zukunft zu vermeiden. Bei den meisten Themen ist es nicht nötig, sich stundenlang mit Patienten und Angehörigen zusammenzusetzen und zu büffeln. In jeder Pflegeperson-Patient-Interaktion schätzen Sie Wissen ein und geben Informationen. Dokumentieren Sie während jeder Arbeitsschicht mindestens eine kleine edukative Maßnahme pro Patient und halten Sie Ihre Kollegen an, ebenso zu verfahren. Machen Sie sich in Komitees, bei Treffen und in politischen Foren für die Patienten- und Angehörigenberatung stark. Sie stellt eine wichtige pflegerische Aufgabe dar. Die JCAHO erwartet, dass Beratung erfolgt, und Ihre Patienten haben sie verdient.

Kapitel

3 Aufbau eines geeigneten Umfelds

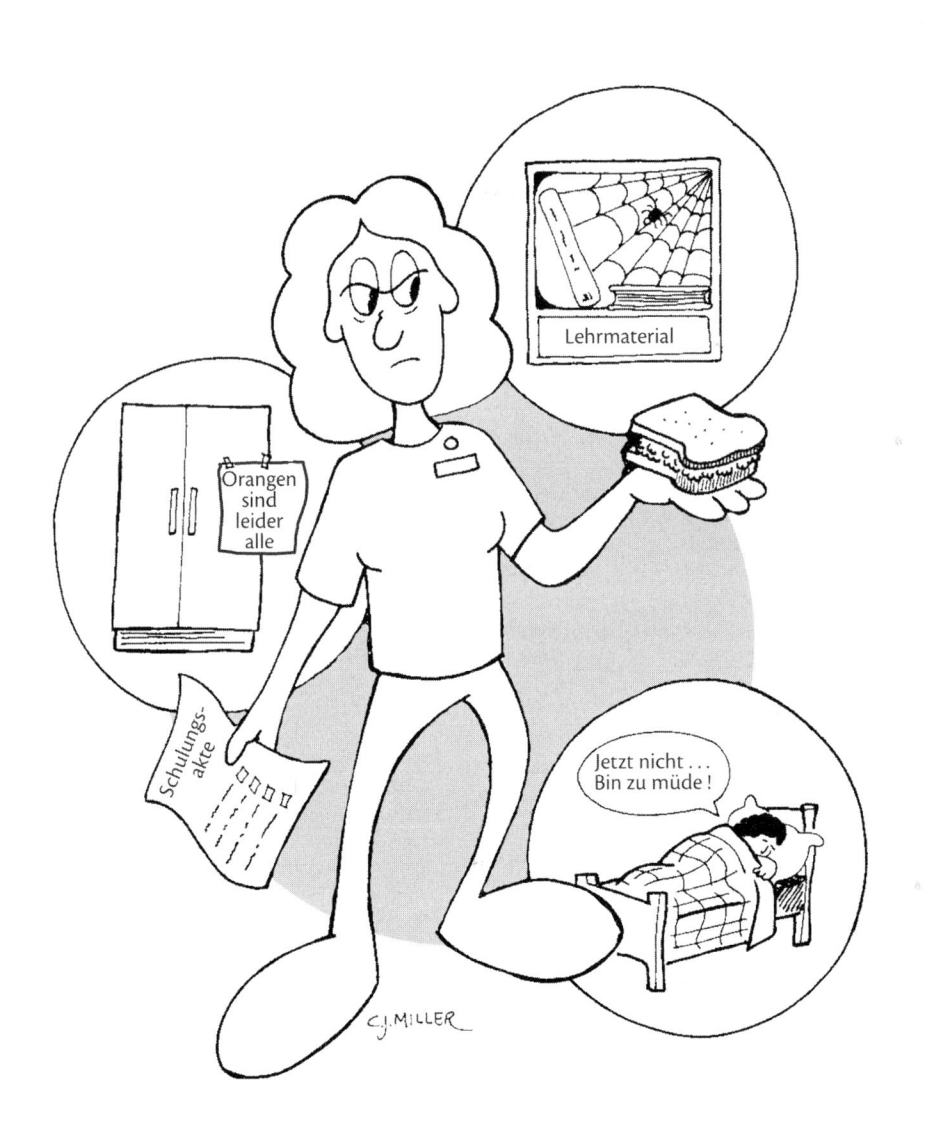

▪ Wir wissen, dass es Zeit spart, wenn Pflegekräfte das nötige Material gleich zur Hand haben. *(Reid, 1998, S. 101)* ▪

▪ Nicht flickschustern, sondern Probleme an der Wurzel angehen. *(Leland Kaiser, 1997)* ▪

> Elly Brown sollte am folgenden Tag nach Hause entlassen werden. Ich kontrollierte ihre Akte, um zu sehen, welche edukativen Maßnahmen bereits durchgeführt worden waren. Auf dem betreffenden Formular prangten lediglich der Name und die Nummer der Patientin, ansonsten war es völlig leer.
>
> Da Mrs. Brown sich zu Hause würde Hormone spritzen müssen, suchte ich im Schrank nach dem entsprechenden Lehrvideo, fand es jedoch nicht. Also fragte ich bei der Stationssekretärin nach. Diese erklärte, sie habe das Video nicht gesehen und könne sich auch nicht erinnern, wer es zuletzt benutzt habe.
>
> Ich wünschte, ich hätte wenigstens einen vorgefertigten Handzettel mit den einzelnen Schritten gehabt. Aber dafür war es nun zu spät. Ich musste mir mit einem leeren Verlaufsprotokoll behelfen, aus dem ich während der Beratung einen Handzettel machen würde.
>
> Aus dem Materialraum holte ich Spritze, Nadel, Alkohol und Kochsalzlösung. Auf dem Rückweg machte ich einen kurzen Abstecher ins Schwesternzimmer, aber statt der erhofften Orange, an der die Patientin hätte üben können, fand ich im Kühlschrank bloß ein Tunfischsandwich. Damit war leider nicht viel anzufangen!
>
> Mrs. Brown hatte die Vorhänge um ihr Bett am Fenster zugezogen und versuchte zu schlafen, aber ihre Bettnachbarin sah sich im Fernsehen eine Gameshow an und hatte den Ton voll aufgedreht. Die Bettvorhänge boten – wenn überhaupt – nur optischen Schutz. Denn sie klafften auseinander, so dass man durch einen Spalt hindurchsehen konnte.
>
> Ich trat an Mrs. Browns Bett und kündigte an, dass ich sie nun anleiten wolle. Mrs. Brown sagte, sie habe die ganze Nacht mit Schmerzen wach gelegen und nun, da das Mittel, das sie am Morgen bekommen habe, endlich wirke, wolle sie lieber schlafen. Nein danke!
>
> Ich war frustriert, aber auch erleichtert, denn ich hatte noch nicht einmal meine Aufgabenliste für diesen Tag angeschaut. Meinen gesamten Dienst über hatte ich so viel zu tun, dass ich es nicht mehr schaffte, noch einmal zu Mrs. Brown zu gehen und die Beratung durchzuführen. Stattdessen schrieb ich in meinen Bericht: «Abschließende Beratung muss noch erledigt werden.»

3.1 Umfeldverbesserungen einleiten und durchführen

Kommt Ihnen die eingangs beschriebene Szene bekannt vor?

Hier verhinderte das Umfeld sowohl die Beratung als auch den Erfolg dieser Maßnahme. Die Patientenunterlagen lieferten keine Informationen darüber, ob bereits irgendwelche edukativen Bemühungen stattgefunden hatten, und wenn ja welche. Der Lehrfilm war verschwunden. Es gab keine Orange o. Ä. an der man das Injizieren hätte üben können, und insgesamt mangelte es an Ruhe, Privatsphäre und Zeit.

Wenn wir Pflegekräfte über Hindernisse bei der Patienten- und Angehörigenberatung diskutieren, konzentrieren wir uns oft auf Details, über die wir keine oder nur wenig Kotrolle haben, zum Beispiel dass Patienten zu früh entlassen werden oder spätere Kontakte mit ihnen viel zu kurz seien. Wir unternehmen bereits Lösungsversuche, ehe die Beratungsprobleme gründlich analysiert sind. Bevor wir überhaupt untersucht haben, wo die Ursachen der Zeitverschwendung liegen, greifen wir schon zu vermeintlich wirksamen Zeitsparmaßnahmen, zum Beispiel Gruppenschulung statt Einzelberatung. Dadurch übersehen wir andere Aspekte, die wir leicht verändern und damit das Umfeld verbessern könnten.

Das ist schade, denn ein günstigeres Umfeld kann einen großen Unterschied ausmachen. Schon eine kleine Veränderung in Ihrem Tätigkeitsbereich kann sich positiv auf alle weiteren edukativen Maßnahmen auswirken. Mit der Gestaltung des Umfelds lässt sich auch die Atmosphäre beeinflussen, die es ausstrahlt. Günstige Rahmenbedingungen ermutigen den Klienten, Informationen einzuholen und sich Zeit zum Lernen zu nehmen, und außerdem erhöhen sie die Motivation des Instruierenden.

▪ Vielleicht ist Ihnen gar nicht bewusst, wie viel Einfluss Sie auf Ihre Arbeitsumstände haben. Manche Leute besitzen ein erhebliches Maß an Freiheit bei der Gestaltung ihres engeren Tätigkeitsbereiches... *(Venolia, 1988, S. 154)* ▪

Unabhängig von der Position, die Sie in der Hierarchie einnehmen, können Sie Maßnahmen ergreifen, um Ihr Arbeitsumfeld zu verbessern. Beginnen Sie damit, dass Sie eine kleine Sache ändern, die Sie unter Ihrer Kontrolle haben. Ein Erfolg wird Ihren Glauben daran stärken, dass Sie auch Größeres erreichen können. Diese Überzeugung nennt man *Selbstwirksamkeit*. Wenn Sie möchten, suchen Sie sich einen engagierten Kollegen, der mit Ihnen zusammenarbeitet. Zeigen Sie den anderen, warum es sich lohnt, ein besseres edukatives Umfeld zu schaffen, und schüren Sie ihre Begeisterung, um Veränderungen des Systems herbeizuführen.

Welche Veränderungen der Rahmenbedingungen können helfen, die zur Verfügung stehende Zeit besser zu nutzen? Leland Kaiser (1997) schreibt, ein gutes Umfeld gebe den Menschen Halt und verschaffe ihnen die Möglichkeit, ihre Fähigkeiten zum Tragen zu bringen. Außerdem rege es dazu an, vorwärts zu streben und zu wachsen. Es kompensiere, ermuntere, potenziere, biete Wahlmöglichkeiten, rege zum Ausprobieren von Alternativen an und halte hohe Belohnungen und wirksame Bekräftigungen bereit. Ist Ihr Arbeitsplatz ein solcher Ort? Was genau könnten Sie tun, um ihn zu einem guten edukativen Umfeld zu machen?

Es folgen einige Vorschläge. Manche von ihnen können Sie im Alleingang umsetzen, andere erfordern Teamarbeit. Wieder andere lassen sich nur durch Kooperation auf Abteilungs- oder gar Einrichtungsebene verwirklichen. Einige werden Sie unverändert anwenden können, während andere modifiziert und an Ihre speziellen Arbeitsumstände angepasst werden müssen. Vielleicht regen meine Vorschläge aber auch nur Ihre schöpferische Kraft an.

3.1.1 Beratungsmaterialien systematisieren

Wie können Sie Hindernisse in Ihrem Arbeitsbereich erkennen? Analysieren Sie alle Aspekte des Problems. Die Krankenschwester in obigem Beispiel fragte nach dem Video. Sie wusste, dass es einen Lehrfilm gab, konnte ihn aber nicht finden. Worin besteht die Lösung?

Führen Sie ein für alle Nutzer verständliches System zur Aufbewahrung der Beratungsmaterialien ein, so dass diese bei Bedarf leicht zu finden sind.

- Legen Sie eine Liste der vorhandenen Materialien an. Ordnen Sie diese nach Themen beziehungsweise alphabetisch oder beides.
  - Kopieren Sie die Liste und verteilen Sie sie an alle Kollegen oder hängen Sie sie an einer zentralen Stelle aus, damit alle Mitarbeiter wissen, was an Materialien verfügbar ist.
  - Geben Sie die Liste auch den Klienten an die Hand, damit diese den Lernprozess von sich aus initiieren können, wenn sie motiviert sind.
- Lagern Sie die Materialien stets am selben zentralen Ort, damit sie bei Bedarf auffindbar sind.
  - Legen Sie Broschüren und Infoblätter sortiert in einen Karton oder Schrank.
  - Bewahren Sie Modelle in einem Regal auf.
  - Schließen Sie Lehrvideos im selben Schrank ein wie den Videorecorder und das Fernsehgerät.
- Führen Sie ein durchgängiges System zur Instandhaltung und Auffüllung der Materialien ein. Dieses System sollte gewährleisten, dass:
  - der Vorrat an Einwegmaterial regelmäßig aufgestockt wird
  - die Entnahme und Benutzung von Material dokumentiert wird
  - wieder verwendbare Materialien gereinigt und zurückgebracht werden.

3.1.2 Fehlende Materialien beschaffen

Nachdem Sie die vorhandenen Materialien zusammengetragen und geordnet haben, werden Sie eventuelle Lücken in der Sammlung erkennen können. Die Pflegeperson aus dem Beispiel am Anfang dieses Kapitels wünschte sich einen Handzettel, auf dem die einzelnen Schritte der Prozedur beschrieben werden. Was fehlt bei Ihnen?

- Überlegen Sie, welche Materialien im Einzelnen benötigt werden.
  - Fragen Sie Ihre Kollegen: Wie haben diese sich in kritischen Fällen beholfen? Welches Material würden sie sich wünschen?

- Gehen Sie die Beratungsakten durch. Welche Themen kommen am häufigsten zur Sprache? Könnten diese Themen besser vermittelt werden, wenn bestimmte Ressourcen vorhanden wären?
- Fragen Sie Ihre Klienten: Was hätten diese gerne schriftlich, in Bildern oder auf Video?
- Setzen Sie Prioritäten. Welche Themen behandeln Sie am häufigsten beziehungsweise welche bergen das größte Risiko, wenn sie nicht gut vermittelt werden?

- **Schreiben oder rufen Sie verschiedene Einrichtungen beziehungsweise Firmen an und fragen Sie nach kostenlosem Material.** Viele Ämter, Verbände und Pharmakonzerne bieten Poster, Broschüren, Videos etc. an.
- **Stellen Sie benötigte Materialien selbst her.**
  - Verfassen Sie ein Merkblatt.
  - Legen Sie eine Broschüre mit Abbildungen oder Fotos der einzelnen Schritte einer Prozedur an.
  - Malen Sie ein Poster oder vergrößern Sie ein Foto, das eine häufig vermittelte Prozedur darstellt.
- **Stellen Sie einen Wunschzettel zusammen.** Stellen Sie fest, welche Personen oder Gremien für die Patienten- und Angehörigenberatung zuständig sind und schlagen Sie vor, Gelder in die Anschaffung dieser Materialien zu investieren.
- **Da jeder Mensch anders lernt, sollten Sie eine Auswahl an Materialien zur Hand haben, die denselben Stoff auf unterschiedliche Weise darstellen** (z.B. Merkblätter, Audiokassetten und Videos).

3.1.3 Lernhindernisse aus dem Weg räumen

Auch eine Umgebung, die sich negativ auf den Lernprozess auswirkt, kann Ursache für die Verschwendung wertvoller Beratungszeit sein. Der Begriff Umfeld bezeichnet alles, was um Sie (und den Klienten) herum ist, also räumliche Gegebenheiten, Temperatur, Geräuschkulisse, Beleuchtung, Mobiliar, Gerätschaften und Menschen.

Die Rahmenbedingungen, unter denen die Vermittlung stattfindet, sollten den Lernprozess positiv beeinflussen. Welche Alternativen stehen zur Verfügung, wenn Mrs. Browns Zimmergenossin ihren Fernseher nicht leiser dreht oder abstellt? Gibt es einen anderen, abgeschiedenen Raum, in dem die Beratung durchgeführt werden könnte?

Das Umfeld, in dem Sie arbeiten, kann den Lernprozess fördern, aber auch behindern.

- Stellen Sie fest, welche äußeren Lernhindernisse vorliegen.
  - Was erschwert Patienten und Angehörigen das Lernen?
  - Was stört ihre Konzentration?
- Wegweiser und Infoschilder sollten in den Sprachen Ihrer Klienten beschriftet sein.
- Suchen Sie sich ruhige Orte mit angemessener Privatsphäre.
- Sorgen Sie dafür, dass der betreffende Raum gut beleuchtet ist.
- Wählen Sie eine kommunikationsfördernde Sitzordnung.
- Stellen Sie störende optische Reize, Geräusche und Gerüche ab.
- Finden Sie Räumlichkeiten, die gegebenenfalls ausschließlich für edukative Zwecke genutzt werden können.
- Packen Sie Lehr- und Übungsmaterial auf einen Rollwagen, mit dem Sie zu Ihren Klienten fahren können.
- Suchen Sie nach Orten, an denen sich Mitpatienten während der Beratung aufhalten können, so dass sie nicht stören.

3.1.4 Lernanregungen bereit halten

Das Umfeld sollte den Klienten zum Lernen motivieren. In einem mir bekannten Krankenhaus stehen zum Beispiel neben den Aufzügen Touchscreen-Computerterminals. Die farbenfrohen Grafiken animieren zum Ausprobieren, und das leicht bedienbare Programm hat eine sehr benutzerfreundliche Oberfläche. Jeder des Lesens mächtige Patient oder Besucher kann diese Computer nutzen und sich allgemeine Informationen über Krankheitsbilder, Untersuchungen und Tests, Behandlungsmethoden, Erste Hilfe, Gesundheitsförderung, Aufgaben der verschiedenen medizinisch-pflegerischen Berufsgruppen und Dienstleistungen unterschiedlicher Abteilungen durchlesen oder ausdrucken lassen. Die Informationen können wahlweise in Englisch oder Spanisch abgerufen werden.

- Informieren Sie Patienten und Angehörige darüber, dass sie in den Interaktionen mit dem Personal etwas lernen können und sollen. Motivieren Sie sie zum aktiven Mitmachen.
- Schreiben Sie ein Poster oder Merkblatt für Patienten und Angehörige: «Wie Sie das Beste aus Ihrem Krankenhausaufenthalt machen.» Oder: «Wie Sie das Beste aus Ihrem Praxisbesuch/Hausbesuch machen.» Teilen Sie mit, welche Ressourcen den Klienten für selbstmotiviertes Lernen zur Verfügung stehen:
  - Aufgaben der verschiedenen Mitglieder des Gesundheitspflegeteams
  - Angebotene Kurse
  - Videos/Lehrfilme
  - Broschüren
  - Lernsoftware, Lernkassetten etc.
  - Stressmanagement und Ablenkungs- bzw. Unterhaltungsmöglichkeiten
- Geben Sie jedem Patienten Stift und Notizzettel, damit er alle Fragen aufschreiben kann, die ihm in den Sinn kommen. So kann er sich aktiv in den Beratungsprozess einbringen.
- Haben Sie genug Zeit und Möglichkeiten für die Beratung der Angehörigen? Wenn nicht, woran liegt das? Reichen die Besuchszeiten nicht aus, um angemessen zu vermitteln? Wissen die Angehörigen, dass es zu ihren Aufgaben gehört zu lernen? Ist ihnen klar, was sie lernen müssen und warum?
- Nutzen Sie Flure und Wartebereiche, um Informationen in ansprechender Weise zu präsentieren. Konzentrieren Sie sich dabei auf allgemeine Informationen, die für die meisten Ihrer Patienten von Interesse sind, zum Beispiel solche über korrektes Händewaschen, die richtige Einnahme von Medikamenten, wichtige Wachstums- und Entwicklungsschritte, gesunde Ernährung, körperliche Betätigung oder Stressbewältigung. Folgende Medien sind dafür geeignet:
  - Poster
  - Merkblätter
  - Broschüren
  - Schwarzes Brett mit wechselnden Aushängen
- Propagiert die im Wartebereich ausliegende Lektüre ein angemessenes Gesundheitsverhalten?
  - Wählen Sie solche Zeitungen und Zeitschriften, in denen Ernährungs- und Gesundheitstipps zu finden sind.
  - Legen Sie auch gute Bücher über Gesundheit aus. Denken Sie eventuell über die Einrichtung einer kleinen Leihbücherei mit ehrenamtlichen Mitarbeitern nach.
  - Es sollte Lesestoff in den Muttersprachen Ihrer Klienten vorhanden sein.
  - Stellen Sie Listen von Selbsthilfegruppen zusammen. Bewahren Sie dieses Register an einem für Patienten und Angehörige zugänglichen Ort auf.
  - Informieren Sie Ihre Klienten mündlich oder schriftlich über Themen wie «Kommunale Angebote finden und nutzen».
  - Initiieren Sie Fortbildungsangebote auf Gemeindeebene (Vorträge, Workshops, Kurse), um selbstmotiviertes Lernen anzuregen.

Eine statistisch kontrollierte Studie (Mead et al., 1995) kam zu dem Ergebnis, dass Beratungsmaterialien, die im Wartezimmer ausliegen beziehungsweise aushängen, die Inanspruchnahme medizinischer Vorsorgemaßnahmen nicht wesentlich steigern. Obwohl die Plakate und Broschüren die Patienten aufforderten, ihren Arzt nach Cholesterinspiegelbestimmungen, Abstrichen, Auffrischimpfungen für Tetanus und Mammographien zu fragen, wurden in der Experimentalgruppe nicht mehr derartige Maßnahmen durchgeführt als in der Kontrollgruppe. Weitere Studien müssen der Frage genauer nachgehen, welche Wirkung ausgelegtes Beratungsmaterial entfalten kann. Die Studie belegt jedoch eindeutig, dass ein günstiges Umfeld allein nicht ausreicht, sondern die Interaktionen zwischen Klient und Vermittler entscheiden.

3.2 Systemkomponenten verbessern

Auch die Strukturen des Systems Krankenhaus gehören zum Umfeld. Sie sollten so gestaltet sein, dass sie die Kommunikation zwischen den Mitgliedern des Gesundheitspflegeteams fördern. Was haben die anderen Mrs. Brown beigebracht? Hat sie das Video schon gesehen? Wo hätte das dokumentiert werden sollen? Wer hat das Video zuletzt benutzt und wo ist es jetzt? Nach welchem Verfahren werden solche Informationen ausgetauscht? Sorgen die Strukturen dafür, dass die edukativen Bemühungen über den gesamten Krankenhausaufenthalt verteilt werden, oder werden Lernerfolge ausschließlich bei der Entlassung evaluiert?

Das System muss die Patienten- und Angehörigenberatung unterstützen. Die Formulare für die Dokumentation edukativer Maßnahmen sollten möglichst benutzerfreundlich gestaltet sein. Die Materialien müssen vorhanden und jederzeit auffindbar sein. Die Aufgaben müssen fest verteilt werden. Wer ist für die Beschaffung, Wartung, Pflege und Herstellung von Beratungsmaterial zuständig? Wer bestellt Nachschub und regelt das Budget? Die entsprechenden Teammitglieder sollten Rechenschaft über die Erfüllung ihrer Aufgaben ablegen müssen.

3.2.1 Kommunikation im Team fördern

Eine effiziente Beratung basiert auf Teamarbeit. Jedes Mitglied des Teams baut auf den edukativen Bemühungen der anderen auf. Aufklärung und Unterweisung gehen rascher voran, wenn man sich gegenseitig über geeignete Individualisierungsmöglichkeiten informiert.

- Dokumentieren Sie Ihre edukativen Maßnahmen.
- Erkundigen Sie sich bei Schichtwechsel, welche Maßnahmen durchgeführt wurden, wo sie dokumentiert sind und welches Thema als nächstes zu behandeln ist.
- Stellen Sie die Pflegekontinuität sicher. Teilen Sie Ihren Nachfolgern mit, welche Maßnahmen noch durchgeführt bzw. verstärkt werden müssen.
- Legen Sie im Schwesternzimmer Artikel aus, die Tipps zur Patienten- und Angehörigenberatung geben, zum Beispiel wie ein Video eingesetzt werden kann.
- Sprechen Sie schon bei der Begleitung von Praktikanten oder Schülern darüber, wie man ein gutes Lernklima schafft.
- Treten Sie einem Komitee bei, das sich mit Fragen der Patienten- und Angehörigenberatung beschäftigt.
- Bilden Sie ein Team zur Optimierung des edukativen Umfelds. Identifizieren Sie äußere Hindernisse.
  - Sind die Dokumentationsformulare benutzerfreundlich?
  - Sind die nötigen Materialien vorhanden und griffbereit?
  - Sind Geräte wie Video- oder Kassettenrekorder verfügbar?

Bemühen Sie sich dann gemeinsam um ein insgesamt besseres System.

3.2.2 Beratungsfördernde Strukturen einführen

Ein günstiges Beratungsklima setzt sich zum einen aus strukturellen Komponenten (Dokumentationsformulare, Besuchszeiten usw.) und einer Arbeitsverteilung zusammen, die Ihnen Zeit zur Beratung lässt. Es beinhaltet aber auch die Atmosphäre des Ortes und den Ton, der dort herrscht. Vorschriften, Routinen, Formulare und Kommunikationsformen können Lernprozesse fördern, aber auch behindern.

- Stellen Sie fest, wo Beratungshindernisse liegen und auf welche Art und Weise edukative Erfolge im bestehenden System evaluiert werden.

Überlegen Sie, ob und wie es besser gemacht werden könnte.

Zum Beispiel bietet das Planetree Hospital (Gilpin, 1993) für interessierte Patienten, die geistig und körperlich dazu in der Lage sind, ein dreistufiges Selbstmedikationsprogramm an. Die Betreffenden werden vom behandelnden Arzt in das Programm eingewiesen und lernen während ihres Klinikaufenthalts, die Verantwortung für ihre Medikation selbst zu übernehmen. In der ersten Phase werden die Patienten über ihre Medikamente aufgeklärt, im zweiten Schritt verlangen sie die Medikamente zur verordneten Einnahmezeit von sich aus, und in der dritten Stufe wird ihnen jeweils ein Medikamentenvorrat für acht Stunden auf den Nachttisch gestellt, den sie sich selbst einteilen. So werden die Patienten schrittweise auf die häusliche Selbstmedikation vorbereitet. Das Programm hilft dem Pflegepersonal auch, Probleme rechtzeitig vor der Entlassung zu erkennen.

- Überprüfen Sie, nach welchen Schwerpunkten das System arbeitet.
    - Ist es auf die Bequemlichkeit der Mitarbeiter oder auf das Wohl der Patienten und ihrer Angehörigen ausgerichtet?
    - Haben Pflegekräfte während der Besuchsstunden Zeit und Gelegenheit, mit Angehörigen edukativ zu arbeiten?
    - Können Angehörige oder Freunde, die den Patienten zu Hause pflegen werden, diese Tätigkeit im Krankenhaus erlernen und einüben? Das Planetree Hospital (Gilpin, 1993) unterhält ein so genanntes «Pflegepartner»-Programm, das diesen Prozess strukturiert.
    - Ist eine kontinuierliche Einschätzung und Evaluation der Beratungsprozesse und -erfolge während des gesamten Krankenhausaufenthalts vorgesehen? Finden diese Maßnahmen auch statt oder werden sie lediglich bei der Entlassung durchgeführt?
- Verlagern Sie die Schwerpunkte des Systems so, dass Patienten und Angehörige davon profitieren und bessere Beratungsbedingungen entstehen.

Ein Beispiel: Stehen Dolmetscher zur Verfügung, wenn Patienten oder deren Familien die Landessprache nicht beherrschen? Falls nicht, sammeln Sie Daten, die den Dolmetscherbedarf belegen, und machen Sie eine Eingabe bei den zuständigen Stellen.

3.2.3 Edukative Konsistenz und Kontinuität bewahren

Lernen ist ein längerfristiger Prozess, der sich über die verschiedenen Interaktionen mit den einzelnen Mitgliedern des Gesundheitspflegeteams hinwegzieht. Verbessern Sie die Lernerfolge, indem Sie systemübergreifend zusammenarbeiten.

- Primärpflegekräfte, Kliniken, Spezialisten und häusliche Pflegedienste müssen zusammenarbeiten. Beispielsweise sollten alle dieselbe Methode des Verbandwechsels vermitteln. Die Vorgehensweise und das Beratungsmaterial sollten nach Möglichkeit identisch sein. Gibt es in diesem Bereich Schwierigkeiten, gilt es, sich gemeinsam über den neuesten Forschungsstand zu informieren und einen für alle Beteiligten akzeptablen Kompromiss zu finden. Auf diese Weise bleibt das Vorgehen konsistent, und der Klient wird nicht unnötig verwirrt. Zudem kann ihm wiederholt Bekräftigung verschafft werden, so dass sich die Zusammenarbeit besser gestaltet und das Therapieregime eher eingehalten wird.
- Fragen Sie andere Mitglieder des Teams, wie diese den Lernbedarf Ihres Patienten und den Stand der Beratung einschätzen. Lesen Sie deren Notizen.
- Geben Sie Ihre Beratungsevaluation an andere Vertreter des Gesundheitswesens weiter, mit denen Ihr Patient zusammentrifft beziehungsweise zusammentreffen wird. Berichten Sie ihnen von Ihren Bedenken.

3.3 Am Erreichten festhalten

Sie können viel zu einem guten Lernklima beitragen. Zwar können Sie es als Einzelperson durchaus schaffen, Umfeldänderungen zu initiieren;

Schaffen Sie ein beratungsfreundliches Umfeld

Wie könnte die Patienten- und Angehörigenberatung in Ihrem Arbeitsbereich verbessert werden? Zeichnen Sie eine ideale Beratungssituation:

Nennen Sie die Veränderungen, die Sie in folgenden Bereichen vornehmen würden:

- Räumlichkeiten und Ausstattung
- Kooperationsmöglichkeiten
  - zwischen Pflegekräften
  - zwischen Disziplinen
  - zwischen Abteilungen
  - zwischen Einrichtungen
- Vorgehensweisen
- informelle Beratung
- formelle Beratung

Quelle: Fran London: *Informieren, Schulen, Beraten. Praxishandbuch zur Patientenedukation.*
(Die Rechteinhaber der deutschen Ausgabe, Hans Huber, erteilen ausdrücklich die Erlaubnis, dieses Formular für den Eigengebrauch zu vervielfältigen.)

Abbildung 3-1

Kapitel

4
Sie sind nicht allein!

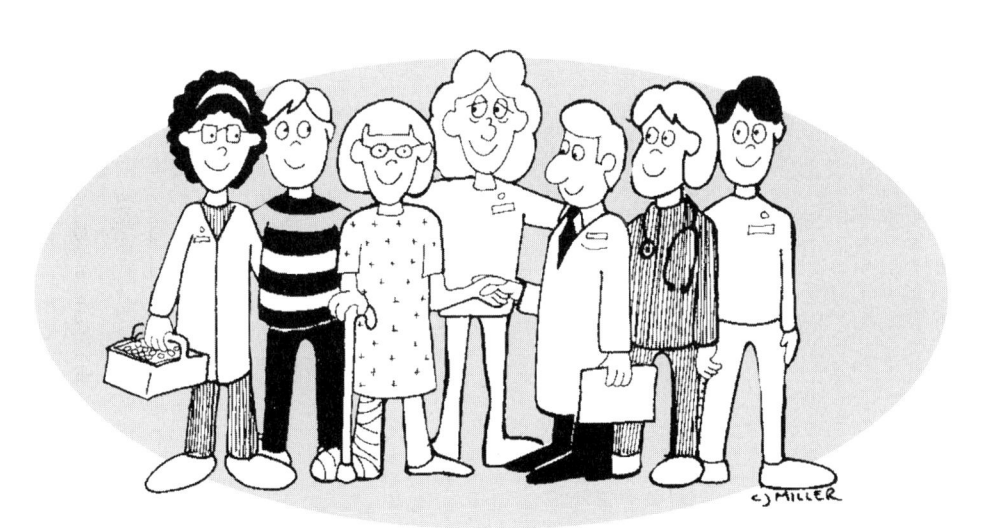

■ Wem fällt die Aufgabe zu, Angehörige über Geräte und Verrichtungen aufzuklären, die sie nach der Entlassung des Patienten beherrschen müssen?

Worin unterscheidet sich die Funktion einer Pflegeperson im Beratungsprozess von der einer Ernährungsberaterin o. Ä.?

Worauf können sich Pflegekräfte stützen, wenn sie Patienten und Angehörige beraten?
(Fragen von Pflegekräften) ■

Bei der Patienten- und Angehörigenberatung stehen wir nicht nur oft allein da, wir haben auch noch mit Konflikten und Widersprüchlichkeiten, Eitelkeiten und Unsicherheiten zu kämpfen. Aber Beratung gehört nun mal zu unserem Aufgabenbereich! Oftmals fühlen wir uns für jeden Aspekt der Beratung verantwortlich, aber wie sollen wir die Zeit dafür aufbringen? Es ist so viel zu tun und so wenig Zeit dafür da. Wir werden keine Probleme haben, Überstunden angerechnet zu bekommen, wenn sich die Knochenmarkpunktion eines Patienten über die reguläre Dienstzeit hinaus erstreckt. Anders dürfte es jedoch aussehen, wenn wir länger bleiben, um abschließend zu evaluieren, ob der Patient verstanden hat, wie er mit seinem künstlichen Darmausgang umgehen muss. Welche Wertmaßstäbe setzt das Management? Wofür bezahlt uns das System?

Das Gefühl, allein dazustehen, macht hilflos und hoffnungslos. Manche Pflegekräfte beginnen gar nicht erst mit der Beratung, weil sie glauben, andere, fähigere Kolleginnen und Kollegen würden diese Aufgabe übernehmen. Statt dessen konzentrieren sie sich auf die Dinge, die sie besser können, etwa Medikamente verabreichen oder Verbände wechseln. Warum einen scheinbar aussichtslosen Kampf führen und Fehlschläge riskieren, wenn man in anderen Bereichen viel leichter Erfolge erzielen kann, die einem ein gutes Gefühl verschaffen?

Pflegekräfte sind erfindungsreich. Statt andere um Hilfe zu bitten, versuchen wir unsere Arbeit so gut zu machen wie wir können – mit dem, was uns zur Verfügung steht. Wir haben nicht die Zeit, uns mit Details herumzuärgern. Die Patienten warten darauf, von uns gepflegt zu werden.

Wir sehen, dass andere Mitglieder des Gesundheitspflegeteams ebenfalls edukativ tätig sind. Für einige von ihnen mag sogar zutreffen, dass sie in ihrem Fachgebiet bessere Vermittler sind als wir. Doch was haben sie unseren Patienten wirklich erzählt? Woran können wir festmachen, dass sie sich in edukativer Hinsicht mit ihnen befasst haben?

Wir instruieren ständig und klären die ganze Zeit über auf, aber warum sollten wir auch noch Zeit darauf verwenden, unsere Einschätzungen oder Evaluationen zu dokumentieren? Wir haben schon so genug zu tun, und es liest doch ohnehin niemand, was wir geschrieben haben. Niemand außer uns führt Beratungen durch oder verschwendet überhaupt einen Gedanken darauf.

Sehen Sie die Widersinnigkeiten, die uns das Gefühl geben, auf verlorenem Posten zustehen?
- Ich habe keine Zeit für Beratung. – Ich muss Beratungen durchführen.
- Beratung gehört zu meinem Berufsbild. – Beratung ist die Aufgabe anderer.
- Niemand führt Beratungen durch. – Sie finden statt, werden aber nicht dokumentiert.
- Beratung ist überaus wichtig. – Niemand kümmert sich darum.

Vor diesem Hintergrund wirft es bereits erhebliche Probleme auf, mit einer interdisziplinären Diskussion über Beratung überhaupt zu beginnen. Prioritäten und Zuständigkeiten lassen sich nur schwer unter einen Hut bringen. Am Beginn dieses Kapitels stehen einige Äußerungen von Pflegekräften, die sich auf diesen Problembereich beziehen. Zwar haben Pflegekräfte eine vage Vorstellung davon, dass auch Angehörige anderer Berufsgruppen edukativ tätig sind, sie wissen jedoch nicht genau, wer diese Kollegen sind und wie sie mit ihnen zusammenarbeiten könnten.

■ Nur allzu oft haben wir [Pflegekräfte] das Gefühl, ganz allein an vorderster Front zu stehen, und wir gestehen uns nicht zu, um Unterstützung zu bitten, wenn wir sie brauchen. *(Rankin & Stallings, 1996, S. 302)* ■

Können wir aus der beruflichen Einzelkämpferrolle ausbrechen? Ja. Wir können uns von alten Verhaltensmustern befreien. Wenn wir das Gespräch mit anderen Vertretern des Gesundheitspflegeteams suchen, werden wir feststellen, dass diese sich ebenso oft allein gelassen fühlen.

Es ist nicht leicht, die eigene Verletzlichkeit zuzugeben. Damit wir uns sicher fühlen können, braucht es Vertrauen. Den ersten Schritt zu machen bedeutet, ein Risiko einzugehen. Da wir jedoch die Absicht verfolgen, uns weniger allein zu fühlen, müssen wir etwas unternehmen, das uns diesem Ziel näher bringt.

Lesen Sie einmal zwischen den Zeilen der einleitenden Fragen. Darin klingen Schuldzuweisungen, Konflikte und hierarchische Probleme an. Mit solchen Äußerungen kann man andere leicht vor den Kopf stoßen, sie sind alles andere als geeignet, um Partnerschaften zu begründen.

Haben Sie sich noch nie inmitten einer Menschenmenge einsam gefühlt? Bloß von vielen Menschen umgeben zu sein, hilft nicht gegen Einsamkeit, Partnerschaftlichkeit jedoch schon. Wer einen Partner hat, fühlt sich nicht allein. Bauen Sie Partnerschaften auf, und Sie brauchen sich nie wieder einsam zu fühlen.

4.1 Wer bestimmt den Kurs?

Wenn Sie edukativ tätig sein müssen und sich dabei allein gelassen fühlen, sollten Sie sich ins Gedächtnis rufen, dass Sie klientenzentrierte Pflege betreiben. Wie eine Beratung abläuft und wie das Team dabei vorgeht, wird durch die Adressaten der edukativen Maßnahmen bestimmt, also durch die Klienten und ihre Angehörigen. Sie sind diejenigen, die etwas lernen sollen. Das Motto lautet nicht: Pflegeperson *gegen* Klient, sondern: Pflegeperson *mit* Klient. Ohne Einbeziehung des Klienten ist Beratung gar nicht möglich. Woher wollen Sie denn wissen, welche Inhalte zur Debatte stehen, wenn Sie die Vorkenntnisse und Bedürfnisse Ihrer Klienten nicht kennen?

4.1.1 Klienten als Partner

■ Solange keine echte Gegenseitigkeit vorhanden ist, kann die Pflegeperson nur vorgeben zu wissen, was für ihren Klienten gut ist. *(Henson, 1997, S. 80)* ■

Gegenseitigkeit bedeutet, eine Partnerschaft, eine Allianz zu bilden und zusammen auf ein gemeinsames Ziel hinzuarbeiten. Ihre Klienten kennen zu lernen wird eine Weile dauern, es ist jedoch der einzige Weg zu einer individualisierten edukativen Betreuung. Wenn Sie eng mit ihnen zusammenarbeiten, werden Sie weniger Zeit damit verschwenden, Informationen zu vermitteln, die ohnehin ignoriert werden. Die Beratung ist dann kein Monolog mehr, sondern echte Kommunikation.

■ Gegenseitigkeit hilft, die Machtverteilung auszubalancieren, schafft gegenseitigen Respekt und ermöglicht eine produktive Kommunikation zwischen Anbieter und Klient. Ein partnerschaftlicher Interaktionsstil bewirkt anhaltende gesundheitliche Verbesserungen beim Klienten. *(Henson, 1997, S. 77)* ■

Indem Sie sich die Zeit nehmen, Partner Ihres Klienten zu werden, verleihen Sie Ihren edukativen Maßnahmen größere Relevanz. Je stärker Sie ihn in den Prozess einbeziehen, desto rascher wird er lernen.

4.1.2 Unterstützen bei der Adaptation

Von allen Beteiligten sind der Patient und seine Familie am wenigsten darauf vorbereitet, gleichwertige oder gar bestimmende Mitglieder des Teams zu werden. Vielmehr werden sie durch Krankheit oder Verletzung zur Übernahme dieser Rolle gezwungen. Ihr Leben gerät aus dem Gleichgewicht; sie stehen vor völlig neuen Entscheidungen und können sich dadurch einer erheblichen Belastung ausgesetzt fühlen.

■ Menschen, die in einer Krisensituation stecken, erleben eine Phase des Ungleichgewichts. *(Tripp, 1987, S. 168)* ■

Dieses Ungleichgewicht motiviert die Betroffenen zum Lernen. Neue Umstände werfen neue Fragen auf. Die Antworten auf diese Fragen helfen ihnen, sich an die neue Situation anzupassen.

■ Adaptives Lernen ... [ist] ein dynamischer, kontinuierlicher Prozess erwachsenengerechter Wissensaneignung, in dessen Verlauf ein Klient lernt, sich bestmöglich mit einer schwierigen Situation zu arrangieren. Es handelt sich dabei um den aktiven, verstehenden Erwerb neuer Kenntnisse, Einstellungen oder Fertigkeiten – im Gegensatz zur passiven Rezeption von Informationen. Das Konzept des adaptiven Lernens erfordert nicht, dass der Klient die Hauptverantwortung für Planung, Steuerung und Überwachung eines Lernprojekts zum Übergang in eine neue Situation übernimmt. Es geht jedoch davon aus, dass er aktiv darauf hinarbeitet, die neue Situation zu erfassen. *(Tripp, 1987, S. 169)* ■

Patienten und Angehörige, die den Kurs der Beratung als vollwertige Mitglieder des Teams mitbestimmen können, besitzen eine hohe Lernmotivation. Dennoch sind sie zunächst oft mit der Aufgabe überfordert, den eigenen Lernprozess zu planen und zu kontrollieren. Eventuell wissen sie nicht einmal, welche Fragen sie stellen müssten.

In dieser Phase ist es an Ihnen, Ihre Klienten zum Sprechen zu bringen und ihnen zuzuhören. Behalten Sie dabei stets die eigentlichen Ziele der Patienten- und Angehörigenberatung im Kopf. Welche Informationen benötigt der Klient, um eine sachgerechte, wohlabgewogene Entscheidung treffen zu können? Welche Selbstversorgungskompetenzen gilt es einzuschätzen? Weiß der Klient, wie er Probleme erkennen und auf sie reagieren kann? Welche Informationsquellen stehen ihm zur Verfügung?

Im Normalfall hat jeder Klient Fragen. Hat er keine Fragen notiert, sollten Sie genauer nachforschen. Vielleicht kann er nicht schreiben oder schämt sich seiner schlechten Rechtschreibung. Geben Sie solchen Klienten die Möglichkeit, ihre Fragen mündlich zu artikulieren. Regen Sie das Gespräch an, indem Sie kritische Situationen schildern, die auftreten könnten, und finden Sie heraus, was der Klient dazu denkt. Beginnen Sie die Beratung mit offenen Fragen wie: «Was würden Sie machen, wenn Ihr Bein unter dem Gips zu jucken anfängt?», und fahren sie ausgehend von der Antwort fort.

4.1.3 Herstellen eines guten Lernklimas

Machen Sie es dem Klienten leicht, Fragen zu stellen, indem Sie ein gutes Lernklima erzeugen. Legen Sie statt Lesestoff über die Krankenhausorganisation Material aus, das die Neugier des Klienten anregt und ihn einlädt, nach Informationen zu suchen. Stellen Sie dem Klienten Stift und Papier zur Verfügung, damit er seine Fragen und Bedenken notieren kann. Gehen Sie die Liste regelmäßig mit ihm durch und nutzen Sie sie als Ausgangspunkt Ihrer edukativen Bemühungen.

■ Wenn Patienten die Verantwortung für ihre Gesundheit selbst übernehmen und sich an der Entscheidungsfindung beteiligen, nimmt uns das ein gutes Stück Last von den Schultern. Der Umgang mit solchen Patienten bereitet mehr Freude. Ich konnte sogar feststellen, dass schwierige Patienten bei diesem Ansatz weniger schwierig werden. *(Grandinetti, 1996, S. 84)* ■

Denken Sie daran, dass Ihr Arbeitsplatz zwar für Sie eine vertraute Umgebung darstellt, dies aber für Patienten und Angehörige in der Regel nicht der Fall ist. Es gibt viele ungeschriebene Gesetze, über die gesprochen werden muss. Weisen Sie Ihre Klienten darauf hin, dass es zu Ihren Aufgaben gehört, sie zu instruieren und anzuleiten. Viele wissen das nicht. Eine Studie an Patienten vor und nach einem elektiven Rückenmarkeingriff ergab: «Der Neurochirurg wurde von der Mehrheit der Patienten als alleinige Informationsquelle gesehen» *(Holmes & Lenztyle, 1997, S. 85)*.

Manche Einrichtungen heben die Bedeutung der Patienten- und Angehörigenberatung dadurch hervor, dass sie einen formellen Vertrag mit dem Klienten schließen:

■ Jeder Patient [des Eaton Hospitals] verpflichtet sich durch seine Unterschrift dem Lernprozess. Er erklärt sich bereit, aktiv zu seinem Wohlbefinden beizutragen. Diese Absichtserklärung wertet den Beratungsprozess auf, macht ihn zu einem integralen Bestandteil des Krankenhausaufenthalts und kennzeichnet ihn als wichtigen Schritt auf dem Weg zum Erfolg. *(«Integrating patient education...», 1998, S. 2)* ■

Eine Verpflichtung dieses Verbindlichkeitsgrades ist nicht unbedingt nötig. In den meisten Fällen reicht es aus, die Patienten darauf hinzuweisen, dass die Mitglieder des Gesundheitspflegeteams ihnen im Rahmen des Behandlungsplans Informationen vermitteln, die die Selbstversorgung erleichtern sollen.

4.1.4 Konzentrieren auf die Bedürfnisse des Patienten

Immer wieder einmal werden Sie Patienten haben, die sich der Therapie verweigern oder keine Informationen wollen. Es sind jedoch nur sehr wenige, die es von sich aus vorziehen, nichts zu wissen und keine Verantwortung zu übernehmen. Weitaus öfter entsteht eine ablehnende Haltung, weil es Ihnen trotz aller Bemühungen nicht gelungen ist, eine partnerschaftliche Allianz mit dem Klienten zu bilden.

▪ Inwieweit ist der Patient zum Lernen verpflichtet? Nachdem alle Faktoren abgewogen sind, liegt es beim Patienten zu entscheiden, ob er unsere edukativen Bemühungen insgesamt annehmen, nur bestimmte Informationen haben oder uns völlig ignorieren möchte. *(Rankin & Stallings, 1996, S. 301)*

Stellen Sie Patienten und Angehörige in den Mittelpunkt Ihrer Betreuung. Denken Sie daran, dass die Ziele der Beratung aus den momentanen und den voraussichtlichen Bedürfnissen Ihrer Klienten erwachsen. Das aber bedeutet, dass diese die bestimmenden Mitglieder des Gesundheitspflegeteams sind. Sie entscheiden über den Verlauf der Dinge.

▪ Patienten ... sind nicht nur passive Rezipienten unserer Betreuung; vielmehr stellen sie und ihre Angehörigen die eigentlichen Köpfe des Gesundheitspflegeteams dar. Diese Verschiebung der Perspektive kommt zustande, indem wir das Recht unserer Klienten anerkennen, über die eigene Zukunft zu entscheiden, und unser Wissen mit ihnen teilen. Das aber ist wahre Patienten*edu*kation; eine Praxis, die sich auf Einflussnahme gründet und nicht auf Kontrolle. *(Rankin & Stallings, 1996, S. 4)*

4.2 Alle sitzen im selben Boot

Der Patient und seine Angehörigen führen das Gesundheitspflegeteam an. Sie geben die Richtung vor und bestimmen über die Pausen. Die Interventionen sämtlicher Mitglieder des Gesundheitspflegeteams basieren auf den Entscheidungen der Patienten und ihrer Familien. Notaufnahme, Intensivstation, Pflegestation, Arztpraxis oder häusliche Pflege: Die mit der Beratung betrauten Personen können wechseln, diese selbst jedoch läuft kontinuierlich weiter. Beratung ist weit mehr als Aufklärung über bestimmte Prozeduren und Entlassungsvorbereitung. Sie reicht über das Aufnahmegespräch oder den Arztbesuch hinaus und durchdringt zeitliche und räumliche Grenzen.

4.2.1 Allein ist es nicht zu schaffen

▪ Patientenberatung ist ein fortlaufender Prozess ... Sie sieht den Patienten holistisch, mit all seinen Bedürfnissen und Sorgen, und setzt mit ihm gemeinsam die anzustrebenden Ziele fest. Der Beratungsprozess beinhaltet außerdem die Evaluation des Gelernten, seines Nutzens für den Patienten sowie der Leichtigkeit, mit der er es in seine Selbstpflegepraktiken eingebaut hat. *(Rankin & Stallings, 1996, S. 300)*

Ganz gleich, wie fähig Sie als Pflegende sind, allein können Sie es nicht schaffen. Und Sie sollten es auch gar nicht versuchen. Eine einzelne Pflegeperson kann in der begrenzten Zeit, die ihr zur Verfügung steht, nicht die gesamte Patientenberatung bewältigen. Es handelt sich um ein viel zu weites Feld.

Andererseits lässt sich Patientenberatung gut in kleine, rasch zu behandelnde Häppchen aufgliedern.

▪ Der Begriff Patientenschulung bezeichnet lediglich einen kleinen Ausschnitt des Beratungsprozesses: die momentane Weitergabe von Informationen an den Patienten ... Der Gesamtprozess der Beratung ist viel wichtiger als das bloße Schulen. Das reine Vermitteln von Wissen, wie es im Rahmen der gängigen Patientenschulung stattfindet, gewährleistet noch lange keine Verhaltensumstellung. *(Rankin & Stallings, 1996, S. 300)* ■

Selbst wenn Sie die Zeit hätten, um sämtliche wichtigen Informationen vermitteln zu können, wäre dies nur ein Teil der Patientenberatung; um eine Verhaltensänderung herbeizuführen, müssen die Kenntnisse des Klienten evaluiert und bekräftigt werden. Die im Gesundheitsbereich Tätigen müssen dabei helfen, das erworbene Wissen allmählich in den Selbstversorgungsalltag zu integrieren. Das kann eine Person allein nicht schaffen – dazu ist ein Team nötig. Eine effektive Patienten- und Angehörigenberatung ist nur möglich, wenn Kommunikation und Kooperation zwischen den einzelnen Mitgliedern des Gesundheitspflegeteams funktionieren.

4.2.2 Zusammenarbeit tut Not

Jedem Mitglied des Gesundheitspflegeteams ist eigentlich klar, dass die Arbeit schneller und besser von der Hand geht, wenn alle kooperieren; allerdings scheint dieses Wissen nicht auszureichen, um uns wirklich zur Teamarbeit zu bewegen.

■ Psychiater beispielsweise wissen vom Intellekt her sehr wohl um die Vorteile einer «therapeutischen Gemeinschaft», bestehend aus allen involvierten Personen. Dennoch wird dieses Potenzial in den wenigsten psychiatrischen Stationen ausgeschöpft. Weder Ärzte noch Pflegekräfte wollen sich voreinander, geschweige denn vor den Patienten, eine Blöße geben. Daher ist das notwendigerweise hierarchische System auch ein ausgefeiltes Kastensystem, in dem die Patienten – eigentlich diejenigen, denen damit gedient sein sollte und deren Selbstwertgefühl am meisten gestützt werden müsste – sozusagen die Unberührbaren sind, die ganz am untersten Rand des Spektrums rangieren. Trotzdem ... es ändert sich etwas. *(Peck, 1987, S. 260)* ■

Bewusstsein für ein Problem zu haben bringt Hoffnung. Wir alle wissen, dass die Patienten- und Angehörigenberatung zu unseren Aufgaben gehört. Ebenso dürfte uns klar sein, dass wir am ehesten Erfolge erzielen können, wenn wir zusammenarbeiten, ein gemeinsames Ziel verfolgen und die Erfahrungen und Evaluationen der anderen nutzen. Wir sind aber noch lange nicht am Ziel. So zeigte sich in einer Studie von *Breemhaar et al. (1996, S. 40)*:

■ Die Patienten trafen während ihres Krankenhausaufenthalts mit zahlreichen Vertretern des Gesundheitspflegeteams zusammen. Die vielen Gesichter mit den vielen verschiedenen Aufgaben und Zuständigkeiten verwirrten sie irgendwann so sehr, dass sie Schwierigkeiten hatten, die richtigen Informationen bei den richtigen Personen einzuholen. Daraus ergibt sich der Schluss, dass die Patienten durch die große Zahl der sie versorgenden Personen in ihrem Bemühen behindert wurden, die für sie relevanten Informationen zu erlangen. ■

Es ist leider keine Selbstverständlichkeit, das die einzelnen Teammitglieder bei der Beratung zusammenarbeiten. Die Lehrmittel sind nicht standardisiert, die Beratungsinhalte werden nicht diskutiert, und häufig finden isolierte edukative Bemühungen einzelner Teammitglieder statt oder jeder Fachbereich kocht im Rahmen einer multidisziplinären Beratung sein eigenes Süppchen. Die für die Betreuung zuständigen Personen, die eigentlich Hand in Hand arbeiten sollten, wirken dann wie zweijährige Kinder, die, jedes völlig in sein eigenes Spiel vertieft, zwar Seite an Seite spielen aber nicht interagieren. Jedes Kind verfolgt seine eigenen Pläne und spielt für sich allein. Die Zusammenarbeit eines interdisziplinären Teams hingegen ist wie das Miteinander älterer Kinder, die sich auf Regeln und Rollen eines gemeinsamen Spiels einigen. Sie interagieren und passen sich einander an. Sie kooperieren und kollaborieren.

4.2.3 Wer gehört zum Team?

Woher weiß man, wer zum Gesundheitspflegeteam gehört und an der Beratung mitwirkt? Nicht in jedem Team sind alle Berufsgruppen vertreten, und nicht jedes Mitglied des Teams spielt bei jedem Fall eine gleichermaßen wichtige Rolle. **Kasten 4-1** auf Seite 61 listet die Personen bzw. Abteilungen auf, die zum Team gehören können.

Kasten 4-1: Wer gehört zum Team?

- Patient
- Angehörige, Partner und Bezugspersonen des Patienten
- Behandelnder Arzt
- Fach- und Konsiliarärzte
- Hausarzt
- Praxisteam des Hausarztes
- Pflegekräfte
- Hilfspflegekräfte
- Pflegehilfen
- Stationssekretärin
- Reinigungspersonal
- Pflegespezialisten
- Psychiatrische Pflegekräfte und Konsiliarärzte
- Pharmazeuten
- Dolmetscher
- Kinderspezialisten
- Arzthelferinnen
- Diätassistenten
- Rehabilitationshelfer (Physiotherapie, Ergotherapie, Logopädie)
- Fallmanager
- Seelsorger
- Sozialarbeiter
- Gemeindeeinrichtungen und Ämter
- Telefonische Nachsorgeprogramme
- Häusliche Pflegedienste
- Qualitätssicherungs-/Qualitätsverbesserungsbeauftragte
- Krankenhausleitung
- Pflegedienstleitung
- Pflegemanager
- Büro für Öffentlichkeitsarbeit
- Interne Beratungsabteilung
- Kostenerstatter (z. B. Krankenkassen)
- JCAHO
- Sonstige!

Die Liste ist lang. Wie kann man sicherstellen, dass man mit jedem kommuniziert, der einbezogen werden muss? Ist das Team wirklich vollständig? Wurde jemand Wichtiges vergessen?

■ Will man die Vollständigkeit überprüfen, muss man sich nur eine Frage stellen: Was fehlt? *(Peck, 1987, S. 256)* ■

Wurde ein Mitglied des Gesundheitspflegeteams bei der Kommunikation außer Acht gelassen? Wie könnte man es in Zukunft einbeziehen? Persönlicher Ehrgeiz und eventuell vorliegende Rivalitäten sind dabei hintanzustellen. Was ist für Patienten und Angehörige das Beste?

■ Die Informationen, die Patienten und ihre Familien bei der Entlassung erhalten, sind gleichzeitig auch an die nach der Entlassung für die Pflege verantwortlichen Organisationen oder Personen weiterzugeben. *(JCAHO, 1998, S. 10/11)* ■

Dieser Praxisstandard sorgt für die Bekräftigung der edukativen Tätigkeit, sichert die Nachbetreuung und gewährleistet ein lückenloses Pflegekontinuum. Informieren Sie den Hausarzt darüber, wie weit Sie mit der Beratung gekommen sind, wo der Klient Probleme hatte, welche Instruktionen Sie ihm gegeben haben. Dieses Vorgehen fördert den Teamgedanken, denn das Team ist die Gemeinschaft aller mit der Betreuung Betrauten.

■ Eine Gemeinschaft ist eine Gruppe, in der jeder eine Leitungsfunktion einnimmt *(Peck, 1987, S. 259)*. ■

4.2.4 Koordinieren der Maßnahmen

Damit keine Zeit verschwendet wird, ist es wichtig, dass die verschiedenen Disziplinen miteinander kommunizieren. Es ist sinnlos, einen Patienten über die Details einer salzarmen Ernährung aufklären zu wollen, der nicht glaubt, dass er an lebensgefährlichem chronischen Bluthochdruck leidet. Die Koordination der edukativen Maßnahmen verschafft uns die Freiheit, unsere Bemühungen zu individualisieren und zeitlich besser abzustimmen.

■ Die Bereitschaft des Patienten ist ein weiterer wichtiger Punkt. Es wäre unrealistisch, auf den «pädagogisch richtigen» Moment zu warten oder zu glauben, man könne den Patienten so lange im Krankenhaus behalten, bis er «beratungsmäßig» für die Entlassung bereit ist. Kürzere Verweildauern und stärkere Nutzung ambulanter Leistungen bedeuten, dass immer mehr Patienten ihre Rekonvaleszenz zu Hause fortsetzen. *(Menke, 1993, S. 162)* ■

Der beste Weg, dem Klienten zu helfen, neue Informationen in seine Selbstversorgungspraktiken zu integrieren und Verhaltensänderungen zu unterstützen, besteht darin, die Beratung über das gesamte Pflegekontinuum hinweg zu koordinieren. Jedes Teammitglied muss auf den edukativen Maßnahmen der anderen aufbauen. Damit wir die Beratung individualisieren können, müssen wir unser Wissen um die Biographie des Patienten miteinander teilen. Wir müssen ihm die Informationen in strukturierter Form präsentieren. Wir sollten klären, was bereits gelernt wurde und die Lernerfolge des Klienten bekräftigen. Auf diese Weise können wir einigen gängigen Problemen vorbeugen, wie sie in der nachfolgend zitierten Studie festgestellt wurden:

- Die Aufklärung ein und desselben Patienten durch verschiedene Leistungserbringer war schlecht koordiniert. ... Die Patienten bekamen am Tag der Aufnahme zu viele Informationen, während ihnen bei der Entlassung nur wenige Informationen mit auf den Weg gegeben wurden. *(Breemhaar et al., 1996, S. 42)*

Wenn wir die Verantwortung für die Patienten- und Angehörigenberatung teilen, bringt sie dem Patienten auf Dauer mehr. Warum müssen wir bis zum Tag der Aufnahme warten, den Patienten über den Stationsablauf zu informieren, wenn der Krankenhausaufenthalt schon von langer Hand geplant ist? Warum kann nicht ein Vertreter des häuslichen Pflegedienstes im Krankenhaus vorbeischauen, sobald der Entlasstag feststeht, und mit der Beratung beginnen? Einige Organisationen haben diese Lockerung der Grenzen bereits mit großem Erfolg begonnen.

4.2.5 Konzentrieren auf die Ziele
Auf dem Weg zur Teamarbeit dürften jedoch noch einige Schwierigkeiten zu überwinden sein. Oft behindern historisch gewachsene Beziehungen zwischen den einzelnen Disziplinen die Aufnahme gemeinsamer Bemühungen.

- Immer wieder verfallen wir der allzu menschlichen Unsitte, unsere persönlichen Probleme auf den Rücken unserer Klienten auszutragen. Schlimmer noch, Klienten können zum Kanonenfutter in einem Kampf zwischen verschiedenen Abteilungen werden, in dem die menschlichen Bedürfnisse aller Beteiligten völlig aus dem Blick geraten. *(Brandon, 1976, S. 44)*

Wenn Einzelpersonen oder ganze Berufsgruppen um die Macht bzw. Kontrolle rangeln, wird der Arbeitsplatz zu einer politischen Arena gemacht. Statt zu überlegen, *was* wir tun und *warum*, fragen wir uns nur noch, *wie* es getan wird und *wer* es tut. Worin liegt die Lösung? Stellen Sie die eigentliche Mission, die Ziele wieder in den Mittelpunkt. Konzentrieren Sie sich voll und ganz auf das Wohlbefinden des Patienten und seiner Angehörigen. Konzentrieren Sie sich auf das eigentlich Wichtige und nicht auf Nebensächlichkeiten.

Grundprinzipien und Ziele für unsere Organisationen zu formulieren mag als Energieverschwendung erscheinen, wenn wir kaum genug Zeit haben, die reine Versorgung unserer Patienten zu erledigen. Gemeinsam erarbeitete Richtlinien und Ziele sind jedoch ein wundervolles Mittel, um alle Mitwirkenden wieder zum Schulterschluss zu bewegen. Wenn sich alle über die wichtigsten Punkte einig sind, ist es viel leichter, die Kräfte des Teams zu bündeln.

Haben Sie noch nie eine multidisziplinäre Besprechung erlebt, in der sich die verschiedenen Disziplinen über Behandlungspläne und Entlassungsvorbereitungen gestritten haben? In einem solchen Chaos kann jeder Konferenzteilnehmer (also auch Sie) das Team daran erinnern, worum es wirklich geht: um die für den jeweiligen Patienten und seine Familie beste Entscheidung auf der Grundlage der Einschätzung eben dieses Patienten und seiner Familie. Richten Sie jedermanns Blick zurück auf die gemeinsamen Ziele.

Wenn wir uns auf die gemeinsamen Ziele konzentrieren, müssen wir möglicherweise auch neu definieren, wer zum Gesundheitspflegeteam gehört. Die Arbeit, die wir im Krankenhaus geleistet haben, kann nach der Entlassung wieder zunichte gemacht werden. Der mobile Pflegedienst benutzt eventuell anderes Material und lehrt abweichende Techniken, primär Pflegende haben vielleicht ihre eigene Art, die Dinge anzugehen, die Krankenversicherung zahlt die verordneten Maßnahmen nicht oder die Angehörigen unterminieren eine grundlegende Verhaltensänderung.

▪ Die Patientenberatung darf nicht an der Krankenhaustür beginnen und enden. *(Menke, 1993, S. 163)*

4.2.6 Was können Sie tun?

Was können Sie als Einzelperson zur Entwicklung eines Teams beitragen? Bauen Sie von sich aus Beziehungen zu den anderen Teammitgliedern auf. Lernen Sie Ihre Kollegen aus der Pflege und anderen Disziplinen kennen. Stellen Sie gemeinsame Ziele fest. Hören Sie zu. Würdigen Sie die Fähigkeiten anderer. Stellen Sie ihnen Fragen. Lernen Sie von ihnen. Danken Sie ihnen für ihre Hilfe. Berichten Sie ihnen, was Sie über einen Patienten beziehungsweise dessen Familie erfahren haben. Beziehen Sie sie in Ihre Pflege ein.

Das wird Sie einige Mühe kosten und Ihnen, zumindest am Anfang, nicht viel Lohn einbringen. Halten Sie jedoch durch, werden Sie eine überraschende Wirkung erzielen. Man wird Sie erkennen und sich an Sie erinnern. Das Vertrauen wächst. Die Kommunikation nimmt zu. Kooperation und Kollaboration kommen in Gang. Andere werden auf den Zug aufspringen und Ihrem Vorbild folgen. Sie können etwas bewirken.

Das langfristige Ziel von Partnerschaften ist die Entstehung einer echten therapeutischen Gemeinschaft. Wie man eine solche konkret aufbaut, würde den Rahmen dieses Kapitels sprengen. Die genauen Schritte und Phasen beschreibt M. Scott Peck in seinem Buch *The Different Drum*. Lesen Sie es, wenn Sie sich für den Aufbau beruflicher Partnerschaften interessieren.

4.3 Interdisziplinäre Partnerschaften

▪ Was soll man denn tun, wenn man eine Diabetikerin hat, die ihre Diät nicht einhält, und merkt, dass sie dasselbe Verhalten auch bei ihrem Kind billigt?

Wie können wir die häufige Nachfrage eines Patienten nach Schmerzmitteln reduzieren? *(Fragen von Pflegekräften)* ▪

Denken Sie an eine problematische Pflegesituation aus Ihrer eigenen Erfahrung: ein schwieriger Patient oder Angehöriger, mangelnde Einhaltung des Pflegeplans, fehlende Abstimmung zwischen den Disziplinen. Falls die Situation aufgelöst werden konnte, war das sicherlich nicht einer einzelnen Person zu verdanken. Im Normalfall sind interdisziplinäre Bemühungen nötig, um eine schwierige Situation zu retten.

Der Teamansatz eignet sich besonders für holistische Interventionen, die physiologische, biologische, Verhaltens-, spirituelle und interpersonelle Aspekte der Pflege kombinieren. Die Eindrücke der einzelnen Teammitglieder können zu einem Gesamtbild der Probleme und Ressourcen kombiniert werden, das die Problemlösung erleichtert. Dieser Gesamteindruck hilft dem Team, sich zusammenzuschließen und auf das gemeinsame Ziel hinzuarbeiten.

In unserer Säuglingsintensivstation hängt ein Schild mit der Aufschrift: «Was ist für den Patienten das Beste? Was ist für die Familie das Beste?» Partnerschaften entstehen, wenn die gemeinsame Aufgabe klar ist. Konzentrieren Sie sich darauf, dass jeder Patient eine konsistente unterstützende Betreuung erhält.

Hat interdisziplinäre Kooperation Auswirkungen auf die Pflege eines Patienten? Ja. Sie fördert die Kontinuität von Beratung und Behandlung. Der Patient empfängt eine konsistente Botschaft, was eine positive Wirkung auf ihn hat.

▪ Eine multidisziplinäre Behandlungsstrategie steigerte die Compliance-Raten signifikant. *(Rich et al., 1996, S. 274)* ▪

Außerdem konnte belegt werden, dass eine gemeinsame Arbeit an Fragen der Patienten- und Angehörigenberatung kosteneffektiv ist.

■ Im Durchschnitt brachte jeder in die Patientenberatung investierte Dollar eine Ersparnis von drei bis vier Dollar. ... Keine der Studien kam zu dem Ergebnis, Beratung koste mehr als sie einspare. *(Bartlett, 1995, S. 89/90)* ■

Der Patient und seine Angehörigen führen das Team an und steuern die Maßnahmen. Die Leistungserbringer orientieren sich an diesem Gerüst, um durch die effiziente Ausnutzung der Ressourcen die bestmöglichen Erfolge zu erzielen. Jeder im Team hat seine Aufgaben, für deren Erledigung er verantwortlich ist.

■ Um die Kosten der Gesundheitspflege gering zu halten und ihre Ergebnisse zu optimieren, müssen sowohl die Leistungserbringer als auch die Konsumenten verantwortungsbewusst handeln. (Henson, 1997, S. 77) ■

Partnerschaften aufzubauen braucht Zeit und Übung. Es handelt sich dabei um einen kontinuierlichen Prozess ohne definitives Ende, der von jeder ganz normalen Pflegeperson, selbst von einer Teilzeitpflegekraft, in Gang gesetzt werden kann. Es folgen einige Beispiele für Hindernisse, auf die Sie dabei stoßen können, und für Maßnahmen, die Sie ergreifen können, um ein besseres Team zu schaffen.

4.3.1 Zusammenführen der Kräfte

Am Phoenix-Kinderkrankenhaus unterhielt ich mich mit einer anderen Krankenschwester darüber, wie häufig Eltern entlassener Patienten anriefen und Informationen erbaten, die sie eigentlich während des Krankenhausaufenthalts ihres Kindes hätten bekommen sollen. Wir überlegten, woran dies wohl lag, und stellten dabei fest, dass die wenigen Beratungsmaterialien, die wir in unserer Station hatten, völlig unorganisiert waren. Wir sprachen die Pflegedienstleiterin an und erklärten ihr, warum das derzeitige Beratungssystem den Bedürfnissen unserer Klienten nicht gerecht wurde. Sie bat uns, auch das Feedback unserer Kollegen einzuholen.
Wir führten eine Umfrage durch, stellten eine Wunschliste zusammen, gründeten eine Sonderkommission, formulierten einen Plan, beantragten Gelder und investierten sie für einige durchdachte Anschaffungen (Kennis, 1996). Wir bastelten und kauften Materialien, die uns bei den gängigsten edukativen Maßnahmen halfen. Unsere Ergebnisse waren so beeindruckend, dass Pflegekräfte anderer Stationen kamen und unser Material ausliehen. Als unsere tollen neuen Demonstrationspuppen auf Nimmerwiedersehen verschwanden, wurde uns klar, dass der Bedarf nicht nur in unserer Station, sondern im gesamten Krankenhaus bestand. Aus unserer Sonderkommission wurde das Komitee für Patienten- und Angehörigenberatung, das allen Mitarbeitern offen steht, die an der Verbesserung der Beratung in den stationären und ambulanten Bereichen unseres Krankenhauses mitwirken möchten. Sogar ein Vertreter des Elternbeirats ist aktives Mitglied unseres Komitees. Wir schätzten Beratungshindernisse und den Personalbedarf ein, stellten in Besprechungsräumen Schränke für die Beratungsmaterialien auf, setzten uns für die Anschaffung von Computern ein und überarbeiteten die Dokumentationsformulare für edukative Interventionen. Dabei wurde auch unser Horizont erweitert. Unser Komitee erarbeitet gerade eine Prozessoptimierungsinitiative, mit der die Kontinuität der Patienten- und Angehörigenberatung zwischen dem Krankenhaus und häuslichen Pflegediensten gesteigert werden soll.
Und das alles hat mit uns angefangen – zwei Krankenschwestern, die sich unterhielten.
Denken Sie daran: Sie sind nicht allein!

■ Vermehrte Teamarbeit und gegenseitiger Rückhalt in der Pflege könnten die Qualität der Patientenberatung verbessern und unerfahrene Pflegekräfte motivieren, die nach Vorbildern suchen. *(Rankin & Stallings, 1996, S. 302)* ■

Selbst wenn Sie an Ihrem Arbeitsplatz keine interne Minirevolution hinsichtlich Patienten- und Angehörigenberatung starten wollen, wie es die beiden Pflegekräfte aus obigem Beispiel getan haben, können Sie große Erfolge erzielen. Seien Sie Vorbild und motivieren Sie andere. Bei Berufsanfängern ist der Bedarf offensichtlich, aber auch jede andere Pflegeperson kann gelegentlich einen Mentor brauchen. In **Kasten 4-2** finden Sie einige Tipps, wie Sie Ihren Kollegen ein besserer Mentor sein können.

Bauen Sie täglich an den Partnerschaften zu Ihren Kollegen. So wird der Einzelne sich weniger allein fühlen; und außerdem: Auch Kleinvieh macht Mist.

> **Kasten 4-2: Als Mentor wirken**
>
> Unser Beruf ist so komplex und anstrengend, dass gegenseitige Unterstützung und Freundlichkeit, aber auch einfühlsame Kritik durch erfahrenere Kollegen enorm wichtig sind. Jeder von uns kann im Verlauf seiner beruflichen Entwicklung immer wieder selbst Mentor oder auch der Empfänger von Ratschlägen sein. Der Mentorengedanke zielt nicht auf ein bestimmtes Endergebnis ab, sondern vielmehr auf einen kontinuierlichen, von beruflicher Intimität, Respekt, Kooperation und Interdependenz gekennzeichneten Prozess.
> Der Begriff *Mentor* bezeichnet einen weisen, loyalen Ratgeber, Lehrer oder Trainer. Hier einige Tipps, wie Sie ein besserer Mentor werden können:
>
> **M** **M**ut machen: Ermutigen Sie die Menschen, mit denen Sie zusammenarbeiten, besonders jene, die beruflich noch unsicher sind.
> **E** **E**ngagement zeigen: Trachten Sie nach professionellem Wachstum; nehmen Sie gemeinsam mit Ihren Kollegen interne und externe Fortbildungsangebote wahr. Konzentrieren Sie sich auf die positiven Aspekte dieser Erfahrungen.
> **N** **N**ehmen und Geben: Beachten Sie die Empfehlungen der Kollegen und lassen Sie sie an Ihrer Erfahrung und Ihrem Wissen bereitwillig teilhaben.
> **T** **T**eamgeist beweisen: Achten Sie darauf, was Ihre Kollegen tun, und lassen Sie ihnen Unterstützung zukommen.
> **O** **O**rientierung geben: Behalten Sie Ihre Kollegen, besonders diejenigen, die neu im Beruf sind, wohlwollend im Blick und greifen Sie bei Problemen helfend ein.
> **R** **R**espekt zollen: Würdigen Sie die Leistungen Ihrer Kollegen – vom Neuling bis zum erfahrenen Experten.
>
> Der Mentorengedanke hilft uns bei der Rückbesinnung auf die Ideale, die uns zur Pflege gebracht haben. Er bestärkt uns in dem Gefühl, auch als Einzelperson einen positiven, nachhaltigen und wichtigen Beitrag für unsere Arbeitsbedingungen und die gesamte Berufsgruppe leisten zu können.
>
> Nach: Sitzman, K., Mentoring. *Home Healthcare Nurse*, *16*(1), 20.

4.3.2 Ärzte und Beratung

> Als Familienbeauftragte in einer Gesundheitsinfothek habe ich die Aufgabe, Familien über die gesundheitspflegerischen Bedürfnisse ihrer Kinder aufzuklären. Wenn sie die nötigen Informationen erhalten haben, bin ich da, um ihnen verstehen zu helfen, was sie eigentlich lernen sollen. Als ich einmal mit einem Arzt sprach, meinte dieser, Familien könnten durchaus noch Fragen haben, nachdem sie durch ihn und die zuständige Pflegeperson aufgeklärt worden seien. Er glaubte jedoch, es genüge, die Familie anschließend loszuschicken, um sich schriftliche Infomaterialien, Videos oder Audiokassetten zu holen.

Dem oben erwähnten Arzt scheint nicht bewusst zu sein, dass gerade eine Vertiefung des Wissens oft weitere Fragen aufwirft. Die Patienten- und Angehörigenberatung ist kein wesentlicher Bestandteil der medizinischen Ausbildung. Daher mangelt es vielen Ärzten an pädagogischen Kenntnissen und Fähigkeiten. Besonders schwer fällt es ihnen, das Wissen ihrer Patienten einzuschätzen und zu überprüfen, ob die gegebenen Informationen verstanden wurden.

Manche Ärzte benutzen im Rahmen der Beratung medizinische Fachbegriffe und vergessen, sie für Patienten und Angehörige verständlich zu erklären. Diese wiederum wagen aus falsch verstandenem Respekt nicht nachzufragen oder wollen keine wertvolle Zeit mit ihren vermeintlich unwichtigen Fragen vergeuden. Überprüft der Arzt dann nicht, ob seine Erklärungen angekommen sind, wird er nicht einmal merken, dass er sich unverständlich ausgedrückt hat.

Andere Ärzte haben Sorge, Patienten und ihre Angehörigen könnten falsche Entscheidungen treffen, wenn sie zu viele Informationen haben. Sie fühlen sich am wohlsten, wenn Patienten lediglich Rezipienten der Therapie, nicht jedoch aktive Partner sind. Vielleicht misstrauen sie ihren Fähigkeiten als Vermittler und sind nicht sicher, ob sie die Dinge so erklären können, dass der Patient die richtige Entscheidung treffen kann. Diese Gefühle ändern jedoch nichts an der Tatsache, dass der Patient und seine Familie die letzte Instanz sein sollten, was Pflegeentscheidungen angeht. Immerhin sind sie es, die mit den Folgen leben müssen.

Mitunter befürchten Ärzte, die übrigen Teammitglieder könnten dem Patienten und seinen Angehörigen anderslautende Informationen geben, andere Entlassungsbedürfnisse annehmen oder abweichende Techniken vermitteln; kurz, sie könnten eigenmächtig handeln.

> In all diesen Fällen ist es wichtig, das Augenmerk aller Teammitglieder immer wieder auf die gemeinsamen Ziele der Patienten- und Angehörigenberatung und weg von interpersonellen Fragen zu lenken. Kein Arzt kann abstreiten, dass es für die Patienten wichtig ist, sachgerecht entscheiden zu können, in der Lage zu sein, Probleme zu erkennen und angemessen darauf zu reagieren sowie Antworten auf ihre Fragen zu bekommen

Überlegen Sie, was für den Patienten und seine Familie das Beste ist. Räumen Sie etwaige Bedenken in Bezug auf die Konsistenz gegebener Informationen durch verstärkte Zusammenarbeit, bessere Kommunikation und klarere Dokumentation aus. Sprechen Sie darüber. Erwägen Sie Alternativen.

Es ist ausgeschlossen, dass eine einzige Person sämtliche Informationen hütet, dazu gibt es zu viele potenzielle Informationsquellen. Es ist jedoch möglich, einen einheitlichen Teamansatz zu entwickeln, d. h. eine durchgängige Art und Weise, mit Informationen umzugehen. Je mehr unserer Kunden das Internet nutzen und selbst für ihre Rechte als Patient eintreten, desto wichtiger wird eine solche einheitliche Linie. Ihre Klienten werden mit Informationen aus anderen Quellen an Sie herantreten und Sie bitten, sie ihnen zu erklären. Noch im Jahre 1996 war folgendes Zitat in der Literatur zu finden:

■ Immer noch dürften wir nur allzu häufig an Ärzte geraten, die absolut nicht wollen, dass ihre Patienten Zugang zur Beratung bekommen ... Es kann nötig werden, dass der Patient selbst nach Aufklärung verlangt und den Arzt in dieser Richtung unter Druck setzt. *(Rankin & Stallings, 1996, S. 308)* ■

Was fehlt? Der Rest des Gesundheitspflegeteams wurde außer Acht gelassen! Wer entscheidet denn, was für den Patienten und seine Angehörigen am besten ist? Der Patient und seine Familie natürlich. Der größte Teil der Gesundheitspflege ist Selbstpflege und keine von zugelassenen Experten erbrachte Pflege. Die meisten Menschen beziehen ihr Wissen über Gesundheit und Krankheit aus ihren eigenen Erfahrungen, von Freunden und Verwandten und aus den Massenmedien, nicht aus den Erklärungen ihrer Ärzte. Jeder Leistungserbringer, der etwas anderes annimmt, wird sich noch wundern. Ein Arzt kann seinen Patienten den Zugang zu Informationen genau so wenig verwehren wie den zur Musik. Beides umgibt uns.

Die Patientenberatung bedarf keiner ärztlichen Verordnung, und eine Verordnung wie «keine edukativen Maßnahmen» ist bedeutungslos. Denn Patienten und Angehörige lernen in jeder Interaktion mit Vertretern des Gesundheitspflegeteams etwas dazu. Außerdem kann kein Mitglied des Teams die Zuständigkeiten anderer Berufsgruppen beschneiden. Hier muss der multidisziplinäre Ansatz zu einem interdisziplinären werden. Das gesamte Team muss zusammenfinden und Partnerschaften aufbauen, um das gemeinsame Ziel – die Verbesserung der Therapieerfolge – zu verwirklichen.

Glücklicherweise kennen die meisten Ärzte den Wert der Patienten- und Angehörigenberatung und kooperieren mit den anderen Teammitgliedern, um die entsprechenden Maßnahmen zu optimieren. Sie schätzen die Beiträge anderer Teammitglieder und wissen, dass Kooperation die Qualität der Patientenversorgung steigert.

4.3.3 Sonstige Mitglieder des Beratungsteams

Angesichts der angespannten finanziellen Situation werden viele Betreuungsaufgaben von Personen übernommen, die weder ausgebildete Pflegekräfte noch Mediziner sind. Die Aufgaben der examinierten Pflegekräfte mögen ja noch einigermaßen klar umrissen sein, welchen Beitrag aber leisten Pflegehilfen, Techniker, Stationssekretärinnen und andere Mitarbeiter zur Patienten- und Angehörigenberatung?

Diese «nichtprofessionellen» Teammitglieder gestalten das Umfeld. Sie erhalten die Kommunikationssysteme aufrecht und tragen zur emotionalen Atmosphäre bei. Sind diese Faktoren außer Kontrolle, ist Beratung schwer.

Außerdem haben diese Teammitglieder oft Positionen inne, die gut geeignet sind, um pädagogisch günstige Momente zu erkennen. Sie sind häufig mit Patienten oder Angehörigen zusammen, wenn weder eine Pflegeperson noch ein Arzt anwesend ist. Dann können sie die Fragen des Patienten hören, oder sie bemerken, dass er Kummer hat.

Schulen Sie diese Teammitglieder darin, pädagogisch günstige Momente zu erkennen. Erklären Sie ihnen, dass es zu ihren Aufgaben gehört, eine professionelle Pflegeperson oder einen Arzt über den Beratungsbedarf und die Lernbereitschaft des Patienten oder Familienmitglieds zu informieren, bevor der bewusste Moment verstrichen ist. Wäre ein Patient aus dem Bett gefallen, würde ja auch sofort eine Pflegeperson verständigt werden. Ebenso muss zügig weitergegeben werden, dass der Patient eine Sorge geäußert beziehungsweise eine Frage gestellt hat.

4.3.4 Telefonische Nachsorgeprogramme

■ Es wird empfohlen, im Rahmen der Routinebetreuung nach einem Krankenhausaufenthalt eine pflegerische Nachsorge, zum Beispiel auf telefonischer Basis durchzuführen. *(Holmes & Lenztyle, 1997, S. 85)* ■

Die Patienten brauchen Zeit, um neue Informationen zu verarbeiten. Informationen, die noch am Ende der Beratung völlig eindeutig zu sein schienen, können zu Hause dann doch ganz unsinnig wirken. Plötzlich tauchen Probleme auf, die niemand vorhergesehen hat. Telefonische Nachsorgeprogramme erhöhen nicht nur die Zufriedenheit der Patienten, sondern sind außerdem ein effektives Mittel zur Steigerung der edukativen Kontinuität. Teilen Sie den Kollegen, die für die telefonische Nachbetreuung zuständig sind, mit, in welchen Punkten Sie sich Sorgen um den Patienten machen. Dann können potenzielle Problembereiche gezielt evaluiert werden.

4.3.5 Der Vorteil häuslicher Pflegedienste

■ Die Informationen, die eine aufmerksame Pflegeperson bei einem Hausbesuch sammeln kann, übertreffen die im Krankenhaus erhobenen Daten in Qualität und Quantität bei weitem. *(Rankin & Stallings, 1996, S. 309)* ■

Im Vergleich zu den übrigen Teammitgliedern haben es Mitarbeiter ambulanter Pflegedienste im Hinblick auf Assessment und Evaluation wesentlich leichter. Auch was die Individualisierung der Beratung angeht, befinden sie sich in einer außerordentlich günstigen Position. Denn in der entspannten häuslichen Atmosphäre sind Beziehungen einfacher aufzubauen, und im eigenen Zuhause werden Patienten und Angehörige sich eher so geben, wie sie tatsächlich sind. Darüber hinaus können schon kleine Einblicke in die Lebenswelt des Patienten wertvolle Erkenntnisse liefern. Eine Tüte Gebäck auf dem Tisch eines Diabetikers verrät mehr als ein über Wochen hinweg geführtes Diättagebuch. Kollegen aus der häuslichen Pflege können dem übrigen Gesundheitspflegeteam eine große Hilfe und eine wertvolle Informationsquelle sein.

Umgekehrt spielen sie eine wichtige Rolle bei der Aufrechterhaltung der edukativen Kontinuität. Je genauer die Informationen sind, die sie vom Rest des Teams erhalten, desto effektiver können sie arbeiten.

4.3.6 Aus- und Weiterbildung

■ Außerdem stellten wir fest, dass viele Pflegekräfte keine formelle Ausbildung zur Patientenberatung erhalten und nie etwas über eine korrekte Beratungsdokumentation gehört hatten. *(Smalley, 1997, S. 19)* ■

Die Übungseinheiten zur Beratung, wie sie in Pflegeschulen durchgeführt werden, haben gewöhnlich wenig mit dem wirklichen Leben zu tun. Denn es steht reichlich Zeit für Literatursuche und Vorbereitung, für die eigentliche Beratung sowie für Evaluation und Dokumentation zur Verfügung.

Einrichtungsinterne Aus- und Fortbilder sind enorm wichtige Mitglieder des Gesundheitspflegeteams. Sie können grundlegende Probleme des Systems an der Wurzel packen. Sie können dem Personal beibringen, wie man edukativ arbeitet, interdisziplinäre Beziehungen aufbaut und effektiv kommuniziert. Für eine gute Patienten- und Angehörigenberatung sind so viele Kompetenzen gefordert, dass bei den meisten in Aus- und Weiterbildung behandelten Themen ein sinnvoller Bezug zur Beratung hergestellt werden kann. Das trifft beispielsweise zu für den Umgang mit Geräten, die Kenntnis von Vorschriften, Vorgehensweisen und Behandlungsmethoden, aber auch für die Dienstleistungsorientierung der Pflegeprofession. Aus- und Fortbilder können die edukativen Fähigkeiten neuer und alter Mitarbeiter durch jährliche Überprüfungen und spezielle Programme festigen und weiterentwickeln.

■ Ein- oder zweitägige Workshops, die für alle Vertreter des Gesundheitsbereichs angeboten werden, sind ein wirksames Mittel, um die Prinzipien des Lehrens und Lernens zu vermitteln und das Interesse an der Patientendeduktion zu wecken. *(Rankin & Stallings, 1996, S. 302)* ■

Wie kann ein Ausbilder die Mitarbeiter zur Diskussion über Patienten- und Angehörigenberatung anregen? Eine Liste von Fragen findet sich in **Kasten 4-3**. Auch Informationstage oder -wochen (zum Beispiel Aids-Tag, Ernährungswoche, Herzwochen, Woche der Pflegekräfte, Woche des Krankenhauses etc.) und andere Veranstaltungen stellen Möglichkeiten dar, die Qualität der Beratung voranzubringen. Ausbilder haben also großen Einfluss darauf, unter welchen Vorzeichen innerhalb der Organisation edukativ gearbeitet wird.

4.3.7 Einbeziehen von Gemeinderessourcen

■ Der Mensch möchte verstehen, was mit ihm geschieht und wie diese Ereignisse sein weiteres Leben beeinflussen, damit er sachkundige Entscheidungen für die Zukunft treffen kann. Er braucht Zeit und Raum, um über seine Ängste zu sprechen und Fragen zu stellen. Er wünscht ehrliche Antworten und angemessene Informationen. Er will mit anderen Menschen reden, die vor einer ähnlichen Situation stehen. Er möchte jene Dienste in Anspruch nehmen können, die seinen Bedürfnissen gerecht werden, und wünscht sich, dass dabei auch seine Persönlichkeit berücksichtigt wird. Er hat Interesse daran, dass die Forschung über seine Krankheit vorangetrieben wird, das Wissen darüber zunimmt und die Behandlungsmethoden verbessert werden, und er will selbst einen Beitrag dazu leisten. In all diesen Bereichen sind Laiengruppen eine wichtige Hilfsquelle und geben jedem Halt, der diese Reise antritt. *(Heijman, 1995, S. 279)* ■

Nicht jeder Patient wird von einem Sozialarbeiter betreut. Obwohl sie für die Patienten- und Angehörigenberatung von beachtlichem Nutzen sein können, werden Gemeinderessourcen, wenn überhaupt, vom Krankenhauspersonal leider oft nur als zweite Wahl in Betracht gezogen.

Kasten 4-3: Diskussionsfragen zum Thema Patienten- und Angehörigenberatung

- Wann betreiben Sie Patienten- und Angehörigenberatung?
- Wie können Sie am besten herausfinden, ob der Adressat Ihren Ausführungen folgen kann?
- Wie können Sie Patienten und ihren Familien helfen, sachgerechte und wohlüberlegte Entscheidungen zu treffen?
- Wie können Sie Patienten und ihren Familien helfen, sich die lebensnotwendigen Selbstpflegekompetenzen anzueignen?
- Wie können Sie Patienten und ihre Familien in die Lage versetzen, Probleme zu erkennen und entsprechend darauf zu reagieren?
- Wie können Sie Patienten und ihren Angehörigen beibringen, Antworten auf ihre Fragen, sowie Informationsquellen und Ansprechpartner zu finden?
- Woher können Sie Materialien beschaffen, die sie Ihren Adressaten mitgeben, um Ihre edukativen Bemühungen abzusichern?
- Was sehen Sie als Ihre ganz persönlichen Herausforderungen bei der Beratung von Patienten und Angehörigen?

> Viele Gemeinden geben eine Liste lokaler Ressourcen heraus. Das Gesundheitsministerium führt eine Liste entsprechender Dienste. Sorgen Sie dafür, dass Sie stets die aktuellen Ausgaben zur Hand haben.

Zu den örtlichen Ressourcen gehören zum einen Laienvereinigungen und Selbsthilfegruppen, aber auch öffentliche Büchereien, Verbraucherschutzvereine, das Internet, Pflegekräfte in Schulen und Firmen, Gemeindeämter und Bundesbehörden, Pflegeschulen, Seniorenzentren, Krankenhäuser sowie die Anbieter integrativer, komplementärer und alternativer Medizin.

Die Einbeziehung dieser Stellen sollte nicht als nettes Extra betrachtet werden, sondern als selbstverständlicher Standard unserer Berufspraxis.

■ Der Patient ist über weitere in der Gemeinde verfügbare Ressourcen zu informieren. *(JCAHO, 1998, S. 106)* ■

Informieren Sie sich über die gemeindlichen Ressourcen, die für Ihre Patientenpopulation von Interesse sind. Nehmen Sie Kontakt auf und nutzen Sie die zusätzlichen Verbindungen, um die Kontinuität der Beratung zu verbessern.

4.3.8 Management und Administration

■ Das Krankenhaus plant, fördert und regelt die Aktivitäten und Ressourcen der Patienten- und Angehörigenberatung. *(JCAHO, 1998, S. 10)* ■

Auch das ist ein Pflegestandard. Krankenhäuser stellen Mittel für die Patienten- und Angehörigenberatung bereit. Sie planen, organisieren und koordinieren sie. Mit *Krankenhäusern* sind hier natürlich nicht die Gebäude gemeint, sondern die Menschen, die unter ihren Dächern zusammenarbeiten. Wenn sich die Leitungsebene einer Einrichtung der Patienten- und Angehörigenberatung verpflichtet fühlt, kann sich dies außerordentlich förderlich auf die edukativen Anstrengungen des Gesundheitspflegeteams auswirken.

> Helfen Sie Ihren Vorgesetzten zu erkennen, dass Patienten- und Angehörigenberatung die Gesundheit der Patienten verbessert, ihre Zufriedenheit erhöht und Kosten spart.

Hat das Management erst einmal begriffen, dass edukative Maßnahmen eine gute Investition sind, wird es bereitwilliger am Aufbau der nötigen Strukturen mitwirken. Es wird dann den Beratungsbedarf bei der Personalplanung berücksichtigen, Weiterbildungsprogramme befürworten oder die Aufgaben umverteilen. Denken Sie nur an das obige Beispiel, in dem sich die beiden Pflegekräfte mit ihren Ideen an die Pflegedienstleiterin wandten und so wesentlich mehr erreichen konnten. Indem sie das Bedarfsassessment sanktionierte, kamen bedeutende organisatorische Veränderungen in Gang.

■ Einer der wohl wertvollsten Mechanismen ... ist die Gründung eines multidisziplinären, abteilungsübergreifenden Komitees, das verbindliche Regelungen und Richtlinien ausarbeitet. Dieses Komitee sollte Vertreter der Administration, der Ärzteschaft und aller anderen unmittelbar an der Beratung beteiligten Disziplinen vereinen. Gehört einem solchen Komitee ein ranghohes Mitglied der Institutionsleitung an, stellt dies ein aussagekräftiges Bekenntnis zur Patientenberatung dar, das niemand einfach übergehen kann. *(Ruzicki, 1984, S. 6)* ■

Die Patienten- und Angehörigenberatung könnte in ärztliche und Pflegevisiten eingeschlossen werden. Dies würde die interdisziplinäre Kommunikation fördern und die Bedeutung edukativer Assessments und Evaluationen hervorheben.

Die Verwaltung kann die Patienten- und Angehörigenberatung auch dadurch fördern, dass sie eindeutige Richtlinien herausgibt, die festlegen, wer edukativ tätig ist und wann, und wie und in welchem Umfang dokumentiert werden muss. Das Management könnte sein Interesse an der Beratung demonstrieren, indem entsprechende Leistungen angemessen honoriert werden. Ob die Richtlinien eingehalten werden, lässt sich im Rahmen der üblichen Leistungsbewertungen überprüfen. Die Kompetenzen, die für eine angemessene Beratung benötigt werden, können mit Hilfe eines leistungsorientierten Assessmentsystems beurteilt werden. Auch bei Beförderungen sollte das edukative Engagement und Vermögen

Berücksichtigung finden. All diese Maßnahmen zeigen, dass die Patienten- und Angehörigenberatung für wichtig erachtet, erwartet und gefördert wird.

4.3.9 Was die JCAHO mit Patientenberatung zu tun hat

Die von der JCAHO festgeschriebenen Standards entwickeln sich mit der Zeit weiter. Neuerdings propagiert die JCAHO einen interdisziplinären Ansatz der Patienten- und Angehörigenberatung.

Es folgen die beiden Standards, die sich speziell auf die Förderung von Teamarbeit beziehen:

■ Die Patienten- und Angehörigenberatung ist ein kollaborativer und interdisziplinärer Prozess, der sich nach dem Pflegeplan richtet.

Die Informationen, die Patienten und Angehörige bei der Entlassung erhalten, sind gleichzeitig auch an jene Organisationen oder Personen weiterzugeben, die nach der Entlassung für die pflegerische Weiterbetreuung verantwortlich sind. (JCAHO, 1998, S. 10/11) ■

Natürlich kann man die Besuche von JCAHO-Repräsentanten als lästiges Übel einstufen; sie schreiben uns vor, wie wir dieses und jenes zu tun haben, machen uns nur unnötige Arbeit und halten uns von wirklich wichtigen Aspekten der Patientenversorgung ab. Wir können die von der JCAHO formulierten Standards aber auch aus einer anderen Perspektive sehen und so zu unserem Vorteil nutzen. Wir können die JCAHO-Vertreter als Mitglieder des Gesundheitspflegeteams betrachten, die uns in unseren edukativen Bemühungen unterstützen.

Manche Krankenhäuser, die von einer JCAHO-Kommission besucht wurden, geben eine Warnung an andere Einrichtungen weiter und verraten, worauf die Kontrolleure besonders achten. Ein solcher anonymer Tipp lautete, die Mitarbeiter sollten sich auf Fragen wie die folgenden vorbereiten:
- Inwieweit sind die Ärzte an der Patientenberatung beteiligt?
- Wo ist die Beratung dokumentiert?
- Wo wird festgehalten, ob ein Patient bereit zur Beratung ist? Woran kann man diese Bereitschaft erkennen?

Außerdem fanden sich auf dem Zettel einige Fragen, die an Patienten gerichtet werden könnten:
- Was haben Sie gelernt?
- Werden Sie sich zu Hause selbst versorgen können? Wie?
- Ich sehe, dass Sie am Tropf hängen. Bekommen Sie Medikamente über den Tropf? Wofür sind diese Medikamente gut?

Merken Sie, wie Sie eine bevorstehende JCAHO-Kontrolle dazu nutzen könnten, Ihre Kollegen zu motivieren und die Beratung an ihrem Arbeitsplatz zu verbessern?

■ Interne Kontrollsimulationen werden die Lücken Ihres Beratungssystems aufdecken. Beziehen Sie alle Disziplinen aktiv ein. *(Miller & Capps, 1997, S. 58)* ■

Wenn bei der Vorbereitung des Kontrollbesuchs deutlich wird, dass einige Veränderungen nötig sind, um den Standards der Patienten- und Angehörigenberatung gerecht zu werden, kann dies Vorgesetzte und Mitarbeiter motivieren, gemeinsam auf eine Verbesserung des Systems hinzuarbeiten. Erstaunlicherweise stehen dann oft plötzlich Gelder zur Verfügung und Kommunikation und Teamarbeit funktionieren. Die JCAHO gehört also sehr wohl zum Gesundheitspflegeteam.

4.4 Wie lässt sich Teamarbeit fördern?

Die Kriterien für erfolgreiche Teamarbeit in der Patienten- und Angehörigenberatung sind:
- Kommunikation (mündlich und schriftlich), begünstigt durch Planungstreffen, Pflegekonferenzen, Telefonkonsultationen, gute Dokumentation und die ‹Bereitschaft, die ausgetretenen Pfade zu verlassen und sich auszutauschen›

- respektvoller Umgang zwischen den verschiedenen Disziplinen, Anerkennung der jeweiligen Fachkompetenz, Bewusstsein für die eigenen Grenzen und Austausch von Wissen
- Der Wunsch, als Team auf ein als gemeinsam erkanntes Ziel hinzuarbeiten.
(Rankin & Stallings, 1996, S. 18)

Unabhängig davon, wo man arbeitet oder welche Art von Pflege man leistet, kann jede Pflegeperson die fachbereichsübergreifende Teamarbeit fördern. Zunächst einmal gilt es, die weiter oben abgedruckte Liste der potenziellen Mitglieder des Gesundheitspflegeteams immer wieder durchzugehen. Falls Sie neue Mitglieder entdecken, die nicht aufgeführt werden, sollten Sie diese dazuschreiben. Das wird Sie daran erinnern, dass Sie nicht allein sind.

Es folgen einige Tipps, die die Kontaktaufnahme und Zusammenarbeit mit anderen Berufsgruppen erleichtern können:
- Stellen Sie sich vor, Sie seien für die Koordination der Patienten- und Angehörigenberatung zuständig. Schauen Sie sich das Gesamtbild an.
  - Was weiß der Klient bereits?
  - Was muss er wissen?
  - Wie lernt er am besten?
  - Wie können Sie diese Fakten anderen Teammitgliedern übermitteln?

Verhalten Sie sich als Rollenmodell für gute Patienten- und Angehörigenberatung. Seien Sie Vorbild für gute Kooperation.
- Arbeiten Sie mit dem Klienten zusammen. Machen Sie deutlich, wenn Sie edukativ tätig sind, und beziehen Sie ihn aktiv in den Prozess ein. Vermitteln Sie Inhalte, die ihm die Adaptation an die neuen Umstände erleichtern.
- Arbeiten Sie mit den übrigen Mitgliedern des Gesundheitspflegeteams zusammen. Erkennen Sie ihr Fachwissen an und würdigen Sie es. Sprechen Sie ihnen Ihr Lob aus, wenn sie gute Arbeit geleistet haben.
- Lösen Sie Probleme gemeinsam. Identifizieren Sie die institutionsinternen Zwänge und nutzen Sie Ihr Umfeld bestmöglich, um die Versorgung der Patienten zu optimieren.
- Blicken Sie über den Horizont hinaus. Wen könnte man noch in den Beratungsprozess einspannen? Gehen Sie über die traditionellen Organisationen und Grenzen hinaus. Wen könnten Sie noch einladen, dem Team beizutreten?
- Verbessern Sie die interdisziplinäre Kommunikation durch Kreativität und Flexibilität. «Nutzen Sie Alternativen wie Konferenzschaltungen, Voicemail oder E-Mail, um Informationen auszutauschen und Veränderungen in der Pflege zu initiieren» (Sherry, 1996, S. 479).
- Sprechen Sie, wann immer Sie mit Kollegen über den physischen, psychischen oder spirituellen Zustand eines Patienten diskutieren, auch über dessen Beratungsstatus. Diese Gespräche können formellen oder informellen Charakter haben und vom Übergabegespräch beim Schichtwechsel bis hin zur interdisziplinären Pflegekonferenz reichen.
- Lesen Sie die Akte und sparen Sie Zeit, indem Sie auf der Arbeit anderer Teammitglieder aufbauen.
- Machen Sie den anderen Teammitgliedern klar, dass die Beratungsdokumentation ein wichtiges Kommunikationsmittel darstellt. Berichtet Ihnen ein Teammitglied, dass es eine effektive Vermittlungsmethode für einen bestimmten Patienten gefunden hat, bitten Sie es, diese zu dokumentieren, damit auch das übrige Team von der Entdeckung profitieren kann.
- Bevor ein langfristiger Plan verwirklicht werden kann, müssen in der Regel vorher die Assessments und Therapiereaktionen evaluiert werden. Halten Sie sich an die Gegenwart, bis Sie die zukünftigen Bedürfnisse kennen. Erst wenn der Klient über Testergebnisse, Medikationen und Behandlungsmethoden Bescheid weiß, kann er sachgerechte Entscheidungen treffen.
- Bestätigen Sie Teammitglieder, die ihre Maßnahmen dokumentieren, in ihrem Tun, indem Sie sie wissen lassen, dass Sie ihre Notizen lesen und auf ihren Bemühungen aufbauen.
- Sprechen Sie Teammitglieder, die weder schriftlich noch mündlich mit Ihnen über die von ihnen durchgeführten edukativen Maßnah-

men kommunizieren, gezielt an und fragen Sie nach.
- Sollten Sie den Eindruck haben, dass das Team eher multidisziplinär als interdisziplinär arbeitet, haben Sie die Möglichkeit, eine Pflegekonferenz einzuberufen, zu der Sie alle beteiligten Teammitglieder einladen. Was bei einem solchen Treffen zu beachten ist, wird in **Kasten 4-4** ausgeführt.
- Sehen Sie Lernbedürfnisse voraus und planen Sie entsprechend. Verschaffen Sie sich geeignete Lehrmaterialien und lagern Sie diese so, dass Sie und Ihre Kollegen sie jederzeit zur Hand haben, wenn sich eine günstige Gelegenheit zur Beratung ergibt.
- Tritt ein Langzeitplan in Kraft und Sie werden nicht über die Details informiert, sollten Sie von sich aus bei den zuständigen Teammitgliedern nachfragen. Je eher Sie über Medikation, Geräte, Ernährung, nötige Modifikationen des Alltagslebens, Reha-Maßnahmen, Nachsorgeprogramme und zu nutzende Gemeinderessourcen Bescheid wissen, desto rascher können Sie im Rahmen der Beratung darauf eingehen.
- Weisen Sie neue Teammitglieder schon bei der Einarbeitung darauf hin, was hinsichtlich Be-

---

Kasten 4-4: Tipps zur Organisation einer Pflegekonferenz

Ein allgemeines Planungstreffen kann allen Beteiligten Zeit sparen und verhindert, dass dieselben Interventionen doppelt durchgeführt werden. Wird das Treffen zu einer Zeit angesetzt, zu der sich auch der zuständige Arzt in der Station bzw. Einrichtung aufhält, kommt dies dem Prozess zugute. Die gemeinsam erarbeiteten Ziele sollten schriftlich fixiert werden. Oft ist es sinnvoll, die Angehörigen zum Treffen dazuzuladen, damit sie an der Planung teilnehmen können, und da der Patient im Mittelpunkt des Interesses steht, sollte dieser ebenfalls anwesend sein. (Rankin & Stallings, 1996, S. 309)

Eine Möglichkeit, das Gesundheitspflegeteam zusammenzuschweißen, besteht darin, sich zu treffen und die Betreuung des Patienten gemeinsam zu planen. Folgende Punkte können Ihnen helfen, eine Pflegekonferenz zu organisieren:

- Wenn Kommunikationswege und Vorgehensweisen koordiniert werden müssen, kann jedes Mitglied des Gesundheitspflegeteams eine Pflegekonferenz organisieren.
- Konzentrieren Sie sich auf die Ergebnisse. Anstatt sich immer wieder an unlösbaren Problemen die Zähne auszubeißen, sollte die Energie lieber auf erreichbare Ziele gerichtet werden.
- Legen Sie die Konferenzregeln fest. Gehen Sie nicht automatisch davon aus, dass alle wissen, wie sie sich einbringen können und sollen. Machen Sie den Zweck des Treffens deutlich, die Erwartung, dass alle teilnehmen, die zur Verfügung stehende Zeit und die Tagesordnung. Häufig gestaltet sich der Ablauf wie folgt: Der Patient bzw. sein Fall wird vorgestellt, jedes Teammitglied schildert die bislang gemachten Fortschritte, neue Probleme werden zur Diskussion gestellt und die Ziele, der Behandlungsplan und die Aufgabenverteilung werden neu bewertet.
- Setzen Sie die Patienten- und Angehörigenberatung auf die Tagesordnung. Sprechen Sie über Assessments und Evaluationen sowie Möglichkeiten für eine individualisierte Beratung.
- Benennen Sie einen Moderator, der gegebenenfalls das Wort erteilt und auf die Einhaltung der Tagesordnung und der Zeit achtet.
- Benennen Sie einen Protokollführer oder benutzen Sie ein Formular, auf dem alle Mitglieder ihre Einschätzungen und Pläne zusammenfassen. Das Protokoll des Treffens sollte nicht länger als eine Seite sein.
- Beziehen Sie den Patienten und seine Angehörigen ein. Bitten Sie diese wenn immer möglich zum Treffen dazu. Gelegentlich soll eine Pflegekonferenz auch dazu dienen, Konflikte zwischen einzelnen Leistungserbringern zu lösen. In diesem Fall dürfte es besser sein, den Patienten und seine Familie nicht einzuladen. Allerdings sollten sie von der Zusammenkunft und eventuell daraus resultierenden Änderungen des Pflegeplans in Kenntnis gesetzt werden.
- Wenn sich nicht alle Beteiligten zur selben Zeit am selben Ort treffen können, ist Ihr Einfallsreichtum gefragt.
  - Für diejenigen Mitglieder des Teams, die nicht persönlich anwesend sein können, gibt es die Möglichkeit, sie per Telefon oder Lautsprecher zuzuschalten. Auf diese Weise können sogar mehrere an einem anderen Ort weilende Personen der Diskussion folgen und ihre Meinung äußern.
  - Ist ein Teammitglied komplett verhindert, kann es seine Einschätzungen schriftlich einreichen. Der Gesprächsleiter kann das Papier dann während des Treffens vorlesen. Zeichnen Sie das Treffen auf Band auf, so dass die verhinderte Person sich die Diskussion später anhören und eventuelle Änderungen der Vorgehensweise besser nachvollziehen kann.

Nach: Sherry, D. (1996). Patient care conferences with pizazz. *Home Healthcare Nurse, 14*(6), 478–480.

ratungsdokumentation und -kommunikation von ihnen erwartet wird.
- Tun Sie sich mit anderen Teammitgliedern zusammen, die ebenfalls nach einer Verbesserung der Beratung streben. Beteiligen Sie sich aktiv an entsprechenden Komitees. Falls es keine solchen Gruppen gibt, dann gründen Sie sie. Konzentrieren Sie sich vor allem auf solche Maßnahmen, mit denen das edukative Umfeld verbessert werden kann.
- Hören Sie selbst niemals auf zu lernen. Lernen Sie von Ihrer Umwelt. Teilen Sie Ihre Erkenntnisse über den Beratungsprozess mit Ihren Kollegen.

Es gibt viele bewährte Methoden, um den Arbeitsaufwand bei der Patientenberatung auf ein vernünftiges Maß zu reduzieren, und es gilt weitere Wege zu entwickeln, um den Teamansatz und das Überweisungsverfahren effektiv zu nutzen und die Möglichkeit zu schaffen, mit ganzen Patientengruppen zu arbeiten und externe und klinikinterne Programme zu integrieren. *(Grueninger, 1995, S. 52)*

Sie werden mehr Zeit zur Beratung haben, wenn Sie sich mit den Menschen Ihrer Umgebung zusammentun und die Last teilen. Steuern Sie mit vereinter Kraft auf die gemeinsamen Ziele hin, bauen Sie auf den gemeinsamen Beratungsbemühungen auf und bekräftigen Sie sich durch regen Austausch gegenseitig.

Seien Sie kreativ und flexibel. Haben Sie Geduld. Halten Sie durch. Es wird eine Weile dauern, bis aus Einzelkämpfern zuerst ein multidisziplinäres und dann ein interdisziplinäres Team und schließlich eine Gemeinschaft von Betreuern wird. Denken Sie stets daran, dass Sie mit jedem noch so kleinen Schritt in die richtige Richtung die Qualität der Patienten- und Angehörigenberatung und damit die Qualität der Patientenversorgung insgesamt verbessern.

Während wir zusammen auf unsere gemeinsamen Ziele hinarbeiten,

...gewinnt die Tatsache an Deutlichkeit und Kraft, dass wir zusammengehören, und der Irrglaube von den unüberwindlichen Grenzen zwischen den Disziplinen tritt in den Hintergrund. *(Dass & Gorman, 1985, S. 228)*

Sie sind nicht allein!

Wenn Sie mehr erfahren wollen:
(1998). Integrating patient education into the continuum of care. *The Exchange: A Forum for Patient and Family Educators*, 1(2), 1–2.
Bartlett, E. E. (1995). Cost-benefit analysis of patient education. *Patient Education and Counseling*, 26, 87–91.
Brandon, D. (1976). *Zen in the art of helping*. New York: Arkana of Viking Penguin.
Breemhaar, B., van den Borne, H. W. & Mullen, P. D. (1996). Inadequacies of surgical patient education. *Patient Education and Counseling* 28(1), 31–44.
Dass, R. & Gorman, P. (1985). *How can I help? Stories and reflections on service*. New York: Alfred A. Knopf.
Grandinetti, D. (1996). Teaching patients to take care of themselves. *Medical Economics*, 73(22), 83–91.
Grueninger, U J. (1995). Arterial hypertension: Lessons from patient education. *Patient Education and Counseling* 26(1–3), 37–55.
Heijman, A. (1995). The role of lay associations: Difficulties encountered. *Patient Education and Counseling*, 26, 277–280.
Henson, R. H. (1997). Analysis of the concept of mutuality. *Image: Journal of Nursing Scholarship*, 29(1), 77–81.
Holmes, K. L. & Lenztyle, E. R. (1997). Perceived self-care information needs and information-seeking behaviors before and after elective spinal procedures. *Journal of Neuroscience Nursing*, 29(2), 79–86.
Joint Commission on Accreditation of Healthcare Organizations (JCAHO) (1998). *1998 Hospital Accreditation Standards*.
Kennedy, M. (1995). Making patients part of their healthcare team. *The Quality Letter for Healthcare Leaders*, 7(2), 2–12.
Kennis, N. (1996). Maximize your patient teaching potential. *RN*, 59(2), 21–23.
Menke, K. L. (1993). Linking patient education with discharge planning. In: B. E. Giloth (Ed.), *Managing hospital-based patient education* (S. 153–164). Chicago, IL: American Hospital Publishing.
Miller, B. & Capps, E. (1997). Meeting JCAHO patient-education standards. *Nursing Management*, 28(5), 55–58.
Peck, M. S. (1987). The Different Drum: Community-making and Peace. New York: Touchstone.
Rankin, S. H. & Stallings, K. D. (1996). *Patient education: issues, principles, practices* (3rd ed.). Philadelphia Lippincott-Raven.

Rich, M. W., Gray, D. B., Beckham, V., Wittenberg, C. & Luther, P. (1996). Effect of a multidisciplinary intervention on medication compliance in elderly patients with congestive heart failure. *American Journal of Medicine, 101*(3), 270–276.

Ruzicki, D. A. (1984). Motivating patient care staff to teach: A plan for action. *Promoting Health, 5*(4), 6–8.

Sherry, D. (1996). Patient care conferences with pizazz. *Home Healthcare Nurse, 14*(6), 478–480.

Sitzman, K. (1998). Mentoring. *Home Healthcare Nurse, 16*(1), 20.

Smalley, R. (1997). Patient education. We have a better system now. *RN, 60*(6), 19–21.

Tripp, K. R. (1987). *Perspectives on adult learning: Maternal coping with a monitored child in the home.* Unpublished doctoral dissertation, Arizona State University.

Wesorick, B., Shiparski, L., Troseth, M. & Wyngarden, K. (1998). *Partnership council field book: Strategies and tools for co-creating a healthy work place.* Michigan: Practice Field Publishing.

Wills, E. M. (1996). Nurse-client alliance. *Home Healthcare Nurse, 14*(6), 455–459.

Kapitel 5

Der pädagogisch günstige Moment

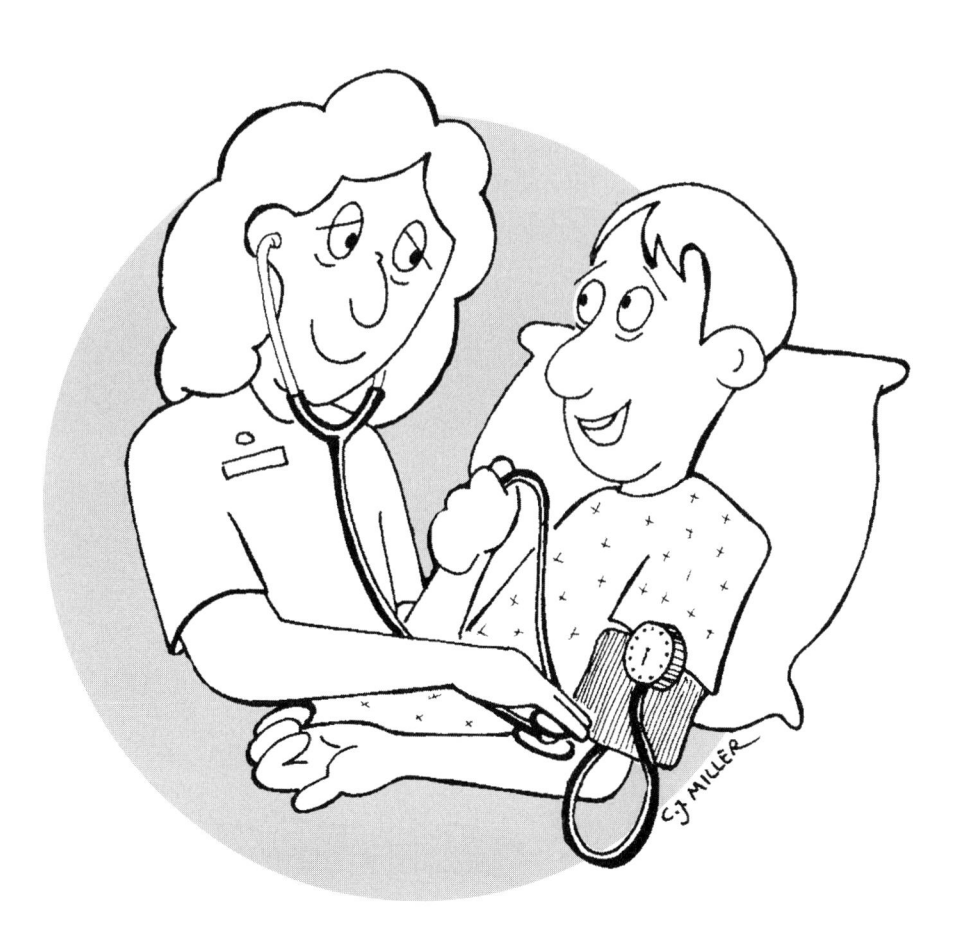

■ Wenn wir ein neues Gerät bekommen, gehören immer einige Informationen für die entsprechende Patientenberatung dazu. ... Statt die Beratung zu einem losgelösten Einzelelement zu machen, versuchen wir, sie in unsere Gesamtpraxis zu integrieren. *(O'Conner Finch, 1998, S. 9)* ■

Vergegenwärtigen wir uns einmal die Grenzen, an die wir bei der Beratung stoßen:

Zum einen werden wir als Pflegekräfte und nicht als Lehrkräfte ausgebildet. Trotzdem müssen wir Informationen vermitteln, die über Leben und Tod entscheiden können.

Zum anderen sind unsere Klienten keine Schüler, sondern Patienten. Sie wenden sich nicht an uns, weil sie etwas lernen möchten; sie kommen, um im engen Sinn pflegerisch betreut zu werden. Trotzdem ist die Beratung vielleicht unsere wichtigste Dienstleistung. Den größten Teil ihrer medizinisch-pflegerischen Versorgung decken unsere «Schüler» selbst ab. Bis zu 80 Prozent aller Krankheiten werden von den Patienten selbst behandelt (1997). Unsere Aufgabe ist es, eine qualitativ hochwertige Selbstpflege zu ermöglichen.

Und schließlich sind auch noch die Gelegenheiten zur Beratung begrenzt. **Kasten 5-1** listet einige gängige Hindernisse auf, die bei unseren Klienten vorliegen können. Markieren Sie diejenigen, die Ihnen schon einmal begegnet sind.

Einige dieser Hindernisse bestehen nur temporär, andere auf Dauer. Viele davon erschweren die Beratung, manche jedoch können den Klienten auch motivieren. Wie sollen wir unter diesen Bedingungen arbeiten? Wann können wir edukativ tätig werden?

Kasten 5-1: Welchen Hindernissen sind Sie bei Ihren Klienten begegnet?

- krank
- besorgt
- eingeschüchtert
- ängstlich
- unter Schmerzen leidend
- aufgeregt
- wütend
- einsam
- abhängig
- hoffnungslos
- hilflos
- deprimiert
- apathisch
- unter Übelkeit leidend
- unter Schmerzmitteln
- unter Beruhigungsmitteln
- unter Psychopharmaka
- unter Nebenwirkungen leidend
- schlafend
- abgelenkt durch die fremde Umgebung
- abgelenkt durch zwischenmenschliche Probleme
- abgelenkt durch finanzielle Sorgen
- abgelenkt durch ethische Bedenken
- abgelenkt durch Todesangst
- in der Entwicklung verzögert
- verwirrt
- desorientiert
- psychotisch
- unerfahren
- ungebildet
- des Lesens nicht mächtig
- im Sehvermögen eingeschränkt
- schwerhörig
- in der Mobilität eingeschränkt
- in der Merkfähigkeit eingeschränkt
- der Landessprache nicht mächtig
- die Situation leugnend
- nicht am Lernen interessiert

5.1 Mit dem Strich bürsten, nicht dagegen!

- Empfinden Sie die Patienten- und Angehörigenberatung als unangenehme Aufgabe?
- Sind Ihre Klienten manchmal desinteressiert, ablehnend oder renitent?
- Brauchen Ihre Klienten manchmal furchtbar lange, bis sie «es geschnallt» haben?

Kreuzen Sie die Sätze an, die Sie – so oder ähnlich – oft sagen:

- ○ «Lesen Sie sich das hier bitte schnell mal durch.»
- ○ «Hallo, mein Name ist _____ und ich möchte Ihnen etwas über _____ erzählen.»
- ○ «Ich weiß, dass Sie müde sind, aber Sie müssen das hier lernen, bevor Sie nach Hause können.»

○ «Schalten Sie den Fernseher jetzt bitte auf Kanal 3 um und schauen Sie sich das Video über _____ an. Ich komme später noch einmal vorbei, um mit Ihnen darüber zu sprechen.»

Je mehr Kreuzchen Sie gemacht haben, desto wichtiger ist es, dass Sie lernen, bei der Beratung nicht «gegen den Strich zu bürsten». Sie können eine Menge wertvoller Zeit verschwenden, wenn Sie versuchen, Beratung mit einem Klienten zu betreiben, der nicht in der Lage oder nicht willens ist, sich neue Kenntnisse anzueignen.

5.1.1 Erwartungsdiskrepanzen als Lernhindernis

Haben Sie jemals an einer Fortbildung teilgenommen, die Sie als reine Zeitverschwendung empfanden? Wenn ja, warum war das so? Kannten Sie die Informationen bereits? Hatte die Beschäftigung damit keinerlei Einfluss auf Ihr Denken und Handeln? Hatten Sie andere, wichtigere Dinge im Kopf, auf die nicht eingegangen wurde?

So fühlt es sich an, wenn Beratung gegen den Strich läuft. Wenn Sie nicht spüren, dass Ihnen die Informationen etwas bringen, verschwendet der Vermittler seine und Ihre Zeit.

5.1.2 Begreifen Sie sich als Pädagogen!

Die richtige Perspektive kann viel Zeit sparen. Wenn Sie weniger daran denken, was Ihrer Meinung nach wichtig und notwendig ist, sondern mehr darauf achten, was der Klient braucht und sich aneignen möchte, können Sie die Beratung beschleunigen.

Manchmal haben Klienten Fragen oder Sorgen, auf die wir nicht eingehen. Die Betreffenden werden dann weiter über diese Punkte nachdenken und gar nicht hören, was wir ihnen erzählen. Das aber ist Verschwendung von Beratungszeit.

■ Die Mütter brachten zahllose Beispiele ... dafür, dass ihre Fragen übergangen, «abgewürgt», sowie überhaupt nicht oder nur oberflächlich beantwortet wurden. Diese Situationen erzeugten Unsicherheit, Angst und Frustration und behinderten den Lernprozess. *(Tripp, 1987, S. 173)* ■

Kinder erwarten, dass die Erwachsenen ihnen sagen, was sie lernen sollen. Jung und unerfahren wie sie sind, können sie nicht immer begreifen, in welcher Weise ihnen neue Informationen später im Leben nützlich sein könnten. Daher entscheiden die Lehrer, was die Kinder lernen müssen.

Erwachsene wissen im Gegensatz zu Kindern genug, um ihr Leben eigenständig zu führen. Nur wenn sie zu der Auffassung gelangen, dass die betreffenden Informationen relevant für sie sind, werden sie das Bedürfnis entwickeln, sich neue Kenntnisse anzueignen. Schließlich sind sie mit dem, was sie bereits wissen, bislang ganz gut zurechtgekommen.

Erwachsene wollen von Anfang an wissen, warum die Inhalte der Beratung wichtig für sie sind. Widersprechen sie dem, was die Klienten wissen und glauben, wird es noch schwerer, sie von der Notwendigkeit des Lernens zu überzeugen. Erwachsene brauchen eine individualisierte Beratung.

Dieses Buch orientiert sich an den Prinzipien des Lernens bei Erwachsenen. Sie wurden auf den Umschlaginnenseiten des Buches zusammengefasst. Wenn Sie noch nicht damit vertraut sind oder eine Auffrischung für nötig erachten, sollten Sie diese Ausführungen durchlesen.

Wie betreibt man Beratung «mit dem Strich»? Werden Sie aus dem Kontext heraus tätig. Einigen Sie sich mit dem Klienten auf gemeinsame Ziele und gehen Sie dann mit Ihrer Beratung auf die jeweils auftretenden Bedürfnisse ein. Hier noch einmal die grundsätzlichen Ziele der Patienten- und Angehörigenberatung:
- sachgerechte und wohlüberlegte Entscheidungen treffen
- lebensnotwendige Selbstversorgungskompetenzen entwickeln
- Probleme erkennen und entsprechend darauf reagieren
- Antworten auf Fragen bekommen beziehungsweise die richtigen Ansprechpartner finden

Während Sie die Beratung den Lernbedürfnissen Ihres Klienten anpassen, können Sie auch Informationen in Ihre Antworten einfließen lassen, die der Patient unbedingt kennen sollte. Erkundigt er sich beispielsweise nach einer bestimmten Nebenwirkung eines Medikaments, beantworten Sie die Frage und weiten Ihre Antwort ein wenig aus, so dass sie auch noch diejenigen Nebenwirkungen abdeckt, bei denen der Patient einen Arzt verständigen sollte.

Alle wesentlichen Informationen stehen im Dienst der gemeinsamen Ziele. Da erwachsene Klienten selbst entscheiden können, was sie lernen und wie sie es umsetzen, und da Sie die Ziele gemeinsam festlegen, wird auch die Verantwortung für die Beratung geteilt. Sie stehen nicht allein da.

Indem Sie das Ausnutzen pädagogisch günstiger Augenblicke perfektionieren, können Sie Zeit sparen. Werden Sie dann aktiv, wenn der Klient für neue Informationen offen ist. Auf diese Weise können Sie die Beratung außerdem in die übrigen Pflegemaßnahmen integrieren, wodurch wiederum eine Erwartungshaltung aufseiten des Patienten aufgebaut und die Aneignung weiterer Kenntnisse erleichtert wird.

5.2 Was ist ein pädagogisch günstiger Moment?

■ Die Vermittlung ist dann am effektivsten, wenn sie die Wissbegierde eines Patienten oder Angehörigen sofort befriedigt… Gehen Sie auf den unmittelbaren Informationsbedarf ein; weitere Details können Sie später ergänzen. *(Cunningham, 1993, S. 24J)* ■

Der ideale Moment zur Beratung liegt vor, wenn sich die Lernbereitschaft des Klienten auf dem Höhepunkt befindet. Wird die Beratung auf die Bereitschaft des Klienten abgestimmt, ist der Lerneffekt am größten.

In einem pädagogisch günstigen Moment ist der Klient aufnahmefähig, bereit zur Veränderung und in der Lage zu handeln.

Während eines ungezwungenen Gespräches ist es leichter als in einer formellen Unterweisungssituation, günstige Gelegenheiten zu erkennen und darauf zu reagieren. Wenn wir aufmerksam auf unsere Klienten eingehen, können wir den richtigen Augenblick bewusst herbeiführen und dann nutzen.

■ Zweck der Beratung ist es, dem Klienten zu helfen, unabhängig zu werden. *(Brookfield, 1986, S. 71)* ■

An vielen Stellen des Prozesses, in dem wir unseren Klienten zur Unabhängigkeit verhelfen, betreiben wir Beratung. Diese Beratung basiert auf unserer Grundhaltung. Wir bringen uns selbst als Instrument der Beratung ein. Indem wir unseren Klienten Wärme, Fürsorge und Anerkennung zuteil werden lassen, schaffen wir eine Umgebung, die keine Bedrohungen mehr enthält.

Wurden Ihnen noch nie von Patienten Fragen gestellt, die sie eigentlich ihrem Arzt hätten stellen sollen, sich dann aber nicht trauten? Bei Ihnen aber hatten sie keine Bedenken, denn Sie wirkten weniger bedrohlich. Patienten empfinden uns Pflegekräfte eher als gleichwertige Partner. Mit uns können sie ein ganz normales Gespräch führen.

Pädagogisch günstige Momente können überall und jederzeit auftreten. Es sind Gelegenheiten, die genutzt werden sollten. Meist handelt es sich um informell zustande gekommene, fast zufällig auftretende Augenblicke. Vielleicht leeren wir gerade die Bettflasche oder gehen einfach nur am Patienten vorbei. In solchen Augenblicken betrachten wir uns gewöhnlich nicht als edukativ tätige Pflegende, weshalb wir diese Art der Beratung oft nicht als solche erkennen und dokumentieren.

5.2.1 Informelle Beratung

Günstige Gelegenheiten zur Beratung ergeben sich überall um uns herum. Oft nutzen wir sie, ohne es überhaupt zu merken. Der überwiegende Teil der Beratung findet eingebettet in beiläufige Gespräche statt – sozusagen im Vorbeigehen:

- Man beschreibt die Prozedur, die man gerade durchführt. («Ich spritze das Antibiotikum in den Tropf.»)
- Man erklärt, warum man etwas tut. («Ich trage Handschuhe, damit keine Keime von meinen Händen in die Wunde gelangen.»)
- Man spricht etwas an, das man in der Interaktion zwischen dem Patienten und seinem Besucher beobachtet hat. («Wenn Sie das Gitter unten lassen, könnte er aus dem Bett rollen.»)
- Man beantwortet eine Frage. («Antibiotika wirken nicht gegen Viren und das, was Sie haben, ist ein Virus.»)
- Man erzählt dem Patienten, was ihn bei einer bevorstehenden Untersuchung oder Prozedur erwartet. («Vor dem Test bekommen Sie ein Medikament, das Sie ein wenig schläfrig macht.»)
- Man liefert beruhigende Informationen. («Nein, nein, die Nadel bleibt nicht in Ihrem Arm! Schauen Sie, der Venenkatheter besteht aus biegsamem Plastik.»)
- Man gibt vorwegnehmende Hinweise. («Ihr Baby wird sich noch mindestens einen Monat lang nicht aufsetzen. Seine Muskeln müssen sich erst noch entwickeln.»)

Wenn Sie nur die geplante, formelle Patienten- und Angehörigenberatung als solche definieren, müssen Sie fast zwangsläufig den Eindruck gewinnen, Ihre Zeit werde kaum jemals zur Beratung ausreichen. Wenn Sie nur formelle Beratungsmaßnahmen dokumentieren, werden sich in den Akten Ihrer Klienten kaum Beratungsvermerke finden.

■ Aber wann lernt der Mensch wirklich? Wir lernen nicht kontinuierlich, sondern in separaten Augenblicken, und wir müssen diesen Sachverhalt akzeptieren, um diese Momente voll ausschöpfen zu können. *(Wurman, 1989, S. 154)* ■

Der überwiegende Teil der Patienten- und Angehörigenberatung besitzt eher informellen Charakter. Leider ist informelle Beratung oft auch versteckte, unsichtbare Beratung. Der Klient nimmt sie als Konversation wahr und merkt gar nicht, dass edukativ mit ihm gearbeitet wird.

■ Ich war sechsmal im Krankenhaus, und niemand hat mir irgendetwas beigebracht!
(Ein ehemaliger Patient) ■

Auch Pflegekräfte sind der Meinung, informelle Beratungsmaßnahmen trügen keinen offiziellen Charakter und versäumen deshalb, sie zu dokumentieren. Ohne Dokumentation aber gibt es für den Rest des Gesundheitspflegeteams keine Hinweise darauf, inwiefern bereits edukativ gearbeitet wurde. So kommt eine Form der Beratung zustande, die niemand als solche wahrnimmt.

In solchen Fällen kommen Pflegekräfte frustriert von der Arbeit nach Hause, weil sie keine Zeit zur Beratung hatten, dabei haben sie aber den ganzen Tag über edukative Maßnahmen durchgeführt! Informelle Beratung kann selbst für denjenigen unsichtbar sein, der sie durchführt, wenn man sie sich nicht bewusst macht.

■ Patientenberatung ist kreative Arbeit, es bedarf scharfsinniger Einschätzungen und einer intensiven Beschäftigung mit dem Patienten und seinen Angehörigen, damit kein geeigneter Augenblick verloren geht. *(Rankin & Stallings, 1996, S. 36)* ■

Fehlt Ihnen Zeit zur Beratung? Jeder pädagogisch günstige Moment verschafft sie Ihnen. Hier einige Tipps, um diese informellen Gelegenheiten optimal zu nutzen:
- Lernen Sie, pädagogisch günstige Momente auszumachen und zu nutzen.
- Lernen Sie, informelle Beratung zu erkennen. Machen Sie den kleinen Test in **Abbildung 5-1** auf den Seiten 80/81.
- Stellen Sie fest, inwieweit Ihr Klient die Informationen verstanden hat und anwenden kann. So wird ihm bewusst gemacht, dass eine Beratung stattfindet bzw. stattgefunden hat.
- Dokumentieren Sie sowohl Ihre informellen als auch Ihre formellen Assessments und Evaluationen. Geben Sie an die anderen Ver-

Welche Äußerungen könnten aus einem laufenden Beratungsprozess stammen? Kreuzen Sie bitte *Richtig* oder *Falsch* an.

1. «Hier ist der Handzettel zu Ihren Medikamenten». ☐ Richtig – ☐ Falsch
2. «Lassen Sie mich vormachen, wie der Verband Ihrer Frau gewechselt werden muss.» ☐ Richtig – ☐ Falsch
3. «Dieses Video wird Ihnen alles Nötige erklären.» ☐ Richtig – ☐ Falsch
4. «Was würden Sie tun, wenn Ihre Mutter Atemprobleme hätte?» ☐ Richtig – ☐ Falsch
5. «Zeigen Sie mir, wie Sie ihn füttern.» ☐ Richtig – ☐ Falsch
6. «Haben Sie versucht, die Medizin Ihres Vaters in etwas Saft zu tun?» ☐ Richtig – ☐ Falsch
7. «Nach der Operation wird Ihr Mann in den Aufwachraum gebracht.» ☐ Richtig – ☐ Falsch
8. «Wo bewahren Sie Ihre Medizin zu Hause auf?» ☐ Richtig – ☐ Falsch
9. «Woran können Sie erkennen, ob Sie eine Infektion haben?» ☐ Richtig – ☐ Falsch
10. «Die meisten Leute, die das Rauchen aufgeben, nehmen nur etwa fünf Pfund zu.» ☐ Richtig – ☐ Falsch
11. «In ein paar Monaten wird Ihr Baby anfangen zu laufen.» ☐ Richtig – ☐ Falsch
12. «Haben Sie Rauchmelder zu Hause?» ☐ Richtig – ☐ Falsch
13. «Hier sind Papier und Stift. Wenn Ihnen Fragen an Ihren Arzt einfallen, schreiben Sie sie bitte auf. So werden Sie nicht vergessen, sie zu stellen, wenn er nach Ihnen sieht.» ☐ Richtig – ☐ Falsch
14. «Das klingt, als ob Sie sich damit ziemlich allein fühlen. Haben Sie einmal daran gedacht, sich einer Selbsthilfegruppe anzuschließen?» ☐ Richtig – ☐ Falsch
15. «Wohin könnten Sie sich wenden, wenn Sie eine Frage dazu hätten?» ☐ Richtig – ☐ Falsch

Ist das Beratung? – Ja, und zwar durchwegs!

1. **Richtig:** «Hier ist der Handzettel zu Ihren Medikamenten.»
   - Ein Handzettel ist etwas, das der Klient zu Hause heranziehen kann.
   - Viele Menschen können nicht so gut lesen oder könnten medizinische Fachbegriffe missverstehen. Also sollten Sie die Inhalte jedes Handzettels mit dem Klienten durchgehen.
2. **Richtig:** «Lassen Sie mich vormachen, wie der Verband Ihrer Frau gewechselt werden muss.»
   - Die Demonstration einer pflegerischen Prozedur ist ein wichtiger Teil der Beratung.
   - Vergessen Sie nicht, sich die Prozedur vom Klienten rückdemonstrieren zu lassen.
3. **Richtig:** «Dieses Video wird ihnen alles Nötige erklären.»
   - Viele Menschen lernen besser visuell; Videos können außerordentlich wirksame Lernhilfen sein.
   - Nachdem sich der Klient das Video angesehen hat, sollten Sie ihm einige Fragen stellen, um herauszufinden, ob alles verstanden wurde.

4. **Richtig:** «Was würden Sie tun, wenn Ihre Mutter Atemprobleme hätte?»
   - Problemlösungsszenarien sind eine gute Methode, um festzustellen, ob der Klient weiß, was zu tun ist.

5. **Richtig:** «Zeigen Sie mir, wie Sie ihn füttern.»
   - Es kann Zeit und Kraft sparen, wenn Sie den Status quo einschätzen, bevor Sie zu vermitteln versuchen, wie es sein sollte.

6. **Richtig:** «Haben Sie versucht, die Medizin Ihres Vaters in etwas Saft zu tun?»
   - Manchmal haben die Klienten bestimmte Dinge bereits ausprobiert.

7. **Richtig:** «Nach der Operation wird Ihr Mann in den Aufwachraum gebracht.»
   - Die meisten Patienten und Angehörigen kennen sich im Krankenhaus nicht aus und wissen nicht um die gängigen Routinen. Informationen darüber helfen ihnen, die Abläufe zu verstehen, und sie werden sich sicherer fühlen.

8. **Richtig:** «Wo bewahren Sie Ihre Medizin zu Hause auf?»
   - Fragen dieser Art helfen zu verstehen, wie die Instruktionen zu Hause umgesetzt werden.

9. **Richtig:** «Woran können Sie erkennen, ob Sie eine Infektion haben?»
   - Evaluieren Sie das vorhandene Wissen. Kann der Klient die Informationen im Alltag anwenden?

10. **Richtig:** «Die meisten Leute, die das Rauchen aufgeben, nehmen nur etwa fünf Pfund zu.»
    - Zur Beratung kann es auch gehören, Missverständnisse und falsche Annahmen zu korrigieren.

11. **Richtig:** «In ein paar Monaten wird Ihr Baby anfangen zu laufen.»
    - Beratung kann auch vorwegnehmende Hinweise über die normale Entwicklung beinhalten.

12. **Richtig:** «Haben Sie Rauchmelder zu Hause?»
    - Beratung kann Präventions- und Sicherheitsmaßnahmen einbeziehen.

13. **Richtig:** «Hier sind Papier und Stift. Wenn Ihnen Fragen an Ihren Arzt einfallen, schreiben Sie sie bitte auf. So werden Sie nicht vergessen, sie zu stellen, wenn er nach Ihnen sieht.»
    - Helfen Sie dem Klienten, die Kontrolle über die Situation zu übernehmen. Erlauben Sie ihm, Fragen zu stellen, und ermutigen Sie ihn dazu.

14. **Richtig:** «Das klingt, als ob Sie sich damit ziemlich allein fühlen. Haben Sie einmal daran gedacht, sich einer Selbsthilfegruppe anzuschließen?»
    - Fördern Sie den sozialen Rückhalt. Sprechen Sie über die verfügbaren Ressourcen. Hat der Klient einen Internetanschluss, kann er sich in vielen Fällen auch online an Selbsthilfegruppen wenden.

15. **Richtig:** «Wohin könnten Sie sich wenden, wenn Sie eine Frage dazu hätten?»
    - Woher kann der Klient Antworten bekommen, wenn Sie nicht da sind? Kann er öffentliche Bibliotheken oder das Internet nutzen?

Abbildung 5-1: Ist all das Beratung?

treter des Gesundheitspflegeteams weiter, was Sie erreicht haben, so dass die Beratung als Teamarbeit weitergeführt werden kann.

5.2.2 Die Gelegenheit beim Schopf packen

Pädagogisch günstige Momente und die aus ihnen erwachsende informelle Beratung bringen oft mehr als formelle edukative Interventionen, weil der Klient hochgradig motiviert ist.

> Einmal hatte ich einen 19-jährigen Patienten mit Bauchschmerzen, bei dem eine Blinddarmentzündung ausgeschlossen werden sollte. Sein weißes Blutbild war normal, und der behandelnde Arzt konnte sich nicht erklären, woher die starken Schmerzen kamen. Dann, als wir allein waren, fragte der junge Mann mich, ob Aids der Grund für seine Schmerzen sein könne. Ich fragte, wie er darauf komme, und er antwortete, seine Bauchschmerzen hätten angefangen, nachdem er und ein Freund über Sex zwischen Männern gesprochen und dann spontan entschieden hätten, es einmal zu versuchen. Der Schmerz saß nicht in seinem Körper, sondern in seinem Kopf und in seiner Seele. Er hatte Angst, fühlte sich schuldig und schämte sich.

Hätte die Pflegeperson sich an den Pflegeplan gehalten, hätte sie vielleicht geantwortet, Bauchschmerzen seien kein typisches Aids-Symptom, und wäre wieder auf die Diagnose und Therapie von Appendizitis zurückgeschwenkt. Sie hätte eine großartige Gelegenheit verpasst, nicht nur zu schulen und gehört zu werden, sondern ihrem Klienten in diesem Moment der Verletzlichkeit beizustehen. Es ist nahezu unmöglich, einen Heranwachsenden für Themen wie Impulsivität, Risiken, Sexualität und Gesundheit zu interessieren. Dieser junge Mann jedoch öffnete der Krankenschwester die Tür zu seinem Inneren und bot ihr eine hervorragende Schulungsgelegenheit.

■ Wenn ... wir uns nur das merken, was uns interessiert, wird Interesse zu einem Schlüsselwort der Informationsverarbeitung und des Angstabbaus. *(Wurman, 1989, S. 148)* ■

Im obigen Beispiel versuchte der Arzt, eine Appendizitis auszuschließen, der Patient selbst

> Stimmen Sie Ihre Beratung auf die Interessen des Klienten ab, und Sie werden weniger Zeit dafür benötigen, weil Ihr Klient schneller lernt.

jedoch befürchtete, Aids zu haben. Konzentriert sich ein Klient auf ein Thema, das Ihnen nebensächlich zu sein scheint, sollten Sie herausfinden, warum ihm diese Sache so wichtig ist.

Damit wir die Gelegenheit beim Schopf packen können, müssen wir im entscheidenden Augenblick in der Nähe des Klienten sein. Leider treten pädagogisch günstige Momente oft genau dann auf, wenn wir gerade alle Hände voll zu tun haben. Sehen Sie zu, dass Sie wenigstens den Grundstein für den anschließenden Beratungsprozess legen, solange der Lernende noch hochgradig motiviert ist. Das klappt am besten, wenn Sie die nötigen Materialien stets griffbereit haben. Beantworten Sie die gestellte Frage und nehmen Sie sich dann eine Minute, um eine Broschüre oder ein Videoband zu holen. Ein lernfreundliches Umfeld hilft, pädagogisch günstige Momente auszunutzen und Beratungszeit zu sparen.

■ Patienten Informationen zu geben, wenn sie diese brauchen, ist effektiver, als ihnen bei der ersten Begegnung ein Buch in die Hand zu drücken. *(Grandinetti, 1996, S. 84)* ■

Der Klient selbst ist unser wichtigster Verbündeter. Zweck unserer Beratung ist es, ihn in die Lage zu versetzen, sich selbst zu versorgen. Maslow (1982, 1987) zufolge wird der Mensch von Bedürfnissen motiviert, die er als Mangel empfindet. Maslow definiert fünf Bedürfnisebenen:
1. physiologische Bedürfnisse
2. Sicherheitsbedürfnisse
3. soziale Bedürfnisse
4. Wertschätzungsbedürfnisse
5. Selbstverwirklichungsbedürfnisse.

Eine Krankheit kann Bedürfnisse auf jeder dieser Ebenen hervorrufen. Asthmakranke haben Sauerstoffhunger *(physiologisches Bedürfnis)*. Menschen mit chronisch degenerativen Erkrankungen sehnen sich nach Angstfreiheit *(Sicherheitsbedürfnis)*.

Patienten, die an klinischen Depressionen leiden, haben das Gefühl, ihre Umwelt durch ihr Verhalten von sich zu entfremden, wodurch ihr Bedürfnis nach Nähe und Zugehörigkeit steigt *(soziales Bedürfnis)*. Körperbehinderte oder Personen, die nicht selbstständig leben können, wünschen sich, respektiert zu werden *(Wertschätzungsbedürfnis)*. Menschen, die sich auf allen anderen Ebenen mit ihrer Krankheit abgefunden haben, empfinden das Bedürfnis, ihre Persönlichkeit trotz aller Hindernisse auszuleben *(Selbstverwirklichungsbedürfnis)*.

Ein Patient oder Angehöriger, der ein bestimmtes Bedürfnis verspürt, ist motiviert, etwas zu unternehmen, um es zu befriedigen. Motivation beginnt mit einem kognitiv-affektiven Stadium. Das Gefühl, keine Kontrolle zu haben, erzeugt das Bedürfnis, sich mit der Frage «Warum passiert das gerade mir?» auseinander zu setzen. Der erste Schritt zur Wiedererlangung der Kontrolle und zur Befriedigung des entsprechenden Bedürfnisses besteht im Verstehen: «Was geschieht mit mir?» Das Bedürfnis, die eigene Lage zu begreifen, motiviert den Betroffenen zum Lernen.

Tripp (1987) untersuchte, wie Mütter von Apnoe-Kindern lernten, ihre Babys zu Hause zu versorgen. Sie schreibt, alle Mütter seien irgendwann an einen Punkt gelangt, an dem ihr generelles Bewusstsein, dass ihr Kind sterben könnte, in ein ganz persönliches Erleben der Bedrohung umgeschlagen sei. Erst in diesem Moment seien sie wirklich zum Lernen motiviert gewesen. Durch das Lernen hätten sie sich dann besser, ruhiger und eher als Herren der Situation gefühlt.

▪ Wenn man eine Situation meistert, in der man steckt, ganz gleich, wo man steht, wird plötzlich alles echt; man ist kein Spielball der Umstände mehr. *(Brandon, 1976, S. 12)* ▪

Beantworten Sie jede Frage Ihres Klienten. Die Antwort kann konkrete Informationen enthalten oder auf eine andere Informationsquelle verweisen. Wissen Sie die Antwort nicht, dann finden Sie heraus. Fragen Sie einen Kollegen oder schlagen Sie nach. Achten Sie genau darauf, was der Klient wirklich fragt. Mitunter muss die Antwort auch lauten: «Es tut mir leid, aber ich kann die Zukunft auch nicht vorhersagen.»

Stellt der Klient immer wieder dieselbe Frage, obwohl sie bereits beantwortet wurde, gilt es nachzuforschen, warum er dies tut. Lassen Sie ihn seine Frage selbst beantworten und bieten Sie ihm an, seine Informationslücken zu schließen. Finden Sie heraus, ob er die Antwort nicht verstanden hat oder ob er die gegebenen Informationen nicht akzeptieren kann.

Geben Sie dem Klienten nie, weder durch Worte noch durch Ihr Verhalten, das Gefühl, dass er nicht noch einmal nachfragen darf, weil Sie die Antwort doch schon gegeben haben, oder dass seine Frage unwichtig oder dumm ist. Wenn Sie das tun, sollten Sie einmal gründlich darüber nachdenken, wer eigentlich im Mittelpunkt Ihrer Pflege steht. Ein solches Verhalten kann die therapeutische Beziehung schwer schädigen. Hören Sie genau hin. Wonach fragt Sie der Klient?

5.2.3 Assessment im Columbo-Stil

Der Fernsehinspektor Columbo ist Meister darin, in scheinbar belanglosen Gesprächen wichtige Informationen zu enthüllen. Sein harmloses, ja fast trotteliges Auftreten wiegt diejenigen, die Geheimnisse verbergen, in Sicherheit. Seine informellen Fragen reichen von der Oberflächlichkeit bis hin zur Provokation. Er versucht, die Motive und Eigenheiten seines Gegenübers zu verstehen.

▪ Sie müssen dem Patienten die Möglichkeit geben, außergewöhnliches bzw. deviantes Verhalten zu diskutieren. Drücken Sie sich dabei sehr konkret aus. Wenn Sie befürchten, dass ein Patient ein bestimmtes Medikament missbraucht, sagen Sie zu ihm: «Manche Leute nehmen einen Teelöffel Magnesiummilch pro Tag, andere zwei oder drei Flaschen. Wie viel nehmen Sie?» *(Hammerschmidt & Meador, 1993, Regel Nr. 27)* ▪

Im Gegensatz zu uns versucht Inspektor Columbo jedoch, Verbrecher beim Lügen zu ertappen. Er hört intensiv zu. Seine entspannte Lockerheit wiegt den Mörder in Sicherheit. Er verliert seine

Angst, wird unvorsichtig und verrät sich schließlich. Die Natur der Pflegeprofession versetzt Pflegekräfte in besonderem Maß in die Lage, ihren Patienten ein Gefühl der Sicherheit zu geben. Dabei geht es um…

- Offenheit, Intimität und Sensibilität … [und darum] tief ins Innere der anderen Person hineinzuschauen und ihre Bedürfnisse und Wünsche zu erspüren. *(Brandon, 1976, S. 48)*

Pflegekräfte können dieselben raffinierten Gesprächstechniken anwenden wie Columbo, um Selbstpflegepraktiken, Einstellungen und Kenntnisse des Patienten einzuschätzen. Sorgfältiges Zuhören und aufmerksames Beobachten liefern uns Details, durch die wir unseren Klienten genauer kennen lernen. Dadurch können wir unsere Beratung besser individualisieren und somit beschleunigen.

- Das Assessment berücksichtigt kulturelle und religiöse Praktiken, emotionale Schranken, Wunsch und Motivation zum Lernen, physische und kognitive Einschränkungen, Sprachbarrieren sowie die finanziellen Implikationen der verschiedenen Pflegeoptionen. *(JCAHO, 1998, S. 106)*

Achten Sie permanent auf mögliche Anhaltspunkte. Suchen Sie den Sinn, der hinter ganz normalen Äußerungen oder Verhaltensweisen steckt. Nutzen Sie die Hinweise, die Sie von Ihrem Klienten bekommen. Wer ist er? Woran liegt ihm? Was will und muss er wissen?

Verschaffen Sie sich genaue Kenntnis über seine Reaktionsmuster und Denkweisen und arbeiten Sie mit ihm daran.

5.2.4 Bedrohungsfreie Konversation betreiben

Konversation, die informelle verbale Interaktion zwischen zwei Menschen, stellt ein gut geeignetes und effektives Beratungsinstrument dar. Wie bereits erwähnt, bietet ein Gespräch dieser Art gute Möglichkeiten, sich genaue und wichtige Informationen zu verschaffen, weil es nicht bedrohlich wirkt. Außerdem hilft es, das Interesse des Klienten zu wecken und einen Rapport herzustellen. Konversation ist ein wundervoller Weg, um pflegerisches Mitgefühl zu zeigen.

- Mitgefühl bedeutet, Menschen Raum zu geben, Türen zu öffnen statt zuzuschlagen, Fragen zu stellen statt Antworten zu geben. Es bedeutet, sich die Situation und die Empfindungen einer anderen Person einfühlsam bewusst zu machen. Es bedeutet, mit Leib und Seele zuzuhören und falls möglich das zu geben, was für die Beziehung wichtig und richtig ist, ohne jedoch bewusst darauf zu achten, worum es sich dabei handelt. *(Brandon, 1976, S. 49)*

Unsere Klienten sind Erwachsene und keine Schulkinder, daher ist ein formeller Beratungsstil am Krankenbett, im Sprech- oder Behandlungszimmer oder beim Hausbesuch eher unangemessen. Vermitteln wir unser Fachwissen schulmeisterlich, kann dies den Klienten einschüchtern und in die Passivität drängen. Er fühlt sich eventuell unterlegen und dumm und wird schlechter lernen, so dass der Beratungsprozess und die beabsichtigten Verhaltensumstellungen länger dauern.

- Wird der Helfende von einer Aura einschüchternden Wissens umgeben, kann dies das Vertrauen in unsere Fähigkeit unterminieren, selbst über richtig und falsch zu urteilen. Wir wähnen uns auf unsicherem Terrain, die Fachbegriffe sind uns fremd, und wir fühlen uns generell unwohl. Das muss wohl an uns liegen. Am besten lehnen wir uns zurück, nicken brav zu allem, was uns gesagt oder gegeben wird, … und fühlen uns schließlich noch hilfloser als vorher. *(Dass & Gorman, 1985, S. 130)*

Als Pflegekräfte verstehen wir es, Gespräche im Konversationsstil therapeutisch zu nutzen. Wir behandeln menschliche Reaktionsmuster und intervenieren auf der körperlichen, geistigen und seelischen Ebene. Wir schließen eine Allianz mit unseren Patienten und ihren Familien. Wir hegen und pflegen diese Momente der Nähe und Verbundenheit, der wahren Kommunikation. In solchen Gesprächen tun wir weit mehr, als emotionalen Rückhalt zu geben. Wir schätzen Bereitschaft und Bedürfnislage der Klienten ein. Wir sind Vorbild. Wir erklären. Wir beraten.

▪ Wenn gilt: «Der Mensch lässt sich nicht gerne bevormunden und herumkommandieren; er entdeckt lieber selbst, als sich etwas vorschreiben zu lassen», wird unsere Einladung wahrscheinlich am erfolgreichsten sein, wenn sie Vertrauen und Respekt widerspiegelt – und Ehrlichkeit. Wir müssen uns immer wieder bewusst machen, dass es auch unserem eigenen Leben an Integrität und Konsistenz mangelt. Am stärksten sind wir, wenn wir von unseren Gemeinsamkeiten ausgehen. Danach müssen wir meist forschen, bevor wir wirklich handeln können. Schon das kleinste bisschen Selbstherrlichkeit kann dabei im Weg sein. *(Dass & Gorman, 1985, S.160/161)* ▪

Nehmen wir beispielsweise an, Ihr Patient soll mit einem Gips nach Hause entlassen werden. Eine Möglichkeit wäre, ihm einen Vortrag über Gipsverbände und ihre Pflege zu halten. Die andere, die Konversationsmethode, legt nahe, dass Sie einfach darüber plaudern.

Eröffnen Sie das Gespräch mit einem Satz wie: «Wussten Sie, dass Sie mit einem Gips entlassen werden?»

Finden Sie dann heraus, ob Ihr Klient Vorkenntnisse hat und wenn ja welche: «Haben Sie oder hat jemand in Ihrer Familie schon mal einen Gips gehabt?» «Was war das für ein Gips?» «Wie sind Sie damit umgegangen?»

Klären Sie dann den Beratungsbedarf: «Wissen Sie, wie Ihr Bein aussehen wird, wenn wir den Gips abnehmen?» «Macht Ihnen der Gips irgendwelche Probleme oder Sorgen?»

Jede dieser Fragen hilft Ihnen, die Beratung zu individualisieren und an die speziellen Bedürfnisse des Klienten anzupassen. Ganz nach Bedarf können Sie kleine Informationsbrocken in das Gespräch einflechten.

Darüber hinaus hilft Ihnen das Zuhören, den Beratungsbedarf einzuschätzen. Sie werden die Einflüsse kultureller und religiöser Praktiken erkennen, emotionale Grenzen, Wunsch und Motivation zum Lernen, physische und kognitive Einschränkungen, Sprachbarrieren und die finanziellen Implikationen pflegerischer Entscheidungen. In diesem Kontext können Sie pädagogisch günstige Momente zu Ihrem Vorteil und zu dem des Patienten nutzen.

Denken Sie daran, dass ein erwachsener Patient Vorkenntnisse besitzt. Die Informationen, die Sie ihm geben, ergänzen sein Wissen. Selbst wenn ein Patient an einer seltenen Krankheit leidet, werden ihm einige Symptome oder Behandlungsmaßnahmen bekannt sein.

> Gehen Sie im Gespräch vom Bekannten aus und behandeln Sie das Neue erst anschließend. Das erleichtert den Lernprozess.

▪ Bewegt man sich von dem, was man bereits verstanden hat, hin zu jenem, was man gerne verstehen möchte, werden Ideen eher freigesetzt als neu entwickelt. Manchmal genügt es schon, die vorhandenen Informationen anders zu organisieren; indem man das Bekannte heranzieht und Vergleiche anstellt, kann man andere Kenntnisse freisetzen. *(Wurman, 1989, S. 187)* ▪

Führen Sie diesen Effekt durch Konversation herbei. Nehmen wir einmal an, ein Klient äußerte Vorbehalte gegen die Einnahme eines Schmerzmittels, weil es eine Droge sei. Ergründen Sie, was Ihr Klient über Narkotika weiß, was er über Abhängigkeit denkt und wie er seine Schmerzen erlebt. In diesem Kontext gilt es nun, Fehleinschätzungen zu korrigieren und die Frage mit Blick auf die Lebensqualität des Patienten neu zu bewerten. Das vorhandene Wissen wird umorganisiert und kann ihn zu einem neuen Verständnis der Dinge bringen.

▪ Neue Informationen versteht man immer nur in Relation zu dem, was man bereits weiß. *(Wurman, 1989, S. 173)* ▪

Ein Gespräch kann in Bezug auf eine Verhaltensänderung oder ein Umdenken wesentlich mehr erreichen als ein Vortrag, an dem der Klient nur passiv beteiligt ist. Fragen und Konflikte entstehen dann, wenn die neuen Informationen nicht mit den bereits bekannten in Einklang gebracht werden können. In solchen Fällen fällt es schwerer, sich die neuen Informationen zu eigen zu machen. Die Beratung kann zur Zeitverschwendung werden, wenn der Klient die neuen Informationen bestenfalls hört, jedoch nicht akzeptiert und anwendet.

Sie haben sicher bemerkt, dass dieses Buch nicht nur Beispiele aus der Pflegepraxis, sondern auch aus populären Medien enthält. Die Verweise auf Kinofilme, Fernsehsendungen, Zeitschriften und sogar ein Broadway-Musical sind nicht zufällig. Sie sollen Ihnen helfen, die Inhalte des Buches mit dem zu verknüpfen, was Sie bereits wissen.

■ Gelingt es uns nicht, das Bekannte und das Neue zu verknüpfen, können wir weder neue Ideen entwickeln noch neue Möglichkeiten erkennen. *(Wurman, 1989, S. 172)*

Da es das erklärte Ziel der Patienten- und Angehörigenberatung ist, die Einstellungen und Verhaltensweisen der Klienten so zu verändern, dass sie sich förderlich auf ihre Gesundheit auswirken, genügt es nicht, ihnen einfach nur neue Informationen vorzusetzen. Eine gute Beratung zeichnet sich dadurch aus, dass sie die Klienten in die Lage versetzt, sachgerechte und wohlüberlegte Entscheidungen zu treffen. Gespräche lassen sich auch nutzen, um ihnen Wahlmöglichkeiten aufzuzeigen oder ihnen Fragen vorzulegen, mit deren Hilfe sie ihre Möglichkeiten ausloten können.

■ Teil der Helferrolle ist es, überhaupt erst einmal das Bewusstsein dafür zu wecken, dass es Entscheidungsmöglichkeiten gibt. *(Brandon, 1976, S. 108)*

Konversation wird in der Patienten- und Angehörigenberatung eingesetzt, um das Engagement des Klienten zu fördern und Assessment und Beratung durch eine informelle, wechselseitige Beziehung zu erleichtern. Dadurch werden sowohl die Beratung als auch die Aneignung von Kenntnissen zu angenehmen Aufgaben. Baltasar Gracian gab Klienten den folgenden Ratschlag:

■ Machen Sie Ihre Freunde zu Ihren Lehrern, und verbinden Sie auf diese Weise das Angenehme – die Konversation – mit dem Nützlichen – der Instruktion.
(zitiert nach Wurman, 1989, S. 155)

5.2.5 Aufmerksam beobachten

> Als Berufsanfängerin hörte ich mit Staunen zu, wie eine ältere Kollegin einer Patientin, der gerade der Blinddarm entfernt worden war, genau erzählte, wie ihre weitere Genesung verlaufen würde: Wie die Narbe zu pflegen sei, wie sie allmählich wieder alles essen dürfe und ihre Aktivität langsam steigern könne und wie die Schmerzen – Tag für Tag – weniger würden. So etwas hatten sie uns in der Pflegeschule nicht beigebracht! Jahre später war mir klar, dass sie diese Fähigkeit erst mit der Berufspraxis entwickelt hatte. Auch ich sah inzwischen gemeinsame Verlaufsmuster bei bestimmten Krankheiten.

Je mehr Erfahrung Sie als Pflegende sammeln, desto mehr Kenntnisse und Antworten werden Sie bereit haben. Einfach dadurch, dass Sie bei vielen Patienten mit der gleichen Diagnose immer wieder dieselben Abläufe beobachten, lernen Sie die Routineinterventionen und die Reaktionen der Patienten darauf kennen. Beim nächsten Mal werden Sie besser antworten können.

■ Im Hier und Jetzt zu leben ... heißt, sich mehr darauf zu konzentrieren, eine Aufgabe zu erledigen, als sich zu wünschen, sie wäre schon vorbei. Normalerweise teilen wir unser Leben nach wichtigen Ereignissen ein. Die Entscheidung, was wichtig und aufregend ist, liegt bei uns selbst. Der Großteil unseres Lebens geht vorbei, ohne dass wir es bemerken. *(Brandon, 1976, S. 98)*

Beobachten Sie aufmerksam. Suchen Sie nach gemeinsamen Verlaufsmustern. Halten Sie aber auch Ausschau nach dem Außergewöhnlichen. Erhöhte Aufmerksamkeit wird Ihnen helfen, pädagogisch günstige Momente zu erkennen, Möglichkeiten zur Individualisierung der Beratung zu finden und den Kenntnisstand des Klienten präzise einzuschätzen. Sie wird Ihnen außerdem helfen, die Beratung beim nächsten Mal noch besser durchzuführen.

5.2.6 Konzentriert zuhören

Haben Sie nicht die nötige Ruhe, um zuzuhören? Kennen Sie Ihre Antwort schon, bevor der Klient die Frage überhaupt zu Ende gesprochen hat? Hantieren Sie während des Gesprächs mit Gerätschaften herum, unterbrechen Ihren Klienten oder platzen mit Ihren Antworten heraus? Gibt es Themen, über die Sie lieber nicht sprechen möchten? Gibt es Menschen, mit denen Sie nicht gerne sprechen, weil Sie Ihnen Sorgen bereiten oder Ihnen auf die Nerven gehen?

▪ So springen wir zwischen Zuhören und Beurteilen hin und her. Aber in unserem Hilfseifer vergrößern wir mitunter die Distanz zwischen unserem Gesprächspartner und unserem eigenen Bewusstsein. Statt bei unserem Gegenüber finden wir uns vor allem in unseren eigenen Gedanken wieder. Nicht nur, dass wir weniger genau zuhören, die Konzepte in unserem Kopf fangen auch noch an, als Filter zu wirken, der nur bestimmte Informationen durchlässt. Ein Gedanke unterdrückt den anderen. Diese mentalen Vorgänge haben zur Folge, dass kaum Raum bleibt, um einander zu treffen, um neue Erkenntnisse zu gewinnen und die Dinge einfach «zur rechten Zeit» geschehen zu lassen. Der Geist versucht, zu vieles auf einmal zu erledigen. Es ist schwer zu entscheiden, welche mentalen Vektoren zum Ziel führen, und welche davon Umwege, Sackgassen oder Irrwege sind. *(Dass & Gorman, 1985, S. 99)* ▪

Wer spricht lauter, der Patient, dem Sie zuhören, oder die Stimme in Ihrem Kopf? Haben Sie nicht die nötige Ruhe zum Zuhören?

Wenn Sie Beratungszeit sparen möchten, brauchen Sie Ihren Klienten nur zuzuhören. Sie erzählen Ihnen alles, was Sie wissen müssen. Sie berichten Ihnen von ihren Fähigkeiten und Fertigkeiten, ihren sozialen und physischen Ressourcen, ihrem Lebensstil, ihren Überzeugungen, ihrer Kultur und ihren spirituellen Ansichten.

Sie erzählen Ihnen, was ihnen wichtig ist, was sie ärgert, was ihnen Sorgen macht, und was sie wissen möchten und müssen. Hören Sie ihnen zu, und Sie werden erfahren, welche Informationen Sie vermitteln müssen und wie Ihnen dies am besten gelingen wird. Gleichzeitig werden Sie die therapeutischen Bande festigen und an einer partnerschaftlichen Beziehung bauen.

▪ Je genauer wir zuhören, desto näher tasten wir uns an die Wurzeln des Leidens und die Mittel zu seiner Linderung heran. Durch das Zuhören finden sich Wissen, Können und Gelegenheit in einem wahrhaften Akt der Hilfe zusammen. Aber mehr noch als das, der Akt des Zuhörens kann auch noch die Distanz zwischen uns und anderen abbauen. *(Dass & Gorman, 1985, S. 112)* ▪

Wie lernt man, gut zuzuhören? Schauen Sie sich **Kasten 5-2** auf Seite 88 an. Worauf muss man achten?

Sie möchten den Beratungsbedarf einschätzen und Informationen sammeln, die Ihnen bei der Individualisierung und damit bei der Optimierung der Beratung helfen? Dazu müssen Sie sich die Geschichte des Klienten anhören. Wenn Sie wissen, wer er ist und wie sich das aktuelle medizinische Problem auf sein Leben auswirkt, können Sie Ihre edukativen Maßnahmen besser individualisieren. Je bedeutsamer die Informationen für den jeweiligen Klienten sind, desto effizienter und effektiver können Sie Beratung betreiben. Auch das spart Zeit. Genauere Tipps finden Sie in **Kasten 5-3** ab Seite 90.

5.2.7 Pädagogisch günstige Momente erkennen und nutzen

Pädagogisch günstige Momente stellen die idealen Beratungsgelegenheiten dar. Die Bereitschaft zum Lernen ist in diesen Momenten am größten. Gelingt es Ihnen, sie zu nutzen, werden Sie dem Patienten in kürzerer Zeit mehr beibringen können.

Es folgen einige Beispiele für pädagogisch günstige Momente:
- wenn der Klient eine Frage stellt
- wenn der Klient eine provokante Aussage macht wie: «So etwas passiert mir andauernd.»
- wenn Sie Medikamente verabreichen. Erklären Sie, um welches Mittel es sich handelt und was es bewirkt.

- wenn Sie eine Behandlungsmaßnahme ausführen. Beschreiben Sie dann, was Sie tun und warum.
- wenn Sie eine Prozedur durchführen. Erläutern Sie die einzelnen Schritte, damit der Klient Ihre Denkprozesse nachvollziehen kann.
- wenn der Klient bestimmte Speisen bestellt. Diskutieren Sie die Ernährungsregeln.
- wenn der Klient und Sie etwas im Fernsehen sehen, das Bezug zur Situation des Patienten hat. Bauen Sie ein Gespräch auf dem Gesehenen auf.
- wenn Dritte das richtige Verhalten demonstrieren. Machen Sie den Klienten zum Beispiel darauf aufmerksam, wie der Arzt sich vor der Untersuchung die Hände wäscht.

Kasten 5-2: Wie man gut zuhört

Alles, was wir tun müssen, ist zuhören – wirklich zuhören. *(Dass & Gorman, 1985, S. 69)*

Je weniger Sie über den Klienten wissen, desto größer ist die Gefahr, dass Sie ihm falsche oder aber bereits bekannte Informationen geben. Sie können wertvolle Zeit sparen, wenn Sie genauer zuhören. Je besser Sie Ihren Klienten verstehen, desto individueller, gezielter und rationeller wird Ihre Beratung.

- Wichtig ist, dass Sie zuhören *wollen*.
- Schalten Sie Ablenkungen aus.
- Hören Sie sich die gesamte Botschaft an. Unterbrechen Sie den Sprecher nicht.
- Hören Sie aktiv zu. Hören Sie zu, um zu lernen. Hören Sie sich an, was gesagt wird, und denken Sie darüber nach.
- Heucheln Sie Interesse nicht nur, sondern zeigen Sie echte Anteilnahme.
- Lauschen Sie auf mehreren Ebenen. Hören Sie zum einen auf den Inhalt dessen, was der Klient Ihnen erzählt, aber auch auf das, was er über sich selbst mitteilt.
- Erkennen Sie Ihre eigenen Gefühle an, aber schieben Sie sie momentan weg. Wenn der Klient etwas sagt, das Sie emotional berührt oder aufregt, dürfen Sie sich nicht auf Ihre Reaktion konzentrieren. Sie werden sonst nicht mehr zuhören können.
- Versuchen Sie, den Sinn hinter dem Gesagten zu erkennen. Hören Sie auch auf das, was ungesagt bleibt.
- Versuchen Sie, die Gefühle des Sprechers herauszuhören.
- Benutzen Sie die Worte des Klienten, wenn Sie sich auf ein Gefühl beziehen, das dieser beschrieben hat.
- Lesen Sie nonverbale Botschaften (Körperhaltung, Gesichtsausdruck, Betonung und Atmung).
- Merken Sie sich wichtige Dinge, die der Klient sagt.
- Wiederholen Sie wichtige Punkte, um zu zeigen, dass Sie verstanden haben, was er sagen wollte.
- Nicken Sie mit dem Kopf. Beugen Sie sich ein wenig nach vorne. Zeigen Sie, dass Sie zuhören.
- Haken Sie gegebenenfalls nach. Sagen Sie: «Erzählen Sie weiter.» Oder fragen Sie: «Und was ist dann passiert?»
- Wenn Sie konkrete Informationen möchten, sind gezielte Fragen angebracht: «Sprechen Sie von Ihrer jüngeren oder Ihrer älteren Tochter?» Oder: «Waren Sie schon beim Röntgen?»
- Wiederholen Sie die wesentlichen Details, um zu zeigen, dass Sie verstanden haben. Ein Beispiel: «Sie haben die Schmerzen in Ihrer Brust gespürt, dachten aber, es sei nichts Ernstes?»
- Sind Sie verwirrt oder wissen nicht genau, was der Klient meint, paraphrasieren Sie seine Äußerungen. Hören Sie zu und wiederholen Sie, was er Ihrer Meinung nach gesagt hat. Zitieren Sie den Klienten dabei nicht wörtlich, sondern formulieren Sie das Gesagte um: «Das klingt, als ob Sie sich ... fühlen.»
- Wenn Sie es für angebracht halten, können Sie während einer pflegerischen Prozedur oder eines Gesprächs Körperkontakt herstellen. Legen Sie Ihre Hand auf den Arm oder die Schulter des Klienten. So spürt er, dass er nicht allein ist.

Eine Studie an einer Universität ergab, dass Studenten, die in der Bibliothek um Informationen baten, die Auskünfte der Bibliothekare länger behielten, wenn diese Körperkontakt herstellten, indem sie die Studenten leicht am Arm berührten, während sie ihre Fragen beantworteten. *(Wurman, 1989, S. 321)*

- Schweigen ist erlaubt. Es ermöglicht Ihnen und dem Klienten, die Gedanken zu sammeln, Gefühle unter Kontrolle zu bringen, das Gesagte noch einmal durchzugehen und nachzudenken, worüber man als Nächstes spricht.
- Sprecher wiederholen sich, wenn sie den Eindruck haben, nicht gehört bzw. verstanden worden zu sein. In diesem Fall sollten Sie deutlich machen, dass die Botschaft bei Ihnen angekommen ist, damit der Klient fortfahren kann.
- Geben Sie keine guten Ratschläge, sondern objektive Informationen. Letztere ermöglichen dem Klienten, fundierte Entscheidungen zu treffen. Ratschläge helfen ihm nicht weiter. Bewahrheiten sie sich, machen Sie den Klienten von sich abhängig, statt seine Eigenständigkeit zu fördern, und schlechte Ratschläge werden Sie das Vertrauen des Patienten kosten.

- wenn der Klient Wissen beweist, das er sich in informellen Lernsituationen angeeignet hat. Bestätigen Sie es ihm, wenn seine Informationen richtig sind und er sie korrekt angewendet hat.
- wenn der Klient zeigt, dass er von falschen Informationen ausgeht beziehungsweise mangelhaft informiert ist. Vermitteln Sie ihm die richtigen Informationen.
- wenn der Klient die Notwendigkeit einer Veränderung zum Ausdruck bringt. Liefern Sie ihm Informationen, die diesen Prozess unterstützen können.
- wenn der Klient eine Selbstpflegeaktivität durchführt. Macht er seine Sache gut, loben Sie ihn. Sehen Sie ein Sicherheitsrisiko, teilen Sie ihm dies mit und bringen Sie ihm bei, wie er es richtig machen kann.
- wenn der Klient über mangelnde Unterstützung klagt. Weisen Sie ihn auf die verfügbaren Gemeinderessourcen hin.

Sicher ist Ihnen aufgefallen, dass nahezu jede Interaktion mit dem Klienten pädagogisch günstige Momente in sich bergen kann. Orientieren Sie sich an den generellen Zielen der Patienten- und Angehörigenberatung sowie an den gemeinsam mit dem Klienten formulierten Zielen, um zu entscheiden, wann und wie Sie pädagogisch günstige Momente nutzen. Setzen Sie Prioritäten.

5.2.8 Herbeiführen pädagogisch günstiger Momente

Manchmal werden Sie den Klienten für die Beratung bereitmachen müssen. Mitunter kommt es vor, dass Patienten und ihre Angehörigen keine Fragen stellen, weil sie mit der neuen Herausforderung schlicht überfordert sind. Ihnen ist selbst nicht klar, was sie nicht wissen oder wissen müssten. Die Diagnose bzw. Krankheit ist so belastend, dass sie nicht vorausdenken und Fragen formulieren können. In diesen Fällen müssen Sie Lern- und Vermittlungsgelegenheiten herbeiführen, indem Sie Ihren Klienten genug Informationen geben, um überhaupt erst erkennen zu können, welche Kenntnisse ihnen fehlen.

▪ Beratung betreiben bedeutet auch, Umstände zu schaffen, unter denen Lernen möglich ist. *(Redman, 1993, S. 197)* ▪

Manchmal will es einem einfach nicht gelingen, einen Einstieg zu finden, um dem Klienten essenzielle Informationen zu vermitteln. Vielleicht interessiert es ihn im Grunde gar nicht, ob seine Medikamente Nebenwirkungen haben, obwohl er unbedingt wissen muss, dass gefährliche Nebenwirkungen auftreten können, und was er dann tun soll. Ihre Aufgabe als Unterweisender und Partner des Klienten ist es, die Voraussetzungen für den Lernprozess herbeizuführen.

▪ Ein Aufenthalt in der Notaufnahme kann beispielsweise einen pädagogisch günstigen Moment zur Vermittlung der Botschaft darstellen, wie wichtig Sicherheitsgurte sind. Während des Aufenthalts und bei der Entlassung können wir ausnutzen, dass unsere Patienten und ihre Angehörigen hochgradig motiviert sein dürften, uns zuzuhören. Diese erhöhte Aufmerksamkeit mag aus den Umständen resultieren, die zum Aufsuchen der Notaufnahme geführt haben (zum Beispiel ein Verkehrsunfall) oder aber auf der dramatischen Kulisse, die eine Notaufnahme für Botschaften über Unfallverhütung abgibt. *(Todd, 1996, S. 242)* ▪

Finden Sie zuerst heraus, was der Klient wissen muss, um die Ziele der Patienten- und Angehörigenberatung erreichen zu können. In **Kasten 5-4** auf Seite 92 finden Sie Tipps, wie Sie die essenziellen Beratungsinhalte festlegen können.

Welche körperlichen, geistigen und seelischen Kompetenzen oder Eigenschaften muss Ihr Klient aufweisen, um die angestrebten Ziele erreichen zu können? Welche Herausforderungen kommen auf ihn zu?

Welche Ressourcen sind nötig, um die Ziele zu verwirklichen? Potenzielle Ressourcen sind Menschen, Zeit, Informationen und Fähigkeiten des Klienten.

Welche Lernpotenziale hat Ihr Klient? Glaubt er daran, dass er die Ziele erreichen kann? Hat er den Eindruck, eine Erlaubnis zum Handeln zu

Kasten 5-3: Assessmentschema für die Patienten- und Angehörigenberatung

I. Physiologische Daten
  A. Hauptbeschwerde
  B. Anamnese der aktuellen Krankheit bzw. Beschwerde
  C. Untersuchung der Organsysteme
  D. Funktionelle, kognitive und sensorische Fähigkeiten (Angst, Konzentrationsvermögen)
II. Familienprofil
  A. Zusammensetzung des Haushalts
  B. Geschlecht und Alter der Mitglieder
  C. Beruf der Familienmitglieder
  D. Gesundheitszustand der Familienmitglieder; körperliche Einschränkungen
  E. Stammbaum der Familie
III. Verfügbare Ressourcen
  A. Befriedigung der physischen Bedürfnisse
    1. Wohnung: Fläche, Komfort, Sicherheit
    2. Einkommen: ausreichend für Grundbedürfnisse und wichtige Extras?
    3. Gesamtfähigkeit zur Selbstpflege
    4. Krankenversicherung
  B. Umfeld-/Gemeinderessourcen: Hilfe von Freunden, Nachbarn, Kirchengemeinde und Ämtern?
    1. Art der geleisteten Unterstützung?
IV. Bildung, Lebensstil und Überzeugungen
  A. Bildungshintergrund und Einstellung zum Lernen
    1. Können alle erwachsenen Familienmitglieder lesen und schreiben? Lassen Sie sich einen Text aus den Beratungsunterlagen laut vorlesen.
    2. Welchen Wert messen die Familienmitglieder formeller und informeller Bildung bei? Welchen Bildungsgrad haben die einzelnen Familienmitglieder?
    3. Gibt es Sprachbarrieren zwischen dem Patienten, seinen Angehörigen, der Gemeinde und dem medizinischen Personal?
  B. Lebensstil und kultureller Hintergrund
    1. Glaubt die Familie an volksmedizinische Behandlungsformen?
    2. Verstoßen die Beratungsinhalte gegen kulturelle Normen oder die Lebensweise der Familie?
    3. Welches sind die normalen Ernährungsmuster der Familie?
    4. Wie gestalten sich die Schlafgewohnheiten der Familie?
    5. Welchen Aktivitäten, sportlichen Betätigungen, Freizeitbeschäftigungen und Hobbys gehen die Mitglieder nach?
  C. Lernvermögen der Familienmitglieder
    1. Können sie Informationen rasch verarbeiten?
    2. Sind sie in der Lage das Gelernte anzuwenden?
  D. Selbstkonzept der Familie
    1. Mangelt es den Familienmitgliedern an Selbstwertgefühl?
    2. Fühlen sie sich in Anbetracht der eigenen Lebenssituation bzw. der Krankheit des Patienten machtlos?
V. Funktionalität der Familie
  A. Sensibilität gegenüber den Bedürfnissen von Familienmitgliedern
    1. Wie wird der Patient von seinen Angehörigen wahrgenommen?
    2. Welche Beziehung haben die Angehörigen zum Patienten und untereinander?
  B. Kommunikationsvermögen
  C. Fähigkeit, Rückhalt, Sicherheit und Ermutigung zu geben, besonders in Bezug auf die Beratung
  D. Fähigkeit, sich selbst zu helfen und gegebenenfalls Hilfe von außen anzunehmen
    1. Ist die Familie der Beratung gegenüber offen?
    2. Werden die Familienmitglieder nötigenfalls um Hilfe bitten?
  E. Flexibilität der Rollenausübung
  F. Entscheidungsfähigkeit
  G. Fähigkeit zur Änderung von Auffassungen über Status, Ziele und Beziehungsstrukturen der Familie
  H. Fähigkeit, mit Krisensituationen umzugehen
    1. War die Familie schon früher mit chronischer Krankheit konfrontiert?
    2. Wie hat die Familie auf Situationen reagiert, in denen ein Mitglied durch Unfall verletzt oder getötet wurde? Wer hat ihr darüber hinweggeholfen?
VI. Verständnis des aktuellen Problems
  A. Problembewusstsein (8 Fragen):
    1. Wodurch wurde das Problem verursacht?
    2. Warum ist es genau zu diesem Zeitpunkt aufgetreten?
    3. Was macht Ihre Krankheit mit Ihnen? Nach welchen Funktionsprinzipien verläuft sie?
    4. Wie schwer ist Ihre Krankheit? Wird sie kurz oder lange dauern?
    5. Welche Therapie sollte Ihrer Meinung nach eingeleitet werden?
    6. Welche Ergebnisse erhoffen Sie sich von dieser Therapie?
    7. Welches sind die größten Probleme, die Ihre Krankheit verursacht hat?
    8. Was fürchten Sie im Zusammenhang mit Ihrer Krankheit am meisten?
  B. Punkt im Leben der Familie, an dem das Problem auftrat
  C. Art des Krankheitsausbruchs: schleichend oder plötzlich?
  D. Überlebensprognose bzw. Rehabilitationsprognose
  E. Art und Umfang der krankheitsbedingten Funktionseinschränkungen

> **Assessmentschema für die Patienten- und Angehörigenberatung** (Fortsetzung)
>
> F. Grad des Vertrauens, das die Familie in das Gesundheitssystem setzt
>
> VII. Patient, Gesundheitsproblem und Beratungsbedarf
> A. Bildungsmäßiger und kultureller Hintergrund des Patienten, besonders falls diese Faktoren sich von denen der Angehörigen unterscheiden
> B. Selbstkonzept und Stressverhalten des Patienten
> C. Körperliche Einschränkungen, die den Patienten beim Lernen bzw. bei der Selbstpflege stören könnten
> D. Kenntnisstand des Patienten
>   1. Kennt er die Aufgaben des Gesundheitspflegeteams? Versteht er dessen Empfehlungen?
>   2. Kennt er andere Menschen mit demselben Problem und weiß um deren Behandlung?
>   3. Welche Funktion besitzt er innerhalb seiner Familie?
>   4. War er schon einmal krank?
>   5. Welche Art des physiologischen Feedback verwendet er?
> E. Sind der Patient und seine Angehörigen bereit, Ziele mit dem Gesundheitspflegeteam auszuhandeln?
> F. Stimmen die Wahrnehmungen und Erwartungen des Patienten mit denen seiner Angehörigen überein?
>
> Nach: Rankin, S. H. & Stallings, K. D. (1996). *Patient education: Issues, principles, practices* (3rd ed.). Philadelphia: Lippincott-Raven.

brauchen? Kann er erworbene Fähigkeiten einüben und zum Tragen bringen?

Auch das Umfeld lässt sich nutzen, um pädagogisch günstige Momente herbeizuführen. Es bietet viele Möglichkeiten, das Engagement des Klienten anzuregen. Dabei braucht es sich keineswegs um teure «High-Tech-Lösungen» zu handeln, wie das folgende Beispiel illustriert:

■ Wenn der Patient im Wartezimmer sitzt, bemerkt er an der Wand dieses bunte, ansprechende Poster und liest: «Wir reden nicht nur von Prävention, wir betreiben sie. Sprechen Sie uns an.» So wird der Patient auf Prävention eingestimmt; er wird darauf vorbereitet, bei jedem Besuch etwas über Präventionsmaßnahmen zu hören. Auch wenn er wahrscheinlich wegen einer akuten Krankheit gekommen ist, sollte jede Gelegenheit, d. h. jede Begegnung mit dem Patienten und jeder «pädagogisch günstige Moment» zu Präventionszwecken genutzt werden. *(«Put prevention», 1994, Online)* ■

Im Falle computergestützter Lernprogramme allerdings wird das Interesse des Klienten durch kostenintensivere und technisch hochentwickelte Methoden geweckt:

■ Technologie unterstützt den Lernprozess, indem sie im «pädagogisch günstigen Moment» zusätzliche Anreize und Belohnungen liefert. Sie hilft, die Verantwortung für das Lernen zu verschieben, so dass sie gleichmäßiger zwischen Klient und Betreuer aufgeteilt ist. Sie erlaubt dem Klienten, selbstständiger zu arbeiten, und reißt die Barrieren zwischen Fachmann und Laien ein. *(«A dialogue», 1996, Online)* ■

5.3 Der Haken an pädagogisch günstigen Momenten

> Eines Samstagnachmittags rief mich eine Nachbarin an. Sie habe ihren Mann abgeholt, erzählte sie, der am späten Vormittag aus dem Krankenhaus entlassen worden sei. Er müsse nun zum Teil andere Medikamente einnehmen als vorher, und bei der Entlassung habe ihnen niemand erklärt, warum dies notwendig sei, welche davon er bereits im Krankenhaus bekommen habe und wann die Einnahme fällig sei. Nun habe sie gerade gemerkt, dass sie ja gar nicht wisse, was sie ihm geben solle. Ich riet ihr, in der Station anzurufen und mit der Pflegeperson zu sprechen, die ihren Mann entlassen hatte.

Diese Klientin hatte nicht alle Informationen bekommen, die sie benötigte, um den Behandlungsplan zu Hause umsetzen zu können.

> Pädagogisch günstige Momente stellen wundervolle Gelegenheiten zur Beratung dar, verlässt man sich jedoch ausschließlich auf sie, läuft man Gefahr, nicht umfassend genug zu informieren.

Kasten 5-4: Um welche Inhalte geht es?

Was muss dem Klienten vermittelt werden? Wie ist der Unterschied zwischen unbedingt notwendigen und ergänzenden Informationen zu erkennen?

Orientieren Sie sich bei der Beantwortung dieser Fragen an den generellen Zielen der Patienten- und Angehörigenberatung, weil hier ein Konsens zwischen dem Klienten und dem Gesundheitspflegeteam besteht:

- sachgerechte und wohlüberlegte Entscheidungen treffen
- lebensnotwendige Selbstversorgungskompetenzen entwickeln
- Probleme erkennen und entsprechend darauf reagieren
- Antworten auf Fragen bekommen beziehungsweise die richtigen Ansprechpartner finden.

Diese Ziele werden Ihnen helfen, jene Kenntnisse zu identifizieren, die der Klient unbedingt haben muss.

- Welche Entscheidungen wird der Klient zu treffen haben? Sind irgendwelche Tests, Prozeduren oder Operationen angesetzt? Werden Einverständniserklärungen zu unterzeichnen sein?
Fragen Sie den Klienten, was er über diese Dinge weiß. Bereiten Sie ihn so vor, dass er sachgerecht und wohlüberlegt entscheiden kann.
- Welche Selbstversorgungskompetenzen braucht der Klient, um überleben zu können? Was hat sich geändert? Was ist neu? Wird der Klient bestimmte Prozeduren verrichten oder Geräte bedienen müssen? Wird er irgendwelche Medikamente einnehmen bzw. verabreichen und seine Ernährung oder seine Aktivitätsmuster umstellen müssen? Was könnte ihm die Umsetzung des Planes erschweren? Lebt er vielleicht ohne Strom- und Wasseranschluss, hat kein Geld, um Medikamente oder Apparate zu kaufen oder ist immobil? Welche Gefühle könnte er zu erleben erwarten?
Bitten Sie Ihren Klienten, jeden Schritt der Umsetzung des Plans mit Ihnen durchzusprechen. Achten Sie auf Missverständnisse und potenzielle Implementationshindernisse. Betreiben Sie Beratung nach Bedarf.
- Identifizieren Sie die Probleme, die auftreten könnten, wie Nebenwirkungen oder Komplikationen. Welche psychosozialen Reaktionen gäben Anlass zur Sorge und würden eine Nachbetreuung erfordern? Ein Beispiel wären die Zeichen und Symptome von Depressionen. Fragen Sie den Klienten, ob _____ für ihn ein Problem wäre. Wenn ja, warum? Wie sollte er darauf reagieren? Bereiten Sie ihn darauf vor, potenzielle Probleme zu erkennen und Lösungen zu finden. Wann sollte Ihr Klient einen Arzt oder den Notdienst rufen?
Stellen Sie ihm eine Liste mit Ressourcen zusammen.

- Identifizieren Sie die Sorgen Ihres Klienten. Was muss er bei der Entlassung wissen, um sich sicher und wohl zu fühlen? Stimmen Sie die Beratungsinhalte auf die individuellen Bedürfnisse des jeweiligen Klienten ab.

Vermeiden unnötiger Wiederholungen
Schauen Sie in den Unterlagen nach, was dort von anderen Mitgliedern des Gesundheitspflegeteams an edukativen Maßnahmen dokumentiert wurde. Überprüfen Sie, inwieweit der Klient die bisher angebotenen Informationen verstanden hat, und knüpfen Sie daran an.

Evaluieren des Kenntnisstandes
Greifen Sie ein Thema heraus, und fragen Sie den Klienten, was er darüber weiß: «Erzählen Sie mir, was Sie über _____ wissen.» Oder: «Sie müssen die Narbe zu Hause selbst versorgen können. Ich möchte Sie aber nicht mit Dingen langweilen, die Sie bereits wissen. Woran könnten Sie erkennen, ob die Wunde infiziert ist?»

Keine Beratung ohne Dokumentation
Räumen Sie Fehlinterpretationen und Missverständnisse sofort aus. Liefern Sie dem Klienten gegebenenfalls die nötigen Details.

Denken Sie immer daran, dass man den Klienten am besten auf eine Prozedur vorbereiten kann, wenn man ihm statt der technischen Details die sensorischen Eindrücke, die dabei auftreten werden, genau beschreibt. Durchlebt der Klient dann später die tatsächliche Prozedur, wird er nach den erwähnten Punkten Ausschau halten und, wenn sie wie beschrieben auftreten, beruhigt sein, dass alles nach Plan verläuft.

Erzählen Sie Ihrem Klienten beispielsweise, dass die Manschette des Blutdruckmessgeräts, wenn sie am Oberarm aufgepumpt wird, kurzzeitig recht eng ist, dass sich das Stethoskop in der Armbeuge kalt anfühlt, dass es ein Zischen gibt, wenn die Luft wieder abgelassen wird, und dass der Puls im Arm fühlbar sein kann. Verwenden Sie beschreibende, wertfreie Begriffe, um die Empfindungen zu benennen, wie zum Beispiel *Druck* oder *Zwicken* statt *Schmerz*.

Wenn Sie selbst nicht wissen, wie der Apparat zu bedienen ist, mit dem Ihr Klient nach Hause entlassen wird, oder die Antwort auf eine seiner Fragen nicht kennen, überlegen Sie, wer es wissen könnte. Fragen Sie andere Mitglieder des Gesundheitspflegeteams. Nutzen Sie Ihre Verbindungen und Quellen.

Dokumentieren Sie stets Ihre Einschätzung der Lernbereitschaft und Lernfähigkeit des Patienten sowie Ihre Evaluation des Verständnisses, das er von den wesentlichen Informationen hat. Notieren Sie auch, in welchen Bereichen noch Bekräftigung oder weitere Evaluation nötig ist.

Wie aber soll man vorausplanen, wenn man noch gar nicht weiß, wie sich der Behandlungsplan ändern wird und was der Klient wissen muss? Lesen Sie dazu **Kasten 5-5** ab Seite 94.

Überprüfen Sie die Vollständigkeit, indem Sie das Gelernte evaluieren. Die für die oben erwähnte Nachbarin zuständige Pflegeperson hätte das Versäumnis schnell bemerkt, wenn sie noch einmal nachgefragt hätte: «Wann müssen Sie Ihrem Mann das nächste Mal Medikamente geben und welche sind das?»

In einem pädagogisch günstigen Moment edukativ tätig zu werden, heißt die Planungsphase zu überspringen, die auch dazu dient, dass Sie selbst sich Informationen verschaffen. Wenn Sie Ihr Wissen spontan weitergeben, sollten Sie sichergehen, dass Ihre Auskünfte korrekt und vollständig sind. Kennen Sie eine Antwort nicht oder haben Sie Zweifel an der Richtigkeit Ihrer Kenntnisse, sollten Sie das lieber offen zugeben und in einem Fachbuch nachschlagen oder ein Teammitglied ansprechen, das über die betreffenden Informationen verfügt. Verknüpfen Sie die Antwort mit Ihren bisherigen Kenntnissen und gehen Sie damit zurück zu Ihrem Klienten.

5.3.1 Pädagogisch ungünstige Momente

Wenn Sie bei einem Klienten Widerstand gegen Ihre edukativen Bemühungen spüren, sollten Sie sofort innehalten und die Situation neu einschätzen. Denn dadurch, dass Sie pädagogisch günstige Momente genutzt und die Beratung deshalb nicht eigens geplant haben, könnten Sie versehentlich einen wichtigen Assessmentschritt übergangen haben.

Manchmal scheint ein Klient einfach nicht willens zu sein, etwas zu lernen. Das ist besonders frustrierend für uns, weil es doch unsere Aufgabe ist, ihm die nötigen Kenntnisse zu vermitteln! Zum Glück lassen sich derartige Probleme meist dadurch ausräumen, dass man auf die vorhergehende Stufe zurückkehrt, sich weiter mit dem Klienten unterhält und ihm aufmerksam zuhört. Details finden Sie in **Kasten 5-6** auf Seite 96.

Wenn Sie Widerstand spüren, bremsen Sie ab und stellen Sie den Fokus neu ein; und zwar nicht auf Ihre eigenen Frustrationen, sondern auf die Bedürfnisse des Patienten, der in diesem Fall ein Lernender ist.

▪ Also sind wir gefordert, alles einzubringen, was wir an Fachwissen angehäuft haben, ohne dabei jedoch die helfende Beziehung selbst einzuengen. Wir sind auf die Dienste unseres Intellekts angewiesen, dürfen aber nicht zulassen, dass er das intuitive Mitgefühl unseres Herzens blockiert. Das ist wahrlich nicht einfach. Denn die Versuchung, uns allein über unser Wissen zu definieren, ist besonders stark, wenn wir jemandem helfen sollen. *(Dass & Gorman, 1985, S. 130)* ▪

5.3.2 Anpassen des Beratungsstiles

Patienten- und Angehörigenberatung ist keine bloße Informationsvermittlung. Manchmal lässt sich bei Klienten Problembewusstsein nicht einfach dadurch erzeugen, dass wir ihnen Informationen an die Hand geben, mit deren Hilfe es möglich ist, Verhaltensänderungen herbeizuführen und die erwünschten Ergebnisse zu erzielen.

Hören Sie Ihren Klienten zu. Wie gelangen sie zu einer Entscheidung? Wie entscheiden sie, was zu tun ist?

Nicht jeder orientiert sich beim Kauf einer Waschmaschine oder eines Autos an Testergebnissen von Verbrauchermagazinen. Selbst wenn ein anderes Modell das bessere Preis-Leistungsverhältnis bietet, werden manche Leute trotzdem das teurere, schlechtere Modell kaufen, einfach weil es sich gut anfühlt.

> Manche Menschen entscheiden anhand ihrer Gefühle, nicht auf der Grundlage objektiver Informationen. Wenn wir dies bemerken, müssen wir unser edukatives Vorgehen darauf abstimmen.

Wenn wir unsere Vermittlungsstrategie nicht anpassen, werden wir wertvolle Zeit vergeuden. Wir werden Zeit auf Informationen verwenden, die niemand haben will. Unsere Instruktionen werden nicht umgesetzt, weil wir nicht richtig zugehört und die Informationen nicht so präsen-

Kasten 5-5: Die Entlassungsvorbereitung beginnt schon bei der Aufnahme.

Wie kann ich schon bei der Aufnahme mit der Entlassungsvorbereitung anfangen? Mein Patient ist akut krank. Wenn er erst so kurz da ist, weiß ich doch noch gar nicht, was er hat, geschweige denn, mit welchen Medikamenten oder Apparaten er nach Hause entlassen wird... *(Eine Pflegekraft)*

Von Ihrem ersten Tag an der Pflegeschule an haben Sie zu hören bekommen, die Entlassungsvorbereitung beginne am Tag der Aufnahme. Aber was bedeutet das eigentlich? Was soll man denn vermitteln, wenn man noch gar nicht weiß, welche Krankheit der Patient hat oder welche Medikamente bzw. Geräte er benötigen wird? Was könnte man ihm beibringen?

Entlassungsvorbereitung ist mehr als man auf den ersten Blick glauben mag. Es folgen einige Tipps, wie man schon bei der Aufnahme auf die Entlassung hinarbeiten kann. Sie eignen sich sogar, wenn ein Patient in die Intensivstation eingeliefert wird!

1. Beginnen Sie mit dem ersten Schritt der Beratung, dem Assessment.
   - Finden Sie heraus, was der Klient über seine Symptome, mögliche Diagnosen, Tests und Therapieformen weiß.
   - Füllen Sie das Anamneseformular aus und sammeln Sie Daten über die Lebensumstände des Patienten, seinen Lebensstil, sein Umfeld und über Probleme, die bei bzw. nach der Entlassung auftreten könnten.
   - Finden Sie heraus, was den Klienten bewegt. Was ärgert ihn oder macht ihm Angst? Was möchte er wissen?
2. Sie kennen die Zukunft nicht, also konzentrieren Sie sich auf die Gegenwart.
   - Was Sie im Krankenhaus tun, hat Einfluss darauf, was der Patient zu Hause tun wird. Klären Sie ihn über die Assessments auf, die Sie vornehmen, und erklären Sie ihm, wonach Sie suchen. Erläutern Sie die durchgeführten Tests und Prozeduren, die Medikamente, die Sie ihm verabreichen, und die benutzten Geräte. All dies bereitet ihn vor. Dieses Vorgehen sorgt aber nicht nur dafür, dass der Klient stets informiert ist, sondern es hilft ihm außerdem zu begreifen, worin das Problem eigentlich besteht, das den Rahmen für die spätere häusliche Versorgung vorgibt.
   - Betreiben Sie Beratung, wenn sich der Zustand des Patienten oder die ärztlichen Verordnungen ändern. Warum wurde die Medikation umgestellt? Warum ist dieser Test jetzt nötig? Warum wird diese Prozedur durchgeführt?
   - Verweisen Sie Ihren Klienten an relevante Ressourcen sowohl im Krankenhaus als auch in der Gemeinde, in der er wohnt.
   - Ein Großteil der Beratung wird in Form von lockerer Konversation stattfinden. Lassen Sie sich von dieser informellen Atmosphäre jedoch nicht täuschen. Die Informationen, die Sie dem Klienten in solchen Gesprächen geben, sind es trotzdem unbedingt wert, dokumentiert zu werden.
   - Achten Sie darauf, dass Sie bei der Beratung keine Monologe halten, sondern sich mit Ihrem Klienten austauschen. Finden Sie heraus, was er weiß und was er wissen möchte. Manche Dinge, die Sie sagen, werden für ihn keinen Sinn ergeben, weil er von bestimmten Annahmen ausgeht. Etwas, das für Sie offensichtlich ist, muss dem Klienten noch lange nicht klar sein.
3. In dem Maß, wie Sie mehr über Diagnose und Prognose erfahren, können den Beratungsbedarf Ihres Klienten vorhersehen. Wenn die Entlassung näher rückt, sollten Sie überlegen, wie Sie ihn am besten vorbereiten könnten. Was hat sich für ihn verändert?
   - Informieren und instruieren Sie während der pflegerischen Betreuung. Bringen Sie dem Klienten bei, bestimmte Kennzeichen (etwa das Vorliegen von Fieber oder Atemnot) eigenständig zu erkennen und einzuschätzen. Erläutern Sie die Medikamente, die Sie verabreichen. Erklären Sie die Schritte des Verbandwechsels.
   - Evaluieren Sie die Lernerfolge. Bitten Sie den Klienten, Ihnen die Wirkungsweise eines Medikaments zu erklären oder zu sagen, welches der nächste Schritt des Verbandwechsels ist. Dokumentieren Sie, was der Klient bereits gelernt hat, damit andere darauf aufbauen können.
     – Je mehr Patienten Sie betreuen, desto eher werden Sie die typischen Muster der Entlassungspläne erkennen. Je erfahrener Sie sind, desto leichter wird es Ihnen fallen, den entsprechenden Beratungsbedarf vorherzusehen. Mit der Zeit werden Sie eventuell sogar schon vorher wissen, welche Entlassungsverordnungen ein bestimmter Arzt schreiben wird.
     – Wenn Sie die genauen Entlassungsverordnungen noch nicht kennen, arbeiten Sie sich im Verlauf der Beratung vom Allgemeinen zum Speziellen vor.
   - Selbst wenn noch nicht feststeht, mit welcher Art Verband der Patient nach Hause geht, können Sie davon ausgehen, dass jeder Verband einmal gewechselt werden muss, und Ihrem Klienten etwas über den Sinn des Verbandwechsels und eine saubere bzw. sterile Technik beibringen.
   - Nicht jeder Asthmapatient wird mit denselben Medikamenten nach Hause entlassen, Sie können ihn jedoch über die verschiedenen Arten von Asthmamedikamenten und ihre Wirkungsweisen aufklären

> **Die Entlassungsvorbereitung beginnt schon bei der Aufnahme.** (Fortsetzung)
>
> - Wenn die Entlassung näher rückt, gilt es abzuschätzen, inwieweit die Pflege im Krankenhaus zur häuslichen Versorgung in Beziehung steht.
>   - Unterstreichen Sie die Bedeutung der Nachsorge und der Einhaltung des häuslichen Pflegeplans. Klären Sie den Patienten darüber auf, von welchen Zeichen und Symptome er dem Arzt berichten sollte. Bringen Sie ihm beispielsweise bei, wie er eine vermutliche Infektion beschreiben kann.
> 4. Tauschen Sie sich mit anderen Mitgliedern des Gesundheitspflegeteams aus.
>   - Fragen Sie den zuständigen Arzt, welche Entlassungsverordnungen er vermutlich schreiben wird, damit Sie die Beratung darauf abstellen können. Erklären Sie ihm, dass Sie dies so schnell wie möglich wissen möchten, damit Sie frühzeitig mit der Beratung beginnen, das Gelernte bekräftigen und die Lernerfolge evaluieren können.
>   - Dokumentieren Sie, was der Klient weiß und was er wissen möchte. Lesen Sie die Beratungsnotizen, die Ihre Kollegen in der Akte gemacht haben, und bauen Sie darauf auf. Evaluieren Sie die Lernerfolge, bevor Sie mit neuen Beratungsschritten beginnen. Setzen Sie dies über den gesamten Krankenhausaufenthalt hinweg fort.
>
> Entlassungsvorbereitung ist mehr, als eine Liste von Medikamenten, benötigten Hilfsmitteln und Nachsorgeterminen auszuhändigen! Entlassungsvorbereitung bedeutet, die Fähigkeiten und Bedürfnisse des Patienten und seiner Angehörigen kennen zu lernen, um die edukativen Maßnahmen individualisieren zu können. Entlassungsvorbereitung bedeutet, den Klienten während seines Krankenhausaufenthalts mit allen möglichen Symptomen, Assessments, Tests, Prozeduren und Behandlungsmaßnahmen vertraut zu machen, damit er sachgerechte Entscheidungen treffen kann. Und Entlassungsvorbereitung bedeutet, sich die Sorgen des Klienten anzuhören und ihm verstehen zu helfen, was mit ihm geschieht.
>
> Gerade wenn Sie mit akut Kranken arbeiten, mag sich all dies nicht nach Entlassungsvorbereitung anhören, es liefert jedoch den nötigen Rahmen und bereitet den Klienten auf die häusliche Versorgung vor. Ein Vorgehen dieser Art gibt ihm Einblick in die Zusammenhänge zwischen Krankheit und Therapie, zwischen Symptomen und Reaktionen. Dieser Hintergrund wird ihm auch bei der Problemlösung helfen. Tritt zu Hause eine problematische Situation ein, dürfte der Klient genug darüber wissen, warum bestimmte Dinge getan werden, um selbst auf eine Lösung zu kommen.
>
> Beginnen Sie mit der Entlassungsvorbereitung schon bei der Aufnahme, werden Sie am Tag der Entlassung keine eigentliche Beratung mehr durchführen müssen, sondern es wird genügen, einen kurzen Überblick zu geben und diesen durch einige Details zu ergänzen, die sich aus den ärztlichen Entlassungsverordnungen ergeben.
>
> Wenn Sie sich mit den übrigen Mitgliedern des Gesundheitspflegeteams zusammentun und schon am Aufnahmetag mit der Entlassungsplanung anfangen, werden Sie den Beratungsaufwand bei Entlassungen nicht mehr als Hurrikan empfinden, sondern als sanfte Brise.

tiert haben, dass sie dem Klienten als relevant erscheinen.

■ Die Vorbehalte eines Patienten gegen die Therapie müssen respektiert, angehört und geklärt werden. *(Hammerschmidt & Meador, 1993, Regel 44)* ■

Beginnen Sie erst mit der Beratung, wenn Sie den Adressaten wirklich kennen. Hören Sie ihm zu, um die geeignetste und effektivste Form der Beratung herauszufinden. Einen widerstrebenden Klienten mit Fakten zu überfahren, wird an dessen Gesundheitsverhalten nichts ändern, sondern die Partnerschaft belasten und die Langzeitwirkung der Therapie blockieren. Wer so handelt, wird die Ziele der Patienten- und Angehörigenberatung niemals erreichen.

Das Zuhören kostet Zeit, die Sie aber durch den Erhalt der Beziehung und die Individualisierung der Beratung schnell wieder hereinholen werden, denn individualisierte Beratung ist effiziente Beratung. Den Klienten mit Informationen zu überhäufen und dadurch Bindungen zu zerstören, die es dann erst wieder zu reparieren gilt, wird länger dauern, als die Beratung von Anfang an auf den Klienten abzustimmen. Im schlimmsten Fall wird dieses Vorgehen aber nicht nur mehr Zeit in Anspruch nehmen, sondern kaum oder gar nicht zum Ziel führen. Die Pflegequalität ist am höchsten, wenn Sie zuerst zuhören und die Beratung dann konsequent individualisieren.

Woher weiß man, ob man den Klienten bevormundet? Hören Sie in sich hinein. Glauben Sie, Recht zu haben, während Ihr Klient im Unrecht ist? Streiten Sie mit ihm oder führen Sie zumindest hitzige Diskussionen? Dann sollten Sie sofort schweigen.

Fragen Sie den Klienten nach seinem Standpunkt, nach seiner Einschätzung der Situation. Sind Sie sich mit ihm über die Beratungsziele einig? Steuert er mit seinen Entscheidungen auf die Verwirklichung dieser Ziele hin? Falls nicht, warum akzeptieren Sie seine Ziele nicht? Betreiben Sie Beratung aus Ihrem Gefühl heraus oder stützen Sie sich auf objektive Informationen?

Fragen, beobachten und verstehen Sie. Dann haben Sie nicht nur genug Zeit zur Beratung, sondern werden diese Arbeit außerdem gut machen.

Kasten 5-6: Was tun, wenn jemand nicht lernen will?

Wenn Sie merken, dass jemand nicht lernen will, brechen Sie unbedingt ab. Widerstand muss für uns ein absolutes Warnsignal sein. Er zeigt uns, dass wir einen Schritt des Beratungsprozesses ausgelassen haben. Haben Sie bei Ihrem Klienten folgende Punkte eingeschätzt:
- Beratungsbedarf
- Lernbereitschaft
- Lernfähigkeit
- Lernhindernisse wie z. B. bestimmte Überzeugungen?

Haben Sie gemeinsam mit Ihrem Klienten kurzfristige Beratungsziele formuliert, die ihn auch im Hinblick auf folgende Aspekte einen Schritt voranbringen:
- sachgerechte und wohlüberlegte Entscheidungen treffen
- lebensnotwendige Selbstversorgungskompetenzen entwickeln
- Probleme erkennen und entsprechend darauf reagieren
- Antworten auf Fragen bekommen bzw. die richtigen Ansprechpartner finden?

Haben Sie Ihre Annahmen überprüft?
- Muss sich der Klient vielleicht gar nicht selbst versorgen, oder will er das nicht? Möglicherweise mühen Sie sich mit der falschen Person ab. Denn selbst wenn der Patient ein kompetenter, funktionstüchtiger Erwachsener ist, kann es in Wahrheit sein Partner sein, der die Pflege übernimmt. Handelt es sich bei dem Kranken um ein Kind, kommen Mama und Papa es vielleicht im Krankenhaus besuchen, obwohl die bei den anderen Kindern zu Hause gebliebene Oma die primäre Pflegeperson des kleinen Patienten ist.
- Was weiß und praktiziert der Klient bereits? Muss er überhaupt wissen, was Sie ihm beizubringen versuchen? Sind die Informationen wirklich neu für ihn? Eventuell stehen sie auch im Widerspruch zu seinen bisherigen Kenntnissen und Praktiken.

Was weiß der Klient? Welche Sorgen und Probleme hat er? Um verstanden zu werden, müssen wir zunächst selbst verstehen. Betreiben Sie Beratung in lockeren Gesprächen, nicht mit steifen Vorträgen.

Besprechen Sie Situationen, mit denen der Klient zu Hause konfrontiert werden könnte, und fragen Sie ihn, wie er damit umgehen, wie er das Problem lösen würde. Fragen Sie ihn zum Beispiel, wie er eine Infektion erkennen kann. Bauen Sie Ihre Beratung auf der Antwort auf. Bestätigen Sie korrekte Antworten und fügen Sie jene Anzeichen hinzu, die der Klient vergessen hat. Wenn Sie über Fieber sprechen, fragen Sie ihn, ob er ein Thermometer besitzt, und lassen Sie sich zeigen, wie er die Temperatur abliest. Fragen Sie ihn, wann er einen Arzt rufen würde.

Warum könnte ein Patient oder Angehöriger es ablehnen zu lernen?
- Vielleicht ist er eingeschüchtert, fühlt sich verletzt oder herabgesetzt oder fürchtet, Sie könnten merken, dass er ungebildet ist, nicht lesen und schreiben kann oder in ärmlichen Verhältnissen (zum Beispiel ohne Strom oder fließendes Wasser) lebt.
Solche Barrieren lassen sich überwinden, indem Sie eine Allianz mit dem Klienten schließen, bevor Sie mit der Beratung beginnen.
- Vielleicht empfindet er die Informationen, die Sie ihm liefern, als irrelevant, falsch (gemessen an seinen Überzeugungen) oder unverwendbar (weil er nicht über die nötigen Ressourcen verfügt, um Ihre Erwartungen zu erfüllen). Er könnte sich auch machtlos oder unfähig fühlen.
Solche Barrieren lassen sich umgehen, indem Sie mit Hilfe Ihres Assessments bestimmen, wie Sie die Beratung optimal individualisieren können.

Assessments und der Aufbau von Allianzen nehmen natürlich Zeit in Anspruch. Beides kommt nicht auf Kommando zum Zeitpunkt der Beratung zustande, sondern entwickelt sich im Verlauf jeder einzelnen Begegnung mit dem Patienten und seiner Familie.
Dokumentieren Sie Ihre Erkenntnisse, damit auch andere Mitglieder des Gesundheitspflegeteams davon profitieren können. Berufen Sie falls nötig eine interprofessionelle Pflegekonferenz ein. Wenn alle Teammitglieder mit dem Patienten und seinen Angehörigen kooperieren, wird es vielleicht gar nicht erst zu einer Lernunwilligkeit kommen.

- Aber vielleicht gibt es gar nichts, was wir tun könnten. Dann können wir einfach nur da sein, dem Betroffenen in seinem Schmerz zur Seite stehen und in unser eigenes Bewusstsein hineinhorchen … Herzen, die Leid kennen, treffen sich in gegenseitigem Verständnis und Vertrauen. Solch ein Zusammensein hilft immens. *(Dass & Gorman, 1985, S. 88)*

Manchmal ist einfach nicht der richtige Zeitpunkt für Beratung. Respektieren Sie das Recht Ihrer Klienten, die Beratung abzulehnen, sei es momentan (um den so dringend nötigen Schlaf zu bekommen) oder auf Dauer (weil sie emotional nicht in der Lage sind, bestimmte Dinge zu tun). Halten Sie eine Atmosphäre des Respekts, der offenen Kommunikation und des jederzeit möglichen Zugriffs auf Informationen aufrecht, und stellen Sie die zum jeweiligen Zeitpunkt optimale Selbstpflege sicher.

Eine gestörte Beziehung zwischen Ihnen und dem Klienten kann es mitunter notwendig machen, dass Sie zurücktreten und ein anderes Mitglied des Gesundheitspflegeteams die Beratung übernimmt. Lernen Sie, solche Momente zu erkennen und entsprechend zu reagieren.

- Manipulation behindert das authentische Wachstum beider. Meine Erfahrungen als Helfer, viel mehr aber noch als jemand, dem geholfen wurde, geben mir großes Vertrauen in die Fähigkeit der Gemeinschaft, für die Pflege ihrer Mitglieder Sorge zu tragen. Menschenliebe ist überall. Helfer sind im Grunde Leute, die am Brunnen Wasser für andere schöpfen. Sie sind umflossen von Mitgefühl, auch wenn wir manchmal Schwierigkeiten haben, es zum Blühen zu bringen und in die richtigen Bahnen zu lenken. *(Brandon, 1976, S. 108/109)*

5.4 Ein Beispiel für einen pädagogisch günstigen Moment

Mit diesem Buch hoffe ich, Sie in einem pädagogisch günstigen Moment zu erwischen.

Ganz gleich, wo ich mit Pflegekräften über Patienten und Angehörigenberatung spreche, ich bekomme immer wieder zu hören, es sei einfach nicht genug Zeit dafür da. Wenn Sie dieses Buch gekauft haben, sind Sie offensichtlich bereit, willens und in der Lage, dazuzulernen, etwas zu ändern und zu handeln.

- Man kann ohne jedes Vorwissen und ohne jegliche Übung seinen Weg durch einen Irrgarten von Informationen finden, wenn man sie zur persönlichen Sache macht, wenn man selbst entscheidet, welchen Gewinn man daraus ziehen möchte, und wenn man sich mit seinen Wissenslücken anfreundet. *(Wurman, 1989, S. 165)*

Sie brauchen nicht das ganze Buch in einem Rutsch durchzulesen. Selbstverständlich dürfen Sie das, wenn Sie möchten, aber Sie müssen nicht. Schließlich haben Sie eine Menge zu tun, und es fehlt Ihnen sicher die Zeit dazu. Springen Sie statt dessen zwischen den Kapiteln hin und her. Blättern Sie im Stichwortverzeichnis. Suchen Sie nach Informationen, die Sie gerade benötigen. Halten Sie das Buch in Reichweite und kommen Sie darauf zurück, wenn Ihnen der Sinn nach mehr steht.

Dieses Buch ist nicht dafür gedacht, nur passiv gelesen zu werden. Es ist dafür gedacht, Sie als Leser aktiv in den Prozess der Verbesserung Ihrer edukativen Kompetenzen einzubeziehen. Wenn Sie beim Lesen auf Informationen stoßen, die Sie brauchen können, sollten Sie nicht zögern, sie sofort in die Praxis umzusetzen. Denken Sie anschließend darüber nach, wie es geklappt hat und wie Sie es noch besser machen könnten. Wenn Sie das Buch nicht geliehen, sondern gekauft haben, schreiben Sie Notizen und Kommentare hinein, aber nicht mit Bleistift, sondern mit Tinte. Dann bleibt es nicht bei flüchtigen Anregungen, die Sie bis morgen ohnehin wieder vergessen haben, sondern das Buch wird zum Werkzeug, das hilft, bestimmte Dinge zu überdenken, gewisse Verhaltensweisen umzustellen und die Qualität Ihrer pflegerischen Tätigkeit insgesamt zu steigern.

Wenn Sie mehr erfahren wollen:

(1994). Put prevention into practice (PPIP). *Journal of the Academy of Nurse Practitioners.* [Online]. http://www.hhs.gov/PPIP/man9.html

(1996). A dialogue on the impact of technology on learning. *Maricopa Center for Learning and Instruction* [Online]. http://hakatai.mcli.dist.maricopa.edu/ocotillo/itl/impact.html.

(1997). Collaborative care requires new approaches, says internist. *Mental Health Weekly, 7*(44), 4.

(1998). Patient education only as good as staff teaching. *Patient Education Management, 5*(1), 8-10.

Brandon, D. (1976). *Zen in the art of helping.* New York: Arkana of Viking Penguin.

Brookfield, S. D. (1986). *Understanding and facilitating adult learning: A comprehensive analysis of principles and effective practices.* San Francisco: Jossey-Bass.

Cunningham, D. (1993). Improving your teaching skills. *Nursing 93, December,* 24J.

Grandinetti, D. (1996). Teaching patients to take care of themselves. *Medical Economics, 73*(22), 83-91.

Hammerschmidt, R. & Meador, C. K. (1993). *A little book of nurses' rules.* Philadelphia: Hanley & Belfus.

Joint Commission on Accreditation of Health Care Organizations (JCAHO) (1998). *1998 Hospital Accreditation Standards.*

Maslow, A. H. (1982). *Toward a psychology of being* (2nd ed.). New York: Van Nostrand Reinhold.

Maslow, A. H. (1987). *Motivation and personality* (3rd ed.). New York: Harper and Row.

O'Conner, F. M. (1988). Patient education only as good as staff teaching. *Patient Education Management, 5*(1), 8-10.

Scobey, S. (1994). *Focused listening skills: How to sharpen your concentration and hear more of what people are saying.* Boulder, CO: Career Track Publications. [cassette recording]

Stamler, L. L. (1996). Toward a framework for patient education: An analysis of enablement. *Journal of Holistic Nursing, 14*(4), 332.

Todd, K. H. (1996). Air bags and the teachable moment. *Annals of Emergency Medicine, 28,* 241-242.

Tripp, K. R. (1987). *Perspectives on adult learning: Maternal coping with a monitored child in the home.* Unpublished doctoral dissertation, Arizona State University.

Wurman, R. S. (1989). *Information anxiety: What to do when information doesn't tell you what you need to know.* New York: Bantam Books.

Kapitel 6
Keine Chance der Langeweile!

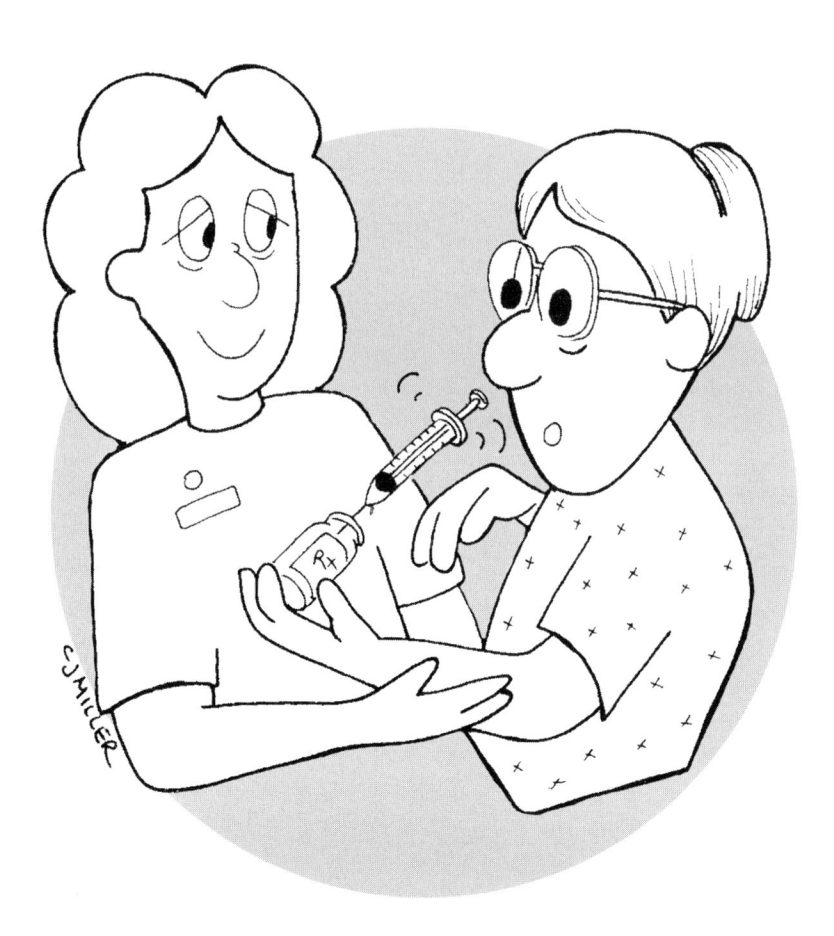

▪ Lernen ist das Aneignen von Kenntnissen. Bevor es jedoch dazu kommen kann, muss Interesse vorhanden sein. Interesse ist die Triebkraft aller Bemühungen, die Vorstufe des Lernens. Damit Sie sich neue Kenntnisse aneignen und sie auch behalten können, müssen sie in irgendeiner Form Ihre Neugier erregen. *(Wurman, 1989, S. 14)* ▪

Sind Sie noch nie während eines allzu trockenen Vortrags eingenickt? Sicherlich! Dann stimmen Sie mir ohne Zweifel zu, dass Langeweile nicht gerade förderlich für das Lernen ist.

Denken Sie an Ihr schönstes Lernerlebnis. War Ihnen dabei langweilig? Wohl kaum. Die Lieblingsfächer der meisten Menschen sind Fächer wie Pflegepraxis, experimentelle Biologie, Kunst oder Sport. Sie bevorzugen eine anregende Form der Unterweisung, die sie in kognitiver oder aber körperlicher Hinsicht fordert.

6.1 Das ganze Geheimnis: aktive Beteiligung

Ein Vortrag mag als direkte und effiziente Vermittlungsmethode erscheinen. Patienten und ihre Angehörigen sind jedoch selten in Lernlaune. Sie sind krank, drohen krank zu werden oder pflegen einen Kranken. Sie machen sich Sorgen, haben Angst oder Schmerzen. Sie brüten über ihren Gefühlen oder Problemen und hören Ihnen gar nicht richtig zu. Wie können Sie ihre Aufmerksamkeit wecken und fesseln?

6.1.1 Den Klienten einbeziehen

▪ Gestalten Sie Instruktionen interaktiv (d. h. der Patient muss als Reaktion auf die Anweisung etwas tun, schreiben, sagen oder vormachen). Durch Interaktion wird das Interesse an und das Behalten von Informationen gesteigert; sie sollte daher ein Standardelement nahezu aller Instruktionen sein. Es konnte medizinisch nachgewiesen werden, dass Interaktion eine Proteinveränderung im Gehirn verursacht, die eine Verlagerung der Informationen in das Langzeitgedächtnis stimuliert. *(Doak et al., 1996, S. 24)* ▪

Lernen hat natürlich etwas mit dem Gehirn zu tun. Beim Lernen verändert sich die biochemische Zusammensetzung der Proteinstrukturen im Hirn. Interagiert der Lernende während des Lernprozesses aktiv mit den Informationen, steigern die stattfindenden chemischen Veränderungen seine Lern- und Merkfähigkeit. Das aktive Einbeziehen des Klienten kann daher die Beratungszeit abkürzen.

Selbst die JCAHO vertritt die Auffassung, man sollte seinen Klienten keine langweiligen Vorträge halten:

▪ Interaktive Patientenedukation ist ein integraler Bestandteil der medizinisch-pflegerischen Versorgung. *(JCAHO, 1998, S. 110)* ▪

Die JCAHO geht sogar noch einen Schritt weiter und fordert, dass auch *Sie* zum aktiven Teil des Edukationsprozesses werden sollen:

▪ Eine «interaktive» Edukation zeichnet sich dadurch aus, dass die Betreuungspersonen, während sie Patienten und ihren Familien Informationen vermitteln, kontinuierlich Rückmeldung einholen, um sicherzustellen, dass die Informationen verstanden werden, korrekt sind und sich praktisch anwenden lassen. *(JCAHO, 1998, S. 110)* ▪

Selbst wenn die Vortragsmethode zielstrebig erscheinen mag, wird damit dennoch Zeit vergeudet. Denn der Redner spricht immer weiter, auch wenn die Inhalte seines Vortrags unpassend sind oder von seinen Zuhörern missverstanden, abgelehnt oder ignoriert werden.

> Wenn Sie interaktive Beratung betreiben, unterziehen Sie die Reaktionen Ihres Klienten einer kontinuierlichen Beobachtung und Evaluation. Auf diese Weise können Sie die Beratung ständig an seine individuellen Bedürfnisse anpassen. Auf lange Sicht sparen Sie Zeit damit.

So wurde eine Patientin wiederholt wegen eines Problems, beeinflusst durch eine beeinträchtigte Selbstversorgung, eingewiesen:

> Eine junge Spina-bifida-Patientin kam immer wieder mit infizierten Hautläsionen an den Beinen ins Krankenhaus. Bei jeder Entlassung erklärten wir ihr und ihrer Mutter erneut, wie wichtig Positionswechsel waren und wie sie Läsionen rechtzeitig erkennen und behandeln konnten. Kurze Zeit später kam sie jedoch mit neuen Läsionen zurück. Schließlich kamen wir auf die Idee, sie nach der Ursache der Verletzungen zu fragen.
> Sie erklärte es uns. Die Türen in ihrer Wohnung waren zu eng für den Rollstuhl, also bewegte sie sich fort, indem sie sich über den Boden zog!

Diese Begebenheit macht deutlich, wie dramatisch bereits eine einzige richtig gestellte Frage die Beratung verkürzen kann. Das Mädchen wusste, wie sie ihre Haut pflegen sollte. Was sie jedoch nicht wusste war, wie sie sich durch die Wohnung bewegen konnte, ohne ihre Haut zu verletzen. Ein Hausbesuch und ein neuer, schmalerer Rollstuhl lösten das Problem. Weitere Krankenhausaufenthalte waren damit überflüssig.

6.1.2 Fasse dich kurz!

Um der Langeweile vorzubeugen, sollten Sie ausgedehnte Beratungssitzungen vermeiden. Das dürfte Ihnen nicht besonders schwer fallen, da es ohnehin kaum möglich ist, lange Sitzungen anzusetzen und abzuhalten. Beschränken Sie sich auf kurze, informelle Interaktionen. Vermitteln Sie dem Klienten immer nur, was er wissen muss und brauchen kann. Ergänzungen können Sie später noch vornehmen.

Trennen Sie Beratungs- und Evaluationsphase zeitlich voneinander. Die Unterbrechung wird dem Klienten helfen, die neuen Informationen zu überdenken und sich mit ihnen vertraut zu machen.

■ Zwei halbstündige Sitzungen sind besser als eine einstündige. Kürzere Sitzungen geben dem Patienten außerdem die Gelegenheit, neue Informationen zu integrieren und bis zur nächsten Zusammenkunft Fragen zu formulieren. *(Rankin & Stallings, 1996, S. 317)* ■

6.1.3 Verknüpfungen aufbauen

■ Wenn wir irgendetwas vermitteln wollen, haben wir keine andere Wahl, als Verbindungen zwischen den neuen Gedankengängen und dem bereits Bekannten herzustellen. *(Wurman, 1989, S. 172)* ■

Man lernt schneller, wenn die neuen Informationen auf vorhandenem Wissen aufbauen. Passt die neue Idee ins Gesamtbild, macht sie Sinn, und eine Verknüpfung wird hergestellt. Passt sie nicht, wird sie möglicherweise abgelehnt.

Wir lernen nicht ausschließlich mit unserem Gehirn, sondern mit unserem gesamten Körper. Wenn wir lernen, verknüpfen sich nicht nur unsere Gedanken (kognitive Ebene), sondern auch unsere Muskeln (kinästhetische Ebene) und Gefühle (affektive Ebene) stellen Verbindungen her und lernen neue Reaktionsmuster.

Je mehr Zugänge eine neue Information in das Gehirn findet, desto mehr Verknüpfungen und Assoziationen kommen zu Stande. Je mehr Assoziationen aber vorhanden sind, desto mehr Wege bieten Zugriff auf die gespeicherte Information.

Haben Sie jemals einen alten Song gehört und sich sofort an Details Ihres Lebens zu der Zeit erinnert, als das Lied aktuell war? Das sind Assoziationen. Sie haben im Querverweissystem Ihres Gehirns den musikalischen Assoziationspfad genutzt. Denselben Lebensabschnitt hätten Sie sich auch ins Gedächtnis rufen können, indem Sie sich überlegt hätten: «Was habe ich 1991 gemacht?» Das wäre ein anderer Pfad der Erinnerung gewesen.

Regen Sie Ihren Klienten zum Mitmachen an, indem Sie sensorische Verknüpfungen herstellen. Überlegen Sie sich, wie Sie die Beratungsinhalte unter Zuhilfenahme der Sinne (Sehen, Hören, Tasten, Riechen, gegebenenfalls Schmecken) vermitteln können. Werden diese Anblicke, Geräusche, Empfindungen, Gerüche und Geschmäcke dann erneut hervorgerufen, kann die gespeicherte Information über zusätzliche Pfade erinnert werden. So könnten Sie den Klienten beispielsweise auf den Geruch des Alkohols bzw. der Desinfektionslösung aufmerksam machen, während Sie ihm den Verbandwechsel erklären.

Regen Sie Ihren Klienten an, indem Sie Verbindungen herstellen, die auf physischer Aktivität beruhen. Sie können kinästhetische Erinnerungspfade schaffen, indem Sie den Klienten Fertigkeiten praktisch einüben lassen.

Regen Sie Ihren Klienten an, indem Sie emotionale Verknüpfungen aufbauen. Betreiben Sie Beratung mit Spaß und Humor, dann wird der Klient Ihre Informationen mit angenehmen Gefühlen assoziieren.

Splittern Sie die Informationen in kleine Portionen auf, die der Klient leicht bewältigen kann und die aufeinander aufbauen. So wird er Schritt für Schritt Verständnis entwickeln und einen kleinen Erfolg nach dem anderen erleben. Erfolg zu haben ist ein gutes Gefühl und erleichtert das Lernen. Angst, Scham und das Gefühl des Versagens hingegen behindern den Lernprozess.

Auch rein kognitive Verknüpfungen helfen beim Lernen. Führen Sie Ihren Klienten durch das Problem. Beispielsweise wird den Patienten oft gesagt, dass man Antibiotika stets zu Ende nehmen soll, und diese Botschaft steht auch deutlich auf dem Beipackzettel. Eine Befragung von mehr als 2000 Patienten ergab jedoch, dass 33,7 Prozent der schriftlichen Instruktion, alle Tabletten der Packung einzunehmen, nicht nachkamen (Williams et al., 1995).

Ein lockeres Gespräch mit Rückmeldung ist der bessere Weg. Es bezieht den Klienten ein, fördert sein Verständnis, schafft Verknüpfungen und erhöht die Chancen einer Verhaltensänderung. Im Folgenden finden Sie ein Beispiel, wie man dabei vorgehen kann (siehe Kasten):

Lassen Sie den Klienten die Zusammenhänge noch einmal mit eigenen Worten erklären.

Zwar scheint es länger zu dauern, ihn eigene Verknüpfungen bilden zu lassen, in Wahrheit jedoch spart es Beratungszeit. Der Klient ist aufmerksamer, verarbeitet die Daten intensiver und wird die Informationen besser verstehen, was auch bedeutet, dass er sie eher zu einer Verhaltensumstellung nutzen kann.

6.1.4 Kenntnisse sofort anwenden lassen

Als Nächstes müssen Sie dafür sorgen, dass Ihr Klient sein neues Wissen umsetzt. Veranlassen Sie ihn, die neuen Informationen sofort anzuwenden, damit die Verknüpfungen gefestigt werden. In unserem Beispiel könnten Sie ihm folgende Fragen stellen:

- Wenn Sie heute die erste Tablette nehmen, wann werden Sie dann die letzte einnehmen? (Antwort: In sieben Tagen.)
- Was ist mit den übrigen Tabletten zu tun? (Antwort: Es wird keine übrigen Tabletten geben.)
- Können Sie mit der Einnahme aufhören, wenn Sie sich besser fühlen? (Antwort: Nein.)

Sorgen Sie dafür, dass die neuen Kenntnisse sofort zur Anwendung kommen. Indem Sie den Patienten oder Angehörigen dazu veranlassen, sie anzuwenden, wird das Gelernte bekräftigt und

---

Pfleger: Dieses Antibiotikum wird die Erreger abtöten, die Sie krank machen. Haben Sie schon einmal gehört, dass man Antibiotika immer so lange einnehmen soll, bis die Packung leer ist?
Klient: Ja.
Pfleger: Wissen Sie auch, warum?
Klient: Nein.
Pfleger: Nun, wenn Sie krank sind, haben Sie viele Erreger im Körper. Manche sind stark und andere schwach. Soweit klar?
Pfleger: Ja.
Pfleger: Dann fangen Sie mit dem Antibiotikum an, das die Erreger abtötet. Welche Erreger werden wohl zuerst vernichtet, die schwachen oder die starken?
Klient: Die schwachen.
Pfleger: Genau. Und wenn genug Erreger abgetötet sind, fangen Sie an, sich besser zu fühlen. Aber es sind noch einige Tabletten übrig und noch nicht alle Erreger vernichtet. Welche Erreger sind noch im Körper, die schwachen oder die starken?
Klient: Die starken.
Pfleger: Richtig. Sie fühlen sich besser, aber die starken Erreger sind noch da. Und wenn Sie jetzt mit den Tabletten aufhören, bevor die starken Erreger vernichtet sind, was werden die dann wohl mit Ihnen anstellen?
Klient: Mich wieder krank machen.
Pfleger: Eben. Aber dieses Mal werden Sie kränker sein, weil stärkere Erreger Sie krank machen. Deshalb sollten Sie die Tabletten zu Ende nehmen, auch wenn Sie sich schon besser fühlen.
Klient:: So habe ich mir das noch nie überlegt.
Pfleger: Also, warum sollten Sie alle Tabletten einnehmen?

das Selbstvertrauen des Klienten gefestigt. *(Cunningham, 1993, S. 24)*

6.1.5 Aktive Partizipation ermöglichen

Der Klient kann aktiv oder passiv partizipieren. Passive Partizipation spielt sich intern bzw. intrapersonal ab. Aktive Partizipation hingegen ist äußerlich erkennbar und verläuft oft interpersonal.

Passive Partizipation findet statt, wenn man sich eine Audiokassette anhört, ein Video oder eine Diashow ansieht oder sich die Antwort auf eine Frage überlegt. Passive Partizipation bedeutet Denken. Sie geschieht intern. Dieses Buch macht sich die passive Partizipation zu Nutze, wenn es an Sie, den Leser, eine Frage richtet. Wenn Sie lesen: «Haben Sie jemals einen alten Song gehört und sich sofort an Details Ihres Lebens zu der Zeit erinnert, als das Lied aktuell war?», und Sie die Frage im Kopf beantworten, partizipieren Sie passiv.

Aktive Partizipation wird kenntlich an äußerlich sichtbaren Tätigkeiten wie Schreiben, körperlichen Aktivitäten oder kommunikativem Verhalten. Beispiele wären ein Formular auszufüllen, bei einem Multiple-choice-Test die richtige Antwort anzukreuzen, die Fotos von den Schritten einer Prozedur in die korrekte Reihenfolge zu bringen oder ein Gespräch zu führen.

Bei aktiver Partizipation wird besser und schneller gelernt als bei passiver. Wenn Sie mit passiven Vermittlungsmethoden gearbeitet haben, sollten Sie zur Bekräftigung und Evaluation eine aktive Ergänzung anschließen.

Ein Beispiel:
Erstellen Sie zu jedem Videoband, das Sie zur Beratung verwenden, einen Handzettel, der die Schlüsselinformationen deutlich herausstellt. Geben Sie dem Klienten dieses Blatt nach der Video-Vorführung an die Hand, damit er die wichtigsten Informationen zusammengefasst nachlesen und das Gelernte durch ein kleines Rätsel, Spiel oder Quiz bekräftigen und erproben kann.

▪ Verwenden Sie kurze, interaktive Broschüren, die darauf ausgelegt sind, den Patienten als gleichwertigen Partner in die Behandlungsplanung einzubeziehen. *(Robinson et al., 1997, S. 570)*

Wie können Sie den Klienten aktiv in die Beratung einbeziehen? Ein Gespräch ist die einfachste und bequemste Methode und passt immer. Im Grunde lässt es sich gar nicht vermeiden, da jede edukative Aktivität Gespräche beinhaltet, und sei es nur zur Erklärung oder Evaluation.

▪ Alle wirklichen Veränderungen gehen aus Gesprächen hervor. Die Konversation sollte für beide Seiten ein Element der Überraschung bergen. *(Whyte, 1992)*

Es folgen nun einige weitere Möglichkeiten und Verfahren, die Sie im Hinblick auf eine interaktive Beratung in Erwägung ziehen können. Wählen Sie jeweils aus, was den Lerninhalten, dem Klienten und der Situation angemessen ist. Das Erstellen vorgefertigter Materialien lohnt sich nur bei Themen, die Sie immer wieder behandeln müssen, wie zum Beispiel:
- Rechte und Pflichten des Patienten
- Genesungsrichtlinien
- Medikamenteneinnahme
- Selbstinjektionen
- Katheterpflege.

Sie eignen sich jedoch besonders gut zur Nachbereitung, wenn der Klient eine Broschüre studiert, ein Video angesehen oder an einer Gruppenveranstaltung teilgenommen hat.

Versichern Sie sich, dass Ihr Klient lesen und schreiben kann, bevor Sie mit etwas beginnen, das diese Kulturtechniken voraussetzt.

Bilder sortieren

Der Klient muss Abbildungen von den einzelnen Schritten einer Prozedur in der Reihenfolge anordnen, in der sie durchgeführt werden.

Durchführung

1. Identifizieren Sie die wesentlichen Schritte der Prozedur.
2. Illustrieren Sie jeden Schritt mit einer Skizze oder einem Foto.

3. Bitten Sie den Klienten, die Abbildungen in die richtige Reihenfolge zu legen.
4. Besprechen Sie die Resultate mit dem Klienten.

Beispiel
- Nachdem Sie einen Verbandwechsel vorgemacht haben, geben Sie dem Klienten einen gut durchgemischten Stapel mit Fotos, die Folgendes zeigen: geschlossene Verbandpackung, offene Verbandpackung, Abnehmen des alten Verbandes, Reinigung der Wunde, Auflegen des neuen Verbandes und Entsorgung der Abfälle.

Tipps
- Legen Sie solche Fotosammlungen für alle Prozeduren an, die Sie den Patienten in Ihrem Arbeitsbereich häufig beibringen müssen. So sollte eine hämo-onkologische Abteilung Bilderreihen von Zentralkatheter-Spülungen, Verbandwechseln und Blutabnahmen zur Verfügung haben.
- Fotografieren Sie mit einer Sofortbildkamera, wie der Klient die einzelnen Schritte (korrekt) ausführt. Diese ganz persönlichen Fotos können dann in ein kleines Album eingeklebt und dem Klienten als Orientierungshilfe mit nach Hause gegeben werden. Diese Methode eignet sich besonders für Menschen, die Schwierigkeiten beim Verstehen von Texten haben.

Cartoons betrachten
Der Klient betrachtet einen geeigneten Cartoon.

Durchführung
1. Suchen Sie Cartoons, die veranschaulichen, was der Klient in Bezug auf seine Diagnose, Therapie oder Prognose empfinden könnte.
2. Zeigen Sie dem Klienten den Cartoon.
3. Ermutigen Sie den Klienten, über Gefühle zu sprechen, die der Cartoon und die Situation, in der er sich befindet, bei ihm auslösen.

Beispiel
- Zeigen Sie Ihrem Patienten einen Cartoon, der darstellt, wie ein Mann über seine bevorstehende Bypassoperation denkt (**Abb. 6-1**). Falls Sie Zweifel an der Lesefähigkeit Ihres Schützlings

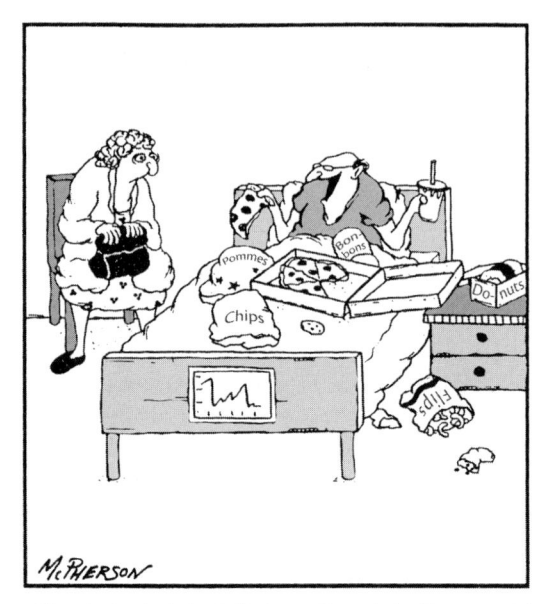

«Aber das ist doch das Tolle daran, Rita! Ich darf heute so viel Fett in mich reinschaufeln, wie ich will. Morgen bekomme ich schließlich einen vierfachen Bypass!»!

Abbildung 6-1: Zeigen Sie Ihrem Klienten einen Cartoon wie diesen, um ein Gespräch anzuregen.

haben, können Sie den Cartoon auch laut vorlesen. Lachen Sie gemeinsam darüber und fragen Sie ihn dann, in welchem Zusammenhang Fettverzehr und Bypass stehen. Bauen Sie Ihre Beratung auf seiner Antwort auf.

Tipps
- Überlegen Sie gut, ob die Aussage des Cartoons wirklich angemessen ist. Auf dieses Problem werde ich an anderer Stelle dieses Kapitels noch zurückkommen.
- Wann immer Sie einen Cartoon entdecken, der auf Ihre Patienten passt, schneiden Sie ihn aus und kleben Sie ihn in einen Ordner. Wenn sich dann eine geeignete Situation ergibt, können Sie den entsprechenden Witz heraussuchen und damit ein Gespräch anregen. Sie können natürlich auch selbst Cartoons zeichnen!

Richtig- und Falsch-Aussagen sortieren
Der Klient sortiert eine Sammlung schriftlicher Aussagen in zwei Gruppen: richtig und falsch.

Durchführung

1. Identifizieren Sie die wichtigsten Tatsachen und Irrtümer zu einem Thema.
2. Drucken Sie diese Aussagen auf dünnem Karton aus.
3. Schneiden Sie die einzelnen Sätze aus.
4. Betiteln Sie einen Bogen Papier mit «Richtig» und einen zweiten mit «Falsch».
5. Bitten Sie den Klienten, die Aussagen zu sortieren und auf dem entsprechenden Bogen abzulegen.
6. Besprechen Sie die Resultate mit dem Klienten.

Beispiel

- Zum Thema Aids könnten Sie folgende Aussagen aufschreiben: «Beim Blutspenden kann ich Aids bekommen.» Und: «Beim Heroinspritzen kann ich Aids bekommen.»

Tipps

- Dieses Vorgehen ist besonders geeignet für Themen, bei denen viele Missverständnisse vorliegen.
- Wenn Sie viele Aussagen einbauen, die leicht als korrekt oder falsch erkennbar sind, kann dies beim Klienten ein hohes themenbezogenes Selbstvertrauen aufbauen.

Nachsorgeressourcen zuordnen

Der Klient ordnet Problemen, die nach seiner Entlassung auftreten können, die richtigen Reaktionen und Maßnahmen zu.

Durchführung

1. Identifizieren Sie die wichtigsten Situationen, die eine Nachsorge nötig machen könnten (starke Blutungen oder Schmerzen, vergessene Medikamenteneinnahme, Zeichen und Symptome einer Infektion, Angst, Kummer und Furcht) sowie die zugehörigen Nachsorgeressourcen und Reaktionen.
2. Drucken Sie die Beispielsituationen und -reaktionen auf unterschiedlich farbigen Karton.
3. Schneiden Sie die einzelnen Begriffe aus.
4. Nummerieren Sie die Situationskärtchen auf der Rückseite. Schreiben Sie diese Nummer auch auf die Reaktionskarte, die der Klient ihr zuordnen soll. Erfordern mehrere Situationen dieselbe Reaktion, vermerken Sie auf den Ressourcenkarten die Nummern aller dazugehörigen Situationen. Lautet die angemessene Reaktion auf drei Situationen «Wenden Sie sich an Ihren Arzt», müssen also drei Karten mit diesem Text auf der Rückseite mit den entsprechenden Zahlen versehen sein.
5. Breiten Sie die Situationskarten aus. Bitten Sie den Klienten, die jeweils zugehörige Ressourcenkarte darunter zu legen.
6. Besprechen Sie die Resultate mit dem Klienten.

Beispiel

- Dem Text «Gelber Eiter quillt aus dem Schnitt» sollte ein «Wenden Sie sich an Ihren Arzt» zugeordnet werden, während «Obstipation» zu «Essen Sie mehr Obst, Gemüse und Vollkornprodukte und trinken Sie mehr Wasser» gehört.

Tipps

- Dieses Verfahren kann das Selbstvertrauen des Klienten stärken, wenn Sie viele Situationen auswählen, die er leicht mit der entsprechenden Reaktion in Verbindung bringen kann.

Kreuzworträtsel

Der Klient löst ein Kreuzworträtsel.

Durchführung

1. Wählen Sie das Thema aus, mit dem der Klient sich beschäftigen soll.
2. Identifizieren Sie die Schlüsselbegriffe des Themenbereichs.
3. Verwenden Sie die Definitionen dieser Begriffe als Hinweise.
4. Konstruieren Sie ein Kreuzworträtsel (entweder mit dem Computer oder mit dem Kopf).
5. Bitten Sie den Klienten, das Rätsel auszufüllen.
6. Wenn der Klient so viel vom Rätsel gelöst hat, wie er konnte, besprechen Sie die verbliebenen Begriffe mit ihm.

Beispiel

- Sie könnten folgende Fragestellung formulieren: «Bei dieser Art der Partizipation füllt der Patient ein Arbeitsblatt aus oder nimmt an einem Gespräch teil.» Die Lösung, die der Rater eintragen müsste, wäre «aktiv».

Tipps
- Entwerfen Sie Kreuzworträtsel nur zu häufig vermittelten Themen. Sie können damit überprüfen, ob der Klient die Inhalte eines Handzettels oder Videos verstanden hat. Außerdem eignen sich Rätsel für Themen aus dem Bereich der Gesundheitsförderung.
- Legen Sie nur solchen Klienten ein Rätsel vor, von denen Sie sicher wissen, dass sie lesen und schreiben können.
- Es gibt viele preiswerte Computerprogramme, mit denen Sie Kreuzworträtsel konstruieren können. Wenn Sie die Inhalte haben, lässt sich mit einem guten Programm ganz schnell ein Rätsel basteln. Ein solches Programm namens *Puzzle Power* findet sich in der Literaturliste am Ende dieses Kapitels (1997).
- Als Variationen sind Silben-, Suchrätsel, Anagramme o. Ä. möglich. Statt einzelner Fragestellungen können Sie auch Sätze formulieren, deren fehlende Begriffe in das Kreuzworträtsel eingetragen werden. Zum Beispiel: «Wenn Sie Beratung (7 waagerecht) betreiben, beobachten und evaluieren Sie die Reaktionen des Klienten kontinuierlich. Das hilft Ihnen, die Beratung ständig zu (4 senkrecht) und somit an die Bedürfnisse des Klienten anzupassen.» Die Lösung für 7 waagerecht lautet «interaktiv», die für 4 senkrecht «individualisieren».

Flipkarten
Dem Klienten wird die Vorderseite einer Flipkarte gezeigt. Er antwortet mit dem Text auf der Rückseite.

Durchführung
1. Wählen Sie das Thema aus, mit dem der Klient sich beschäftigen soll.
2. Die beiden Seiten einer Karte können beispielsweise zeigen:
   a) Medizinisches Fachwort/Definition
   b) Bild von einem Apparat bzw. von medizinischem Material/Bild von der Nutzung des Geräts oder Materials
   c) Frage/Antwort
   d) Problem/Lösung
3. Zeigen Sie dem Klienten eine Karte. Bitten Sie ihn, das Wort vorzulesen bzw. den Gegenstand zu benennen.
4. Wiederholen Sie den Begriff.
5. Lassen Sie den Klienten den Begriff noch einmal wiederholen.
6. Erklären Sie die Bedeutung des Begriffs und in welchem Zusammenhang er dem Klienten begegnen könnte. Zum Beispiel: «Das Differenzialblutbild ist eines der Laborergebnisse, die der Arzt heranzieht, um das Anschlagen der Therapie zu erkennen.»
7. Gibt es einen anderen Begriff, der synonym verwendet werden kann, stellen Sie auch diesen vor. So sind zum Beispiel *Blutbilddifferenzierung* und *Hämogramm* andere Bezeichnungen für *Differenzialblutbild*.
8. Beginnen Sie nach dem ersten Durchgang von vorn und lassen Sie den Klienten die Bedeutung jedes einzelnen Begriffs erklären. Fügen Sie falls nötig Ergänzungen an. Weiß der Klient die Antwort, drücken Sie ihm Ihre Anerkennung aus und legen die Karte beiseite. In dem Maß, wie der Stapel der abgelegten Karten wächst, wird der Klient Stück für Stück bekräftigt. Weiß der Klient die Antwort nicht, besprechen Sie das Thema ausführlicher und schieben die Karte wieder unter den noch zu bearbeitenden Stapel.
9. Hat der Klient alle Begriffe gelernt, betrachten Sie sie im Kontext seiner Krankheit oder Therapie.
10. Überlassen Sie dem Klienten die Karten, damit er eigenständig wiederholen kann.
11. Eröffnen Sie die nächste Beratungssitzung mit den Karten.

Beispiel
- Eine Flipkarte, die sich mit Problem und Lösung beschäftigt, könnte auf der Vorderseite folgenden Text tragen: «Was würden Sie tun, wenn Ihr Gips sich plötzlich zu eng anfühlt?» Die Antwort auf der Rückseite würde lauten: «Ich würde mein Bein so auf Kissen lagern, dass sich der Fuß oberhalb des Herzens befin-

det. Wenn das nicht innerhalb einer Stunde zu einer Besserung führt, würde ich meinen Arzt verständigen.»

Tipps
- Legen Sie nur zu solchen Themen Flipkartensätze an, die Sie häufig behandeln. Die Methode eignet sich, um zu überprüfen, ob der Klient die Inhalte eines Handzettels oder Videos verstanden hat, bzw. für Themen aus dem Bereich Gesundheitsförderung.
- Wenn Sie Flipkarten verwenden, um den Klienten neue Begriffe lernen zu lassen, sollten Sie nicht mehr als sieben Wörter pro Sitzung einbringen.
- Flipkarten können Sie aus normalen Karteikarten herstellen oder mit dem Computer ausdrucken.
- Wenn Sie es dem Klienten zutrauen, können Sie ihn die Flipkarten auch selbst anlegen lassen. Indem er die Informationen selbst auf die Karten schreibt, eröffnet er einen weiteren sensorischen Pfad des Lernens und der Erinnerung.
- Der Klient kann auch ohne Ihr Beisein mit den Flipkarten arbeiten, um den Lernprozess zu beschleunigen.

Lückentext
Der Klient bekommt einen Text vorgelegt, in dem bestimmte Wörter fehlen. Aus einer Liste von Wörtern sucht er zu jeder Lücke das passende aus und setzt es in den Text ein.

Durchführung
1. Formulieren Sie ungefähr sieben Sätze, in denen die zentralen Punkte Ihrer Beratung beschrieben werden.
2. Ersetzen Sie pro Satz ein Schlüsselwort durch eine Lücke, die der Klient ergänzen soll.
3. Schreiben Sie die zur Debatte stehenden Wörter in ungeordneter Reihenfolge unter den Lückentext.
4. Bitten Sie den Klienten, die Lücken im Text mit den darunter stehenden Begriffen zu füllen.
5. Besprechen Sie danach die Resultate mit dem Klienten.

Beispiel
- «_____ ist ein Brotaufstrich mit sehr wenig Fett.» Die ungeordnete Begriffliste enthält die Wörter «Kalbsleberwurst» und «Konfitüre».

Tipps
- Zu jeder Lücke darf es nur eine richtige Lösung geben. Formulieren Sie den Text so, dass jedes Wort nur in eine einzige Lücke eingesetzt werden kann.
- Viele Textverarbeitungsprogramme (zum Beispiel Word) enthalten eine Funktion namens AutoZusammenfassen. Mit ihrer Hilfe bekommen Sie eine rasche Zusammenfassung der Kernpunkte eines Textes, so wie sie Ihr Computer wahrnimmt. Wählen Sie aus dieser Zusammenfassung die sieben Schlüsselkonzepte aus, die Ihr Klient unbedingt kennen muss.

Praktische Übungen am Modell
Der Klient übt eine neu erworbene Fertigkeit an einem Modell ein, bevor er sie an einem echten Menschen ausprobiert.

Durchführung
1. Erklären Sie dem Klienten, dass Sie ihm die Prozedur zuerst am Modell vormachen und ihn dann Schritt für Schritt hindurch leiten werden.
2. Führen Sie die Prozedur ganz langsam am Modell vor und erklären Sie dabei, was Sie gerade tun. Bitten Sie Ihren Klienten, sofort nachzufragen, wenn ihm etwas unklar ist.
3. Lassen Sie den Klienten nun die Prozedur am Modell durchführen und sagen Sie ihm dabei genau, was er tun soll.
4. Ist der Klient fertig, besprechen Sie die Prozedur mit ihm. Helfen Sie ihm, die Gefühle zu artikulieren, die er beim Durchführen der Schritte empfand.
5. Bitten Sie den Klienten, die Prozedur zu wiederholen und diesmal selbst zu erläutern, was er gerade tut. Tut der Klient etwas, das einem Menschen Schaden zufügen könnte, greifen Sie sofort ein und überlegen Sie gemeinsam, wie das Problem gelöst werden kann.

6. Hat der Klient die Prozedur abgeschlossen, sagen Sie ihm, was er richtig und was falsch gemacht hat, und besprechen Sie die Abläufe falls nötig noch einmal genauer.

Beispiel
- Der Klient übt an einer Erste-Hilfe-Puppe Wiederbelebungsmaßnahmen.

Tipps
- Erfolge geben dem Klienten Selbstvertrauen. Lassen Sie ihn unter Anleitung üben, bevor Sie ihn um eine eigenständige Wiederholung bitten, die Sie dann evaluieren. Mehr Details zu diesem Thema finden Sie in Kapitel 13.
- Geben Sie dem Klienten eine Liste der einzelnen Schritte an die Hand. Im Idealfall gibt es zu jedem Schritt der Prozedur eine Skizze.

Instruktion per Tonband
Der Klient arbeitet mit einer Tonkassette, die ihn durch die einzelnen Schritte einer Selbstpflegeprozedur leitet.

Durchführung
1. Nehmen Sie auf, wie Sie den Klienten durch die Prozedur leiten oder wie dieser den Prozess selbst kommentiert.
2. Das Band kann auch die Diskussion potenzieller Probleme und Problemlösungen enthalten.
3. Geben Sie dem Klienten die Aufnahme mit nach Hause, damit er die Prozedur dort weiter üben kann.

Beispiel
- Dieses Verfahren eignet sich für Verbandwechsel, Injektionen, Sondenernährung, intravenöse Gabe von Medikamenten, Selbstkatheterisierung und andere Selbstpflegeverrichtungen. Bevor Sie eine Kassette anfertigen, sollten Sie sichergehen, dass der Klient einen Kassettenrekorder besitzt oder sich leihen kann, und dass er in der Lage ist, ihn zu bedienen.

Tipps
- Verwenden Sie dieses Verfahren bei Klienten, die nicht gut lesen und schreiben können, oder wenn Sie bei der Beratung einen Dolmetscher brauchen.
- Lassen Sie den Klienten beim nächsten Versuch nach Tonband vorgehen und beobachten Sie ihn, damit Sie seine Lernerfolge evaluieren und die Beratung wenn nötig fortsetzen können.
- Ist der Klient schwerhörig oder taub, können Sie statt einer Audiokassette eine Videokassette bespielen – vorausgesetzt, Sie haben eine Videokamera zur Verfügung und Ihr Klient besitzt einen Videorekorder, auf dem er das Band zu Hause abspielen kann.

Schriftlicher Test
Der Klient beantwortet schriftliche Fragen.

Durchführung
1. Halten Sie den Test kurz (sieben bis zehn Fragen) und harmlos. Denkbar sind die üblichen Formen: Ankreuzen, Zuordnen oder Ergänzen.
2. Formulieren Sie die Fragen in Anlehnung an die Inhalte eines Handzettels, einer Informationsbroschüre oder eines Lehrvideos. Drücken Sie sich deutlich aus und sorgen Sie dafür, dass es nur eine richtige Antwort auf jede Frage gibt.
3. Informieren Sie Ihren Klienten, bevor er die Materialien studiert, dass anschließend ein schriftlicher, selbst auszuwertender Test folgt.
4. Lassen Sie den Klienten die Fragen beantworten.
5. Geben Sie dem Klienten den Bogen mit den richtigen Antworten, damit er sein Ergebnis selbst bewerten kann.
6. Besprechen Sie die Resultate mit dem Klienten.

Beispiel
- Nachdem der Klient ein Video zur Selbstversorgung nach Erhalt einer Hüftendoprothese angesehen hat, unterzieht er sich einem kleinen schriftlichen Test, der offenbart, ob er die Schlüsselbegriffe gelernt hat.

Tipps
- Da dieses Verfahren stark an eine Klassenarbeit erinnert, die Kinder in der Schule schreiben müssen, sollte man andere Formen der aktiven

Partizipation vorziehen. Manche Erwachsene brennen allerdings förmlich darauf, ihr Wissen bei einem Test unter Beweis zu stellen. Benutzt man sie richtig, sind schriftliche Tests eine geeignete Beratungsmethode.

- Greifen Sie nur zu einem schriftlichen Test, wenn Sie absolut sicher sind, dass der Klient lesen und schreiben kann.
- Behandeln Sie erwachsene Patienten nicht wie Schulkinder. Hat der Klient keine Lust, einen schriftlichen Test abzulegen, diskutieren Sie die Schlüsselbegriffe stattdessen mit ihm durch.
- Eine Variante wäre, die Fragen in ein kleines Computerprogramm einzubauen. Der Klient kann den Computer mittels Maus oder Touchpad bedienen und erhält sofort Feedback, wenn er eine Antwort eingibt. Auf diese Weise wirkt der Test eher wie ein Spiel. Hat der Klient jedoch Scheu vor Computern, diskutieren Sie die Schlüsselbegriffe stattdessen besser mit ihm durch.

Checklisten von Zeichen und Symptomen können dem Klienten helfen, sein Problem beziehungsweise seine Diagnose zu verstehen und zu akzeptieren, und ihn zu einer Therapie oder Verhaltensänderung motivieren. Beispielsweise können Symptomlisten für Diabetes, Depressionen, Aufmerksamkeitsdefizitsyndrom, Alkoholabhängigkeit und Trauer den Klienten erkennen lassen, dass er die Kriterien erfüllt, und ihn bewegen, Hilfe zu suchen.

Legen Sie in allen Untersuchungs- und Behandlungsräumen Zettel und Stifte aus, damit sich Patienten und Angehörige Informationen bzw. Fragen notieren können.

Natürlich lassen sich die beschriebenen Verfahren, die übrigens nur eine Auswahl des Gesamtspektrums an interaktiven Beratungstechniken darstellen, auch variieren. Stimmen Sie die verwendeten Methoden auf das Thema der Beratung sowie die Lernbereitschaft und das Aufnahmevermögen des jeweiligen Klienten ab. Sie werden sehr bald feststellen, welcher Weg sich am besten für die aktive Einbeziehung der Klienten in Ihrem Tätigkeitsfeld eignet. Vielleicht werden sogar die Klienten selbst Sie auf neue Ideen bringen.

6.1.6 Keine Scheu vor Kreativität!

▪ Aus Hilfe ist Kooperation geworden. Im Rahmen dieser engen Zusammenarbeit erkennen wir, wie viel wir eigentlich selbst zu bieten haben: Ausdauer, Ehrlichkeit, Offenheit, Dankbarkeit, Humor. Und wir werden überrascht feststellen, wie sehr unsere Mitmenschen nach diesen Qualitäten hungern. *(Dass & Gorman, 1985, S. 147)* ▪

Pflege ist Kunst und Wissenschaft zugleich. Bei der Patienten- und Angehörigenberatung können Sie Ihrer Kreativität in einem Maß freien Lauf lassen wie bei kaum einer anderen pflegerischen Tätigkeit.

Wie können wir Zugang zu unserer Kreativität finden? Beginnen Sie damit, dass Sie folgende Fragen beantworten: Was macht Ihnen Spaß? Wenn nicht Pflegende, was wären Sie dann gerne? Integrieren Sie diese Impulse in die Beratung.

- Wären Sie beispielsweise gerne im Schuldienst tätig, dann überlegen Sie sich, wie man die Aushänge und Poster im Wartezimmer pädagogisch wirkungsvoller gestalten und anordnen könnte.
- Wenn Sie gerne Schriftsteller wären, versuchen Sie Beratungsmaterialien zu verfassen.
- Wenn Sie gerne Animateur in einem Ferienclub wären, organisieren Sie ein Bingo-Spiel zur Belohnung gesundheitsbewussten Verhaltens.

NYLCare Health Plans (1996) benutzte ein DiaBINGO-Spiel, um Präventionsscreenings für Diabetes wie Augenuntersuchungen und Blut- und Urintests zu popularisieren. Jeder durchgeführte Test wurde vom untersuchenden Arzt auf einer Karte abgezeichnet. Für eine volle Karte erhielt der Teilnehmer einen Präsentkorb mit von der American Diabetes Association empfohlenen Lebensmitteln und Gewürzmischungen. Binnen vier Monaten stieg die Zahl der Screenings von 14 auf 20 Prozent.

Solange Ihre Beratung inhaltlich korrekt und vollständig ist, liegen die Grenzen Ihrer Kreativität einzig und allein in der Durchführbarkeit und im gutem Geschmack. Die Kolleginnen in **Abbildung 6-2** hingegen haben wohl etwas übertrieben.

> Meine größte Herausforderung war ein Patient, der zahlreiche Medikamente einnehmen musste, aber nicht lesen konnte. Genau genommen konnte in seiner Familie überhaupt niemand lesen. Sie konnten nicht einmal die Dosen der flüssigen Medikamente abmessen! Außerdem sprachen sie die Landessprache nicht. Aber sie kannten Farben. Also benutzte ich bunte Klebepunkte, um die Flaschen und die Maßeinheiten auf den Messlöffeln zu kodieren, und entwarf eine Tabelle mit Bildern, die zeigten, wann welches Medikament einzunehmen war. Es funktionierte!

Möchten Sie Ihre Kreativität ein wenig stimulieren? Studieren Sie die Liste der Requisiten in **Kasten 6-1** und schaffen Sie Bedingungen, die den Klienten zum Mitmachen anregen. Viel Spaß dabei!

■ Entscheiden Sie sich dafür, Spaß zu haben. Spaß macht Freude. Freude an einer Sache lädt zur Partizipation ein. Partizipation bündelt die Aufmerksamkeit. Aufmerksamkeit erhöht das Bewusstsein. Bewusstsein ermöglicht Einsichten. Einsichten erzeugen Wissen. Wissen erleichtert das Handeln. Handeln bringt Resultate. (Oswald B. Shallow, zitiert nach Wooten, 1994, S. 31) ■

6.2 Haben Sie Spaß dabei!

Wie bereits erwähnt können Sie Ihren Klienten auch einbeziehen, indem Sie emotionale Verknüpfungen aufbauen. Betreiben Sie Beratung mit Freude an der Sache, und der Klient wird Ihre Informationen mit positiven Gefühlen assoziieren.

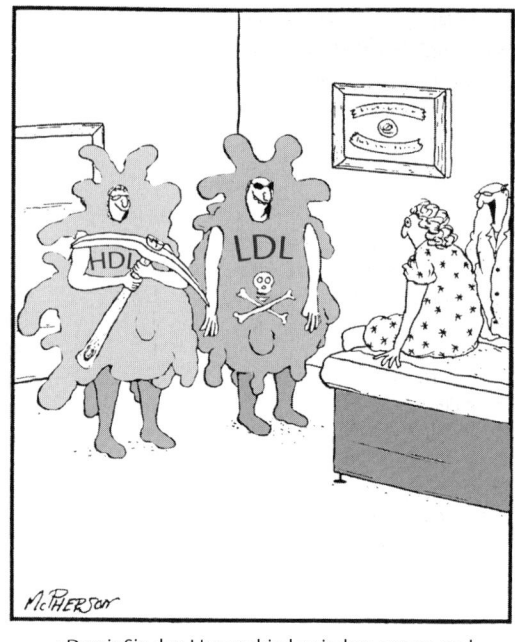

«Damit Sie den Unterschied zwischen gutem und schlechtem Cholesterin besser verstehen, werden Schwester Gisela und Schwester Anita Ihnen jetzt einen kleinen Sketch vorspielen.»

Abbildung 6-2: Lernen Sie erkennen, wann Sie zu weit gegangen sind.

Kasten 6-1: Gute-Laune-Macher

Es folgt eine Liste von Gegenständen, mit denen Sie Ihre Klienten zur aktiven Partizipation inspirieren können. Überlegen Sie, welche Themen Sie am häufigsten behandeln. Gehen Sie die Liste durch und markieren Sie die Gegenstände, die sich für häufig behandelte Themen eignen. Sagt Ihnen Ihre Wahl zu, werden Sie die betreffenden Dinge ohne Scheu einsetzen können. Wählen Sie ein oder zwei Favoriten aus, die Sie dann mit zur Arbeit nehmen und dort griffbereit halten. Wenn der Augenblick gekommen ist, probieren Sie ein Requisit aus und finden Sie heraus, ob es sich für Ihre Zwecke eignet. Falls nicht, überlegen Sie, wie es sich anders nutzen ließe. Sie können jederzeit auf die Liste zurückkommen und etwas Neues versuchen.

Falls Sie sich versucht fühlen, gleich alle Artikel auf der Liste anzuschaffen und für die Beratung einzusetzen, sollten Sie vorsichtig sein. Tun Sie das für Ihre Klienten oder sollten Sie vielleicht für sich selbst mehr Zeit zum Spielen einplanen? Können Sie sich mit keinem der genannten Gegenstände anfreunden, überspringen Sie diesen Abschnitt komplett. Manche Pflegekräfte brauchen keine Requisiten. Wenn Sie sich im Gespräch mit dem Klienten am wohlsten fühlen, dürfen Sie ruhig dabei bleiben!

- Gestalterische Mittel
  - Pappe
  - Filzstifte
  - Bunte Kreide
  - Buntstifte
  - Marker
  - Farben
  - Papier
- Kassettenrekorder und Kopfhörer

Gute-Laune-Macher (Fortsetzung)

- Audiokassetten mit
  - Tierstimmen
  Täuscht Ihr Patient vor zu schlafen, um sich vor der Physiotherapie zu drücken? Ein Hahnenschrei dürfte ihn so überraschen, dass er lachen muss.
  - Applaus
  - Gelächter
  Sie eignen sich, um Erfolge zu feiern. Kassetten oder CDs mit Soundeffekten bekommt man in fast jedem Musikladen. Fragen Sie im Handel oder der örtlichen Leihbücherei nach. Oder nehmen Sie eigene Kassetten auf!
- Bälle
  - Gummiball
  - Softball
- Bohnensäckchen
  Sie können benutzt werden, um Frustration auf verträgliche Weise abzureagieren.
- Glöckchen
  Wecken Sie sie mit einem sanften Läuten!
- Zettelkästen u. Ä.
  - Applauskasten
  - Überraschungstüte
  - Wunschkasten
  - Fachwortkasten
  Hierbei handelt es sich um Schuhkartons o. Ä., die mit Zetteln gefüllt sind, die zur Bekräftigung des Gelernten dienen. Kinderpflegekräfte können Sticker in eine Überraschungstüte füllen. Ein Applauskasten enthält einen Kassetenrekorder, aus dem beim Öffnen durch den erfolgreichen Klienten Applaus ertönt. Ein Fachwortkasten enthält Zettel mit medizinischen Fachausdrücken, die der Klient definieren muss, z.B. «Trismus.» Wenn Sie gestalterisches Geschick haben, können Sie solche Kästen schön dekorieren.
- Schwarze Bretter
  - Fotografien
  - Geflügelte Worte
  - Heilungsgeschichten
  Eine Leukämiestation hängt in den Fluren die Fotos und Briefe ehemaliger Patienten aus.
- Situationskomik
  Nutzen Sie komische Momente! Vermeiden Sie jedoch Bloßstellungen und Geschmacklosigkeiten.
- Cartoons
- Zertifikate
  Würdigen Sie die Erfolge Ihres Klienten mit einem Zertifikat! Ragland (1997) schlägt verschiedene Formen davon vor.
- Kostüme
  (Ein Wort der Warnung: Eine Kollegin kam im Fasching in einem Kostüm zum Dienst und fand sich dann im Laufe des Tages in der unangenehmen Situation, der Mutter eines Patienten berichten zu müssen, dass es bei der Operation ihres Sohnes Komplikationen gab. Wenn Sie ein Kostüm tragen, sollten Sie darauf achten, dass es sich rasch ablegen lässt.)
- Hüte
  - als Entscheidungshilfe
  - als Erinnerung
  Kann Ihr Klient sich nicht entscheiden, ob er die Operation oder lieber doch die konservative Behandlung will? Bieten Sie ihm zwei unterschiedliche Hüte als Entscheidungshilfe an. Setzen Sie dem Patienten einen Strohhut auf, während er sein Abführschnäpschen trinkt, damit er sich vorstellen kann, es sei ein exotischer Fruchtcocktail.
- Masken
  - Tiergesichter
  - Clownnase
  - Knollennase und Nickelbrille
  Setzen Sie eine Maske auf und verrichten Sie Ihre Arbeit dann ganz normal.
- Spiele
- Mobiles
  Hängen Sie dem Patienten eine illustrierte Version des Pflegeprozesses über sein Bett, um Fortschritte zu inspirieren.
- Tröten und Ratschen
  Eine weitere Möglichkeit zum Feiern.
- Überdimensionierte Instrumente oder Medikamente
  - Tablette mit dem Durchmesser eines Kissens
  - 500-ml-Spritze
  - Riesenstethoskop
  Entschärfen Sie die Situation durch maßlose Übertreibung.
- Poster
  - Bestätigungen
  - Inspirationen
  - Naturszenen, besonders mit Wasser
  Hängen Sie diese an Wände, Decken oder Schranktüren.
- Symbole
  - Verkehrszeichen
  - Internationale Symbole
  - Besondere Krankenhaussymbole
  Spielen Sie mit Symbolen! Zeichnen Sie einen Mund, malen Sie einen roten Kreis mit einem Schrägbalken darin um den Mund herum und schreiben Sie «Nüchtern bleiben!» darunter.
- Fahnen und Banner
  Verewigen Sie Ihre Symbole auf Stoff. Denken Sie sich Namen und Motto für Ihre Abteilung aus. Malen Sie ein Transparent: «Keine Blutentnahme im linken Arm!»

■ Zwei [Pflege-]Lehrerinnen demonstrierten in einem Rollenspiel, wie man Humor nutzen kann, um die Angst des Patienten vor einer Operation abzubauen. Die «Krankenschwester» sagte zur «Patientin»: «Sie sehen aus, als wollten Sie aus dem Bett springen und weglaufen. Sie erinnern mich an einen Cartoon, den ich einmal gesehen habe. Sechs Personen mit Kittel und Mundschutz stehen um den leeren OP-Tisch herum. Der Chirurg schaut sich im Raum um und sagt: ‹Jetzt kommt schon, einer von euch muss doch der Patient sein.›» Die «Patientin» kicherte und sagte: «Ja, genau das würde ich gerne tun: mich verstecken.» Es folgte eine ausführliche Diskussion ihrer Ängste. *(Robinson, 1991, S. 207/208)* ■

In diesem Fall bewirkte Humor die Auflösung der Angstspannung, erzeugte zwischenmenschliche Nähe und weckte beim Klienten aktives Interesse an den prä- und postoperativen Ereignissen. Humor war sozusagen das Schmiermittel des Lernmotors.

Humor fördert den Lernprozess auf unterschiedlichste Weise:
1. kognitiv
   Humor weckt und fesselt die Aufmerksamkeit.
   H. stimuliert beide Hirnhälften.
   II. koordiniert die Funktionen der beiden Hemisphären.
   H. ermöglicht Einsichten durch neue Assoziationen.
   H. fördert die Interaktion mit dem Material.
   H. verbessert die Behaltensleistung von Kurz- und Langzeitgedächtnis.
2. affektiv
   Humor baut Angst ab.
   H. verschafft Gelegenheit, Wut, Aggressionen und Feindseligkeit auf sozial verträgliche Weise abzureagieren.
   H. setzt schmerzliche Gefühle außer Kraft.
   H. senkt die subjektive Bedrohung, die von der Umgebung, einem Gegenstand oder einer Person ausgeht.
   H. löst Anspannung auf.
   H. vermindert Abwehrhaltungen.
   H. gibt ein Gefühl der Kontrolle und Macht.
   H. vermittelt ein Gefühl der Sicherheit.
   H. macht es leichter, gewisse Dinge zu akzeptieren.
   H. fördert Rapport und Vertrauen.
   H. erleichtert den Aufbau von Beziehungen.
   H. macht das Lernen schöner.
   H. weckt positive Gefühle und spendet Hoffnung.
   H. fördert eine angemessene Bewältigung.
   H. erleichtert die Kommunikation und steigert die Lernbereitschaft.
3. psychomotorisch
   H. verbessert die Koordination.
   H. erhöht die Geschicklichkeit.

■ Humor in der Beratung gibt den Ton für ein fürsorgliches Umfeld vor, das Offenheit fördert und die Kommunikation erleichtert … [Der Lernende ist eher bereit und in der Lage,] aus seinen Denkmustern auszubrechen, kreative Problemlösungen zu finden, Doppelbedeutungen zu erkennen, Analogien zu verstehen und Paradoxien auf den Grund zu gehen. Er beginnt, flexibler und kreativer zu denken und ist schließlich zu kritischem Denken und eigenständiger Problemlösung fähig. *(Cannella, Missroon & Optiz, 1995, S. 61)* ■

Fordern Sie Ihre Patienten auf, sich zu räuspern, zu husten oder tief durchzuatmen? Versuchen Sie doch stattdessen einmal, sie zum Lachen zu bringen. Das erfüllt denselben Zweck, ist nebenbei aber auch noch in emotionaler Hinsicht von Nutzen. Außerdem ist Lachen eine wundervolle Medizin für die stressgeplagte Pflegeperson, denn es behandelt Körper, Geist und Seele zugleich!

6.2.1 Humor und Lachen sind nicht dasselbe

■ Indem wir Spaß und etwas Leichtigkeit in die Lernsituation hineinbringen, können wir die Freude am Lernen zu einer positiven Kraft machen. *(Rankin & Stallings, 1996, S. 300)* ■

Humor und Komik bringen wir stets mit Gelächter in Zusammenhang, aber es ist alles andere als leicht, jemanden zum Lachen zu bringen! Komiker besitzen ein gewisses Talent, aber auch sie müssen hart daran arbeiten, ihre Lacher zu bekommen. Muss eine Pflegeperson das auch können? – Zum Glück nicht!

Der Psychiater Clifford Kuhn definierte 15 verschiedene Formen des Lachens (1994):
1. in sich hinein lächeln
2. lächeln
3. grinsen
4. kichern
5. gickeln
6. leise vor sich hin lachen
7. glucksen
8. lachen
9. gackern
10. brüllend lachen
11. heulen
12. vor Lachen quietschen
13. dröhnend lachen
14. sich vor Lachen biegen
15. sich totlachen.

Das richtige Lachen findet sich in der Mitte der Rangliste. Meistens stimuliert uns Komik jedoch irgendwo unterhalb dieses Niveaus. Selbst an einem Tag, an dem wir ausgesprochen gut gelaunt sind, werden wir zwischen den ersten acht Stufen hin- und herpendeln und, wenn überhaupt, nur wenige Male für kurze Zeit auf eine höhere Ebene gelangen. Wann wollten Sie sich das letzte Mal vor Lachen ausschütten oder haben Tränen gelacht? Über längere Zeit lauthals zu lachen, ist zu anstrengend, man kann jedoch problemlos den Großteil des Tages über lächeln.

Wir müssen mit unserer Komik also gar nicht so hoch zielen, um erste Früchte ernten zu können.

▪ Schon ein kleines Lächeln führt zu einer nachweislichen Stimulation des Immunsystems sowie zur Freisetzung dieser natürlichen «Glücksstoffe», der Endorphine. Daher besitzen bereits die unteren Stufen einen physiologischen Nutzen. *(Kuhn, 1994, S. 34)*

Ein weiterer Grund macht es uns leicht, Humor in unserem Berufsalltag zu nutzen: Lachen hat etwas mit Anspannung zu tun. Komiker müssen die Spannung bei ihrem Publikum erst mühsam aufbauen, bis sich die angestaute Energie dann, durch eine Überraschung ausgelöst, in Gelächter entladen kann. Unser Publikum ist immer angespannt. Wir müssen also nur noch dafür sorgen, dass der Klient diese Spannung in Form von Lachen abbauen kann.

6.2.2 Physiologische Effekte des Lachens

Ein anderer Mediziner, William Fry, schrieb ausführlich über die physiologischen Effekte des Lachens (1992). Er gab der Wissenschaft den Anstoß, sich ernsthaft mit Humor und Lachen zu befassen. Seitdem nimmt die Forschung auf diesem Gebiet stetig zu. Es folgt eine Zusammenfassung der bisherigen Erkenntnisse.

Die erste Phase des Lachens bewirkt:
- Der Puls wird beschleunigt.
- Die Atemfrequenz steigt.
- Die Katecholamin- und Endorphinproduktion nimmt zu.
- Einige Skelettmuskeln werden kontrahiert, während sich die nicht direkt beteiligten Muskeln entspannen. (Daher ein häufiger Nebeneffekt des Lachens: Inkontinenz.)
- Beide Hemisphären erreichen einen einzigartigen Bewusstseinsgrad, und das Gehirn arbeitet auf einem höheren Niveau.

Die zweite Phase des Lachens hat folgende Effekte:
- Die Muskulatur entspannt sich.
- Der Blutdruck sinkt.
- Atmung, Herzfrequenz und Muskelspannung fallen wieder auf bzw. unter das Normalmaß.
- Die Koordination zwischen den beiden Hemisphären funktioniert besser.

Allgemein gesehen hat Lachen folgende Auswirkungen:
- Es verbessert die Ventilation.
- Es löst Schleimpfropfen.
- Es beschleunigt den Austausch der Residualluft und erhöht dadurch den Sauerstoffgehalt des Bluts.
- Es trainiert das Herz.

- Es verbessert die arterielle und venöse Zirkulation.
- Es erhöht die Beweglichkeit der Immunzellen und Phagozyten und hilft so bei der Bekämpfung von Infektionen.
- Es steigert den venösen Rückfluss, vermindert die vaskuläre Stasis und senkt die Thromboseneigung.
- Es lindert Schmerzen, indem es ablenkt, Anspannung abbaut, Erwartungen ändert und die Produktion von Katecholaminen und Endorphinen anregt.

6.2.3 Kontraindikationen

- Einige wenige Menschen zeigen neurologische Symptome, wenn sie lachen; in seltenen Fällen kann es zu Krämpfen, kataplektischen oder narkoleptischen Anfällen kommen.
- Lachen verursacht einen kurzen, plötzlichen Anstieg des Blutdrucks. Dies könnte bei anfälligen Personen eine Apoplexie oder einen Myokardinfarkt auslösen.
- Unter bestimmten Umständen kann der starke Druckanstieg, der beim Lachen in Abdomen und Thorax stattfindet, schädlich oder zumindest schmerzhaft sein. Patienten etwa, die gerade am Ober- oder Unterbauch operiert wurden, akute Brüche im Rippen- oder Schultergürtelbereich erlitten haben oder an einer akuten Atemwegerkrankung wie Asthma leiden, sollten aufs Lachen verzichten.

6.2.4 Zufällige Komik

Lassen Sie uns nun wieder auf die Patienten- und Angehörigenberatung zurückkommen. Wie kann man Komik und Humor zu edukativen Zwecken nutzen?

■ Wir leben im Land von *Catch 22*. Die Herausforderung ist, es in *M*A*S*H** zu verwandeln. *(Dass & Gorman, 1985, S. 198)* ■

Die einfachste Möglichkeit ist, zufällig auftretende komische Situationen zu nutzen. Wenn Sie sich eine humorvolle Grundeinstellung zu eigen machen, werden Sie viele Gelegenheiten finden, spontan mit Humor zu reagieren. In Ihren Interaktionen mit Patienten und Familien werden Sie immer wieder in Situationen geraten, die direkt aus dem Roman *Catch 22* stammen könnten. Machen Sie etwas daraus.

Im Film *M*A*S*H** und in der gleichnamigen Fernsehserie ergibt sich die Komik aus den Erfahrungen der Beteiligten. (Wenn man die komischen Missgeschicke und die Streiche einmal außer Acht lässt, die jedoch nie auf Kosten Unschuldiger gehen.)

Achten Sie auf Anzeichen dafür, welche Art von Humor dem Klienten liegt. Selbst wenn Sie ihn nie lachen hören, bemerken Sie vielleicht doch hie und da ein Schmunzeln oder Grinsen. Die besten Beispiele für spontane Komik werden Sie in Ihren eigenen Erlebnissen mit Patienten finden. Sie lassen sich schlecht als Anekdoten wiedergeben, da die gesprochenen Worte oft gar nicht lustig sind, sondern die Situation an sich und die Stimmung.

> Ich erinnere mich an ein Aufnahmegespräch, bei dem der Patient und ich in einem fort lachten. Ich weiß nicht mehr, worüber wir eigentlich gelacht haben. Er wurde zu einer Operation eingewiesen, hatte Angst und bewältigte die Situation mit Hilfe seines Humors. Ich weiß nur noch, dass seine OP gut verlief und er sich planmäßig erholte.

■ Das Leben hört nicht auf, lustig zu sein, wenn Menschen sterben, noch hört es auf, ernst zu sein, wenn Menschen lachen. *(George Bernard Shaw, zitiert nach Wooten, 1994, S. 4)* ■

Merken Sie sich, wann Sie mit einem Patienten gelacht haben. Achten Sie darauf, wann Komik und Humor auftraten. Überlegen Sie dann, wodurch der komische Moment zustande kam. Je genauer Sie die kennzeichnenden Elemente erfolgreichen spontanen Humors kennen, desto besser werden Sie ihn bei zukünftigen Gelegenheiten einsetzen können.

6.2.5 Humor gezielt nutzen

■ Denken Sie daran, dass jeder Mensch seinen ganz eigenen Sinn für Humor hat. Was dem einen hilft, muss bei dem anderen nicht unbedingt auch wirken. *(Bittman et al., 1997, S. 11)* ■

Die einfachste Methode, Humor und Komik gezielt zu nutzen, besteht darin, die Arbeiten professioneller Humoristen therapeutisch einzusetzen. Schneiden Sie Karikaturen, Cartoons und Witze aus Zeitungen aus oder besorgen Sie sich Bücher von Humoristen, die oft medizinisch-pflegerische Themen aufgreifen.[1]

Grundsätzlich besteht sogar die Möglichkeit, einen Karikaturisten o. Ä. anzuheuern und sich maßgeschneiderte Materialien anfertigen lassen. So gibt ein Krankenhaus schwangeren Teenagern eine Cartoonbroschüre von den Autoren des Comicstrips *Baby Blues* zu lesen. Der Abschnitt über das Eingestehen der Schwangerschaft den Eltern gegenüber beginnt so: «Manchen Mädchen erscheint dies als der schlimmste Teil ihrer Schwangerschaft. Das muss aber nicht so sein. Hier sind einige Tipps, die es dir leichter machen können.» Der erste Punkt auf der Liste heißt: «Bring es hinter dich!» Der zugehörige Rat lautet: «Beichte deinen Eltern so schnell wie möglich, dass du schwanger bist, denn dann kannst du schon früh medizinisch versorgt werden. Mit anderen Worten: Warte nicht so lange, bis du deine Zehenspitzen nicht mehr sehen kannst.» (Scott & Kirkman, 1995, S. 8)

Wenn Sie lieber mit einfacheren Formen des Humors arbeiten möchten, eignen sich cartoonähnliche Illustrationen, um mit einem minimalen Risiko etwas Spaß in die Beratung zu bringen und das Interesse des Klienten zu wecken. So haben die beiden Pflegekräfte Zerwekh & Claborn (1994) das *Memory Notebook of Nursing* verfasst und von C. J. Miller, ebenfalls eine Pflegeperson, illustrieren lassen. Obwohl sie eigentlich für Pflegeschüler gedacht sind, können einige der Bilder je nach Kontext auch zur Beratung genutzt werden (**Abb. 6-3** und **6-4**). Übersetzen Sie medizinische Fachbegriffe in Laiensprache und benutzen Sie die Bilder, um Ihre Botschaften visuell zu unterstreichen.

Abbildung 6-3: Zerwekh, J. Claborn, J.C. (1994). *Memory Notebook of Nursing*. Dallas, TX: Nursing Education Consultants, S. 50

■ Der Einsatz von Humor in der Patienten- und Angehörigenberatung ist ein geeignetes Mittel. Eine kleine Anekdote, ein Cartoon oder ein Witz kann Angst abbauen und die Bereitschaft und Fähigkeit zum Lernen, sowie zum Anhören und Aufnehmen von Fakten zu einem ernsten Thema erhöhen. *(Robinson, 1991, S. 20)* ■

Eine andere Methode, um Humor und Spaß einzubringen, besteht im Einsatz geeigneter Requisiten. Wenn Sie im richtigen Moment eine überdimensionale Spritze zücken oder dem Patienten eine Tablette von der Größe eines Kissens reichen, wird das die Situation mit Sicherheit entspannen.

---

[1] Im deutschen Sprachraum empfehlen sich zum Beispiel die beiden im Verlag Hans Huber, Bern, erschienenen Bücher des Pflegekarikaturisten Elmar Frink: *Den Umständen entsprechend gut* und *Die heiter-heile Welt der Pflege*.
Auch der jährlich vom gleichen Verlag herausgegebene *Pflegekalender* enthält humoristische Beiträge und Zeichnungen. [Anmerkung des Bearbeiters]

Das meiner Meinung nach ultimative Humorutensil ist jedoch das Gummihuhn. Wie kann man mit seiner Hilfe feststellen, ob der Klient die Beratungsinhalte verstanden hat?

▪ Lassen Sie den Patienten seine kranken Organe mit wasserlöslichem Stift auf das Gummihuhn malen und Pathophysiologie und Therapie erklären. *(London, 1996, S. 5)* ▪

Selbst wenn die Pathophysiologie nicht zu den gängigen Inhalten Ihrer edukativen Tätigkeit gehört, werden Sie sicher verstehen, was ich meine.

Finden Sie das übertrieben? Dann nutzen Sie natürliche Quellen des Humors als Anknüpfungspunkte: die Raumtemperatur, die Helligkeit, den Nachttopf, die Nierenschale oder die lustig gestaltete Genesungskarte auf dem Nachttisch des Patienten. Schon eine kleine Bemerkung kann die Stimmung aufhellen. Und je besser die Laune ist, desto rascher und effektiver geht die Beratung voran, da der Klient sich viel stärker engagiert.

Der Zahnarzt Gary Stanton ließ folgende Aufschrift auf Zahnbürsten drucken:

▪ 3 Minuten bürsten.
   Borstiges Ende benutzen. ▪

Dieser Gag hatte wohl an dem Tag seinen Ursprung, an dem ein Zahnarzt in den Mund eines Patienten schaute und bei sich dachte: «Der Patient sagt, dass er seine Zähne regelmäßig putzt. Es sieht aber nicht danach aus. Welches Ende der Zahnbürste nimmt er eigentlich?»

6.2.6 Humorvoll sein heißt sensibel sein

▪ Wie kann ich Humor bei Angehörigen effektiv nutzen, die nervös oder traurig sind und meine Versuche, die Situation aufzulockern, vielleicht nicht zu schätzen wissen? *(Eine Pflegeperson)* ▪

Ganz einfach: Wenn Sie Zweifel haben, verzichten Sie auf Humor.

Einerseits ist Humor etwas ganz Einfaches und Natürliches. Andererseits kann er – in den Händen eines Experten – auch ein sehr raffiniertes und feinsinniges Werkzeug darstellen. Überlegen

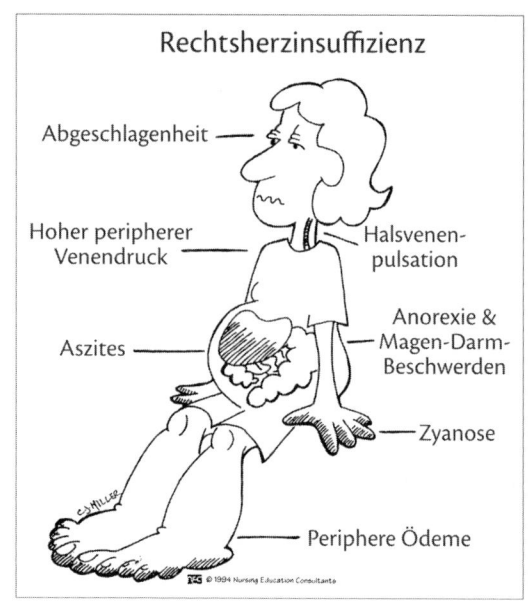

Abbildung 6-4: Zerwekh, J. Claborn, J.C. (1994). *Memory Notebook of Nursing.* Dallas, TX: Nursing Education Consultants, S. 77

Sie, an welcher Stelle dieses Spektrums Ihre Stärken liegen, und benutzen Sie nur solche Formen von Humor, die Ihnen liegen. Tasten Sie sich langsam, aber sicher heran. Wenn Sie es überstürzen und Ihre humoristischen Fähigkeiten falsch einschätzen, könnten Sie sich in eine peinliche Situation hineinmanövrieren, nach der Sie nie wieder mit Humor arbeiten möchten. Lassen Sie nicht zu, dass das geschieht. Humor ist ein viel zu wertvolles Instrument, um es aus Ihrem Repertoire zu streichen. Die folgenden drei Regeln sollen Ihnen helfen:

1. Fordern Sie niemals einen Klienten zum Lächeln auf, es sei denn, Sie wollen ein Foto machen. Bringen Sie ihn vielmehr von innen heraus zum Lächeln.
2. Erzwingen Sie keine Komik.
3. Drängen Sie niemanden zur Teilnahme an humorvollen Aktivitäten.

Setzen Sie Humor bei Personen, die ihn nicht oder falsch verstehen könnten, besonders vorsichtig ein. Das gilt besonders für Klienten, die eine andere Muttersprache haben, aus einem fremden

Kulturkreis stammen, nur geringe Schulbildung besitzen oder psychisch krank, geistig zurückgeblieben, dement, deliriös oder verwirrt sind.

Benutzen Sie Humor wie ein Gewürz – setzen Sie ihn sparsam ein. Fällt es Ihnen schwer zu beurteilen, wann welche Art von Humor angemessen wäre? Näheres finden Sie in **Kasten 6-2**.

■ Woher weiß man, ob ein Patient Spaß versteht? *(Eine Pflegeperson)*
Wie würden Sie einschätzen, welche Art von Humor für einen bestimmten Patienten geeignet ist? *(Eine Pflegeperson)* ■

Der beste Weg, bei einem Klienten die Empfänglichkeit für Humor einzuschätzen, besteht darin, ihm zuzuhören. Günstigenfalls macht der Klient selbst eine humorvolle Bemerkung und offenbart dadurch sein Verständnis von Humor. Ist der Humor des Klienten jedoch unangemessen (siehe Kasten 6-2), sollten Sie sich nicht auf sein Niveau herablassen. Anderenfalls aber gibt Ihnen die Art des verwendeten Humors Anhaltspunkte dafür, was Sie selbst versuchen könnten.

Mit dem Klienten zu reden ist das beste Einschätzungsinstrument. Sie können den Sinn für Humor aber auch auf formellere Weise einschätzen, wenn Ihnen das lieber sein sollte und Sie genug Zeit dafür haben. Herth (1984) gibt Fragen vor, die Sie im Rahmen einer Humor-Anamnese stellen können. Wenn Sie über einen Computer mit dem Betriebssystem Windows verfügen, ver-

---

Kasten 6-2: Passender und unpassender Humor

Ob Humor passend oder unpassend ist, lässt sich an seinem therapeutischen Nutzen ermessen. Dabei geht es weniger um die politische Korrektheit eines Witzes; allerdings muss professionell verwendeter Humor immer angemessen sein.

Passender Humor

- lässt Menschen *miteinander* lachen
- ist konstruktiv
- hat das richtige Timing
- richtet sich an Personen, die ihn begreifen und schätzen können
- macht sich nicht über andere Menschen, sondern ausschließlich über die eigene Person, über die eigenen Schwächen oder über unbelebte Gegenstände lustig
- reduziert Stress
- baut Angst ab
- weckt Hoffnung
- mindert Frustrationen
- rückt ein Problem in die richtige Perspektive
- löst positive Gefühle aus
- stellt emotionale Bindungen zwischen Menschen her
- bringt die Menschen näher zusammen
- wirkt therapeutisch und ist heilsam.

Unpassender Humor

- lässt Menschen *übereinander* lachen, d. h. einander auslachen
- ist destruktiv
- tritt zum falschen Zeitpunkt auf
- richtet sich an die falschen Leute
  (Manche Witze mögen therapeutische Wirkung haben, wenn sie zwischen Pflegekräften oder Ärzten kursieren, erzählt man sie jedoch einem Patienten, können sie missverständlich und verletzend sein.)
- macht sich über andere Menschen lustig
- löst Stress aus
- macht Angst
- vernichtet Hoffnung
- erzeugt Probleme
- verletzt andere
- behindert die Kommunikation
- erhöht die zwischenmenschliche Distanz
- ist schädlich und behindert den Heilungsprozess.

■ In vielen Kulturen ist Humor beim Umgang mit ernsthaften Gesundheitsproblemen verpönt. Ein Nicht-Muttersprachler könnte den Eindruck gewinnen, die betreffenden Informationen seien nicht ernst gemeint oder er sei dem Sprecher gleichgültig. Probieren Sie entsprechende Scherze erst aus, bevor Sie sie einsetzen. *(Doak et al., 1996, S. 69)* ■

Passende Formen von Humor auszuwählen kann man lernen. Auf welche Erfahrungen geht Ihre Art von Humor zurück? Wurde damals passender oder unpassender Humor verwendet?
Wenn Sie an der Reaktion des Klienten merken oder von diesem gesagt bekommen, dass Ihre Art des Humors unpassend war:
1. Entschuldigen Sie sich sofort, kurz und aufrichtig.
2. Überlegen Sie für sich, warum Ihr Scherz sein Ziel verfehlte.
3. Geben Sie in Zukunft besser Acht, damit Ihnen kein Ausrutscher mehr passiert.

suchen Sie es mit der Subjective-Multidimensional-Interactive-Laughter-Evaluation (SMILE) (Bittman et al., 1997). Nachdem der Klient 40 Fragen über seine Vorlieben bezüglich Humor beantwortet hat, druckt das Programm eine Zusammenfassung seiner Reaktionen aus und nennt Quellen für ein individuelles Humorprogramm. Dieses Verfahren wurde zwar nicht speziell für die Patienten- und Angehörigenberatung konzipiert, aber Sie werden sicher einige der Hinweise edukativ nutzen können.

■ Denken Sie stets daran, Ihre Humorintervention vorsichtig und einfühlsam abzuwägen und auf die speziellen Bedürfnisse des Klienten abzustimmen. Tasten Sie sich ganz langsam und behutsam voran. Entwickeln Sie ein Bewusstsein dafür, wann Sie einen Gang herunterschalten oder sogar einen Schritt zurückgehen und Ihre Vorgehensweise überdenken müssen, weil Ihr Klient sich unbehaglich fühlt. *(Bittman et al., 1997, S. 10)* ■

Das richtige Timing ist ein wesentlicher Teil der Komik. Der beste Witz geht daneben, wenn er im falschen Augenblick erzählt wird. Ein gründliches Assessment ist vor dem Einsatz therapeutischen Humors ebenso unumgänglich wie vor medizinischen Interventionen oder edukativen Maßnahmen. Bevor Sie handeln, müssen Sie unbedingt wissen, an welcher Stelle und warum Sie intervenieren. Nur so können Sie die Angemessenheit der Intervention sicherstellen und ihre Wirksamkeit überprüfen.

■ Humor ist Tragödie plus Zeit. *(Mark Twain, zitiert nach Klein, 1991, S. 92)* ■

Wenn Sie zu früh handeln, werden Sie keine Komik produzieren, sondern in einem Trauerspiel mitwirken. Während Patienten und Angehörige die kleinen und großen Tragödien ihres Leben verarbeiten, wird ihr Humor langsam wieder zu Tage treten. Begleiten Sie Ihre Klienten auf dieser Reise. Richtig eingesetzt ist Humor ein wunderbares therapeutisches Mittel.

■ Die meisten von uns dürften wissen, wie wohltuend es bereits ist, sich nur in Gesellschaft eines offenen, ruhigen, spielerischen, aufgeschlossenen oder nachdenklichen Geistes zu befinden. Diese Eigenschaften sind an sich schon hilfreich. Darüber hinaus gibt es etwas, das wir häufig erleben – vielleicht könnte man es als intuitives Bewusstsein bezeichnen – und das uns aufs Intimste mit dem gesamten Universum und, in Allianz mit dem Herzen, in Großmut und Mitgefühl auch miteinander verbindet. *(Dass & Gorman, 1985, S. 94)* ■

6.2.7 Erfolge weitergeben

Wenn Sie bei der Beratung mit Humor beziehungsweise Komik arbeiten, sollten Sie Ihre Erfolge dokumentieren. Lernt der Klient mit Wortspielen besonders gut? Lassen Sie die anderen Teammitglieder dies wissen, damit auch sie ihre edukativen Maßnahmen besser individualisieren können.

6.3 Zum Abschluss ein kleiner Lückentext

Wie gut haben Sie die Kernpunkte dieses Kapitels verstanden? Testen Sie sich selbst. Füllen Sie die Lücken im Text mit den Begriffen aus der unten stehenden Wortliste. Alle Worte sind einzusetzen.
Die Auflösung finden Sie am Ende des Kapitels, hinter den Literaturangaben.

_____ verkürzt die Beratungszeit. Wenn Sie Beratung interaktiv betreiben, _____ und evaluieren Sie die Reaktionen des Klienten kontinuierlich. Dadurch können Sie die Beratung ständig _____ und somit auf die Bedürfnisse des Klienten abstimmen. Interagiert der Klient während des Lernprozesses aktiv mit den Informationen, findet in seinem Gehirn eine _____ Veränderung statt, in deren Verlauf die Lernfähigkeit und die Behaltensleistung wachsen. Beziehen Sie Ihren Klienten ein, indem sie _____ Verknüpfungen aufbauen. Lassen Sie ihn die neuen Kenntnisse sofort anwenden, damit die gerade erst entstandenen _____ gestärkt werden. Passenden Humor zu erkennen kann man _____.

Füllen Sie die Lücken mit folgenden Begriffen:
chemische – Verknüpfungen – individualisieren – Interaktion – lernen – beobachten – sensorische

Wenn Sie mehr erfahren wollen:

(1996). NYLCare diabetic screening rates jump with senior bingo game initiative. *News and Strategies for Managed Medicare Medicaid, 2*(31), 1, 4.

(1997). *Puzzle power*: The all-in-one puzzle maker. Centron Software Technologies. E-Mail: centron@ac.net

Berk, R. A. (1998). *Professors are from Mars, students are from Snickers*: How to write and deliver humor in the classroom and in presentations. Madison, WI: Mendota Press.

Bischofberger, J. (2002). *«Das kann ja heiter werden!» Humor und Lachen in der Pflege*. Bern: Hans Huber.

Bittman, B., McGhee, P., Berk, L. & Wooten, P. (1997). *SMILE (Subjective Multidimensional Interactive Laughter Evaluation): The computer-based guide for creating personalized humor programs*. Meadville, PA: TouchStar Productions.

Cannella, K. S., Missroon, S. & Optiz, M. P. (1995). Humor – An educational strategy. In: K. Buxman & A. LeMoine (Eds.), *Nursing perspectives on humor* (S. 51–86). Staten Island: Power Publications.

Cunningham, D. (1993). Improve your teaching skills. *Nursing 93*, 24J.

Dass, R. & Gorman, P. (1985). *How can I help? Stories and reflections on service*. New York: Alfred A. Knopf.

Doak, C. C., Doak, L. G. & Root, J. H. (1996). *Teaching patients with low literacy skills* (2nd ed.). Philadelphia: Lippincott-Raven.

Fry, W. F. (1992). The physiologic effects of humor, mirth and laughter. *Journal of the American Medical Association, 267*(13), 1857–1858.

Herth, K. A. (1984). Laughter: A nursing Rx. *AJN: American Journal of Nursing, August*, 991–992.

Joint Commission on Accreditation of Healthcare Organizations (1998). *1998 Hospital Accreditation Standards*. Oakbrook Terrace, IL: Author.

Klein, A. (1991). *Quotations to cheer you up when the world is getting you down*. New York: Wings Books.

Kuhn, C. (1994). The stages of laughter. *Journal of Nursing Jocularity, 4*(2), 34–35.

Leidy, K. (1992). Enjoyable learning experiences – An aid to retention? *The Journal of Continuing Education in Nursing, 23*(5), 206–208.

London, F. (1996). *A nurse's guide to therapeutic uses of a rubber chicken*. Mesa, AZ: JNJ Publishing.

Loomans, D. & Kolberg, K. J. (1993). *The laughing classroom: Everyone's guide to teaching with humor and play*. Tiburon, CA: H. J. Kramer.

Lorig, K. (1992). *Patient education: A practical approach*. St. Louis, MO: Mosby-Year Book, Inc.

McGhee, P. (1998). Rx: Laughter. *RN, 61*(7), 50–53.

Ragland, G. (1997). *Instant teaching treasures for patient education*. St. Louis, MO: Mosby-Year Book, Inc.

Rankin, S. H. & Stallings, K. D. (1996). *Patient education: Issues, principles, practices* (3rd ed.). Philadelphia: Lippincott-Raven.

Robinson, V. M. (1991). *Humor and the health professions: The therapeutic use of humor in health care* (2nd ed.). Thorofare, NJ: Slack.

Robinson, P., Katon, W., Von Korff, M., Bush, T., Simon, G., Lin, E. & Walker, E. (1997). The education of depressed primary care patients: what do patients think of interactive booklets and a video. *Journal of Family Practice, 44*(6), 562–571.

Sherman, J. R. (1994). *Creative caregiving*. Golden Valley, MN: Pathway Books.

Scott, J. & Kirkman, R. (1995). *Now what? How to survive being a pregnant teenager*. Phoenix: Good Samaritan Regional Medical Center.

Thaler, M. (1995). *The school nurse from the black lagoon*. New York: Scholastic.

Whyte, D. (1992). *Images of fire: Creativity and personal passion*. Boulder, CO: Sounds True Recordings.

Williams, M. V., Parker, R. M., Baker, D. W., Parikh, N. S., Pitkin, K., Coates, W. C. & Nurss, J. (1995). Inadequate functional health literacy among patients at two public hospitals. *Journal of the American Medical Association, 274*(21), 1677–1682.

Wooten, P. (1994). *Heart, humor & healing*. Mount Shasta, CA: Commune-A-Key.

Wooten, P. (1996). *Compassionate laughter: Jest for your health*. Salt Lake City, UT: Commune-A-Key Publishing.

Wurman, R. S. (1989). *Information anxiety: What to do when information doesn't tell you what you need to know*. New York: Bantam Books.

Zerwekh, J. & Claborn, J. C. (1994). *Memory Notebook of Nursing*. Dallas: Nursing Education Consultants.

Auflösung des Lückentextes

Interaktion verkürzt die Edukationszeit. Wenn Sie Beratung interaktiv betreiben, *beobachten* und evaluieren Sie die Reaktionen des Klienten kontinuierlich. Dadurch können Sie die Beratung ständig *individualisieren* und somit auf die Bedürfnisse des Klienten abstimmen. Interagiert der Klient während des Lernprozesses aktiv mit den Informationen, findet in seinem Gehirn eine *chemische* Veränderung statt, in deren Verlauf die Lernfähigkeit und die Behaltensleistung wachsen. Beziehen Sie Ihren Klienten ein, indem sie *sensorische* Verknüpfungen aufbauen. Lassen Sie ihn die neuen Kenntnisse sofort anwenden, damit die gerade erst entstandenen *Verknüpfungen* gestärkt werden. Passenden Humor zu erkennen kann man *lernen*.

Kapitel

7
Die edukative Werkzeugkiste

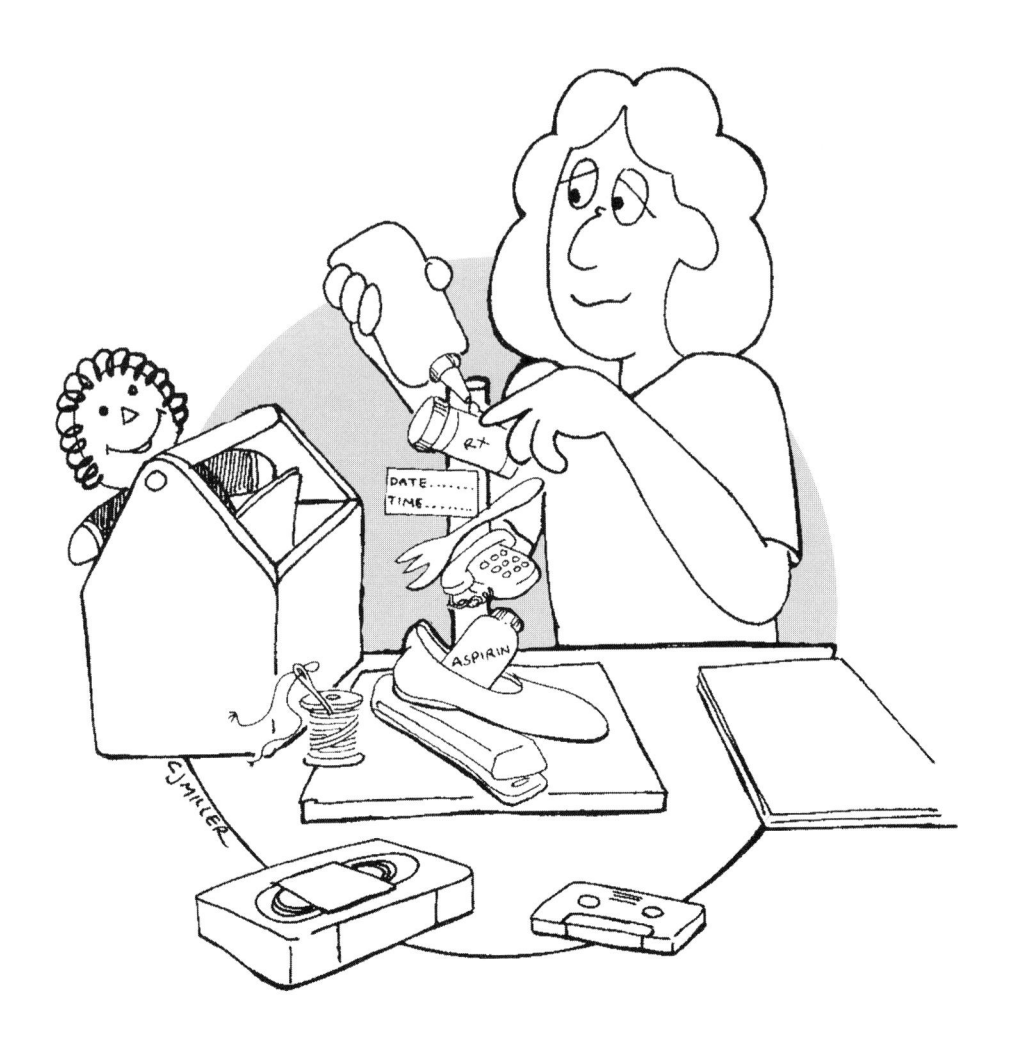

- Wie kann ich einem Patienten in der häuslichen Pflege rasch Sondenernährung beibringen? *(Eine Pflegeperson)*

- Wenn das einzige vorhandene Werkzeug ein Hammer ist, neigt man dazu, jedes Problem als Nagel zu betrachten. *(Abraham Maslow – Brass Tacks Quotations, [Online])*

- Ein guter Lehrer versucht, so Carl Rogers, das größtmögliche Spektrum an Lernhilfen zu organisieren und bereitzuhalten. *(Wurman, 1989, S. 145)*

Ein Werkzeug ist ein Instrument oder Gerät, das man zur Durchführung einer bestimmten Aufgabe benutzt. Qualitativ hochwertige Patienten- und Angehörigenedukation lässt sich am besten in einem Umfeld bewerkstelligen, das eine Vielfalt von edukativen Werkzeugen bereit hält. Auf welche haben Sie Zugriff? Erfüllen diese ihren Zweck?

Wenn Sie in einem Krankenhaus arbeiten und die nötigen edukativen Werkzeuge fehlen, ist dies kein Grund zur Sorge, denn Sie haben die Unterstützung der JCAHO! Sie schreibt vor, dass wir alles Notwendige zur Verfügung haben müssen:

- Das Krankenhaus identifiziert und stellt die zur Realisierung der Edukationsziele notwendigen Lehrmaterialien. *(JCAHO, 1998, S. 10)*

Da Sie als Pflegeperson direkt mit der Pflege und Beratung von Patienten befasst sind, befinden Sie sich in der optimalen Position, um Beratungsziele bestimmen und den Bedarf an Hilfsmitteln festlegen zu können. Heben Sie diesen Umstand der Person oder der Gruppe gegenüber hervor, die das Budget kontrolliert. Machen Sie den Zuständigen klar, dass die JCAHO von Ihnen erwartet, die benötigten edukativen Ressourcen zur Verfügung zu stellen.

7.1 Edukative Hilfsmittel

Die richtigen Werkzeuge zur Hand zu haben hilft Ihnen, Ihre Beratung effektiver und effizienter zu gestalten. Sie wissen, mit welchen Inhalten Sie sich regelmäßig befassen müssen. Welche Werkzeuge könnten Sie dabei am besten brauchen?

- Nur *ein* Was, aber viele Wies. *(Wurman, 1989, S. 81)*

Dieses Kapitel handelt von den verschiedenen Arten edukativer Werkzeuge und wie man sie am besten einsetzt. Beachten Sie bitte, dass keines davon Sie ersetzen kann, sie dienen lediglich dazu, Ihnen die Arbeit zu erleichtern. Edukative Hilfsmittel betreiben nicht von sich aus Beratung. Bei diesem Vorgang handelt es sich vielmehr um einen interaktiven Prozess, der sowohl einen Klienten als auch einen Experten aus der Gesundheitspflege einbezieht.

- Medien sollten sorgfältig ausgewählt werden und mit den Beratungszielen übereinstimmen. *(Rankin & Stallings, 1996, S. 184)*

Nicht jeder benötigt jedes Hilfsmittel. Betrachten Sie Ihre Klientel, Ihr Arbeitsumfeld, Ihre Kompetenzen, die zur Debatte stehenden Inhalte und die Ressourcen, die Ihnen zur Verfügung stehen. Berücksichtigen Sie all diese Variablen und überlegen Sie dann, was Sie brauchen, um Ihre edukativen Absichten zu verwirklichen.

- Medien helfen bei der Übermittlung einer Botschaft. Viele Medien lassen sich kreativ nutzen, um die Patienten mehr lernen und das Gelernte besser behalten zu lassen und sie zur Weiterentwicklung ihrer Fähigkeiten anzuregen. *(Rankin & Stallings, 1996, S. 185)*

7.1.1 Medizinische Geräte und Materialien

- Gerade im hektischen Klinikbetrieb ist es schwer, Edukation zu betreiben. Wo nehmen andere Leute bloß die Zeit dazu her? *(Eine Pflegeperson)*

Jeder Augenblick, den Sie mit einem Patienten oder Angehörigen verbringen, stellt eine Gelegenheit zur Beratung dar. Wenn Sie keine zusätzliche Zeit für edukative Zwecke aufbringen können, müssen Sie die vorhandene Zeit eben doppelt so gut nutzen. Fehlt es am Zugriff auf bestimmte Hilfsmittel? Benutzen Sie das, was Sie bei der Hand haben! Jedes Thermometer oder Stethoskop, jeder Verband, jedes Medikament, jeder Monitor und jede Pumpe kann zum Ausgangspunkt der Beratung gemacht werden. Überprüfen Sie während jeder Pflegeintervention, ob der Klient weiß, was Sie tun und warum Sie es tun. Bauen Sie Ihre edukativen Gespräche darauf auf.

7.1.2 Schriftliche Informationen

Schriftliche Informationen wie Handzettel, Entlassungsinstruktionen oder ausführliche Broschüren sind die Klassiker unter den edukativen Hilfsmitteln. Sie enthalten Tipps für möglicherweise auftretende Probleme, beschreiben Zeichen und Symptome von Krankheiten oder Nebenwirkungen von Medikamenten, erläutern medizinische Tests, geben Instruktionen zur Selbstpflege oder klären auf, wann ein Arzt zu verständigen ist.

Schriftliche Informationen lassen sich in der Vorbereitungsphase, bei der Diagnosestellung, während des Behandlungsprozesses, bei der Entlassung und während der Nachsorge einsetzen. Sie können als Ordner oder Handzettel im Wartezimmer oder Behandlungsraum ausliegen, am schwarzen Brett aushängen oder dem Patienten ausgehändigt werden, um das Gelernte zu untermauern oder eine edukative Maßnahme vorzubereiten. Sie können dem Klienten auch zugeschickt werden. Und sie lassen sich sogar kreativ einsetzen:

■ Die Pflegeperson hängt Zettel mit den täglichen Kernpunkten der Beratung an den Spiegel [des Patienten] … das gibt dem Patienten Gelegenheit, sich die Informationen noch einmal zu vergegenwärtigen, wodurch das Gelernte verfestigt wird. (*«Streamline CHF education»*, 1998, S. 6) ■

Schriftliche Beratungsunterlagen haben folgende Vorteile:
- Sie sind standardisiert, wodurch jedes Mitglied des Gesundheitspflegeteams dieselben Inhalte vermittelt.
- Sie lassen Raum für Individualisierungen.
- Sie unterstützen das interaktive Lernen.
- Sie dienen dem Klienten als bleibende Informationsquelle; er kann sie heranziehen, wenn er Antworten auf Fragen sucht.
- Der Klient kann Materialien zu Themen auswählen, die ihn interessieren.
- Sie können fertig eingekauft oder selbst erstellt werden.
- Sie sind verhältnismäßig billig.
- Sie lassen sich rasch und einfach aktualisieren, wenn sie selbst erstellt sind.

Schriftliche Beratungsunterlagen haben folgende Nachteile:
- Der Klient muss lesen und das Geschriebene verstehen können.
- Sie müssen für den Klienten angemessen sein (Inhalt, Kultur, Sprache, Lesekompetenz).
- Sie müssen genau das Thema behandeln, das Sie dem Klienten vermitteln wollen.
- Sie müssen im richtigen Moment griffbereit sein.
- Das Lagerungs- und Nachbestellungssystem muss funktionieren.

■ Wenn ich mich im Krankenhaus umsehe, finde ich in den hintersten Ecken Stapel von Handzetteln und Broschüren unter Bergen anderer Materialien. Ich weiß, dass sie nicht benutzt werden. (*Eine Pflegeperson*) ■

Schriftliche Unterlagen sind wichtige Hilfsmittel, deren Potenzial oft nicht voll ausgeschöpft wird. Nach Doak & Doak (1998) lässt sich die Effektivität schriftlicher Materialien erhöhen, wenn sie auf den einzelnen Klienten abgestimmt werden. Sie machen hierzu drei Vorschläge:
1. Markieren oder unterstreichen Sie die Kernpunkte, während Sie diese besprechen, oder lassen Sie den Klienten dies tun.
2. Schreiben Sie den Namen des Klienten auf die Vorderseite. (Es sei denn es handelt sich um Informationen über Aids, Geschlechtskrankheiten oder Ähnliches.) So wird er die Informationen eher als persönlich relevant empfinden.

3. Stellen Sie durch Fragen, die Sie dem Klienten stellen, sicher, dass er die wichtigsten Punkte erfasst hat.

In Kapitel 8 werden die Eigenschaften eines guten Handzettels und ähnlicher Materialen beschrieben, und es wird erläutert, wie Sie schriftliche Unterlagen selbst verfassen können.

7.1.3 Multimedia
Multimedia bedeutet, eine Kombination verschiedener Medien, etwa Film, Ton, Dias, Texte und spezielle Lichteffekte, zu Bildungs- oder Unterhaltungszwecken einzusetzen.

Im Allgemeinen wird der Begriff gebraucht, um die simultane Verwendung diverser Medien auf High-Tech-Niveau zu beschreiben; die verschiedenen Medien können aber auch nacheinander zum Einsatz gebracht werden. Der Mensch lernt am besten, wenn mehrere Sinneskanäle angeregt werden und die Information auf unterschiedliche Weise wiederholt wird. Vermittelt man Informationen mit Hilfe mehrerer Medien, wird eine größere Menge Erinnerungspfade angelegt.

■ Audiokassetten, Flipkartensätze und Videokassetten können außerdem als sinnvolle Ergänzung der Patientenberatung dienen. Manche Krankenhäuser verschenken Ton- und Filmdokumente oder leihen sie an ihre Patienten aus, damit diese sich zu Hause damit weiterbilden können. Diese Methode eignet sich hervorragend als Ergänzung der im Krankenhaus durchgeführten Beratung, da die Patienten bzw. Familien den Lernprozess selbst steuern können. Sie können das Band jederzeit anhalten, wenn sie eine Pause brauchen, oder Ausschnitte bei Bedarf mehrfach ansehen. *(Menke, 1993, S. 159)* ■

Wie Sie vielleicht bemerkt haben, fällt in obigem Zitat mehrfach das Wort *Ergänzung*. Medien unterstützen den Lernprozess. Sie unterstreichen wichtige Punkte. Ziehen Sie sie heran, um Gespräche anzuregen oder Ihre Argumente zu untermauern.

7.1.4 Sammelmappen und Fotoalben
Einen Ordner oder ein Fotoalbum anzulegen lohnt sich, wenn viele Ihrer Klienten dieselben Erfahrungen durchleben. Eine solche Sammelmappe kann Fotos, Illustrationen, kurze beschreibende Texte und kleine Objekte wie zum Beispiel Namensbänder oder Proben von Verbandmaterial enthalten. Sie ist leicht transportierbar und komprimiert eine große Menge von Informationen auf kleinstem Raum. Fotos, besonders wenn sie bunt sind, wecken und fesseln das Interesse des Klienten. Achten Sie darauf, dass nicht zu viele nebensächliche Details zu sehen sind. Je eher der Klient sich in dem Bild wiedererkennt, desto besser wird er sich mit der enthaltenen Botschaft identifizieren können. Zeigen Sie vertraute Orte und Personen, die dem Klienten in Alter, Geschlecht, soziokulturellem Hintergrund und Herkunft ähneln.

Die Inhalte eines solchen Albums können unterschiedlich lang sein, je nachdem welches Thema sie behandeln. Die Erklärung eines Elektroenzephalogramms oder die Entfernung eines Muttermals wird weniger Raum in Anspruch nehmen als die Beschreibung der einzelnen Phasen einer Organtransplantation, vom Warten auf das Spenderorgan bis hin zur Rekonvaleszenz. Entweder lässt man den Klienten allein darin blättern und dabei das Lerntempo selbst bestimmen und spricht anschließend mit ihm darüber, oder Klient und Experte gehen den Ordner gemeinsam durch. Lassen Sie den Klienten beschreiben, was er sieht, und beginnen Sie mit dem edukativen Gespräch an diesem Punkt.

Ein Krankenhaus arbeitet mit solchen Fotoalben, um Eltern auf die Kraniofazialoperation ihres Babys vorzubereiten. Viele Eltern waren schockiert, wenn sie das geschwollene Gesicht ihres Kindes nach dem Eingriff sahen. Die Bilder des Albums machten die Eltern damit vertraut, wie ihr Baby unmittelbar nach der Operation, drei Tage später, nach einer Woche, nach drei Wochen und nach sechs Monaten aussehen würde. Die Eltern erkannten, dass die Verformung des Gesichts völlig normal war und schließlich ganz verschwinden würde.

Ein Kieferchirurg hat in seinem Wartezimmer einen Hefter ausliegen, der Bilder von verlagerten Weisheitszähnen und ihrer Entfernung zeigt. Im zugehörigen Text wird beschrieben, welche Probleme auftreten können, wenn ein solcher Zahn nicht entfernt wird, und was der Patient während und nach der Operation zu erwarten hat.

Wenn Sie einen solchen Ordner zusammenstellen wollen, sollten Sie Menschen fragen, die den zur Debatte stehenden Prozess bereits durchlebt haben. Sie wissen am besten, welche Vorabinformationen wichtig sind. Was würden sie sich im Nachhinein wünschen, vorher gewusst zu haben? Welche Vorbereitung hat ihnen wirklich geholfen? Lassen Sie sich von allen Fotografierten schriftlich bestätigen, dass Sie die Bilder verwenden dürfen.

Manche Klienten benötigen mehr Struktur als andere. Hefter mit Informationen können auch eigens für einzelne Patienten beziehungsweise Familien angelegt werden. Die Geschichte einer Pflegeperson lesen Sie auf Seite 126.

7.1.5 Anatomische Modelle und Illustrationen

Wenn wir Krankheiten, Tests oder Eingriffe beschreiben, sprechen wir manchmal über Organe oder Körperteile, die von außen nicht sichtbar sind. Anatomische Modelle und Illustrationen können helfen, das Abstrakte verständlich zu machen.

Solche Materialien sind teuer, aber wenn Sie immer wieder dieselben Themen behandeln müssen (z.B. Verdauungstrakt, Atmungsorgane, Bewegungsabläufe), stellen Illustrationen und Modelle eine lohnende Investition dar. Es gibt realistische Modelle und solche mit eher symbolischem Charakter, wie die Stoffpuppen mit herausnehmbaren Organen, die oft in der Pädiatrie zum Einsatz kommen. Sie wecken das Interesse, zeigen Proportionen und Zusammenhänge und verdeutlichen vieles.

Modelle lassen sich auch zur Evaluation der Lernerfolge verwenden. Bitten Sie den Klienten, Ihnen oder einem imaginären Angehörigen anhand der Abbildung oder des Modells zu erklären, was er gelernt hat.

7.1.6 Poster

Poster eignen sich für edukative Maßnahmen, die auf der passiven Partizipation des Klienten beruhen. Hängen Sie sie in Wartezimmern und Fluren auf, so dass Interessierte sich informieren können. Allen anderen wird zumindest gezeigt, dass man sich hier um Aufklärung kümmert. Poster können aber auch in interaktiven Beratungssitzungen Verwendung finden.

Sie können Poster entweder kaufen oder selbst anfertigen. Obwohl nicht teuer und schnell hergestellt, sind sie ein hervorragendes Mittel, um Informationen zusammenzufassen und zu vereinfachen. Denken Sie etwa an Poster, die häufig behandelte Themen veranschaulichen, wie zum Beispiel Zeichen und Symptome einer Infektion. Eine andere Möglichkeit sind Plakate, die zum Nachdenken anregen: «Was Sie wissen müssen, um zu Hause klar zu kommen – fragen Sie Ihre Pflegeperson!» Oder: «Wissen Sie, welche Medikamente Sie nehmen und warum, und wann Sie sie nehmen müssen?» Poster können auch eine Abfolge von Ereignissen abbilden, zum Beispiel wie Arterien verhärten und was man dagegen tun kann.

Wenn Sie oft mit postoperativen Patienten den Flur auf und ab laufen, können Sie Poster aufhängen, die entweder die bewältigte Strecke verkünden («Der halbe Weg ist geschafft!») oder den Zweck der Bewegung unterstreichen («Laufen bringt den Darm in Schwung!»). Diese Plakate können Gesprächsthemen liefern, das Gelernte bekräftigen oder einfach von Schmerzen ablenken.

7.1.7 Pinnwände und schwarze Bretter

Pinnwände und schwarze Bretter erfüllen einen ähnlichen Zweck wie Poster. Auch Sie hängen oft in Fluren und Wartezimmern, wo sie meist informell genutzt werden. Im Gegensatz zum Poster bieten sie die Möglichkeit, mehr und kleiner gedruckte Informationen darzustellen. Pinnwände und schwarze Bretter lassen sich leicht aktualisieren, können auch mit kleineren dreidimensionalen Objekten bestückt werden und eignen sich sowohl für passive als auch für aktive Partizipation.

Die Mutter des drei Monate alten Jungen, der beinahe am plötzlichen Kindstod gestorben war, war ein alleinstehender Teenager. Sie lebte bei ihrem Vater (also dem Großvater des Kindes), der ebenfalls alleinerziehend war. Die junge Mutter kümmerte sich im Krankenhaus rührend um ihren Sohn, blieb Tag und Nacht bei ihm und ließ ihn nur an einem einzigen Nachmittag allein, um ihre Abschlussprüfung an der Highschool abzulegen. Das Baby war neurologisch schwer geschädigt, musste per Sonde ernährt werden, hing an einem Apnoemonitor, trug einen Nasopharyngealkatheter, brauchte spezielle Pflege-, Positionierungs- und Stimulationsmaßnahmen und hatte häufig Krampfanfälle. Kurz gesagt: Alles was die junge Mutter über normale Säuglingspflege gelernt hatte, ließ sich auf ihren Sohn nicht anwenden.

Im Verlauf des Krankenhausaufenthalts brachten wir ihr erfolgreich bei, ihr Kind zu versorgen, indem wir ihr alles zuerst demonstrierten und uns dann von ihr vormachen ließen. Die junge Frau war intelligent, und ich hatte keine Zweifel daran, dass sie alle nötigen Maßnahmen würde durchführen können. Meine Sorge war eher, dass ihre eigene Entwicklung unter der Verantwortung für die Pflege ihres Kindes leiden würde. Mir war aufgefallen, dass überall verknitterte und mit Speiseresten verschmierte Handzettel, Visitenkarten, Terminzettel und Gebrauchsanweisungen herumlagen. Als ich mit dem Großvater des Babys sprach, äußerte dieser Bedenken. Er glaube nicht, dass seine Tochter den recht straffen Zeitplan würde einhalten können, den das Baby brauche: «Ich muss lange arbeiten und kann ihr daher nicht viel helfen. Auch wenn sie eine gute Mutter sein will, ist sie doch selbst noch ein halbes Kind. Vorher hat alles ganz gut geklappt. Der Kleine hat bei ihr geschlafen und sie hat ihn gefüttert, wenn er schrie. Dann konnte sie weiterschlafen oder -telefonieren. Ihr Zeitgefühl ist nicht besonders gut.»

Das Team aus Sozialarbeiterin, Arzt und Pflegeperson kam zu der Auffassung, die Unterbringung in einer geeigneten Einrichtung, zumindest für eine Weile, sei wohl das Beste für diese Familie. Nicht jedoch die junge Mutter. Was konnten wir also tun? Ich setzte mich mit ihr zusammen, und wir redeten lange. Beim Aufnahmegespräch waren wir zu der Einschätzung gelangt, dass sie durch Ausprobieren am besten lernte, aber wie sollten wir ihr die Problemlösungs- und Zeitmanagementfähigkeiten vermitteln, die sie zu Hause benötigen würde?

Die Lösung lautete Rooming-in. Die Mutter würde rund um die Uhr bei ihrem Kind sein und es selbst pflegen, dieselbe Ausrüstung wie zu Hause benutzen und bei Bedarf von sich aus die entsprechenden Ansprechpartner kontaktieren. Das Pflegepersonal würde nur im Notfall eingreifen. Für diese schwierige Aufgabe wollte ich ihr eine Hilfe mit auf den Weg geben. Ich wusste, dass ihre Fähigkeit, Texte zu lesen und zu verstehen, die einer normalen Neuntklässlerin überstieg, also würde ihr eine Art Buch die Informationen geben können, die sie im Alltag brauchte.

Ich kaufte einen kleinen Hefter und beklebte ihn mit hübschem buntem Papier. Mit Hilfe farbiger Trennblätter unterteilte ich die einzelnen Themen. Die Rubriken waren:
1. Tagesplan (gemeinsam mit der Mutter entworfen)
2. Medikamente
3. Atmung
4. Ernährung
5. Verhalten bei Krämpfen
6. Therapie.

Jeder Abschnitt enthielt wichtige Arbeitsblätter, Gebrauchsanweisungen, eine Liste potenzieller Probleme und möglicher Lösungen sowie eine Aufstellung der verschiedenen Ansprechpartner mit ihren jeweiligen Adressen. Außerdem gab es einen Anhang für Visitenkarten, Termine und Notizen.

Das Rooming-in verlief gut. Die Mutter bekam ihr Kind mit der Instruktion nach Hause, das Büchlein zu jedem Termin mitzunehmen und alle Veränderungen darin einzutragen, bis sie sich an die erschwerte Mutterrolle gewöhnt habe. Lange Zeit fragte ich mich, wie es ihnen wohl ginge und ob meine große Mühe ihnen etwas gebracht hatte.

Etwa drei Jahre später kam im Krankenhausflur eine junge Frau auf mich zu und sagte zu ihrem Freund: «Das war unsere Krankenschwester, als [mein Sohn] und ich damals hier waren.» Ich tat so, als wüsste ich, wer sie war, und ging ins Zimmer, um mir den Jungen anzuschauen. Ich sah einen großen, offensichtlich retardierten Jungen, der mir überhaupt nicht bekannt vorkam. Dann fiel mein Blick auf das Büchlein, das auf dem Nachttisch lag. Es sah ein wenig mitgenommen aus und hatte einige Eselsohren; offenbar war es viel benutzt worden. Nachdem ich die junge Frau und ihr Kind wiedererkannt hatte, fragte ich sie, ob ihr das Buch eine Hilfe gewesen sei. Sie schlug es auf und zeigte mir, wie sie bei jeder auftretenden Veränderung Dinge hinzugefügt oder gestrichen hatte. «Ich gehe nirgendwo ohne das Buch hin», sagte sie mir. «In unserem Leben gibt es so viele Ärzte und andere medizinische Leute, dass die Informationen in unserem Buch allen dabei helfen, nicht durcheinander zu kommen. Ich habe sogar einer Frau in der Schule geholfen, eines für sich und ihren Sohn zu machen.»

7.1.8 Filmstreifen und Diashows

Filmstreifen bestehen aus einer Reihe von Standfotos aus einem Film, beziehungsweise aus Illustrationen, Diagrammen oder Tabellen, die nacheinander auf einem Monitor gezeigt oder auf eine geeignete Fläche projiziert werden. Oft gibt es ein passendes Tonband dazu. Eine Diashow kombiniert ebenfalls Ton und Bild. Projektoren für Filmstreifen sind verhältnismäßig preiswert und leicht zu lagern.

Filmstreifen und Diareihen kann man fertig kaufen. Noch billiger wird es allerdings, wenn Sie die Dias selbst anfertigen und die passende Audiokassette dazu aufnehmen. Filmstreifen und Diareihen lassen sich leicht aktualisieren und sowohl in der Gruppen- als auch in der Einzelberatung einsetzen. Wenn Sie dem Klienten beibringen, wie man den Projektor bedient, kann er sein Lerntempo selbst bestimmen. Besonders geeignet sind diese Methoden für Klienten, die nicht so gut lesen und schreiben können.

7.1.9 Folien

Folien eignen sich besonders für die Schulung von Gruppen. Um damit arbeiten zu können, benötigt man einen Overheadprojektor und eine Leinwand oder eine freie Stelle auf einer hellen Wand. Zu vielen Themen gibt es im Handel vorgefertigte Folien in unterschiedlicher Aufmachung (schwarz-weiß oder bunt, mit oder ohne Rahmen usw.).

Mit Hilfe moderner Kopiergeräte können Sie jedoch auch Ihre eigenen Folien mit gedruckten Texten oder Abbildungen herstellen. Oder Sie schaffen einige Folienstifte an und schreiben beziehungsweise malen sie von Hand, entweder vor der Sitzung oder während der Präsentation. Selbst angefertigte Folien lassen sich leicht aktualisieren oder abändern, wenn es sein muss sogar noch im Verlauf der Schulung.

Folien eignen sich besonders, um die Kernpunkte herauszustellen. Die Schrift sollte groß sein; vier bis sechs Zeilen Text pro Folie genügen. Quetschen Sie nicht zu viele Details auf die Folie, sondern erläutern Sie diese lieber. Lassen Sie während Ihrer Ausführungen das Licht im Raum an, damit Ihr Publikum nicht einschläft.

Wenn Sie mit Folien arbeiten möchten, sollten Sie eine Ersatzbirne bereit haben, damit der Projektor Sie nicht mitten in der Präsentation im Stich lässt. Reinigen Sie den Projektor und stellen Sie das Bild scharf, bevor Ihr Publikum eintrifft. Benutzen Sie für jeden Punkt eine eigene Folie, statt Teile einer Folie abzudecken – das lenkt ab. Verdeutlichen Sie jede Schlüsselaussage soweit möglich mit einer Abbildung. Wenn Sie eine Weile sprechen ohne die Folie zu wechseln, schalten Sie den Projektor so lange aus, um Ihre Zuhörer nicht unnötig abzulenken.

Wenn Sie merken, dass Sie während eines Vortrags eine erhebliche Menge an Folien benutzen, sollten Sie überprüfen, ob Sie nicht zu viele Informationen auf einmal präsentieren.

7.1.10 Flipcharts

Ein Flipchart ist geeignet, um einfache Gedankengänge zu verdeutlichen und Inhalte zusammenzufassen. Auch hier können Sie mit Farben und Bildern arbeiten. Selbst hergestellt, lassen Flipcharts sich leicht individualisieren und aktualisieren.

Es gibt große Flipcharts für Gruppenschulungen und kleine Tischaufsteller für Einzelsitzungen. Flipchart-Blätter können Sie entweder vorbereiten oder während der Schulung beschriften.

Wollen Sie Ihrem Publikum imponieren, indem Sie die Blätter ganz cool vor seinen Augen beschriften und illustrieren? Schreiben Sie sich auf jede Seite in Augenhöhe ganz klein und mit hellem Stift kurze Erinnerungshilfen, und Sie werden großen Eindruck machen. (Es sei denn, Sie können Ihre eigene Handschrift nicht entziffern.)

Als kleines Flipchart lässt sich auch ein aufstellbarer DIN-A4-Ordner mit vorbereiteten Seiten verwenden. Wenn Sie jedes Blatt in eine Plastikschutzhülle stecken, wird Ihr Flipchart auch nach mehrmaliger Verwendung noch wie neu aussehen.

7.1.11 Tafeln

Tafeln eignen sich für die Gruppenschulung. Auf Tafeln können Sie am besten Entwicklungen oder miteinander verknüpfte Informationen darstellen, da sich ohne Probleme größere Informationsmengen unterbringen lassen.

Selbst wenn sie mit Rädern ausgestattet ist, lässt sich eine Tafel nicht gerade leicht transportieren. Außerdem müssen Sie in der Lage sein, gleichzeitig zum Publikum zu sprechen und zu schreiben.

7.1.12 Audiokassetten

Haben Sie schon einmal mit Lernkassetten gearbeitet? Sie haben folgende Vorteile:
- verlässlich
- klein und gut zu transportieren
- einfach zu benutzen
- leicht und preiswert herzustellen und zu vervielfältigen
- unter fast allen Umständen einsetzbar (Batteriebetrieb oder Netzanschluss).

Fast jeder besitzt heute einen Kassettenrekorder oder Walkman, mit dessen Hilfe er sich eine Lernkassette anhören kann. Eine individualisierte Aufnahme kann die gegebenen Informationen unterstreichen, Instruktionen liefern oder Rückhalt verschaffen. Man kann sie wieder und wieder abspielen. Hörkassetten sind für folgende Klienten geeignet:
- Fehlsichtige bzw. Sehbehinderte
- schwache Leser, dann idealerweise in Kombination mit einer bebilderten Broschüre
- Personen, die eine andere Sprache sprechen bzw. stark dialektgebunden sind – vorausgesetzt, Sie können eine Kassette in dieser Sprache/diesem Dialekt anfertigen
- Menschen, die lieber zuhören
- Klienten, die standardisierte Instruktionen brauchen.

Eine Kassette kann auf folgende Weise wiedergegeben werden:
- auf einem Kassettenrekorder/Walkman
- als automatische Telefonansage
- über Lautsprecher
- über das hausinterne Radioprogramm.

Um mit einer Audiokassette zu lernen, muss der Klient die Sprache verstehen, in der die Texte abgefasst sind, die Botschaft begreifen und mündliche Anweisungen befolgen können.

Doak, Doak & Root (1996) beschreiben detailliert, wie man eine Lernkassette für die Patienten- und Angehörigenberatung herstellt. Die dabei angesprochenen Gütekriterien können Sie auch zur Bewertung gekaufter Kassetten anwenden.

Wie entsprechende Forschungsergebnisse zeigen, erzielen Hörkassetten die größte Wirkung, wenn sie eine eng umschriebene Zielsetzung besitzen, auf konkrete Verhaltensumstellungen abzielen und interaktiv angelegt sind. Sie können eine Aufnahme interaktiv gestalten, indem Sie einen Dialog aus Fragen und Antworten mit einem Arbeitsblatt oder -heft kombinieren. Beim Zuhören fällt die Aufmerksamkeit in der Regel nach etwa fünf Minuten stark ab, weshalb eine Aufnahme nicht länger als diese Zeitspanne sein sollte.

An diese Schritte sollten Sie sich halten, wenn Sie eine Kassette aufnehmen wollen:
1. Entscheiden Sie sich für ein Thema (zum Beispiel «Ernährung für Diabetiker» oder «Das Rauchen aufgeben»).
2. Wählen Sie Ihre Zielsetzung. Welches Verhalten möchten Sie ändern?
3. Sprechen Sie mit Ihren Klienten. Welche Informationen erwarten diese von einer Lernkassette?
4. Sprechen Sie die wesentlichen Punkte an, so dass der Klient sich in folgender Weise mit der Umstellung befasst:
   - Ich merke, dass ich einem Risiko ausgesetzt bin, und dieses Risiko ist ernst zu nehmen.
   - Ich sehe eine Möglichkeit, das Risiko zu vermindern, und glaube, dass mir dies etwas nützt.
   - Die Hindernisse (zum Beispiel Schmerzen oder Kosten) sind nicht so groß, dass ich es nicht schaffen könnte.

   Sämtliche Informationen, die nicht mit einem dieser drei Punkte zusammenhängen, sind überflüssig.
5. Formulieren Sie die Kernaussage. Bringen Sie diese am Anfang und am Ende der Aufnahme

zum Ausdruck. Verfassen Sie einen groben Abriss der behandelten Themen und überlegen Sie, wer dazu sprechen soll.
6. Suchen Sie sich zwei Personen, die Ihre Botschaft als Dialog sprechen. Lassen Sie sich eine schriftliche Einverständniserklärung aller Beteiligten geben. Sprechen Sie die Einleitung und gehen Sie dann zum Dialog über, in dem die angerissenen Themen diskutiert werden. Lassen Sie Ihre Sprecher ein ganz normales, natürliches Gespräch mit kurzen Satzbrocken, unvollständigen Sätzen und Unterbrechungen führen. Ein Gesprächspartner darf zum Teil das wiederholen, was sein Gegenüber gesagt hat, und es sollte Stellen im Dialog geben, an denen der eine Sprecher signalisiert, dass er verstanden bzw. nicht verstanden hat.
7. Enden Sie mit Ihrer Kernaussage.
8. Spulen Sie das Band zurück, hören es noch einmal im Ganzen an und überarbeiten es falls nötig.
9. Probieren Sie die Kassette an einigen Klienten aus. Wie fallen ihre Reaktionen aus? Überarbeiten Sie die Aufnahme falls nötig.

Wenn Sie einen Handzettel oder eine Broschüre in eine Audiokassette verwandeln wollen, können Sie nach demselben Schema vorgehen. Es ist wenig sinnvoll, die Texte einfach abzulesen. Nutzen Sie die schriftlichen Materialien vielmehr als Datenquelle. Lassen Sie alle Informationen weg, die laut Punkt 4 unnötig sind. Beschränken Sie sich auf das unbedingt Nötige.

Weitere Tipps dazu, wie Sie gute Hörkassetten herstellen und effektiv einsetzen können, finden Sie bei Doak et al. (1996) auf den Seiten 129 bis 143.

Eine Alternative wäre, Beratungsgespräche mitzuschneiden und den Klienten das Band mitzugeben (Foltz & Sullivan, 1996). Der Zeitaufwand für die Erstellung einer solchen Audiokassette ist minimal, und der Klient bekommt ein individualisiertes Lerninstrument an die Hand.

7.1.13 Videokassetten

Die meisten Ihrer Klienten sehen regelmäßig fern. Das ist für die Beratung per Video sowohl ein Vor- als auch ein Nachteil. Einerseits ist es für Ihre Klienten ein vertrautes Gefühl, vor der Mattscheibe zu sitzen, andererseits aber sind sie unterhaltsame Sendungen gewöhnt, die mit hohem technischem Aufwand produziert wurden. Was Aspekte wie schauspielerische Leistung, Regie, Ton, Licht, Kameraführung, Animation, Text und Schnitt angeht, sind sie daher ziemlich verwöhnt. Die Erwartungen, die ein Klient an einen Lehrfilm stellt, können deshalb recht hoch sein. Denken Sie daran, wenn Sie Ihr eigenes Video drehen wollen.

Videobänder sind ein weit verbreitetes Beratungsmedium. Sie werden im Versandhandel vertrieben und von Pharmavertretern als Werbegeschenke verteilt. Viele Krankenhäuser setzen sie zur innerbetrieblichen Schulung ein (Rankin & Stallings, 1996) oder betreiben eine Art Verleih (Clabots & Dolphin, 1992). Krankenversicherungen vergeben sie häufig als eine Art Bonus (Borzo, 1994). Sogar im Supermarkt um die Ecke werden heutzutage Beratungsvideos verkauft (Symons, 1996). Es gibt Lehrfilme zu sämtlichen Bereichen der medizinisch-pflegerischen Betreuung, wie etwa Diagnostik, Therapie, häusliche Pflege und Gesundheitsförderung. Täglich kommen neue Titel auf den Markt.

Nach Doak & Doak (1998) kann die Wirkung eines Lehrfilms gesteigert werden, indem man den Klienten darauf einstimmt. Ehe Sie Ihrem Klienten ein Video vorspielen, sollten Sie ihm deshalb Folgendes deutlich machen:
1. Erklären Sie dem Klienten den Zweck des Videos und was es ihm persönlich bringen kann.
2. Weisen Sie ihn darauf hin, worauf er besonders achten soll und geben Sie ihm Hinweise, an welchen Stellen diese Informationen vorkommen. (Zum Beispiel: «Achten Sie an der Stelle, wo das Baby schreit, besonders darauf, wie die Mutter die Milchpumpe anlegt.»)
3. Unmittelbar nach der Vorführung sollten Sie noch einmal mit dem Klienten sprechen, damit Sie eventuell aufgetretene Fragen beantworten können.

Folgende Eigenschaften zeichnen einen guten Lehrfilm aus:

- Er dauert zwischen 5 und 20 Minuten – wenn er besonders fesselnd gemacht ist, auch 30 Minuten.
- Er zeigt das gewünschte, richtige Verhalten mit Hilfe von Personen.
- Er benutzt eine klare, direkte und korrekte Sprache.
- Er ist unterhaltsam, d. h. er ist flüssig erzählt oder fußt auf einer Geschichte.
- Sein Vokabular bleibt unter dem Niveau der achten Klasse, und auf medizinische Fachausdrücke wird weitgehend verzichtet.
- Die auf dem Bildschirm gezeigten Texte sind so kurz, dass man sie in der vorhandenen Zeit auch tatsächlich lesen kann.
- Er zeigt Situationen aus dem wirklichen Leben und berücksichtigt auch emotionale und soziale Aspekte.
- Er macht vor, wie Probleme gelöst werden können, und beantwortet die Fragen des Zuschauers.
- Er vermittelt nur die fundamentalen Fakten.
- Er arbeitet nicht mit Monologen, sondern mit Dialogen.
- Er beinhaltet interaktive Übungen oder diese lassen sich (ungefähr alle fünf Minuten) leicht einschieben.
- Er verwendet kulturell angemessene Begriffe und Bilder und zeigt Menschen, die so sind wie Ihre Klienten.
- Er betont nicht das, was man nicht tun soll, sondern das, was man tun soll, und zeigt praktikable Verhaltensweisen.
- Er hat das für den jeweiligen Klienten richtige Tempo (langsamer für Ältere und rasanter für Jugendliche).

Bei der Geburt meines ersten Kindes stand für mich fest, dass ich mein Baby stillen und nicht mit der Flasche füttern würde. Ich hatte einen Kaiserschnitt und wurde mit meinem süßen, aber gelben neugeborenen Sohn nach Hause entlassen. Das Stillen hatte schon im Krankenhaus nicht eben gut geklappt, aber niemand schien sich deswegen Sorgen zu machen. Alle dachten wohl, ich würde mit Fertigmilch zufüttern. In den Videobändern, die sie mir über das Muttersein und Stillen mit nach Hause gaben, legten perfekte Mütter mit enormen, vor Milch berstenden Brüsten ihre ebenso perfekten Babys an, die keinerlei Probleme mit dem Saugen hatten. Mein Sohn hingegen fand es viel bequemer, die Fertigmilch aus dem Fläschchen zu nuckeln, und hatte deshalb für solche anstrengenden Aktivitäten genauso wenig Sinn wie für die Blähungen, die er am späten Abend von der Flaschennahrung bekam. Die Videos halfen mir kein bisschen weiter, da sie entweder nur Dinge zeigten, die ich schon von der Pflegeausbildung her wusste, oder aber reine Märchen verbreiteten. Ich bin sicher, dass schon viele Frauen diese Lehrfilme angesehen und dabei bittere Tränen über ihre vermeintliche Dummheit vergossen haben.
(Eine Klientin und Krankenschwester)

Dieses Beispiel verdeutlicht einige Probleme. Kein Beratungsinstrument, auch kein noch so gutes Lehrvideo, kann den menschlichen Experten ersetzen. Nachdem ein Klient ein Video angesehen hat, muss unbedingt ein Gespräch folgen. Wenn Sie einem Klienten ein edukatives Hilfsmittel mit nach Hause geben, sollten Sie unbedingt die Telefonnummer eines professionellen Ansprechpartners hinzufügen, der eventuell auftretende Fragen beantworten kann. Noch besser rufen Sie ihn selbst an. Die obige Klientin hatte gerade die Geburt ihres ersten Kindes hinter sich, noch dazu eine Operation, und war vermutlich erschöpft. Auch wenn der Klient eigentlich selbst «vom Fach» ist, sollten Sie nicht zu viel Vorwissen voraussetzen. In der geschilderten Situation war die Pflegeperson ein Neuling wie jede andere Erstgebärende auch. Das Vorgehen der im Video dargestellten Personen deckte sich in keiner Weise mit ihren Erfahrungen, was sie entmutigte und frustrierte.

Ein Video, das auf den ersten Blick ganz toll wirkt, kann für Ihre Klienten in praktischer Hinsicht völlig ungeeignet sein. Doak et al. (1996) schlagen vor, dass Sie ein neues Video zunächst an einer kleinen Gruppe aus Ihrer Klientenpopulation testen um herauszufinden, wie es verstanden und angenommen wird. Prüfen Sie, ob der Film das herüberbringt, was Sie Ihren Klienten vermitteln wollen.

Oder Sie führen mit Hilfe des SAM-Verfahrens eine Analyse des Videos durch. Dieses eigentlich zur Beurteilung schriftlicher Materialien entwickelte Instrument wird in Kapitel 8 vorgestellt und ausführlich erläutert.

Generell kann man sagen, dass Instruktionsvideos die Aufmerksamkeit zirka acht Minuten lang fesseln. Filme, die eine Handlung besitzen, Szenenwechsel bieten oder Humor einsetzen, können dies auch schon mal bis zu 30 Minuten lang schaffen. Solche Videos sind jedoch äußerst selten. Klienten mit geringer Textverarbeitungskompetenz verlieren schon nach vier bis sechs Minuten das Interesse. Etwa alle fünf Minuten sollte der Betrachter aktiv einbezogen werden. Dauert ein Band länger als acht Minuten, sollten Sie es an einer geeigneten Stelle anhalten und eine interaktive Übung einschieben. Diskutieren Sie die im Video gezeigten Kernpunkte bzw. das Schlüsselverhalten. Lassen Sie den Klienten einige Fragen auf einem Arbeitsblatt mit Abbildungen oder Texten beantworten. Außerdem können Sie mit allen in Kapitel 6 aufgeführten Verfahren und Methoden arbeiten.

Wenn Sie Ihr eigenes Video aufnehmen wollen, sollten Sie bedenken, dass dies eine teure und sowohl zeitlich als auch technisch aufwendige Angelegenheit ist und Filme sehr schnell veralten. Selbst wenn die gezeigten Prozeduren und Materialien dieselben bleiben, die Mode ändert sich mit Sicherheit. Wenn irgend möglich, sollten Sie sich an eine professionelle Produktionsfirma wenden. Das Qualitätsbewusstsein und die Erwartungen der Klienten sind hoch, und Amateurproduktionen weisen viele Ansatzpunkte für Kritik auf. Bemühen Sie sich um Spenden. Eventuell würde eine Firma die Produktionszeit oder das Material kostenlos zur Verfügung stellen, wobei jedoch zu bedenken ist, dass bezahlte Aufträge unter Umständen vorgezogen werden.

> Alle Pflegekräfte unserer Abteilung arbeiteten am Skript mit. Um sicherzustellen, dass die Inhalte allgemein gültig waren, sodass wir das Band gut vermarkten konnten, nahmen wir Kontakt zu Pflegekräften im ganzen Land auf. Jemand, der ein Filmstudio besaß, bot an, unser Video umsonst aufzunehmen. Wir interviewten Patienten und Angehörige aus den verschiedensten Kulturkreisen und schufen so sehr gute Grundlagen. Das Aufnehmen der Prozeduren verlief großartig, aber das Schneiden dauerte endlos lange, weil der Produzent die vereinbarten Termine ignorierte. Schließlich ließ er sich sogar am Telefon verleugnen. Seine Sekretärin erfand alle möglichen Ausreden. Fünf Jahre später haben wir nun ein teilweise geschnittenes, völlig überholtes Video und werden immer wieder von den mitwirkenden Familien gefragt, wann sie den Film denn endlich sehen könnten. Viele Pflegekräfte haben ihre Zeit und Arbeit ganz umsonst investiert.

Diese Begebenheit soll Sie nicht entmutigen, aber auf eventuelle Probleme aufmerksam machen. Mit einer durchdachten Planung, ausreichenden Ressourcen und einem Team, das zusammenhält, können Sie wirklich gute Lehrfilme herstellen. Maller et al. (1997) hatten großen Erfolg mit einem Film, den sie selbst aufnahmen und präoperativen Patienten zu Hause, im Krankenhaus, in Patientenzimmern und in ländlichen Arztpraxen vorführten. Sie stellten fest, dass die Therapieerfolge mit Hilfe dieser leicht zugänglichen und konsistenten Informationen verbessert werden konnten.

Bei der Herstellung eines Videobandes geht man ähnlich vor wie bei der Aufnahme einer Audiokassette. Die folgenden Punkte stecken jedoch nur einen groben Rahmen ab. Vielleicht wird Ihre Produktionsfirma auch etwas anders vorgehen:

1. Entscheiden Sie sich für ein Thema (zum Beispiel «Verbandwechsel» oder «Herzkatheterisierung»).
2. Wählen Sie Ihre Zielsetzung. Welches Verhalten möchten Sie ändern?
3. Sprechen Sie mit Ihren Klienten. Welche Informationen erwarten diese von einem Lehrvideo?
4. Sämtliche Informationen, die nicht mit einem dieser drei Punkte zusammenhängen, sind überflüssig. Sprechen Sie die wesentlichen Punkte an, so dass der Klient sich in folgender Weise mit der Umstellung befasst:
   - Ich merke, dass ich einem Risiko ausgesetzt bin, und dieses Risiko ist ernst zu nehmen.
   - Ich sehe eine Möglichkeit, das Risiko zu vermindern, und glaube, dass mir dies etwas nützt.
   - Die Hindernisse (zum Beispiel Schmerzen oder Kosten) sind nicht so groß, dass ich es nicht schaffen könnte.

Sämtliche Informationen, die nicht mit einem dieser drei Punkte zusammenhängen, sind überflüssig.

5. Formulieren Sie die Kernaussage. Bringen Sie diese am Beginn und am Ende der Aufnahme zum Ausdruck. Verfassen Sie einen groben Abriss der behandelten Themen und überlegen Sie, wer dazu sprechen soll.
6. Verfassen Sie ein Skript (als Dialog, nicht als Vortrag) mit Texten, visuellen Komponenten, Format, Zeitplan und Überleitungen, d. h. Blenden. Enden Sie mit Ihrer Kernaussage. Es gibt Computerprogramme in unterschiedlichen Preisklassen, die Ihnen beim Skriptschreiben helfen können. Einige sind interaktiv aufgebaut, die kostengünstigeren Varianten sind reine Ergänzungen zu den handelsüblichen Textverarbeitungsprogrammen. Halten Sie das Skript kurz. Zeigen Sie, statt zu erzählen. Der Film wird interessanter, wenn Sie den Blickwinkel der Kamera nicht starr halten, sondern dem Strom der Inhalte folgen. Nutzen Sie die visuellen Möglichkeiten des Mediums aus. Maller et al. (1997) beschreiben ihr Videoskript im Detail.
7. Bitten Sie einige Experten, das Skript auf inhaltliche Richtigkeit und Genauigkeit zu überprüfen.
8. Planen Sie den Einsatz von Requisiten: Welche Gegenstände sollen benutzt werden, wo sollen sie sich befinden, wie sollen sie zur Verwendung kommen und wie sollen sie gefilmt werden.
9. Wenn Sie das Video übersetzen und synchronisieren oder untertiteln wollen, sollten Sie daran denken, dass andere Sprachen für dieselbe Aussage möglicherweise mehr oder auch weniger Worte brauchen. Lassen Sie zwischen den Sätzen ausreichend lange Pausen, und achten Sie darauf, dass der Originaltext nicht zu schnell gesprochen wird.
10. Planen Sie grafisch gestaltete Zusammenfassungen ein und wählen Sie Schriftart, -farbe und -größe so, dass sich die Schrift deutlich vom Hintergrund abhebt.
11. Suchen Sie sich mindestens zwei Personen, die den Dialog sprechen. Lassen Sie sich eine schriftliche Einverständniserklärung aller Personen geben, die im Video zu sehen oder zu hören sind. Lassen Sie sie die Texte und Handlungen nach dem Drehbuch üben.
12. Filmen Sie Ihre Darsteller, die Benutzung der Requisiten, die Handlungsabläufe und die Bilder nach Möglichkeit mehrfach ab. Bitten Sie einige Fachleute, bei den Dreharbeiten zuzusehen, damit alles inhaltlich richtig ist.
13. Schneiden Sie das Video so, dass ein flüssiger und verständlicher Handlungsverlauf entsteht. Fügen Sie die Grafiken ein.
14. Konzipieren Sie die interaktiven Übungen, die der Zuschauer machen soll, während er das Video ansieht.
15. Probieren Sie den Lehrfilm und die Übungen an einigen Klienten aus. Wie reagieren diese? Überarbeiten Sie den Film falls nötig noch einmal.

7.1.14 Hausinternes Fernsehprogramm

Beratungsvideos können auch im Rahmen eines hausinternen Fernsehprogramms gesendet werden. Es existieren unterschiedliche Systeme. Entweder es gibt einen festen Sendeplan, der den Patienten an die Hand gegeben wird, oder die Filme werden auf Wunsch eingespielt. Bevor Sie einen gekauften Film zeigen, sollten Sie klären, ob Sie mit dem Kauf auch die Senderechte erworben haben.

Geeignet sind vor allem Themen, die eine große Zahl von Patienten interessieren, zum Beispiel Computertomographie, Raucherentwöhnung oder gesunde Ernährung für Herzpatienten. Vielleicht schaltet ja der eine oder andere gelangweilte Patient den Beratungskanal zur Ablenkung ein, oder ein interessierter hat die ewigen Quizshows und Seifenopern satt.

■ Immer wieder erwische ich unsere halbstarken Patienten dabei, wie sie die Stillvideos für frisch gebackene Mütter anschauen! *(Eine Pflegeperson)* ■

Ein Video im zentralen Programm zu zeigen mag einfacher erscheinen, als mit einem Videorekorder von Zimmer zu Zimmer zu ziehen, aber es kostet trotzdem noch einige Mühe, bis der richtige Klient den richtigen Film sehen kann. Läuft das Sendeprogramm nach einem festen Plan ab, müssen Sie diesen studieren und die Pflege des Patienten so planen, das er den empfohlenen Film sehen kann. Gibt es ein flexibles Programm, müssen Sie veranlassen, dass der gewünschte Film abgespielt wird.

Filme, die im Hausprogramm gesendet werden, beziehen den Klienten in passiver Weise ein. Während der Patient ein Band, das er selbst auf einem Videogerät abspielt, jederzeit anhalten und starten, zurückspulen und ganz oder teilweise mehrmals ansehen kann, ist dies bei einem zentral gesteuerten System nicht möglich. Auch wenn Sie einem Klienten ein bestimmtes Video aus dem internen Programm empfehlen, sollten Sie anschließend mit ihm darüber diskutieren.

7.1.15 Satellitensysteme
Satellitensysteme erweitern und verfeinern das Hausprogramm. Sie bieten Lehrfilme auf Abruf, ermöglichen die direkte Video- und Audiokommunikation zwischen räumlich getrennten Instrukteuren und Klienten sowie die Online-Evaluation des Wissens durch Multiple-Choice-Tests per Computer. Diese Technologie ist schon auf dem Markt, momentan jedoch noch sehr teuer.

7.1.16 Telefon
Seit dem Tag, als der erste Patient seinen Arzt anrief, um sich medizinischen Rat einzuholen, werden Telefone als Instrumente der Patienten- und Angehörigenberatung genutzt. Die meisten Menschen wissen, wie man telefoniert, und besitzen selbst ein Telefon oder haben zumindest Zugang zu einem Apparat. (Wir gehen oft davon aus, dass jeder Klient ein Telefon hat und zu bedienen weiß, das stimmt aber nicht.) Dieses Medium lässt sich auf zweierlei Weise nutzen: Entweder ruft der Klient uns an oder wir rufen den Klienten an. Klienten greifen aus den unterschiedlichsten Gründen zum Hörer:
- weil sie eine Frage haben
- weil sie beunruhigt sind
- weil ihnen etwas unklar geblieben ist
- weil sie Hilfe benötigen.

Möglichkeiten der telefonischen Kontaktaufnahme für Klienten wären:
- das mit Experten besetzte Gesundheitstelefon einer Krankenkasse
- Giftnotruf oder Sorgentelefon
- Arzt oder Apotheker, um zu fragen, was bei einer versehentlichen Überdosierung eines Medikaments zu tun ist
- Bandansagen zu bestimmten Krankheiten.

Pakete, mit denen Sie Bandansagen per Telefonmenü abrufbar machen können, gibt es im Handel. Grandinetti (1996) beschreibt ein Sorgentelefon für Eltern, das Bandansagen zu 300 Themen aus dem Bereich Gesundheit bereitstellt. Jede Ansage beginnt mit der Warnung an die Eltern, bei einer akuten Erkrankung ihres Kindes den Notruf zu wählen oder ihren Arzt anzurufen, da die anschließenden Informationen kein Ersatz für eine medizinische Betreuung sind.

Fachkräfte aus dem Gesundheitswesen rufen ihre Klienten aus folgenden Gründen an:
- um dem Klienten vor einem Test oder einem Eingriff wichtige Informationen zu geben
- im Rahmen der Nachsorge nach einem Test oder einem Eingriff bzw. nach der Entlassung
- um zu evaluieren, ob der Klient richtig verstanden hat und sein Wissen korrekt anwendet
- um den Klienten an etwas (z. B. einen Termin) zu erinnern.

Einige Beispiele wären:
- um herauszufinden, wie der Klient, bei dem kürzlich Diabetes diagnostiziert wurde, mit seinen Medikamenten und seiner Diät zurechtkommt
- um vor einem anstehenden Test eine kurze Anamnese zu erstellen
- um den Klienten darauf aufmerksam zu machen, dass es Zeit für seine Grippeschutzimpfung oder Vorsorgeuntersuchung ist.

Telefonanrufe stellen eine preiswerte Möglichkeit dar, den Klienten durch eine kurze Interaktion zu informieren, moralisch zu unterstützen und aktiv einzubeziehen. Da man dem Gesprächspartner beim Telefonieren nicht ins Gesicht sehen muss, fällt es manchen Klienten leichter, am Telefon Fragen zu stellen. Außerdem kann man per Telefon auch mit Klienten kommunizieren, die entlegen wohnen, ans Haus oder Bett gefesselt sind oder nicht lesen und schreiben können.

Andererseits spielt sich ein wichtiger Teil der Kommunikation auf der nonverbalen Ebene ab, eine Dimension, die bei Telefongesprächen fehlt. Ein Anruf kann unpersönlicher wirken als ein Gespräch von Angesicht zu Angesicht und wird von manchen Menschen als ein Eindringen in ihre Privatsphäre empfunden. Bei Klienten, die aus welchen Gründen auch immer kein Telefon haben oder benutzen können, ist diese Form der Kommunikation natürlich wertlos.

7.1.17 Puppen und Modelle

Sie glauben, es könnte einen Klienten beleidigen, wenn Sie mit einer Puppe zur Beratung kommen? Wann haben Sie das letzte Mal an einem Erste-Hilfe-Kurs teilgenommen? Haben Sie da nicht an einer Puppe geübt?

Manche Fertigkeiten, wie etwa die Messung des Blutzuckerwerts, lassen sich auch ohne praktische Übungen an einem Modell leicht erlernen. Hat der Klient jedoch Angst, sich oder eine andere Person zu verletzen oder ist diese Gefahr tatsächlich gegeben, bietet sich eine Übungspuppe an. An ihr kann der Klient die Grundlagen erlernen und Vertrauen in seine Fähigkeiten aufbauen.

Klienten haben weniger Hemmungen, wenn sie an einer Puppe lernen und üben. Neben Erste-Hilfe-Maßnahmen wie der Mund-zu-Mund-Beatmung und Herzmassage können auch die Pflege von Magensonden, Zentralkathetern, Zugängen u. Ä. und die Selbstuntersuchung von Brüsten oder Hoden an Modellen eingeübt werden.

Anatomisch korrekte Puppen und Modelle sind mitunter recht teuer, machen sich aber bezahlt, wenn sie oft genug benutzt werden. Kennis (1996) beschreibt, wie man geeignete Puppen selbst herstellen kann. Rankin & Stallings (1996) berichten von einer Pflegeperson, die ein Brustmodell aus einem Nylonstrumpf machte, den sie mit Tennissocken als Brustgewebe und einigen Styroporkügelchen als Knoten ausstopfte.

7.1.18 Gesprächsanregende Phantasiegebilde

■ Wie und mit welchen Worten kann man einen Klienten humorvoll entlassen? *(Eine Pflegeperson)*
■

Stellen Sie sich ein Entlassungsgespräch vor, bei dem Sie sich mit dem Klienten zusammensetzen und ein seltsames Gebilde zwischen sich und ihm auf den Tisch stellen. Der Fuß besteht aus einem Holzquadrat, aus dem in der Mitte ein Stab herausragt. An diesem Stab klebt eine Vielzahl von Objekten: ein Medizinfläschchen, Messer und Gabel, ein Terminkärtchen, ein Telefonhörer, ein alter Turnschuh, Nadel und Faden und/oder eine Reihe Heftklammern und ein Päckchen Aspirin.

Dann fragen Sie den Klienten, was die einzelnen Gegenstände mit seiner Entlassung zu tun haben könnten. Benutzen Sie die Objekte, um über Medikation, Ernährung, Nachsorgetermine, Anrufe beim Arzt, schädliche und nützliche Aktivitäten, Narbenpflege und Schmerzmanagement zu sprechen. Evaluieren Sie den Kenntnisstand des Klienten und geben Sie ihm falls nötig weitere Informationen. Händigen Sie ihm eine schriftliche Ausfertigung der Instruktionen aus.

Ähnliche Gebilde lassen sich auch bei Aufnahmegesprächen oder bei der präoperativen Aufklärung verwenden. Sie könnten das Holzgestell zum Beispiel rot anstreichen und ein Streichholz, einen Luftballon, ein Thermometer und einen mit einem Nagel durchbohrten Gummifinger daran hängen. Thema dieses Kunstwerks wären die Zeichen und Symptome einer Infektion: Rötung, Wärme, Schwellung, Fieber und Schmerzen. Lassen Sie Ihrer Kreativität freien Lauf. Die Möglichkeiten für Phantasiegebilde dieser Art sind schier unbegrenzt.

7.1.19 Interaktive Übungen

Auch die in Kapitel 6 beschriebenen Verfahren und Methoden (z. B. Flipkarten, Rätsel und Spiele) sind Mittel der Beratung. Rückdemonstrationen werden in Kapitel 13 ausgiebig besprochen, das sich mit der Evaluation der Lernerfolge beschäftigt. Weitere interaktive Übungen sind Rollenspiele und Wettbewerbe.

Hussey (1994) fand heraus, dass leseschwache Klienten gut mit farbcodierten, bebilderten Medikationsplänen zurechtkamen. Nach der Einnahme eines Medikaments hakte der Patient das entsprechende Bild ab. Hatte er die letzte Dosis eingenommen, wischte er die Markierungen von der Plastikhülle und begann von vorn.

Im Rahmen interpersoneller Aktivitäten bringen wir Pflegekräfte uns auch oft selbst als Beratungsinstrument ein oder benutzen unsere Kollegen als solches.

> Ich sollte einer Mutter beibringen, ihrem Baby subkutane Injektionen zu verabreichen. Wir gingen die grundlegenden Techniken durch: das Öffnen der Ampulle, das Reinigen der Kanüle, das Aufziehen des Medikaments, das Auswählen der Injektionsstelle. Dann besorgte ich in der Küche eine Orange, damit sie an etwas üben konnte, das der menschlichen Haut ähnelte. Bis zum Nachmittag konnte die Mutter der Orange perfekte Spritzen setzen, hatte jedoch Angst davor, ihr Baby zu stechen. Sie könne das nicht. An einem echten Menschen sei das etwas völlig anderes. Sie würde ihrem Baby doch wehtun. Also sprach ich mich mit zwei Kolleginnen ab, und wir drei gingen ins Zimmer, rollten unsere Ärmel hoch und forderten sie auf, jedem von uns eine subkutane Injektion mit Kochsalzlösung zu geben. Sie hatte zwar Angst, tat es aber trotzdem. Noch am selben Abend gab sie ihrem Baby die Injektion – ohne Probleme.

Die einzigen Grenzen, die Ihnen bei der Erfindung und beim Einsatz von edukativen Hilfsmitteln gesetzt sind, liegen in Ihrer Phantasie, Ihrer Kreativität und Ihrer Bereitschaft, kalkulierte Risiken einzugehen.

7.1.20 Computer

Computer lassen sich auf unzählige Arten für die Patienten- und Angehörigenberatung nutzen. Mit ihrer Hilfe kann man Handzettel oder Broschüren verfassen und ausdrucken oder Informationen von anderen Gesundheitsexperten, aus Datenbanken, von CD-ROMs und aus dem Internet abrufen. Man kann medizinische Zusammenhänge visuell und akustisch darstellen oder sogar dreidimensional – als virtuelle Realität. Computer bieten interaktive Instruktionen, Übungen, Simulationen und Spiele und ermöglichen eine quizähnliche Wissensüberprüfung mit unmittelbarem Feedback. Sie eignen sich, um bei Gruppenschulungen Bilder, Texte oder Videoclips zu zeigen. Darüber hinaus können Computer benutzt werden, um Informationen durch E-Mails oder Webseiten zu verbreiten.

Kapitel 9 behandelt die vielen Anwendungsmöglichkeiten, die es in der Patienten- und Angehörigenberatung für Computer gibt, noch einmal ausführlich.

7.1.21 Lernverträge

Das letztliche Ziel der Patienten- und Angehörigenberatung ist die Verbesserung der Therapieerfolge. Lernverträge erhöhen das Engagement, mit dem der Klient an den Beratungsprozess und an die daraus resultierenden gesundheitsförderlichen Verhaltensumstellungen herangeht. Übt der Klient neue Verhaltensweisen ein (z. B. weniger Alkoholgenuss), wird dies seiner Gesundheit zugute kommen.

Es gibt informelle und formelle Lernverträge. Um einen informellen Lernvertrag handelt es sich beispielsweise, wenn der Klient Ihnen mitteilt, welches neue Verhalten er wann und wie oft zeigen wird. Dadurch, dass er sein Vorhaben Ihnen gegenüber geäußert hat, wird die Verpflichtung zum Durchhalten gesteigert.

Ein weiteres Beispiel für einen informellen Lernvertrag finden Sie in **Abbildung 7-1**. Sie zeigt einen Beratungsplan und veranschaulicht den Pfad, den der Lernprozess nimmt. Gleichzeitig stellt sie ein Formular dar, auf dem der Klient einen der wichtigsten Indikatoren der Diagnose – sein tägliches Gewicht – eintragen und im Verlauf verfolgen kann. Wird der Plan vor Beginn der Beratung überarbeitet und angepasst, kann er auf der Basis gemeinsam vereinbarter Ziele verwirklicht werden.

Formelle Lernverträge werden gemeinsam formuliert, schriftlich festgehalten und von beiden Seiten unterzeichnet. Sie zeigen die beste Wirkung, wenn der Klient zwar motiviert ist, aber Schwierigkeiten hat, die Verhaltensänderung beizubehalten. Ebenfalls denkbar ist, dass der Klient den Vertrag mit sich selbst abschließt und den Gesundheitsexperten als Ratgeber und Rückhalt nutzt. Der hohe Grad an Formalisierung steigert

Lernpfad bei kongestiver Herzinsuffizienz

1. Tag	2. Tag	3. Tag	4. Tag	5. Tag
Nehmen Sie Ihr Informationspaket in Empfang	Sehen Sie sich das Lehrvideo an	Lesen Sie über die Zeichen und Symptome Ihrer Erkrankung	Lesen Sie über Aktivität und Ruhe	Gehen Sie Ihre Medikamente noch einmal durch
Besprechen Sie den Plan mit Ihrem Arzt und Ihren Pflegekräften.	Srechen Sie über die salzarme Diät, die Ihnen vom Arzt verordnet wurde.	Lesen Sie über die Medikamente, die Sie zu Hause einnehmen werden.	Gehen Sie noch einmal die Zeichen und Symptome durch und wann Sie Ihren Arzt anrufen sollten.	Gehen Sie alle Fragen durch, die Sie noch haben, bevor Sie nach Hause gehen.
Ihr heutiges Gewicht	Ihr heutiges Gewicht	Ihr heutiges Gewicht	Ihr heutiges Gewicht	Ihr heutiges Gewicht
Notieren Sie alle Fragen, die Sie oder Ihre Familie haben.	Lesen Sie den im Paket enthaltenen Handzettel.	Gehen Sie alle Fragen durch.	Gehen Sie alle Fragen durch, die Sie noch haben.	Name des Arztes / Telefonnummer

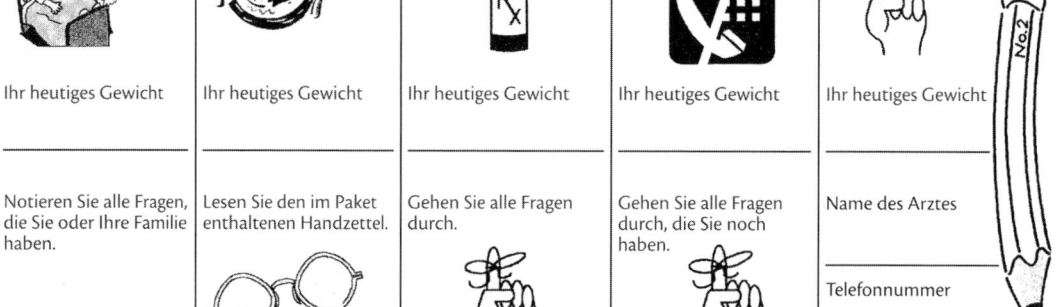

Abbildung 7-1: Dieser Leitfaden stellt lediglich eine Möglichkeit des Vorgehens dar. Die im Paket enthaltenen Informationen können und sollen den Rat Ihres Arztes nicht ersetzen. Bitte wenden Sie sich an Ihren Arzt, wenn Sie weitere Fragen haben.

die Motivation zur Verhaltensumstellung. Auch Familienangehörige können zur Unterstützung des Klienten herangezogen werden. In diesem Falle sollten auch solche Fanilienmitglieder den Vertrag unterschreiben.

Derartige Verträge eignen sich für nahezu alle Zwecke, sei es Gewichtsreduktion, stärkere sportliche Betätigung, verminderter Tabak-, Alkohol- oder Drogenkonsum oder besseres Selbstmanagement chronischer Krankheiten wie Diabetes oder Hypertension. **Kasten 7-1** zeigt einen Vorschlag für die Gestaltung eines schriftlichen Vertrags.

Ein guter Vertrag wird von beiden Seiten gemeinsam aufgesetzt und erfüllt folgende Kriterien:

- Er nennt ein klares, überprüfbares Ziel.
- Er definiert das zur Debatte stehende Verhalten (wobei komplexe Verhaltensabläufe in kleinere Einzelschritte aufgeteilt werden) und klärt das *Wer*, *Was*, *Wann* und *Wo*.
- Er benennt, welche Belohnung vorgesehen ist, wenn der Vertragsgegenstand erfüllt wird.
- Er legt klar fest, wer was tun wird, wenn die vereinbarten Verhaltensweisen nicht gezeigt werden.
- Er legt klar fest, wer was tun wird, wenn die festgelegten Ziele übertroffen werden.
- Er nennt feste Daten für das Inkrafttreten, die Neubewertung und Modifikation sowie das Ende der Vereinbarung.
- Jeder Beteiligte erhält eine Kopie des unterschriebenen Vertrags.

> **Kasten 7-1: Vorschlag für die Gestaltung eines schriftlichen Vertrags**
>
> **Ziel:** _____ [klares, überprüfbares Ziel]
> Dieser Vertrag tritt am _____ [Datum] in Kraft.
> Ich, _____ [Name des Klienten], stimme zu, dass _____ [wer, was, wann und wo]. Gelingt mir dies, ist meine Belohnung _____ [wer, was, wann und wo]. Gelingt es mir nicht, werde ich Folgendes tun: _____ [wer, was, wann und wo].
> Übertreffe ich das gesetzte Ziel, darf ich zur Belohnung _____ [wer, was, wann und wo].
> Ich werde diesen Vertrag bis zum _____ [Datum] einhalten. Zu diesem Termin werde ich die Ziele, Verhaltensweisen, Belohnungen und Mühen, die mit diesem Vertrag verbunden sind, überdenken und gegebenenfalls Änderungen vornehmen.
> Dieser Vertrag endet am _____ [Datum].
> **Unterschrift** _____ [Klient]
> **Unterschrift** _____ [professioneller Betreuer]
> **Unterschrift** _____ [Angehöriger (fakultativ)]

Die Belohnungen sollten dem Klienten etwas bedeuten. So könnte er sich im Erfolgsfall einen Kinobesuch, ein gutes Buch oder ein gutes Essen im Restaurant gönnen. Scheitert er, wird derselbe Betrag für einen guten Zweck gespendet. Der größte Lohn sind jedoch die Erfolge des Klienten in Bezug auf seine Gesundheit.

7.1.22 Beratungsprogramme

Wenn Pflegekräfte von «Patientenedukation» sprechen, meinen sie oft koordinierte und durchstrukturierte Programme. Solche Programme sind jedoch Spezialfälle, die nur einen Bruchteil dessen ausmachen was Pflegekräfte tatsächlich an Beratung leisten. Im Rahmen formaler Beratungsprogramme werden Ablaufplan und Lernmaterialien für eine bestimmte Gruppe von Klienten koordiniert und strukturiert, bei denen ein gemeinsames Gesundheitsproblem wie Arthritis, Diabetes, Rehabilitation nach Myokardinfarkt oder Schwangerschaft vorliegt.

Bei Lorig (1996) finden Sie die Entwicklung eines solchen Programms mit Assessment, Planung, Implementation und Evaluation detailliert beschrieben. In der Assessmentphase gilt es, die Zielpopulation auszuwählen und ihren Informationsbedarf festzustellen. Im Planungsstadium werden die Ziele gesetzt sowie Inhalte, Vorgehensweisen und zu verwendende Materialien festgelegt und die Teilnehmer geworben. Implementation bedeutet, das Programm umzusetzen und zu dokumentieren, während im Rahmen der Evaluation überprüft wird, ob die Ziele erreicht wurden.

Mitunter werden Gruppenschulung oder progressive Instruktion mit individualisierter Einzelunterweisung kombiniert. Beratungsprogramme können sehr unterschiedlich strukturiert sein, da jede Population ihre eigenen Bedürfnisse hat.

Gruppenprogramme sind nur sinnvoll, wenn die Zahl der Betroffenen so groß ist, dass bei Bedarf jederzeit eine neue Gruppe zu Stande kommt. So werden Sie beispielsweise keine Schwierigkeiten haben, genug Teilnehmer für einen Schwangerschaftsvorbereitungskurs zu finden. Pränatal diagnostizierte Synostosen hingegen (z. B. Kleeblattschädel) sind so selten, dass Sie kaum jemals eine Gruppe zusammenbekommen dürften. Andererseits könnte die Assistentin eines pädiatrischen Neurochirurgen durchaus Materialien zur Diagnose und Therapie von Dyszephalien zusammentragen, die sich gegebenenfalls zu edukativen Zwecken verwenden lassen.

7.1.23 Selbstgesteuertes Lernen

Viele Patienten und Familien bewältigen Belastungen, indem sie danach streben zu verstehen, was mit ihnen geschieht und was sie dagegen unternehmen können. Sie werden bewusste Konsumenten des hohen Gutes Gesundheitspflege und suchen aktiv nach neuen, komplementären und alternativen Behandlungsmöglichkeiten. Daraus aber ergeben sich hervorragende Beratungsgelegenheiten! Wie können wir viel beschäftigten Pflegekräfte diese Impulse ausnutzen und den Lernprozess erleichtern?

- Statt ihnen alles «vorzusetzen», was sie wissen müssen, könnte man Erwachsene auch dahin lenken, alternative Quellen zu nutzen und ihnen zeigen, wie sie herausfinden können, was sie wissen möchten oder müssen. Die formale Instruktion sollte neben anderen Aktivitäten nur ein Teil des Gesamtprojekts Beratung sein. Ein solcher Ansatz würde relevantes Lernen fördern, indem er dem Lernprozess Struktur gibt und den Lernenden gleichzeitig zur aktiven Partizipation ermutigt. *(Tripp, 1987, S. 174)* ■

Wir müssen also die Quellen zur Verfügung stellen beziehungsweise den Klienten darauf hinlenken; wir müssen dem Lernprozess Struktur geben. Dazu können sämtliche oben beschriebenen edukativen Hilfsmittel gehören sowie:
- autodidaktische Lernmaterialien
- Arbeitsbücher mit häufigen Übungen und Selbsttests
- Bücher, Zeitschriften, Newsletters und Zeitungen
- Bibliographien
- Listen von Internetadressen
- Listen lokaler und nationaler Gruppen:
  – Selbsthilfegruppen (z. B. Anonyme Alkoholiker)
  – Beratungsstellen (z. B. Pro Familia, Jugend- und Drogenberatung)
  – konfessionelle und ähnliche Einrichtungen (z. B. Diakonisches Werk, Caritas, DRK)
  – krankheitsspezifische Vereinigungen (z. B. Deutsche Krebshilfe e. V.)
  – Berufsverbände
  – staatliche Einrichtungen (z. B. Gesundheitsamt)
- Gesundheitsinfotheken
- öffentliche Büchereien
- Universitätsbibliotheken.

■ Medizinisch-pflegerische Fachkräfte könnten «Patientenedukation» als Lernprojekt betrachten und ihren erwachsenen Klienten helfen, diejenigen Lernaktivitäten auszuwählen, zu planen und umzusetzen, die für sie in der jeweiligen Situation richtig und wichtig sind. *(Tripp, 1987, S. 174)* ■

Bevor man einem Klienten selbstgesteuertes Lernen vorschlägt, muss seine Lernfähigkeit und -motivation eingeschätzt werden. Vorwissen, Intelligenz und Problemlösungskompetenz variieren von Klient zu Klient. Um überhaupt einen Nutzen aus selbstgesteuertem Lernen ziehen zu können, muss der Lernende bereits genug wissen, um die Fragen formulieren zu können, auf die er Antwort sucht. Er muss in der Lage sein, die Informationen, die er bekommt, zu verstehen, ihre Qualität zu bewerten und widersprüchliche Aussagen einzuordnen. Hierzu aber benötigt er die Hilfe von Gesundheitsexperten.

■ Selbstgesteuertes Lernen braucht Zeit, damit das Projekt «Beratung» geplant und umgesetzt werden kann. *(Tripp, 1987, S. 168)* ■

Das Ausmaß an Planung, Materialvorbereitung und Hilfestellung hängt davon ab, wie rasch die Informationen gebraucht werden (steht morgen die Operation an?), wie kompliziert die Fragen und Antworten sind und wie viel Informationen es zum Thema gibt.

Sofern es um chronische Gesundheitsprobleme geht, sind Dringlichkeit und Strukturierungsbedarf geringer. So richtete eine modern denkende Organisation einen mit zahlreichen Lernanregungen ausgestatteten Beratungsbereich ein, in dem die Klienten sich zum Problem Rückenschmerzen informieren und darüber diskutieren können.

■ Die Patienten können nach Lust und Laune im Beratungsbereich herumstöbern und sich erst einmal anschauen, wie ein eingeklemmter Nerv aussieht oder wie eine epidurale Steroidinjektion durchgeführt wird. Wenn wir unser Büro ausweiten, wird das Zentrum auch interaktive Videomodelle und Computersimulationen bekommen. *(Weil, 1996, S. 1)* ■

Ein Zentrum für selbstgesteuertes Lernen kann aber auch sehr viel komplexer angelegt sein und unterschiedliche Stufen der Hilfe bieten. Kantz et al. (1998) beschreiben ein multidimensionales Lernzentrum am Beth Israel Deaconess Medical Center in Boston. Zu dieser Einrichtung gehören eine frei zugängliche Gesundheitsinfothek, ein Dienstleistungsprogramm, das Patienten beim Erlernen von (Selbst-) Pflegekompetenzen unterstützt («Gesundheitserziehung fürs Leben»), sowie Kurse, die sich am gesundheitsbezogenen Aufklärungsbedarf der Gemeinde ausrichten («Bündnis für Gesundheit»).

Die Gesundheitsinfothek bietet der Öffentlichkeit kostenlosen Zugriff auf Bücher, Videos, computergestützte Lerneinheiten und Onlinedienste. Dadurch soll eine selbstständige Recherche zu Themen rund um die Gesundheit ermöglicht werden. Auf Anfrage des behandelnden Arztes stellt das Personal des Zentrums auch maßgeschneiderte Informationspakete für Patienten zusammen. Zu den Mitarbeitern gehören Pflegekräfte, eine Bibliothekarin, Rechercheure und speziell ausgebildete ehrenamtliche Helfer.

Das «Gesundheitserziehung fürs Leben»-Programm hilft Patienten und Angehörigen, besser zu verstehen, was in medizinisch-pflegerischer Hinsicht für sie wichtig ist, und aktiver mitzuwirken. Angeboten werden Workshops, in denen professionelle Pflegekräfte den Klienten grundlegende Fähigkeiten vermitteln, Gruppenveranstaltungen, Hilfestellungen bei der persönlichen Weiterentwicklung und die Übersetzung schriftlicher Informationsmaterialien.

Das «Bündnis für Gesundheit» versucht in Zusammenarbeit mit Gemeindeeinrichtungen wie dem örtlichen Gesundheitsamt und der Stadtbücherei den gesundheitsbezogenen Beratungsbedarf der Gemeinde abzudecken.

Die Förderung selbstgesteuerten Lernens gewinnt in der Gesundheitspflege zunehmend an Bedeutung. Fast täglich kommen neue Einrichtungen und Programme hinzu, und sobald die Evaluationsstudien abgeschlossen sind, werden wir mehr darüber erfahren.

7.2 Dokumentationsformulare

■ Buckminster Fuller[1] pflegte zu sagen, wenn man einem Menschen neue Wege des Denkens eröffnen wolle, solle man nicht versuchen, ihn zu belehren. Stattdessen sei es besser, ihm ein Werkzeug an die Hand zu geben, dessen Gebrauch ihn zu diesen Wegen hinführt. *(Senge et al., 1994, S. 28)*

Da jeder im Gesundheitsbereich Tätige permanent Patienten- und Angehörigenberatung betreibt, liegt der Schlüssel zur Kooperation im Informationsaustausch. Lässt der Informationsaustausch zwischen den Mitgliedern Ihres Gesundheitspflegeteams zu wünschen übrig, sollten Sie ihnen Dokumentationsformulare an die Hand geben, die ihr Denken in neue Bahnen lenken. Ist das derzeitige Formular multidisziplinär ausgelegt? Bringt es deutlich zum Ausdruck, was angesprochen wurde und was (noch) vermittelt werden muss?

■ An wen wende ich mich, wenn ich eine Idee habe, um den Beratungsnachweis zu verbessern? *(Eine Pflegeperson)*

Sprechen Sie mit einem Vertreter des Komitees, das für die einrichtungsinternen Formulare zuständig ist, oder treten Sie dem Komitee bei und leiten Sie die nötigen Veränderungen anschließend selbst ein.

Koordinierte medizinisch-pflegerische Betreuung setzt voraus, dass alle Teammitglieder über Diagnose, Therapie und den voraussichtlichen häuslichen Pflegebedarf informiert sind. Der Lernprozess läuft schneller ab, wenn Ihre Informationen auf dem Vorwissen des Klienten aufbauen. Das Gelernte wird bekräftigt, und widersprüchliche Botschaften bleiben aus; die Arbeit wird auf mehrere Schultern verteilt, und unnötige Wiederholungen werden vermieden.

■ Da die Patientenberatung generell als wichtige pflegerische Aufgabe betrachtet und in Zukunft noch weiter an Bedeutung gewinnen wird, müssen wir mehr Arbeit in die Entwicklung besserer Dokumentationsstrukturen investieren. Welche Form die Dokumentation annimmt, kann sich kreativ nach den Bedürfnissen des Patienten, den zu vermittelnden Inhalten, den erreichten Ergebnissen und den zeitlichen Zwängen der Pflegekräfte richten. *(Casey, 1995, S. 260)*

---

1 Buckminster Fuller (1895–1983) war ein Architekt von bahnbrechender innovativer Kraft, der sich besonders mit Fragen der umweltschonenden architektonischen Ästhetik befasste und überdies als Philosoph, Lehrer und Literat wirkte. Er entwarf den Pavillon der USA auf der Weltausstellung in Montreal 1967. [Anmerkung des Bearbeiters]

Ein gutes Dokumentationsformular für die Patienten- und Angehörigenberatung zeichnet sich durch folgende Eigenschaften aus:
- Es regelt den Informationsaustausch, spricht alle Punkte an, die dokumentiert werden müssen, und bietet genug Raum, sie zu notieren.
- Es ist übersichtlich aufgebaut und leicht auszufüllen. Bewertungsskalen und Symbole sind unmissverständlich. Alle Mitglieder des Teams können die benutzte Sprache verstehen.
- Es hilft den einzelnen Teammitgliedern, sich auf dieselben, gemeinsam festgelegten Ziele zu konzentrieren.
- Es erinnert Sie daran, was zu tun ist.
- Es hilft Ihnen, auf den Vorarbeiten der anderen aufzubauen und fördert die edukative Kontinuität.
- Es evaluiert die Fortschritte in Richtung der gesetzten Ziele. Nicht erreichte Ziele lassen sich leicht erkennen.
- Es ist für jeden zugänglich, der die enthaltenen Informationen benötigt.
- Es vermeidet doppelte Arbeit und verweist gegebenenfalls auf andere Dokumente.
- Es wird benutzt. Ein Dokumentationsformular erfüllt seinen Zweck nur dann, wenn es auch wirklich ausgefüllt und gelesen wird und die enthaltenen Informationen bei der weiteren Arbeit Berücksichtigung finden.

Viele Organisationen haben eigene Dokumentationsinstrumente entwickelt, die für ihre Zwecke optimal geeignet sind. **Abbildung 7-2** zeigt die Herzinsuffizienz-Checkliste des Northwest Medical Center in Minnesota. Dieses Formular listet verschiedene edukative Hilfsmittel wie Videos oder Merkblätter auf und sieht einen interaktiven Verlauf der Wissensvermittlung vor. Anschließend werden die konkreten Informationen aufgeführt, die der Klient verstanden haben muss, um guten Gewissens entlassen werden zu können. Außerdem gibt es Spalten für Vermerke bezüglich Kontrolle und Demonstration des Gelernten.

Das in Abbildung 7-2 dargestellte Formular wird durch das des Rapides Regional Medical Center in Kalifornien (**Abb. 7-3**) ergänzt. Dieses Formblatt nennt die Kernpunkte der Aufklärung für Herzinsuffizienzpatienten und gibt Tipps, wann und wie andere Mitglieder des Teams einbezogen werden könnten.

Das Entlassformular eines anderen Krankenhauses unterstreicht die Bedeutung der Beratungsdokumentation, indem es konkrete Angaben dazu vorsieht, welche Maßnahmen bei der Entlassung noch nicht abgeschlossen waren. Es wird zusammen mit einer Kopie der Beratungsakte an diejenigen Stellen geschickt, die den Patienten nach seinem Krankenhausaufenthalt betreuen. Darüber hinaus erhält auch der Patient beziehungsweise dessen Familie Kopien des Entlassformulars und der Beratungsakte. Auf diese Weise wird allen Beteiligten deutlich gemacht, dass Beratung kontinuierliche Teamarbeit ist.

▪ Ein weiteres ernstes Hindernis auf dem Weg zur Integration ist der Zeitdruck, unter dem viele Pflegekräfte stehen. Je kränker die Patienten sind und je höher der pflegerische Aufwand am Bett ist, desto mehr rücken Beratung und Entlassungsplanung gegenüber den physischen Bedürfnissen der Patienten in den Hintergrund. Wie bereits erwähnt, können standardisierte Beratungsmaterialien helfen, diese Hürde zu überwinden. Außerdem wirken sie einem anderen recht häufigen Problem entgegen, nämlich dass man nicht weiß, was man eigentlich vermitteln soll. Werden die unbedingt zu vermittelnden Informationen hervorgehoben und sind nur sie Gegenstand der Standardversionen, wird die Pflegeperson eher in der Lage sein, die nötigen edukativen Maßnahmen durchzuführen. *(Menke, 1993, S. 158)* ▪

Die besten Dokumentationsformulare sind jene, die den Informationsaustausch zwischen Vertretern aller Disziplinen ermöglichen. Wenn Sie einen Klienten aus Ihrer Obhut entlassen, sollten Sie darauf achten, dass Ihre Akteneinträge den nächsten Leistungserbringer darüber informieren, was der Klient Ihrer Evaluation nach bei Ihnen gelernt hat und was noch zu lernen ist.

Herzinsuffizienz-Checkliste

Northwest Medical Center, Thief River Falls, MN 56701

Name des Patienten:

	Datum, Handzeichen	Vermitt-lungsmethode	Datum der Kontrolle	Demonst-ration	Bemerkungen
Schulungsinhalte:					
Herzinsuffizienz-Lehrvideo ansehen					
Herzinsuffizienz-Broschüre besprechen					
Herzinsuffizienz-Merkblatt durchgehen					
Patient gibt eine einfache Definition von Herzinsuffizienz wieder:					
Herzinsuffizienz ist ein Zustand, bei dem das Herz das Blut nicht mehr richtig pumpen kann, so dass sich Flüssigkeit in der Lunge und im Körpergewebe ansammelt.					
Patient kennt die Symptome von Herzinsuffizienz:					
Plötzliche Gewichtszunahme (2 bis 5 Pfund in 1 bis 4 Tagen)					
Anschwellen der Knöchel, der Beine oder des Abdomens					
Kurzatmigkeit					
Häufiger trockener Husten					
Extremes Erschöpfungsgefühl in den Muskeln					
Patient setzt den Therapieplan um:					
Name, Dosis und Indikation von Medikamenten; Einnahmeplan und Nebenwirkungen					
Diät: Natriumarme Ernährung					
Tägliches Wiegen					
Ruhe und Bewegung					
Patient weiß um die Bedeutung der Nachsorge:					
Regelmäßige Arztbesuche und meldepflichtige Symptome					

Vermittlungsmethoden: A = Audiovisuell; D = Demonstration; E = Erklärung; M = Merkblatt

Abbildung 7-2: Quelle: Northwest Medical Center, Thief River Falls, MN. Mit freundlicher Genehmigung

Los geht's
Patientenberatung zu Herzinsuffizienz

Kernpunkte der Beratung

Herzinsuffizienz – einfache Definition
Zustand, bei dem das Herz nicht so gut pumpt, wie es sollte. Das Problem ist zwar therapierbar, wird jedoch nie mehr völlig verschwinden.

Zeichen und Symptome
- Kurzatmigkeit oder Hustenreiz
- Gewichtszunahme von 2 bis 3 Pfund in 1 bis 2 Tagen
- Erschöpfung
- Anschwellen der Füße, der Knöchel oder des Abdomens
- Bedürfnis, beim Schlafen mehr Kissen zu benutzen

Vor der Entlassung sollte der Patient über folgende Punkte Bescheid wissen:
- seine Medikamente und warum sie unbedingt gemäß Verordnung eingenommen werden sollten. Falls nötig Pharmakologen hinzuziehen.
- natriumarme Ernährung. Falls nötig Ernährungsberater hinzuziehen.
  (Bitte beachten: Bei Patienten, die Lithium einnehmen, können die Lithiumwerte ansteigen oder toxisch werden, wenn sie weniger Natrium zu sich nehmen.)
- Bedeutung des täglichen Wiegens. Bringen Sie Ihrem Klienten bei, über sein Gewicht Buch zu führen und eine Gewichtszunahme von 2 bis 3 Pfund innerhalb von 1 bis 2 Tagen sofort zu melden. Lassen Sie ihn sich jeden Tag zur selben Zeit und in denselben Kleidern wiegen.
- Bedeutung eines ausgewogenen Verhältnisses aus Ruhe und Bewegung.
  (Würde dem Patienten Physiotherapie, Ergotherapie oder Haushaltshilfe helfen?)
- Zeichen und Symptome, bei deren Auftreten er den Arzt oder den ambulanten Pflegedienst verständigen sollte.

Erinnerungshilfen:
- Mit dem Patienten und/oder Angehörigen das Lehrvideo ansehen.
- Mit dem Patienten/Angehörigen das Info-Paket durchgehen.
  (Erhältlich in der Station oder in der Beratungsabteilung.)
- Nachhaken, ob der Klient noch Fragen hat oder ob alles verstanden wurde.
- *Dokumentieren* Sie die Arbeit, die Sie geleistet haben!
- Verwenden Sie den Leitfaden als eine Möglichkeit der Zeitplanung
  (im Paket enthalten).
- Beziehen Sie gegebenenfalls andere Disziplinen ein.

Quelle: Rapides Regional Medical Center

Abbildung 7.3

7.3 Berufliche Fortbildung

▪ Wo kann ich lernen, meine Beratung zu verbessern? *(Eine Pflegeperson)* ▪

Was tut Ihr Arbeitgeber, um Sie in der Patienten- und Angehörigenberatung weiterzubilden? Werden die entsprechenden Kompetenzen nur im Rahmen der Ausbildung, jährlich oder überhaupt nicht überprüft? Sind die Ausbilder angehalten, Pflegeschüler in der Patienten- und Angehörigenberatung zu prüfen? Gibt es interne Fortbildungskurse zu Themen aus der Patienten- und Angehörigenberatung? Werden die Grundlagen der Patienten- und Angehörigenberatung auch solchen Mitarbeitern vermittelt, die keine Pflegekräfte sind?

▪ Egal, was für eine Art von Formular man hat, das Problem ist, das Personal dazu zu bringen, seine Arbeit zu dokumentieren. Dieser Widerwillen rührt, glaube ich, zum Teil daher, dass die meisten die «Sprache der Beratungsdokumentation» nicht beherrschen und erst lernen müssten, wie man die Reaktion eines Klienten auf eine edukative Maßnahme korrekt zu Papier bringt. Wie man beispielsweise einen infiltrierten Zugang dokumentiert, weiß man ja auch nur, weil es gelernt hat. Also müsste man auch lernen, den Beratungsprozess zu dokumentieren. *(Eine Pflegeperson)* ▪

Ein Krankenhaus unterzog seine Pflegekräfte während der Einarbeitungsphase einer praktischen Prüfung, um zu kontrollieren, ob sie in der Lage seien, eine vorgeplante Beratungssitzung durchzuführen. Die angehende Pflegekraft wurde angewiesen, den Klienten einzuschätzen, ein edukatives Defizit zu identifizieren und dann eine Sitzung vorzubereiten, durchzuführen und zu evaluieren.

Das mag zwar eine nette Übung sein, war jedoch in diesem Fall für die tägliche Praxis völlig irrelevant. Die Pflegekräfte der betreffenden Einrichtung hatten, wenn überhaupt, nur sehr selten Gelegenheit zur formalen Beratung. Die Zeit reichte einfach nicht aus, um eine Sitzung für Patienten und Angehörige zu planen, vorzubereiten und durchzuführen. Hier wurde also eine Kompetenz abgetestet, die im Alltag überhaupt nicht zur Anwendung kam.

Das Krankenhaus änderte dann die Orientierung der Prüfung und stellte statt formaler informelle edukative Fähigkeiten in den Mittelpunkt. Die angehende Pflegekraft wurde im Rahmen der Pflegepraxis beobachtet, und man bewertete Fähigkeiten wie Zuhören, Assessment, Teamarbeit, Vermittlungsgeschick, Evaluation und Beratungsdokumentation. Mit diesem Ansatz war es möglich, edukative Kompetenzen zu beurteilen, die auch tatsächlich zur Debatte standen.

Außerdem wurde durch dieses Verfahren allen mit Beratung befassten Mitarbeitern verdeutlicht, was in dieser Hinsicht von ihnen erwartet wurde. Die Überprüfung edukativer Kompetenzen beschränkte sich im weiteren Verlauf nicht nur auf Pflegeanfänger, sondern es wurden jährliche Beurteilungen für alle Pflegekräfte eingeführt, was das Befassen mit Beratung zur ständigen Verpflichtung werden ließ.

7.4 Ohne Ordnung geht es nicht!

▪ Wir leben nicht in der besten aller möglichen Welten. Nicht nur, dass eine schier unendliche Menge von Informationen auf uns einströmt, die meisten von uns wurden zudem auch noch unzureichend darauf vorbereitet, diese zu verarbeiten. *(Wurman, 1989, S. 15)* ▪

▪ Wo finde ich die Puppe zur Demonstration von Erste-Hilfe-Maßnahmen? *(Eine Pflegeperson)* ▪

Wie bereits in Kapitel 3 ausgeführt wurde, kann ein geordnetes Umfeld den Ablauf der Beratung erheblich vereinfachen. Gibt es jedoch keine Einzelperson oder Gruppe, die eigens für die Aufbewahrung und Pflege der Beratungsmaterialien verantwortlich ist, wird die schönste Ordnung in kürzester Zeit dahinschwinden.

Wie können Sie die Materialien so ordnen, dass Sie immer finden, was Sie brauchen? Das hängt von Ihrer Klientel, Ihrer Materialsammlung und dem vorhandenen Platz ab. Hier sind drei Methoden, die Sie in Erwägung ziehen könnten:

1. Ort: Lagern Sie alle edukativen Hilfsmittel und Unterlagen an einem Ort, oder bewahren Sie die Materialien zusammen mit Dingen auf, die einen Bezug dazu haben, zum Beispiel den Fieber-Ratgeber bei den Thermometern und die Medikationshandzettel im Medikamentenschrank.
2. Alphabet: Sortieren Sie Informationsschriften und andere Materialien nach ihren Anfangsbuchstaben.
3. Kategorie: Bewahren Sie alles, was zur gleichen Kategorie gehört, an derselben Stelle auf. Beispielsweise könnten Sie Ihr Material nach Krankheiten ordnen, also alles, was mit Asthma zu tun hat, in dem einem Schrankfach und alle Ernährungstipps in einem anderen lagern. Oder Sie sortieren nach folgendem Fünf-Kategorien-System:
   a) Diagnose, Krankheit
   b) Test, Untersuchung
   c) Medikation
   d) Prozedur, Therapie, häusliche Pflege
   e) Gesundheitsförderung.

7.5 Individualisieren der edukativen Hilfsmittel

Das Gespräch ist das «Allroundwerkzeug» der Patienten- und Angehörigenberatung. Nutzen Sie es zum Einschätzen, Individualisieren, Aufklären und Evaluieren. Doak & Doak (1998) empfehlen, dem Klienten Fragen zu stellen. Wenn er die Kernpunkte mit seinen eigenen Worten wiedergibt, versteht er sie besser. Außerdem raten sie, treffende Beispiele wie in folgendem Fall anzuführen: Eine Patientin hatte Probleme, sich den Verschleiß ihrer Bandscheiben vorzustellen, und ihr Arzt entwarf ein Bild: «Stellen Sie sich Ihre Wirbelsäule als einen Stapel von Suppentassen vor, in dem eine Tasse ein bisschen verrutscht ist.» Nun verstand sie.

Erläutern Sie Fachausdrücke und verwenden Sie soweit möglich genau umrissene Begriffe. Formulierungen wie «starke Blutung» oder «regelmäßiger Stuhlgang» können für Sie etwas ganz anderes bedeuten als für Ihren Klienten.

Ziehen Sie einen Dolmetscher hinzu, wenn Sie die Sprache Ihres Klienten nicht sprechen. Gespräche sind als Beratungsinstrument zu wichtig, um auf sie verzichten zu können. Wie man mit einem Dolmetscher arbeitet, wird in Kapitel 10 ausführlich besprochen.

■ Der Mensch ist zum Werkzeug seiner Werkzeuge geworden. *(Henry David Thoreau – Aphorisms Galore! [Online])* ■

Unsere Werkzeuge prägen unser Verhalten. Wenn wir über gutes, griffbereites Beratungsmaterial verfügen können, sind wir eher bereit, edukativ zu arbeiten. Hilfsmittel, die interaktiv angelegt sind, fördern die aktive Partizipation des Klienten.

■ Die Lösung jedes Problems besteht aus zwei Teilen: Zum einen den Zielen, die Sie erreichen wollen, und zum anderen der Art und Weise, wie Sie diese erreichen wollen. ... Das «Was?» kommt immer vor dem «Wie?» *(Wurman, 1989, S. 81)* ■

Schätzen Sie den Beratungsbedarf Ihres Klienten ein und stimmen Sie Ihre Materialauswahl darauf ab. Am schnellsten lässt sich der Lernstil einer Person erkennen, indem man nachfragt: «Was haben Sie beim letzten Mal gemacht, als Sie etwas lernen wollten?» Hat der Betreffende sich ein Buch oder ein Video gekauft oder hat er sich an einen Experten gewandt? Vielleicht kann er gar nicht so genau sagen, was seine Präferenzen sind, aber er wird wissen, wofür er sich in der Vergangenheit entschieden hat. Seine Antwort wird Ihnen einen Anhaltspunkt dafür geben, welche Hilfsmittel nützlich sein könnten.

■ Die Sinneskanäle, über die wir Informationen beziehen, beeinflussen nicht nur deren Art und Form, sondern bestimmen auch darüber, inwiefern wir sie als wichtig oder unwichtig empfinden. *(Wurman, 1989, S. 312)* ■

Wie steif oder locker ist Ihr Klient? Spielerische Beratungsmethoden wie Kreuzworträtsel oder Spiele eignen sich nicht für jeden.

▪ Gehen Sie in drei Schritten vor, wenn Sie Materialien zur Instruktion einsetzen wollen: Vorbereitung, Präsentation und Rückblick. *(Rankin & Stallings, 1996, S. 185)* ▪

7.5.1 Vorbereitung

Prüfen Sie alle Beratungsmaterialien auf Tauglichkeit, bevor Sie sie einsetzen. Machen Sie sich mit den Inhalten vertraut und verwenden Sie nur solche, deren Informationen korrekt sind. Besonders schriftliche Materialien müssen klar verständlich für den Klienten sein, d. h. ein geeignetes Vokabular benutzen. Je besser sich der jeweilige Klient im Beratungsvorgang wiederfindet, desto besser wird er sich Ihre Botschaft zu Eigen machen.

7.5.2 Präsentation

Legen Sie die Materialien bereit, die Sie für Ihre Präsentation benötigen. Ihr Klient wird einen Stift, Papier und eine Schreibunterlage brauchen, um sich Notizen zu machen. Wenn Sie ein Video zeigen wollen, sind ein ruhiger Raum und ein funktionierendes Videogerät nötig.

7.5.3 Rückblick

Besprechen Sie die präsentierten Inhalte und prüfen Sie, ob der Klient die Inhalte verstanden hat und umsetzen kann. Manche Materialien werden sich für Ihre Patientenpopulation eignen, andere nicht. Eine Methode zur Beurteilung von edukativen Hilfsmitteln besteht darin, dass Sie überlegen, ob und inwieweit sie den Lernprozess fördern. Hilft das Werkzeug dem Lernenden oder verwirrt es ihn eher? Oder Sie fragen Ihren Klienten direkt, was er davon hält. Kapitel 13 liefert Ihnen weitere Informationen über die Evaluation von Ergebnissen.

7.6 Bezugsquellen für edukative Hilfsmittel

Denken Sie immer daran, dass Sie für die Qualität und Korrektheit der Hilfsmittel verantwortlich sind, die Sie für edukative Zwecke auswählen. Auch inhaltlich gute Materialien sind vielleicht immer noch zu kompliziert geschrieben oder zu allgemein gehalten, um wirklich brauchbar zu sein.

Wenn Sie Internetzugang haben, können Sie leicht eine eigene Liste mit Kontakten zu Firmen, Verlagen, Krankenkassen, staatlichen beziehungsweise kommunalen Ansprechpartnern und Standesorganisationen zusammenstellen und stets auf dem neuesten Stand halten. Suchen Sie Material über bestimmte Krankheiten oder Gesundheitsprobleme, besteht auch die Möglichkeit, sich an Interessenvertretungen, Selbsthilfegruppen und Berufsorganisationen zu wenden. Weitere Details zur Informationssuche finden Sie in Kapitel 9. Oder wie wäre es, wenn Sie Kontakt zu Berufskollegen im ganzen Land aufnähmen und herausfänden, welche Hilfsmittel diese benutzen?

Wenn Sie mehr erfahren wollen:

(1998). Integrating patient education into the continuum of care. *The Exchange: A Forum for Patient and Family Educators*, 1(2), 1–2.

(1998). Streamline CHF education to cover all points. *Patient Education Management*, 5(1), 6.

(1998). *Patient education*. Springhouse, PA: Springhouse Corporation.

Aphorisms Galore! (1998). [Online]. www.aphorismsgalore.com

Borzo, G. (1994). CIGNA gives new life to patient empowerment initiative. *American Medical News*, 37(35), 1–3.

Brass Tacks Quotations, [Online] www.brasstacks.org/quotes.html

Breckon, D. J. (1982). *Hospital health education: A guide to program development*. Rockville, MD: Aspen.

Casey, F. S. (1995). Documenting patient education: A literature review. *The Journal of Continuing Education in Nursing*, 26(6), 257–260.

Charney, C. & Conway, K. (1998). *The trainer's tool kit*. New York City: AMACOM, American Management Association.

Clabots, R. B. & Dolphin, D. (1992). The multilingual videotape project: Community involvement in a unique health education program. *Public Health Reports*, 107(1), 75–80.

De Long, R. L. (1995). This path has pictures. *RN, 58*(9), 44–46.

Deck, M. L. (1995). *Instant teaching tools for health care educators.* St. Louis, MO: Mosby Year-Book, Inc.

Deck, M. L. (1997). *More instant teaching tools for health care educators.* St. Louis, MO: Mosby Year-Book, Inc.

Dickstein, R., Greenfield, L. & Rosen, J. (1997). Using the world wide web at the reference desk. *Computers in Libraries, 17*(8), 61–65.

Doak, C. C. & Doak, L. G. (1998). *Tailoring instructions for patients*: Benefits and methods. San Bruno, CA: Krames.

Doak, C. C., Doak, L. G. & Root, J. H. (1996). *Teaching patients with low literacy skills* (2nd ed.). Philadelphia: Lippincott-Raven.

Falvo, D. R. (1994). *Effective patient education*: A guide to increased compliance (2nd ed.). Gaithersburg, MD: Aspen Publishers, Inc.

Foltz, A. & Sullivan, J. (1996). Reading level, learning presentation preference, and desire for information among cancer patients. *Journal of Cancer Education, 11*(1), 32–38.

Giloth, B. E. (Ed.) (1993). *Managing hospital-based patient education.* American Hospital Publishing.

Grandinetti, D. (1996). Teaching patients to take care of themselves. *Medical Economics, 73*(22), 83–91.

Hussey, L. C. (1994). Minimizing effects of low literacy on medication knowledge and compliance among the elderly. *Clinical Nursing Research, 3*(2), 132–146.

Joint Commission on Accreditation of Healthcare Organizations (1998). *1998 Hospital Accreditation Standards.* Oakbrook Terrace, IL: Joint Commission on Accreditation of Healthcare Organizations.

Kantz, B., Wandel, J., Fladger, A., Folcarelli, P., Burger, S. & Clifford, J. C. (1998). Developing patient and family education services. *Journal of Nursing Administration, 28*(2), 11–18.

Kennis, N. (1996). Maximize your patient teaching potential. *RN, 59*(2), 21–23.

London, F. (1995). Getting the most out of patient teaching videos. *Nursing95, 25*(10), 31J.

Lorig, K. (1996). *Patient education: A practical approach.* Thousand Oaks, CA: Sage Publications.

Maller, C E., Twitty, V. J. & Sauve, A. (1997). A video approach to interactive patient education. *Journal of PeriAnesthesia Nursing, 12*(2), 82–88.

Menke, K. L. (1993). Linking patient education with discharge planning. In: B. E. Giloth (Ed.), *Managing hospital-based patient education* (S. 153–164). Chicago, IL: American Hospital Publishing.

Moeller, K. A. (1997). Consumer health libraries: A new diagnosis. *Library Journal, July*, 36–38.

Piskurich, G. M. (1994). Developing self-directed learning. *Training and Development, March*, 31–36.

Rankin, S. H. & Stallings, K. D. (1996). *Patient education*: Issues, principles, practices (3rd ed.). Philadelphia: Lippincott-Raven.

Redman, B. K. (1997). *The practice of patient education* (8th ed.). St. Louis, MO: Mosby-Year Book, Inc.

Rees, A. M. (1998). The *consumer health information source book* (5th ed.). Phoenix, AZ: Oryx Press.

Senge, P. M., Kleiner, A., Roberts, C., Ross, R. B. & Smith, B. J. (1994). *The fifth discipline fieldbook. Strategies and tools for building a learning organization.* New York: Currency.

Soer, J. E. & Basch, C. E. (1997). The telephone as a communication medium for health education. *Health Education & Behavior, 24*(6), 759–773.

Stallings, K. D. (1996). *Integrating patient education in your nursing practice.* Horizon Video Productions.

Symons, A. (1996). Making health info accessible in drug stores. *Drug Store News, 18*(11), 31.

Theis, S. L. & Johnson, J. H. (1995). Strategies for teaching patients: A meta-analysis. *Clinical Nurse Specialist, 9*(2), 100–104.

Tripp, K. R. (1987). *Perspectives on adult learning*: Maternal coping with a monitored child in the home. Unpublished doctoral dissertation, Arizona State University.

Weil, A. J. (1996). *State-of-the-art patient education center opens.* [Online]. http://www.lowbackpain.com/article2.html.

Whitman, N. L, Graham, B. A., Gleit, C. J. & Boyd, M. D. (1992). *Teaching in nursing practice*: A professional model (2nd ed.). Norwalk, CT: Appleton & Lange.

Winthrop, E. (1995). *Mosby's patient teaching tips.* St. Louis, MO: Mosby-Year Book.

Wurman, R. S. (1989). *Information anxiety*: What to do when information doesn't tell you what you need to know (S. 312). New York: Bantam Books.

Kapitel

8
Sagen Sie es schriftlich!

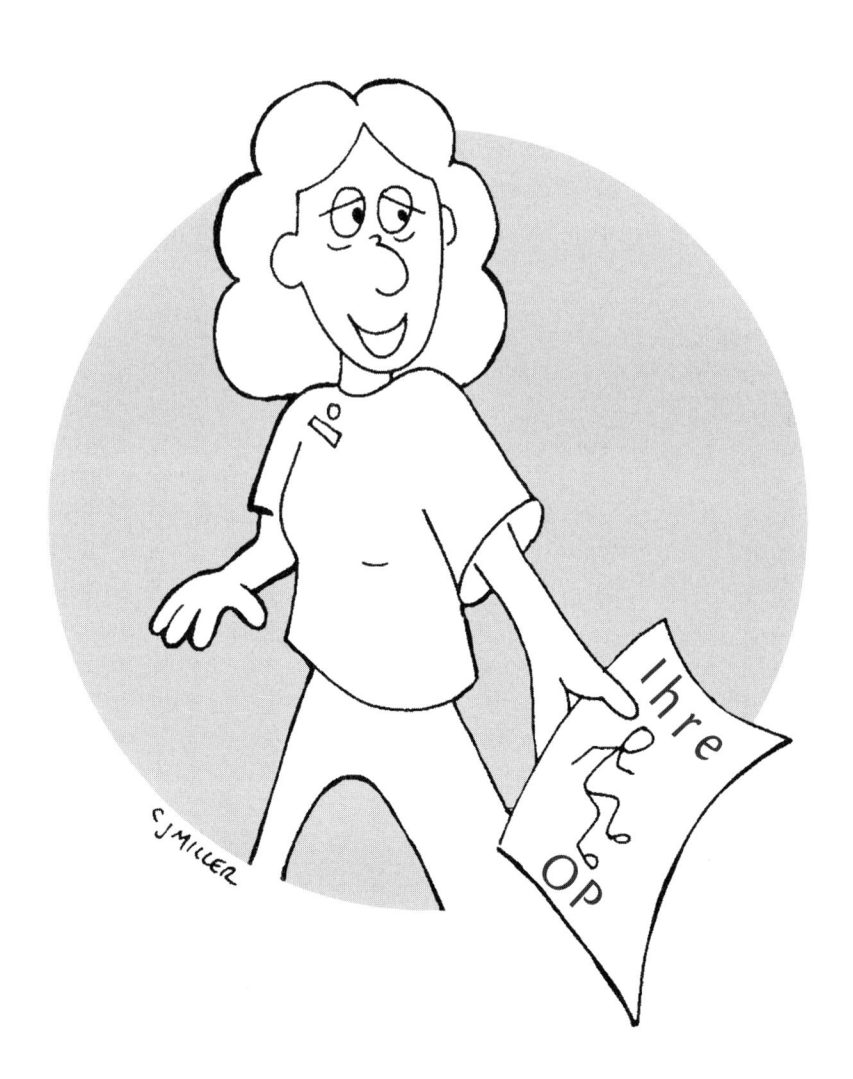

Schriftliches Material hilft dem Klienten, indem es

- ... das Behalten von Informationen erleichtert, [und] eine unschätzbare Informationsquelle für pflegende Angehörige sein kann. («A primer for», 1996, S. 4)

Was sind die häufigsten edukativen Hilfsmittel? Schriftliche Materialien wie Handzettel, Broschüren und Entlassungsinstruktionen.
 Und warum sind sie so häufig? Weil sie wirken!

- Patienten, die aus der inneren Medizin entlassen wurden, hatten die Informationen über ihre Diagnose nur bruchstückhaft in Erinnerung, was sich aber durch einfache Merkblätter beheben ließ. Es konnte nachgewiesen werden, dass es sich lohnt, Patienten bei der Entlassung über ihre Medikamente aufzuklären. *(Patterson & Teale, 1997)*

Schriftliche Beratungsmaterialien sind so verbreitet und erfüllen ihren Zweck so gut, dass Patienten oder Angehörige geradezu erwarten, etwas Derartiges ausgehändigt zu bekommen:

> Als mein Sohn sich den Arm gebrochen hatte, wies uns der behandelnde Arzt nur darauf hin, dass wir auf taube, blaue Finger achten sollten. Er gab uns weder einen Handzettel noch genauere Entlassungsinstruktionen.
> Nach ein paar Tagen ging es meinem Sohn schon wieder so gut, dass er auf die schäbige, dünne Gazeschlinge verzichten konnte. Ich sah darin kein Problem. Als wir dann zur Nachkontrolle kamen, teilte uns der Arzt mit, dass die Knochen sich verschoben hätten und er den Arm meines Sohnes möglicherweise erneut würde brechen müssen! Dann gab er ihm eine richtige Schlinge, die er ständig tragen sollte. Als mein Sohn den Gips bekam, hatte der Arzt nichts über das Tragen der Schlinge gesagt! Hätte er uns ein Merkblatt zum Umgang mit dem Gips gegeben, wäre vielleicht wenigstens darauf etwas dazu gestanden. *(Eine Mutter und Pflegeperson)*

Schriftliche Beratungsmaterialien bekräftigen das Gelernte. Sie verleihen der Beratung außerdem Struktur und Konsistenz. Wenn Sie die Beratungsinhalte Punkt für Punkt mit dem Klienten durchgehen, erinnern sie Sie an die Kernpunkte, die unbedingt angesprochen werden müssen. Die

obige Geschichte zeigt auch, dass wir mitunter davon ausgehen, unsere Klienten würden bestimmte Dinge bereits wissen, besonders wenn sie keine Fragen stellen. Manchmal versäumen wir einfach zu überprüfen, ob der Klient alle wichtigen Informationen kennt bzw. verstanden hat.

8.1 Umgang mit schriftlichem Beratungsmaterial

Lassen Sie uns damit beginnen, wie man schriftliches Material *nicht* einsetzen sollte. Hier ein Auszug aus einem Artikel, der die Verwendung solcher Hilfsmittel propagiert:

- Aber die gängige Form der Patientenberatung – von Angesicht zu Angesicht am Ende eines Arztbesuches – ist größtenteils Zeitverschwendung. Selbst wenn der Arzt sehr lange mit seinem Patienten spricht, wird dieser nicht alle Informationen verdauen können, die er bekommt. ... Die wichtigsten Fragen fallen dem Patienten erst hinterher ein. *(Sandrick, 1998)*

Dies spricht zwar für die Verwendung schriftlicher Materialien, allerdings nur in Zusammenhang mit einer schlechten Vermittlungsleistung. Wird die Beratung «in gängiger Form» zur Zeitverschwendung, liegt dies vermutlich an der mangelhaften Durchführung. Beratung sollte nicht am Ende des Besuchs stehen, sondern in die gesamte Begegnung mit dem Arzt integriert sein. Kann der Klient nicht alle Informationen «verdauen», obwohl der Gesundheitsexperte «sehr lange [...] spricht», so mag der Grund dafür sein, dass der Experte nicht gut genug zuhört oder die Lernbedürfnisse des Klienten zu wenig berücksichtigt. Wenn dem Klienten die wichtigsten Fragen hingegen erst zu Hause einfallen, könnte ein ungenügendes Assessment daran schuld sein. Vermutlich hat der Experte im obigen Fall weder überprüft, ob sein Klient verstanden hat, noch mögliche Fragen vorherzusehen versucht. Ein Handzettel aber kann derartige Probleme nicht lösen. Die Lösung besteht vielmehr in der Verbesserung der Vermittlungskompetenz.

■ Gedrucktes Material dient in erster Linie als Hintergrundinformation; es kann kein Ersatz für die persönliche Beratung sein. *(Menke, 1993, S. 159)* ■

Wie kann man schriftliche Materialien also wirklich sinnvoll einsetzen?

8.1.1 Einschätzen des Klienten

Ehe Sie einem Klienten einen Handzettel geben, müssen Sie seine Lernfähigkeit, seinen Informationsbedarf und seine Lesekompetenz einschätzen. Wie die Lesekompetenz bestimmt werden kann, wird in einem späteren Teil dieses Kapitels angesprochen.

■ Zu den verbindlichen Komponenten von Pflegeanamnese und -assessment sollte auch gehören zu überprüfen, inwieweit der Patient in der Lage ist, zu lesen und Inhalte zu erfassen. Ihn nur nach seinem Schulabschluss zu fragen, wird keine ausreichende Information liefern. *(Wilson, 1996, S. 203)* ■

8.1.2 Aktives Einbeziehen

> Erst wenn Sie den Informationsbedarf festgestellt haben, der Klient lernbereit ist und Sie sicher wissen, dass er lesen kann, macht es Sinn nachzuschauen, ob ein geeignetes Handout existiert. Ist dies der Fall, holen Sie es und bringen einen Stift und einen Textmarker mit.

■ Um Beratung effektiv zu betreiben, sollte mündliche Kommunikation mit schriftlicher kombiniert werden. Während mündliche Kommunikation am besten für die Vermittlung von Informationen geeignet ist, können einfach gehaltene schriftliche Unterlagen helfen, die mündlich gegebenen Informationen zu unterstreichen. *(Mayeaux et al., 1996)* ■

Schreiben Sie den Namen Ihres Klienten auf das Schriftstück und geben Sie ihm einen Stift dazu. Erklären Sie ihm, dass er sich mit dem Stift Notizen machen kann und soll. Dann können Sie die Informationen entweder gemeinsam mit dem Klienten durchgehen oder ihn bitten, sie erst einmal alleine zu lesen, bis Sie dann später wiederkommen und mit ihm darüber sprechen.

■ Im klinischen Bereich tätige Ärzte und Pflegekräfte können … ihre Botschaften durch Techniken verständlicher machen, die dem Patienten helfen, sich an das Gesagte zu erinnern, und ihn anregen, Feedback zu geben und zu interagieren. *(Doak et al., 1998)* ■

Besprechen Sie die Inhalte des Handouts mit dem Klienten. Betonen und markieren oder unterstreichen Sie die darin enthaltenen Kernaussagen. Halten Sie den Klienten an, sich bei Bedarf Notizen zu machen.

Lassen Sie den Klienten interaktiv mit den neuen Informationen umgehen, damit er sie besser behalten und anwenden kann. Dokumentieren Sie dann, welche edukativen Maßnahmen Sie durchgeführt haben, was der Klient verstanden hat und was nicht, und welche weiteren Maßnahmen nötig sind. So wird der nächste Betreuer den Prozess leichter fortsetzen können.

8.1.3 Ausdrucksweise anpassen

Unsere Patienten entstammen den unterschiedlichsten sozialen Umfeldern, mit denen wir oft nicht vertraut sind. Der Kommentar eines Fokusgruppen-Teilnehmers macht deutlich, dass wir oft gar nicht merken, wie viel mehr wir wissen als viele unserer Patienten:

■ Ärzte benutzen Wörter, die sehr lang und schwierig sind, und du verstehst einfach nicht, was diese Leute sagen. Sie gucken dich an, als wollten sie sagen: «Hast du nicht in der Vorlesung neben mir gesessen?» oder so. Ich kapier' das nicht. Ich kapier' einfach nicht, warum sie das tun. Vielleicht sind sie so in Fahrt, dass sie es einfach vergessen. *(Hartman et al., 1994, S. 744)* ■

Achten Sie auf mögliche Diskrepanzen dieser Art. Knüpfen Sie mit den neuen Informationen an das vorhandene Wissen und die Lebensgewohnheiten des Klienten an. Benutzen Sie dasselbe Vokabular wie er. Prüfen Sie immer wieder nach, ob er Sie verstanden hat.

■ Sich zu erkundigen, ob ein Patient noch Fragen hat, reicht nicht aus. Der Patient mag sehr wohl etwas nicht verstanden haben, aber nicht in der Lage sein, eine Frage zu formulieren, weil ihm die nötigen analytischen Fähigkeiten fehlen. *(Lasater & Mehler, 1998, S. 169)*

8.1.4 Ziele im Auge behalten

Sie denken, aktive Partizipation mache zu viel Arbeit? Sie glauben nicht, dass die Beratung schneller vonstatten geht, wenn Sie Ihren Klienten aktiv einbeziehen?

Wenn Sie nur Informationen vermitteln, die der Klient wirklich wissen muss, macht es beileibe nicht zu viel Arbeit, Notizen zu machen, zu unterstreichen, zu diskutieren und zu überprüfen, ob verstanden wurde. Konzentrieren Sie sich auf das Wesentliche. Ist der Klient auf bestimmte Informationen nicht zwingend angewiesen, und fragt er auch nicht von sich aus danach, dann sprechen Sie die betreffenden Inhalte gar nicht erst an. Sparen Sie Ihre Zeit für wirklich wichtige Themen.

Wenn Sie die zur Debatte stehenden Informationen gut vermitteln, müssen Sie sie wahrscheinlich nur einmal ansprechen. Ist das nicht der Fall, wird Sie das später weitere Zeit kosten. Sie und Ihre Kollegen werden dieselben Instruktionen wieder und wieder geben müssen. Bei einer oberflächlichen Beratung gewinnt der Klient kein Wissen hinzu, erwirbt keine neuen Fähigkeiten, stellt sein Verhalten nicht um und erlebt keinen gesundheitlichen Fortschritt.

Nicht das Blatt Papier betreibt Beratung, sondern allein Sie – im Gespräch. Ein Handout ist eine Orientierungshilfe, auf die der Patient nach der Beratung zurückgreifen kann. Machen Sie Ihre Sache gut, und Sie werden keine Zeit verschwenden.

8.2 Was tun bei niedriger Lesekompetenz?

Was, wenn Sie die Lesekompetenz Ihres Klienten einschätzen und merken, dass er zwar lesen kann, aber mehr schlecht als recht?

■ Selbst für einen Patienten, der schlecht lesen kann, unterstreichen schriftliche Materialien die Wichtigkeit der Botschaft, besonders, wenn sein Name auf der Vorderseite steht. *(Doak et al., 1998)*

Denken Sie daran, dass die eigentliche Beratung im Gespräch stattfindet. Das Handout ist nur eine Ergänzung. Indem es die Wichtigkeit der Botschaft unterstreicht, motiviert es den Klienten, Ihren Bemühungen mehr Aufmerksamkeit zu widmen. Ist der Klient ein schlechter Leser, kann man schriftliche Unterlagen auch einem Freund oder Angehörigen aushändigen, der sie an Stelle des Klienten liest oder diesem vorliest.

Was ist mit Klienten, die überhaupt nicht oder so gut wie gar nicht lesen können?

> Während meiner Zeit in der Notaufnahme versorgte ich einen Patienten mit einer Augenverletzung. Als ich ihm erklärte, worauf er zu Hause achten müsse, sagte ich ihm, er solle nicht lesen, da das verletzte Auge automatisch mitgehe und schmerzen könne, wenn er das gesunde bewege. Darauf entgegnete er: «Oh, ich kann sowieso nicht lesen.» Ich fuhr mit meinen Instruktionen fort und betonte noch einmal, dass er nicht lesen solle, worauf er erneut erklärte, er könne ohnehin nicht lesen.
> Ich sagte ihm: «In zwei Tagen, wenn der Verband abgenommen ist, können Sie lesen.» Er lachte und erwiderte: «Super, das wünsche ich mir schon seit Jahren!» Erst da begriff ich, dass es nicht sein Augenproblem war, das ihn am Lesen hinderte.

Die meisten Menschen, die nicht oder kaum lesen können, werden dies nicht so offen zugeben wie dieser Patient. Als sein Gegenüber ihn zwar hörte, aber nicht verstand, war er sogar bereit, es ein zweites Mal zu sagen.

■ Da Analphabetismus mit einem starken sozialen Stigma behaftet ist, werden die meisten Menschen, die überhaupt nicht oder kaum lesen können, versuchen, diese Tatsache zu verbergen. Sie werden Ausreden benutzen wie: «Ich habe meine Brille zu Hause vergessen», «Ich muss das erst meiner Frau (meinem Mann) zeigen» oder «Meine Augen sind müde». *(Doak et al., 1996, S. 6)*

Wir, die wir lesen und schreiben können, vermögen uns kaum vorzustellen, wie anders unser Leben verlaufen würde, wenn wir nicht dazu in der Lage wären. Wie sollten wir mit Straßenschildern, Busfahrplänen, Telefonbüchern, Verträgen, Terminkärtchen und Etiketten von Medikamenten zurechtkommen? Es muss wirklich sehr schwer sein, sein Leben unter diesen Umständen zu führen.

▪ Selbst wenn sie es vielleicht gar nicht bemerken, dürften Ärzte und Pflegekräfte tagtäglich mit Patienten zu tun haben, die Leseschwierigkeiten haben; die Defizite solcher Menschen sind meist nicht offensichtlich. *(Doak et al., 1998)* ▪

▪ Viele gut gekleidete, wortgewandte und offensichtlich intelligente Eltern konnten nur schlecht lesen. Die Lesefähigkeit lässt sich nur durch einen geeigneten Test genau bestimmen. *(Davis et al., 1994, S. 464)* ▪

▪ Betrachtet man die Bevölkerung der Vereinigten Staaten, stellen die größte Gruppe [an schwachen Lesern] weiße, im Lande geborene Amerikaner, die den verschiedensten gesellschaftlichen Gruppierungen angehören. *(Doak et al., 1996, S. 6)* ▪

Nicht einmal ein Collegeabschluss garantiert, dass jemand Lesekompetenz erworben hat. Um die folgenden statistischen Angaben zu verstehen, muss man wissen, dass das US-Bildungsministerium den niedrigsten Grad der Lesekompetenz als Stufe 1 definiert.

▪ Zwischen 75 und 80 Prozent der Erwachsenen mit einer null- bis achtjährigen Schulausbildung gehören Stufe 1 an. ... Nur 4 Prozent der Erwachsenen mit einem vierjährigen Collegeabschluss gehören Stufe 1 an; 44 bis 50 Prozent gehören den beiden höchsten Stufen [4 und 5] an. *(1992 National Adult Literacy Survey)* ▪

«Nur» vier Prozent der Erwachsenen mit einem vierjährigen Collegeabschluss fallen also in die niedrigste Stufe der Lesekompetenz. Das aber bedeutet: Selbst wenn Ihr Patient das College absolviert hat, kann er Schwierigkeiten mit Texten haben.[1]

In den Anamneseformularen, mit denen Sie arbeiten, dürfte zwar eine Frage nach dem Bildungsgrad des Patienten stehen, dieser ist jedoch kein verlässlicher Indikator für die Lesekompetenz einer Person.

▪ Die Forschung zeigt, dass die Lesefähigkeit vieler Menschen unter dem Niveau ihres Schulabschlusses liegt. *(Ott & Hardie, 1997, S. 54)* ▪

▪ Die meisten Menschen lesen mindestens zwei Klassenstufen schlechter als sie Jahre an der Schule verbracht haben. Und wenn sie nicht eifrig lesen, nimmt ihre Lesefähigkeit mit jedem Jahr ab, das sie aus der Schule sind. Wenn Sie sich mit dem, was Sie schreiben, am statistisch ausgewiesenen Bildungsgrad Ihres Publikums orientieren, schreiben Sie möglicherweise immer noch über seinen Kopf hinweg. *(Clarity Associates, Inc.)* ▪

Geringe Lesekompetenz wirkt sich aber nicht nur auf den Umgang mit Schriftmaterial aus. Während wir das Lesen und das Verstehen von Texten lernen, entwickeln wir auch unser Denkvermögen. Doak et al. (1996) stellten bei schlechten Lesern fest, dass sie:
- oft ein Wort nach dem anderen lesen
- über Wörter stolpern, die sie nicht kennen oder nicht verstehen
- nicht in Kategorien oder Klassen von Informationen denken

---

1 Die deutsche Leserschaft sollte angesichts dieser und ähnlicher Befunde nicht in Hochmut verfallen. Denn wie die im Jahr 2000 durchgeführte und unter der Bezeichnung PISA bekannt gewordene internationale Vergleichsstudie zur Schulleistung ergab, liegen deutsche 15-Jährige hinsichtlich ihrer Lesekompetenz unter 31 Staaten an 21. Stelle. Die USA nehmen Platz 15 ein. Der Begriff Lesekompetenz darf allerdings nicht als bloße Buchstabierfähigkeit missverstanden werden; er ist definiert als «verstehender Umgang mit Texten». Die Schätzungen für die Zahl der Analphabeten in Deutschland liegen zwischen einer und vier Millionen (ohne Immigranten-Anteil). [Anmerkung des Bearbeiters]

- Instruktionen wörtlich nehmen und nicht auf neue Situationen übertragen können
- den Kontext nicht erfassen
- keine Schlussfolgerungen aus Fakten ziehen.

Diese Schwächen behindern natürlich sowohl den Lernprozess als auch die effektive Umsetzung der Textinhalte.

■ Geringe Lesekompetenz behindert alle Formen des Informationsaustausches – schriftlich, mündlich und visuell. … Die Betreffenden können ihren Weg durch Instruktionen oft nur erraten. Sie lesen so langsam, dass sie Zusammenhänge nicht erkennen können und falsche Schlüsse ziehen. … In Kombination mit der Angst, entdeckt zu werden, entwickeln sich diese Kommunikationsstörungen zu einer schwer überwindbaren Verständnisbarriere. *(Doak et al., 1998)* ■

8.2.1 Lesedefizite sind nicht offensichtlich

■ Menschen mit geringer Lesekompetenz zeigen keine typischen Merkmale. Oft handelt es sich um ältere Menschen oder um Immigranten, die Englisch nur als Zweitsprache sprechen. Zwar gibt es unter den weißen Amerikanern insgesamt mehr Personen mit geringer Lesekompetenz, ein unverhältnismäßig hoher Anteil davon gehört jedoch Minderheitengruppen an. *(Doak et al., 1998)* ■

Aber es sind nicht nur unsere Patienten, die Schwierigkeiten beim Textverstehen haben. Solche Menschen sind sehr wohl auch im Gesundheitswesen tätig. Das folgende Gespräch, das mir von einem Familienmitglied berichtet wurde, zeigt, dass ein entsprechendes Assessment durchaus angebracht gewesen wäre:

Sprechstundenhilfe:	Was ist Ihr Geburtsdatum?
Patient:	21. April 1923
Sprechstundenhilfe:	Ich brauche Ihr Geburtsdatum.
Patient:	21. April 1923
Sprechstundenhilfe:	Nein, ich brauche das genaue Datum, verstehen Sie? Mein Geburtsdatum ist der 2.2.74.

Analphabetismus und geringe Lesekompetenz sind in den Vereinigten Staaten ein großes Problem. Jeder fünfte Erwachsene ist davon betroffen.

■ Etwa 21 Prozent der US-Amerikaner über 16 Jahre – das sind mehr als 40 Millionen Menschen – besitzen nur rudimentäre Lese- und Schreibkenntnisse. … Eine Untergruppe davon – grob 4 Prozent der gesamten erwachsenen Bevölkerung, also 8 Millionen Menschen – konnten überhaupt nicht lesen. *(1992 National Adult Literacy Survey)* ■

Haben Sie schon Patienten erlebt, die Ihren Anweisungen einfach nicht folgen wollten? Wenn Sie bei der Beratung Enttäuschungen erleben, muss das nicht bedeuten, dass Ihr Klient widerspenstig oder dumm ist. Vielleicht kann er nur nicht richtig lesen.

■ Mangelnde Lesefähigkeit scheint sich nicht nur darauf auszuwirken, wie jemand Bedeutungsgehalte versteht und interpretiert, sondern auch darauf, wie er Wahrnehmungsinhalte organisiert und seinen Wortschatz ausbildet. Die Betreffenden haben in der Regel Schwierigkeiten, an Instruktionen analytisch heranzugehen, weshalb sie auch keine Fragen formulieren können. Aus Angst, dumm zu erscheinen, stellen sie oft keinerlei Fragen. *(Wilson & McLemore, 1997, S. 312)* ■

■ Personen mit geringer Lesekompetenz besitzen fast immer eine adäquate Intelligenz. *(Doak et al., 1998)* ■

Während wir recht schnell Verdacht schöpfen, dass jemand trinkt oder Drogen konsumiert, dauert es oft viel länger, bis wir erkennen, dass unsere gut gemeinten Bemühungen an der mangelnden Lesekompetenz eines Klienten scheitern. Wir gehen generell davon aus, dass jeder, der einen Abschluss oder einen gut bezahlten Job hat, auch lesen und schreiben kann.

■ Die Physiotherapeutin erzählte mir, sie habe John heute fast dazu gebracht, seinen Namen zu schreiben. Ich habe nur gesagt, das sei sehr schön.

Ich hatte nicht den Mut ihr zu sagen, dass er seinen Namen auch vor dem Unfall nicht schreiben konnte. *(Die Frau eines Bauarbeiters)*

Die äußere Erscheinung, der ausgeübte Beruf und die Güte des Schulabschlusses sind also nicht zwangsläufig verlässliche Indikatoren für Lesekompetenz und oder Begriffsvermögen.

Was aber geht uns das an? Ist das nicht eher das Problem unseres Bildungssystems? Nein, denn Lesedefizite beeinträchtigen auch die Qualität der Gesundheitspflege. Für einen Patienten mit Leseschwierigkeiten ist es ungleich schwerer, sein wohlüberlegtes und kenntnisgeleitetes Einverständnis zu geben, verschreibungspflichtige oder frei verkäufliche Medikamente richtig zu dosieren, Probleme zu erkennen und angemessen darauf zu reagieren und sich selbst zu versorgen.

Hinzu kommt, dass die Lesekompetenz durch krankheitsbedingte Belastungen, Schlafmangel und persönliche Krisen zusätzlich beeinträchtigt werden kann. Selbst wenn der Klient in der Lage ist, die Worte zu entziffern, begreift er sie auch und kann er sie in die Praxis umsetzen? Das Gefühl, der Situation nicht gewachsen zu sein, schränkt die kognitive Funktionalität ganz allgemein ein.

8.2.2 Lesekompetenz und Beratung

Welche Implikationen haben diese Sachverhalte für die Patienten- und Angehörigenberatung?

■ Gesundheit ist eine schwieriges Feld, und die meisten Patienten sind mit der verwendeten Terminologie und vielen der relevanten Denkmustern nicht vertraut. Daher benötigen wir um so dringender lesbare Materialien. *(Kingbeil et al., 1995, S. 101)*

Wir müssen wissen, wie wir schwache Leser erkennen können. Wir müssen wissen, wie wir ihre Beratung so individualisieren können, dass sie verstehen, was wir ihnen mitteilen wollen, und sich richtig versorgen können. Die schriftlichen Beratungsmaterialien, die wir unseren Klienten aushändigen, müssen verständlich und zweckmäßig sein.

8.2.3 Einschätzung der Lesekompetenz

■ Lesekompetenz ist für Menschen, denen sie fehlt, ein heikles Thema, weshalb sie ihre Defizite um jeden Preis zu verbergen suchen. *(Hanson-Divers, 1997)*

Informelles Assessment

Wie gut oder schlecht Ihr Klient lesen kann, lässt sich indirekt, durch ein informelles Assessment herausfinden. Geben Sie ihm ein oder zwei Seiten eines Textes zu lesen, dessen Lesbarkeitsgrad Sie kennen. Bitten Sie ihn dann, mit eigenen Worten wiederzugeben, was er gerade gelesen hat, oder stellen Sie ihm einige detaillierte Fragen zum Inhalt. Wenn der Klient den Inhalt korrekt zusammenfasst bzw. Ihre Fragen richtig beantwortet, können Sie davon ausgehen, dass er Texte dieses Niveaus lesen und verstehen kann.

Beantwortet der Klient Ihre Fragen falsch oder gar nicht, können Sie die Beratung entweder so gestalten, als ob er nicht lesen könne, oder seine Lesefähigkeit mit Hilfe von Tests überprüfen. In beiden Fällen sollten Sie Ihre Erkenntnisse dokumentieren, damit auch der Rest des Teams Bescheid weiß.

■ Patienten mit geringer Lesekompetenz müssen anders behandelt werden als solche mit hoher, da sie nicht auf schriftliche Informationsmaterialien oder Anwendungsvorschriften zurückgreifen können. *(Hanson-Divers, 1997)*

Tests zur Lesekompetenz[2]

Viele Studien zeigen die Diskrepanz zwischen dem Verständlichkeitsgrad von Beratungsmaterialien und der Lesekompetenz der Patienten auf (z. B. Wilson & McLemore, 1997; Williams et al., 1995; Davis et al., 1994). Voraussetzung für die Abnahme von Tests zur Lesekompetenz ist natür-

---

2 Obwohl keines der in diesem Abschnitt angesprochenen Verfahren in deutscher Standardisierung vorliegt, wurde der Text in seiner ursprünglichen Fassung belassen. Der Leserschaft soll Gelegenheit gegeben werden, sich über den US-amerikanischen Stand der Entwicklung von Tests zur Erfassung der Lesekompetenz zu informieren. Zwar existieren im deutschen Sprachraum Tests mit vergleichbarer Zielsetzung, sie beziehen sich

lich, dass Patienten und Angehörige sich darauf einlassen. Nach Doak et al. (1996) hängt es von der Herangehensweise ab, inwieweit jemand dazu bereit ist und wie er sich im Anschluss daran fühlt. Wenn Sie die Lesekompetenz eines Klienten direkt mit Hilfe eines Tests prüfen möchten, könnten Sie ihn in etwa so darauf vorbereiten:

■ Wir sind dabei, unsere Instruktionen besser verständlich zu machen. Dafür müsste ich wissen, wie gut Sie lesen können. Sie müssten nur ein paar Wörter für mich lesen und es geht ganz schnell. Wollen Sie mir helfen? *(Doak et al., 1996, S. 30)*

Zwei einfach anzuwendende Verfahren sind der Wide-Range-Achievement-Test 3 (WRAT 3) und der Rapid-Estimate-of-Adult-Literacy-in-Medicine-Test (REALM). Beide nehmen zwischen 3 und 10 Minuten in Anspruch und bestehen aus Wortlisten mit ansteigendem Schwierigkeitsgrad. Man bittet den Probanden, die Liste laut vorzulesen, und je mehr Begriffe er richtig aussprechen kann, desto größer ist seine Lesefähigkeit. Die Wörter sind hinsichtlich verschiedener Klassenstufen oder Niveaubereiche standardisiert. Da sie in Englisch abgefasst sind, eignen sich diese beiden Tests nur für englischsprachige Klienten. Tests für anderssprachige Klienten werden zur Zeit entwickelt, sind aber noch nicht verfügbar.

Der Wide-Range-Achievement-Test 3
Bei diesen Verfahren geben Sie dem Klienten eine Karte mit 42 Begriffen und bitten ihn, die Wörter laut vorzulesen. Dabei hören Sie ihm zu und haken auf einer Liste jedes Wort ab, das er falsch

vorliest. Hat der Klient 10 Wörter hintereinander falsch ausgesprochen, erklären Sie den Test für beendet, bedanken sich bei ihm und verlassen den Raum, um den Test auszuwerten.

Der WRAT 3 wurde im Jahr 1993 urheberrechtlich geschützt, umfasst Gebrauchsanleitung, Testkarten und Auswertungsbögen und kostet in den Vereinigten Staaten circa 99 Dollar. Die Adresse, unter der Sie weitere Informationen bekommen können, finden Sie in der Literaturliste («Wenn Sie mehr erfahren wollen») am Ende des Kapitels.

Der Rapid-Estimate-of-Adult-Literacy-in-Medicine-Test
Dieser Test ist ähnlich aufgebaut wie der WRAT 3, listet jedoch 66 Begriffe aus der Medizin auf, die immer schwerer auszusprechen sind. Kommt der Klient an eine Stelle, an der er keines der aufgeführten Wörter mehr vorlesen kann, bitten Sie ihn, den Rest der Liste durchzugehen und zu sagen, ob er irgendwelche der späteren Begriffe erkennt.

Der REALM ist für den klinischen Bereich vermutlich besser geeignet, weil er mit medizinischen Begriffen arbeitet. Allerdings ist er, was die Einstufung der Leseschwäche angeht, weniger genau als der WRAT (Lasater & Mehler, 1998).

Der REALM ist in großer Schrift auf violettes Papier gedruckt, was ihn von den meisten anderen Beratungsmaterialien abhebt. Die Lesefähigkeit wird nicht nach Klassenstufen, sondern nach umfassenderen Leistungsstufen gegliedert:
● dritte Klasse oder darunter
● vierte bis sechste Klasse
● siebte bis achte Klasse
● High School.

Der Medical-Terminology-Achievement-Test
Beim Medical-Terminology-Achievement-Test handelt es sich um ein neueres Verfahren, das noch nicht sehr verbreitet ist. Statt einer Wortliste liest der Klient einen Text, wie man ihn typischerweise auf Medikamentenfläschchen findet – mit geringer Schriftgröße, glänzender Oberfläche und medizinischer Terminologie (Hanson-Divers, 1997).

---

jedoch auf ungeeignete Populationen und/oder sind zu aufwendig. Das gilt beispielsweise für den «Test Deutsch als Fremdsprache» (TDAF), der von Ausländerbehörden bei einbürgerungswilligen Migranten eingesetzt wird, und für Verfahren wie den «Allgemeinen Deutschen Sprachtest» (ADST), der für Schüler vom 3. bis 10. Schuljahr gedacht ist und bis zu drei Stunden dauern kann. Soll die Lesekompetenz eines Klienten eingeschätzt werden, dürfte deshalb nur ein informelles Assessment infrage kommen. [Anmerkung des Bearbeiters]

8.2.4 Arbeit mit Dolmetschern

▪ Worterkennungs- und Vorlesetests lassen sich nicht aufs Spanische übertragen; deshalb wissen wir nur wenig über die Fähigkeit Spanisch sprechender Patienten, in Spanisch gehaltene medizinisch-pflegerische Empfehlungen zu verstehen. *(Williams et al., 1995, S. 1678)* ▪

Daher ist es unbedingt notwendig, einen Dolmetscher hinzuzuziehen, wenn Sie bei Klienten, die der Landessprache nicht mächtig sind, Beratung auf Gesprächsebene betreiben wollen. Sind schriftliche Materialien in der Muttersprache Ihres Klienten vorhanden, können Sie diese einsetzen, müssen aber, wie bei jedem anderen Klienten auch, überprüfen, ob das Gelesene verstanden wurde.

8.2.5 Verständnisüberprüfung

▪ Einen Text lesen zu können bedeutet nicht notwendigerweise, ihn auch zu verstehen. Lesen und Verstehen sind zwei ganz verschiedene Fähigkeiten. Selbst wenn ein Patient alle Worte eines Textes lesen kann, muss er dessen Sinn noch lange nicht erfassen. *(Doak et al., 1996, S. 28)* ▪

Unabhängig von der jeweiligen Lesefähigkeit müssen Sie kontrollieren, ob der Klient das Gelesene verstanden hat. Am besten verwenden Sie zu diesem Zweck Materialien eines angemessenen Verständlichkeitsgrads. Merken Sie dann beim Durchsprechen der Inhalte, dass Ihr Klient die Texte nicht verstanden hat, gehen Sie von da an vor, als könne er nicht über das Lesen von Texten lernen. Schriftliche Materialien können zur Unterstreichung des Gelernten benutzt und Angehörigen zur Verfügung gestellt werden, dürfen aber nicht die Grundlage der Beratung bilden.

8.3 Eigenschaften guter Beratungsunterlagen

Gute Werkzeuge bringen gute Ergebnisse. Klar ist, dass Ihnen gute Unterlagen die Arbeit erleichtern können, aber was macht gute Qualität aus?

8.3.1 Inhalt

▪ Eltern scheinen am besten auf solche Informationen anzusprechen, die auf ihren konkreten Problembereich ausgerichtet sind. *(Glascoe et al., 1998)* ▪

- Eindeutig hervorgehobener Zweck – dem Klienten muss klar werden, warum er einen Text liest. Ist das nicht der Fall, wird er sich vielleicht nicht konzentrieren oder er begreift die Botschaft nicht.
- Handlungsorientierung – der Inhalt muss ein Problem lösen.
- Enger Rahmen – der Text muss auf Inhalte begrenzt sein, die in kurzer Zeit gelernt werden können.
- Zusammenfassung – die Kernpunkte sollten mit Hilfe von Worten, Beispielen oder Bildern noch einmal zusammengefasst werden. Auf diese Weise bleiben sie im Gedächtnis.

8.3.2 Lesbarkeit

▪ Der Verständlichkeitsgrad der meisten Beratungsmaterialien ist immer noch zu hoch. *(Kingbeil et al., 1995, S. 96)* ▪

- Verständlichkeitsgrad
  Stellen Sie den Verständlichkeitsgrad des Textes mit Hilfe eines standardisierten Verfahrens fest. Am besten sollte er das Niveau der fünften Klasse nicht überschreiten. **Anhang 8-1** am Ende dieses Kapitels behandelt dieses Thema ausführlich. Sie können auch die Fry-Lesbarkeitsformel (**Anhang 8-2**, ebenfalls am Ende dieses Kapitels) benutzen, um den Verständlichkeitsgrad von Texten zu bestimmen.
- Schreibstil
  Der Text sollte ungezwungen und aktivisch geschrieben sein.
- Wortschatz
  Verwenden Sie gebräuchliche Begriffe («Schnupfen» statt «Rhinitis»). Definieren Sie unklare Begriffe («zwischen 15 und 70» statt «normal»). Erklären Sie Messwerte («Schmerzen, die länger als 5 Minuten anhalten» statt «anhaltende Schmerzen»). Benutzen Sie bildhafte

Ausdrücke («triefende Nase» statt «seröse Sekretion»).
- Kontextklärung
Sie könnten zum Beispiel sagen: «Um herauszufinden, was Ihnen fehlt (Kontext), wird der Doktor eine Probe Ihres Bluts ins Labor schicken (neue Information).»
- Überschriften und Zwischentitel
Sie sind die Wegweiser und Strukturgeber eines Textes und bereiten den Leser auf das nächste Thema vor (z. B.: «Wann Sie einen Arzt rufen sollten»).

8.3.3 Bilder, Illustrationen, Listen, Tabellen, Diagramme, Grafiken

■ Patienten, die Entlassungsinstruktionen mit Illustrationen erhielten, lagen mit 1,5-fach höherer Wahrscheinlichkeit im Bereich des Medians oder darüber als Patienten, die Instruktionen ohne Illustrationen bekamen. ... Bei Patienten, die nur die Highschool besucht hatten, war der Unterschied noch größer. *(Austin et al., 1995, S. 319)* ■

- Das Titelbild kann das Interesse des Lesers wecken. Es sollte freundlich sein, die Aufmerksamkeit erregen und den Zweck des Textes deutlich machen.
- Einfache, übersichtliche Strichzeichnungen eignen sich am besten; Fotos zeigen zu viele Details, die nur ablenken. Farbige Abbildungen sprechen den Leser zwar mehr an als schwarzweiße, sind aber teurer in der Herstellung bzw. Reproduktion. Wenn Sie in Ihrem Beratungsmaterial mit Farben arbeiten, sollten diese realistisch sein. Abbildungen sollten einen hohen Wiedererkennungswert besitzen. Wird beispielsweise ein Körperausschnitt abgebildet, sollte genug vom übrigen Körper zu sehen sein, um sofort erkennen zu können, welche Stelle des Körpers dargestellt wird.

■ Bei bildlichen Darstellungen sollte genug von der menschlichen Figur gezeigt werden, um auf einen Blick erkennen zu können, auf welche Stelle des Körpers sich die Information bezieht. Arbeiten Sie mit Pfeilen oder farbigen Markierungen, um den Leser auf den Kernpunkt hinzuweisen. *(Doak et al., 1998)* ■

- Abbildungen sollten die Kernpunkte des schriftlichen Beratungsmaterials visuell veranschaulichen. Sie sollten die Aussagen des Textes verdeutlichen. Benutzen Sie Bilder nicht als Schmuck, sondern als Erklärungshilfe. Verzichten Sie auf irrelevante Details, die das Auge von der eigentlichen Botschaft ablenken.

■ Von verschiedenen Einrichtungen des Bildungs- und Gesundheitswesens wurden Broschüren ... herausgegeben, die von leseschwachen Patienten für solche mit geringer Lesekompetenz verfasst wurden. Sie sind in Erzählform geschrieben oder als Fotonovelle angelegt. Solche Materialien können den Rat des Arztes bekräftigen und unterstützen. *(Doak et al., 1998)* ■

- Über- oder Unterschriften von Bildern sagen dem Klienten, worauf er bei einer Abbildung achten soll. Sie sollten verständlich und gut lesbar sein. Ist eine Abbildung nicht beschriftet, haben Sie eine gute Gelegenheit zur Beratung verpasst.
- Listen oder Tabellen bedürfen einer Erläuterung. Ist klar, was der Klient mit dieser Information anfangen soll?

8.3.4 Layout und Schriftart

■ Lesbarkeitsformeln ... können nicht zuverlässig vorhersagen, wie gut der einzelne Leser einen bestimmten Text verstehen wird. ... Einige durch Formeln nicht messbare Eigenschaften von Text und Leser haben weitaus größeren Einfluss auf das Textverständnis. ... Keine Lesbarkeitsformel kann verlässlich dazu dienen, einen Text so zu bearbeiten, dass er leichter lesbar wird. *(Anderson & Davison, 1986)* ■

- Layout
Ein gutes Layout erleichtert es dem Lernenden, dem Informationsfluss zu folgen. Abbildungen benötigen einen Titel und sollten nahe beim erläuternden Text stehen. Die Abfolge sollte konsistent sein. Schattierungen, Rahmen und

Pfeile können die Aufmerksamkeit auf wichtige Punkte lenken.

Der Klient muss daran glauben können, dass er fähig ist, den Text zu lesen (Faktor Selbstwirksamkeit). Sieht der Text kompliziert aus? Eine Seite eng geschriebenen Textes kann den Leser allein durch sein imposantes Aussehen entmutigen.

Die Zeilen sollten zwischen 30 und 50 Anschläge lang und der Zeilenabstand so groß sein, dass noch genug Weiß zu sehen ist. Die Seite sollte nicht zu vollgestopft aussehen.

Der Text sollte von kurzen, klaren Überschriften durchbrochen sein. Hat eine Liste mehr als fünf Punkte, sollten Zwischenüberschriften eingeschoben werden, die sie in überschaubare Abschnitte aufgliedern.

Wird mit Farben gearbeitet, sollten diese nicht vom Inhalt ablenken. Benutzen Sie keine Farbkodierungen. Das Papier sollte möglichst matt sein. Hochglanzpapier erschwert das Lesen. Der Kontrast zwischen Schrift und Hintergrund sollte hoch sein. Am besten liest sich schwarzer oder sehr dunkler Druck auf weißem, beigem oder gelbem Papier.

- Schriftsatz

Die Schrift sollte aus Groß- und Kleinbuchstaben bestehen und zwischen 12 und 14 Punkten groß sein. Kernpunkte können durch Unterstreichung, Fettdruck, größere Schrift oder Farbe hervorgehoben werden. Kursivdruck und Großbuchstaben sind schlecht zu lesen. Arbeiten Sie mit Überschriften, Unterabschnitten und Bildunterschriften. Verwenden Sie nicht mehr als sechs Schrifttypen (Standard, Fett, Unterstrichen) und -größen (12 Punkt, 14 Punkt, 18 Punkt) auf einer Seite. Wählen Sie bevorzugt eine Serifenschrift, das heißt Buchstaben mit einem kleinen, abschließenden Querstrich am oberen beziehungsweise unteren Ende. Beispiele für Serifenschriften sind Times, Times Roman und Bookman.

Serifenlose Schriftarten sind geometrischer, geben der Seite ein flacheres Aussehen und können schwerer lesbar sein. Beispiele für serifenlose Schriften sind Helvetica und Arial.

> Wenn Sie einen Text verfassen und diesen später in eine Fremdsprache übersetzen lassen wollen, sollten Sie dies von Anfang an einplanen, damit beide Versionen am Ende den gleichen Umfang aufweisen. So nimmt beispielsweise das Französische oder Italienische etwa 15 Prozent mehr Platz in Anspruch als das Deutsche, das Englische um den gleichen Prozentsatz weniger. Erkundigen Sie sich bei Fachleuten, mit welchen Veränderungen bei der betreffenden Sprache zu rechnen ist. Ausgehend davon können Sie dann die Zeichenabstände des Originaltextes auf Ihrem Computer entsprechend einstellen. Ist die Übersetzung länger, nehmen Sie etwas weitere Abstände, ist sie kürzer, etwas engere. In Normalschrift sollte die Übersetzung dann ungefähr denselben Raum einnehmen wie der Ursprungstext.

8.3.5 Stimulierung des Lernprozesses

- Arbeiten Sie interaktiv. Das Beratungsmaterial sollte darauf angelegt sein, den Klienten zu animieren, ein Problem zu lösen, eine Auswahl zu treffen oder etwas Bestimmtes zu tun.

So enthält ein Merkblatt über Eisensulfat folgende Anweisung:
 - Besprechen Sie mit Ihrer Krankenschwester oder Ihrem Arzt, wo Sie dieses Medikament lagern werden. (Dann bitte abhaken.)

Die Gebrauchsanweisung zu einem Einwegvernebler fordert:
 - Sprechen Sie mit Ihrer Krankenschwester oder Ihrem Arzt darüber, was Sie tun würden, wenn Sie den gesamten Inhalt des Verneblers inhaliert haben, aber immer noch Brustenge und Atemnot spüren. (Dann bitte abhaken.)

> In vielen gedruckten Instruktionen erhält der Leser die Informationen zu konkreten Verhaltensweisen erst viel zu spät. Das aber heißt, dass derartige Informationen keine Priorität genießen. Stattdessen wird viel Wert auf epidemiologische und statistische Daten gelegt, wodurch viele Patienten den Eindruck gewinnen, als seien die gesamten Informationen irrelevant. *(Doak et al., 1998)*

- Verhaltensweisen werden genau beschrieben und durch ein Beispiel verdeutlicht.

■ Die entscheidenden Komponenten guter Anweisungen sind Zeit (wie lange es schätzungsweise dauern wird), Antizipation (was man auf dem Weg zum Ziel zu erwarten hat) und Misslingen (Anzeichen dafür, dass man zu weit gegangen ist und umkehren sollte). *(Wurman, 1989, S. 97)*

• Die Information motiviert den Leser und fördert seine Selbstwirksamkeitsüberzeugung. Komplexe Themen sollten in kleine, machbare Schritte aufgegliedert werden.

■ Gute Instruktionen leiten dich durch Fehler und Probleme. Wir sollten unsere Instruktionen überlegter planen und uns folgende Fragen stellen: «Was sind die wesentlichen Aspekte dieser Erklärung? Wie kann ich Bestätigung einbauen, so dass der Leser weiß, dass er auf der richtigen Spur ist? Was könnte ihm verstehen helfen?» *(Wurman, 1989, S. 99)*

8.3.6 Kulturelle Korrektheit

■ Obwohl die Gemeindeschwestern in einer Einrichtung arbeiteten, die mehr als 90 verschiedene ethnische und kulturelle Gruppen betreute, … waren die Beratungsmaterialien nicht auf die kulturell bedingten Überzeugungen, Werte, Sprachgewohnheiten, Wahrnehmungen, Verhaltensweisen oder Einstellungen der Patienten und Familien abgestimmt. Die Texte gingen überhaupt nicht auf die durch den jeweiligen ethnischen oder kulturellen Hintergrund bedingten unterschiedlichen Bedürfnisse der Patienten ein. *(Wilson, 1996, S. 202)*

• Stimmige Logik, Sprache und Erfahrungswelt – deckt sich die Logik, Sprache und Erfahrungswelt des Textes mit der des Adressaten? Schriftliche Materialien sollten den Blickwinkel des Lernenden einnehmen.

■ Abweichungen in der Logik beeinflussen die Art und Weise, in der Patienten die erhaltenen Empfehlungen umsetzen. So könnten es Patienten, die nie eine wissenschaftliche oder medizinische Ausbildung genossen haben, logisch finden, obwohl anders verordnet mit der Einnahme eines Medikaments aufzuhören, sobald sie sich besser fühlen. *(Doak et al., 1998)*

■ Manchen Patienten wird geraten, eine zweite Meinung einzuholen. Die Meinung des ersten Arztes in Zweifel zu ziehen, mag ihnen jedoch unlogisch erscheinen. *(Doak et al., 1998)*

■ Wenn der Patient auf einem Merkblatt liest: «Sprechen Sie vor Beginn der Therapie mit allen Mitgliedern des Behandlungsteams», könnte er sich fragen, worüber er reden soll. *(Doak et al., 1998)*

• Kulturell geprägte Bilder und Beispiele – erliegen Sie nicht der Annahme, das Allgemeinwissen sei in allen Kulturen identisch. Bestimmte Begriffe können für Angehörige unterschiedlicher kultureller Gruppen etwas ganz anderes bedeuten. Bilder und Beispiele sollten die Kultur des Adressaten positiv darstellen.

■ Zum Beispiel sollten schriftliche Instruktionen Informationen beinhalten, die afro-amerikanische Patienten über die Eignung von Hausmitteln wie Salben und Cremes aufklären, denen eine heilsame Wirkung zugesprochen wird. *(Wilson & McLemore, 1997, S. 31)*

Verwenden Sie wenn möglich zweisprachige Texte, damit der Dolmetscher oder die der Landessprache mächtigen Familienangehörigen dem Patienten beim Begreifen des Inhalts helfen können.

■ Beratungsmaterialien müssen die gesundheitsfördernden Praktiken hervorheben und die unerheblichen ignorieren, sowie die schädlichen behutsam kritisieren und geeignete Alternativen vorschlagen. Sollen traditionelle Werte und Bräuche erfolgreich in Beratungstexte eingearbeitet werden, müssen Mitglieder der betreffenden Gruppe veranlasst werden, in allen Entwicklungsphasen mitzuwirken. *(Rice & Valdivia, 1991, S. 01)*

- Die Zielgruppe sollte intensiv an der Konzeptualisierung und Entwicklung von Gesundheitsbotschaften beteiligt sein. Es wäre wünschenswert, dass einige Mitglieder des Teams selbst aus der Zielgruppe stammen, damit deren kulturelle Eigenheiten authentischer einbezogen werden können. Die besten Beratungsmaterialien sind diejenigen, die von der betreffenden Gruppe selbst entwickelt werden. *(Sabogal et al., 1996, S. S132)*

8.4 Brauchbarkeit schriftlicher Beratungsunterlagen

Zur Brauchbarkeit schriftlicher Materialien trägt eine Vielzahl von Variablen bei. Zum Glück lassen sie sich recht einfach quantitativ erfassen.

In **Anhang 8-3** am Ende dieses Kapitels finden Sie den SAM-Auswertungsbogen von Doak et al. (1996).

Die Qualität edukativer Texte zu bestimmen lernt man am besten, indem man es einfach versucht. Kopieren Sie sich das SAM-Formular. Wenden Sie sich dann **Abbildung 8-1** auf den Seiten 160/161 zu. Analysieren Sie das dargestellte Merkblatt mit Hilfe der SAM-Skala und der Fry-Lesbarkeits-Formel.

Befassen Sie sich dann mit einigen der Unterlagen, die Sie im Alltag zu edukativen Zwecken einsetzen. Wenn Sie selbst einen Text geschrieben haben, können Sie diesen mit dem SAM-Bogen auswerten und herausfinden, was noch verbessert werden könnte. Nur wenige Beratungsmaterialien bekommen Bestnoten, aber je höher ihr Score, desto besser sind sie.

8.5 Abfassen eigener Texte

Der beste Leitfaden für die Erstellung eigener Beratungstexte ist *Teaching Patients with Low Literacy Skills* von Doak et al. (1996). Dieses Buch hilft Ihnen auch, Beratungsmaterialien zu bewerten, die Sie nicht selbst verfasst haben. Benutzen Sie es.

Berücksichtigen Sie die Kriterien für gute Beratungsunterlagen schon beim ersten Entwurf des Textes. Schreiben Sie nach Möglichkeit auf einem Computer. Texte, die mit dem Computer erstellt werden, lassen sich leicht ausdrucken und bei Bedarf überarbeiten.

8.5.1 Wo und wann werden schriftliche Unterlagen gebraucht?

Zu welchen Themen sollten Sie Handouts verfassen? Fragen Sie Ihre Klienten, welche Informationen sie gerne schriftlich an der Hand hätten. Welche Informationen brauchen sie? Was muss der Klient tun oder wissen, um sein Gesundheitsproblem unter Kontrolle zu bringen?

Fragen Sie außerdem ehemalige Patienten und ihre Angehörigen, was ihnen geholfen hat. Was mussten sie sich vielleicht mühsam selbst aneignen, das sie lieber von ihrem Arzt oder ihrer Pflegeperson erfahren hätten?

Eine gute Möglichkeit hierzu bietet die Zusammenstellung von Fokusgruppen aus Patienten und Angehörigen. Laden Sie zu diesem Zweck ausgewählte Vertreter Ihrer Zielgruppe ein, denen Sie dann Fragen stellen. Vergessen Sie dabei nicht, sich Notizen zu machen. Wenn Sie genauer lernen möchten, wie man Fokusgruppen plant, abhält und die Ergebnisse analysiert, sollten Sie sich die von Morgan & Krueger (1998) herausgegebene Schriftenreihe *The Focus Group Kit* besorgen. Sie besteht aus sechs dünnen Taschenbüchern, die Sie durch den Prozess leiten.

Die Fokusgruppe wird Ihnen eine Liste aktueller Fragen liefern. Wandeln Sie diese Fragen in ein Handout im Frage-und-Antwort-Format um.

- Die meisten Patienten brauchen Wie-Informationen, am wichtigsten sind diese jedoch für Personen mit niedriger Lesekompetenz. Solche Patienten brauchen sehr konkrete Informationen. *(Doak et al., 1998)*

Fragen Sie bei den jeweiligen Fachleuten nach, welche Informationen aus den von den Klienten angesprochenen Themenkreisen besonders wichtig sind. Welche Verhaltensweisen bringen sie ihren Klienten bei? Welche Aktivitäten bergen das größte Risiko, wenn dabei etwas falsch gemacht

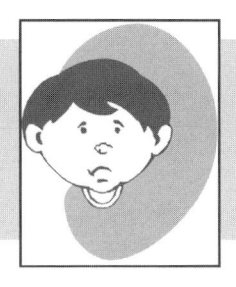

Wenn Ihr Kind sich den Kopf verletzt hat

Die meisten Kinder, die sich den Kopf verletzen, erholen sich vollkommen und tragen keine Langzeitschäden davon. Andere Kinder haben Probleme, die vielleicht nicht sofort auffallen. Möglicherweise bemerken Sie an Ihrem Kind in den nächsten Monaten Veränderungen, die Ihnen Sorge machen. Diese Karte nennt die typischen Anzeichen dafür, dass ein Kind eine leichte Gehirnverletzung hat. Weist Ihr Kind eines der in der folgenden Liste aufgeführten Probleme auf – UND ES VERSCHWINDET NICHT WIEDER –, lesen Sie im «Was tun?»-Kasten am Ende nach.

GESUNDHEITSPROBLEME

Kopfschmerzen

- wiederkehrende Kopfschmerzen
- Schmerzen in der Kopfmuskulatur
- Schmerzen im Schädelknochen
- Schmerzen unter dem Ohr
- Schmerzen im Kiefer
- Schmerzen in den Augen oder um die Augen

Gleichgewichtsstörungen

- Schwindel
- Probleme, das Gleichgewicht zu halten

Schmerzen

- häufige Schmerzen im Nacken- und Schulterbereich
- sonstige unerklärliche Schmerzen

Schlafstörungen

- kann nachts nicht durchschlafen
- schläft zu viel
- Tag-Nacht-Rhythmus ist durcheinander

Sensorische Veränderungen

- Geruchsempfindlichkeit
- veränderter Geruchs- oder Geschmackssinn
- Appetitmangel oder übermäßiger Appetit
- Klingeln in den Ohren
- Gehörverlust
- Geräuschempfindlichkeit
- Unfähigkeit, normale Hintergrundgeräusche auszufiltern
- schwitzt
- friert
- fühlt keine Temperatur
- verschwommene Sicht
- doppelt sehen
- unscharfe Bilder, kann nicht fokussieren
- Lichtempfindlichkeit

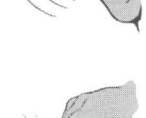

**Die folgenden Probleme sind selten.
Hat Ihr Kind eines davon, suchen Sie bitte sofort einen Arzt auf.**

- ▲ starke Kopfschmerzen, die nicht aufhören oder besser werden
- ▲ Krämpfe: die Augen zittern, der Körper wird steif, der Blick ist ins Nichts gerichtet.
- ▲ vergisst alles, Amnesie
- ▲ zitternde Hände, Tremor, Muskelschwäche, verminderter Muskeltonus
- ▲ wiederkehrende Übelkeit oder Erbrechen

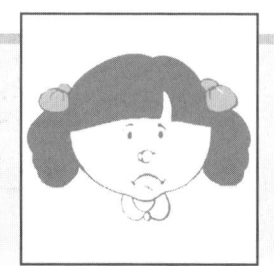

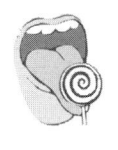

VERHALTEN UND GEFÜHLE

Persönlichkeits-, Stimmungs- oder Verhaltensveränderungen

- ist reizbar, ängstlich, ruhelos
- ist leicht aufgeregt oder frustriert
- überreagiert, weint oder lacht zu schnell
- hat starke Stimmungsschwankungen
- möchte allein sein oder meidet Kontakte
- fürchtet sich vor anderen, beschuldigt andere
- möchte umsorgt werden
- tut sich im Umgang mit anderen schwer
- tut gefährliche Dinge ohne vorher nachzudenken
- ist traurig, depressiv
- hat zu nichts Lust, kommt nicht «in die Gänge»
- ist müde, schläfrig
- reagiert langsam
- stolpert, stürzt, lässt Dinge fallen, ist ungeschickt
- isst zu wenig, permanent oder nicht essbare Dinge
- verhält sich sexuell anders (ältere Kinder)
- konsumiert Alkohol, Drogen oder Medikamente oder reagiert anders darauf
- zieht in der Öffentlichkeit die Kleider aus

DENKEN

- hat Probleme, sich an Dinge zu erinnern
- kann sich nicht konzentrieren
- reagiert langsam
- denkt langsam
- nimmt Gesagtes zu wörtlich, versteht keine Witze
- versteht Worte, aber nicht ihren Sinn
- denkt wieder und wieder über dasselbe nach
- hat Probleme, Neues zu lernen
- kann keine Ordnung halten (Schreibtisch, Zimmer, Unterlagen)
- hat Schwierigkeiten, Entscheidungen zu treffen
- hat Probleme, Aufgaben zu planen, anzufangen, durchzuführen und abzuschließen
- vergisst die Zeit, kommt zu spät
- wählt ungeeignete Alternativen (Verlust des gesunden Menschenverstandes)

KOMMUNIKATIONSPROBLEME

- wechselt das Thema, schweift ab
- sucht nach den richtigen Worten
- kann nicht zuhören
- ist unaufmerksam, kann sich nicht lange unterhalten
- drückt sich undeutlich aus
- hat Probleme mit dem Lesen
- redet zu viel

Was tun ...

... wenn Ihr Kind eines oder mehrere Probleme aus der Liste hat, und diese nicht wieder verschwinden?

▲ Bitten Sie Ihren Kinderarzt, Ihr Kind an einen Spezialisten für Kopfverletzungen zu überweisen, der ihm bei der Rehabilitation helfen kann.
▲ Bitten Sie Ihren Kinderarzt, Ihr Kind an einen Neuropsychologen zu überweisen, der Ihnen hilft, die Persönlichkeitsveränderung Ihres Kindes zu verstehen und damit umzugehen.
▲ Wir haben nur die Probleme aufgeführt, die wir bei kopfverletzten Kindern am häufigsten sehen. Nicht alle möglichen Probleme sind auf der Liste.

Wir haben nur die Probleme aufgeführt, die wir bei kopfverletzten Kindern am häufigsten sehen.
Nicht alle möglichen Probleme sind auf der Liste.

wird? Welche Instruktionen geben sie ihren Klienten schriftlich? Was muss der Patient unbedingt lernen?

Formulieren Sie überprüfbare Verhaltensänderungen als Ziele. Das könnte die richtige Einnahme eines Medikaments sein oder die korrekte Durchführung einer Selbstpflegemaßnahme. Beschränken Sie sich auf Schlüsselinformationen, die der Klient hier und jetzt kennen muss.

Hängt das angesprochene Thema mit einem generellen Ziel der Patienten- und Angehörigenberatung zusammen? Welche Informationen sind unbedingt notwendig, um es zu erreichen?

Stellen Sie sich folgende Fragen, um herauszufinden, ob eine bestimmte Information von zentraler Bedeutung ist: Muss der Klient diese Information unbedingt haben, um sein fundiertes Einverständnis geben zu können, sich selbst zu versorgen oder Probleme zu erkennen und Lösungen zu finden?

Ist es das Thema wert, dass Sie oder andere Zeit auf die Überprüfung verwenden, ob der Klient die Inhalte des betreffenden Textes verstanden hat? Falls nicht, handelt es sich um Informationen, die vielleicht ganz nett, aber nicht unbedingt notwendig sind; verfassen Sie kein Handout zu diesem Punkt. Schließlich und endlich sollten Sie dem Klienten keinen Text aushändigen, ohne ihn mit ihm zu besprechen und zu überprüfen, ob er ihn verstanden hat. Wie könnte man die zur Debatte stehende Information am besten vermitteln? Ist ein Merkblatt überhaupt dafür geeignet? Lässt sich das Thema innerhalb einer kurzen Sitzung behandeln?

> Sollte das Thema zu umfassend sein, um es in einem separaten, kurz gefassten Text abhandeln zu können (z. B. Diabetes-Selbstpflege oder Myokardrehabilitation), gliedern Sie es in kleinere Abschnitte auf. Verfassen Sie zu jedem Teilbereich ein eigenes Handout und stellen Sie dem Klienten ein Ringbuch zur Verfügung, in dem er die verschiedenen Beratungsunterlagen nach und nach abheften kann.

■ Beginnen Sie mit einem kurzen Thema, das unmittelbarer Aufmerksamkeit bedarf. *(Hussey, 1997, S. 37)* ■

8.5.2 Verbesserung der Lesbarkeit

■ Ich habe versucht, die Lesbarkeit mit Hilfe eines Thesaurus zu verbessern und war bald völlig frustriert! *(Eine Pflegeperson)* ■

■ Wenn Sie einen Wortschatz benutzen, der Ihren Klienten vertraut ist, wenn Sie einen Kontext schaffen, der Bezug zu ihrem täglichen Leben hat, wird die Botschaft Ihres Textes eindringlicher und klarer sein. Das schaffen Sie aber nicht allein mit einem Textverarbeitungsprogramm und einer Lesbarkeitsskala, sondern nur, wenn Sie Ihr Publikum und seine Bedürfnisse wirklich kennen. *(WordsWork, 1997)* ■

Wie Sie vielleicht wissen, gehen Lesbarkeitsskalen meistens von Silbenzahl und Satzlänge aus. Folgende Tipps können daher helfen, die Lesbarkeit zu erhöhen:
- Verwenden Sie gebräuchliche, leicht verständliche Wörter.
- Vermeiden Sie wenn immer möglich Wörter mit mehr als drei Silben.
- Formulieren Sie kurze Sätze, die immer nur einen Gedanken verfolgen.
- Pressen Sie nicht zu viele Sätze in einen Absatz.
- Ersetzen Sie Fachbegriffe und komplizierte Formulierungen durch einfache Wörter oder Wortgruppen:
    fragen oder sprechen mit **statt** *konsultieren*
    Medizin oder Mittel **statt** *Medikation*
    jeden Tag **statt** *auf täglicher Basis*
    erwarten **statt** *antizipieren*
    Herz- **statt** *Myokard-*
    Lungen- **statt** *Pulmonal-*
    müssen **statt** *es ist zwingend notwendig*
    sprechen über **statt** *diskutieren*
    einnehmen **statt** *ingestieren*
    helfen **statt** *assistieren*.

Sagen Sie: «Gehen Sie bei einer Überdosis sofort zum Arzt.» **Statt:** «Holen Sie im Falle einer unbeabsichtigten Überdosierung umgehend professionellen Rat ein oder kontaktieren Sie ein Vergiftungszentrum.»
- Schreiben Sie einen lockeren, natürlichen Stil.
- Stellen Sie sich vor, Sie sprächen zu einem Klienten, der Probleme hat, Sie zu verstehen.

- Fragen Sie einen Klienten, wie man die Information am verständlichsten ausdrücken könnte.
- Sollten Sie einmal nicht wissen, wie Sie etwas einfacher formulieren könnten, überlegen Sie sich:
  - Was meine ich?
  - Was will ich eigentlich sagen?

Wenn Sie diese Fragen beantworten, finden Sie vielleicht einen einfacheren Weg, dasselbe auszudrücken.

Fühlen Sie sich mit dieser Aufgabe überfordert, sollten Sie sich eventuell das Buch *Just Say It! How to Write for Readers Who Don't Read Well: A Training Manual for Writers* (Baker, 1992) anschaffen. Dieses Lehrbuch klärt Schritt für Schritt die Frage: «Wie sag' ich's richtig?»

Sind Sie bereit, es einmal selbst zu versuchen? Der folgende Abschnitt mit dem Titel «Entlassungsverfahren» stammt aus einer tatsächlich existierenden Informationsbroschüre einer Uniklinik. Wie würden Sie dieselbe Botschaft einfacher ausdrücken?

....

Bevor Sie das Krankenhaus verlassen, wird man Sie ins Entlassbüro begleiten, um die Formalitäten zu erledigen. Sofern nicht bereits alle Vorbereitungen bezüglich der Bezahlung Ihrer Rechnung getroffen sind, wird man Sie einem Finanzberater vorstellen, der sämtliche finanziellen Fragen mit Ihnen klären wird. Nachdem die Schreibarbeiten abgeschlossen sind, wird man Sie zur Eingangshalle begleiten, wo das von Ihnen gewählte Transportmittel für Sie bereitsteht.

....

Zum besseren Verständnis sollen Sie nun miterleben, wie ein Handout entsteht – vom Entwurf bis zum Endprodukt. Verfolgen Sie mit, welche Entwicklung das unten stehende Merkblatt durchläuft. Achten Sie darauf, welche Veränderungen vorgenommen wurden und überlegen Sie, welche weiteren Verbesserungen möglich wären. (Tipp: Dieses Handout ist nicht perfekt, sondern soll Ihr kritisches Denkvermögen testen und Ihnen die Möglichkeit bieten, Ihr neu erworbenes Wissen anzuwenden.)

Das Handout trägt den Titel «Anweisungen befolgen».

Eltern schaffen es oft nicht allein, ihre Kinder dazu zu bringen, dass sie ihren Anweisungen nachkommen. **Abbildung 8-2** zeigt den ersten Entwurf eines Handouts zu diesem Problem. Lesen Sie ihn durch und überlegen Sie, wie man dieselben Botschaften einfacher formulieren könnte.

8.5.3 Verständlich schreiben

Hinter der Verständlichkeit eines Textes stehen jedoch weit mehr Faktoren als nur die richtige Wortwahl. Der folgende Satz enthält durchaus gebräuchliche Ausdrücke der gehobenen Umgangssprache wie «Freiheit», «Interaktion», «Grade» oder auch «Varianz», deren Bedeutung Sie sicherlich kennen. Leicht verständlich ist er aber trotzdem nicht.

▪ Unter bestimmten Bedingungen können die Zellenwerte für die Varianz innerhalb und die Interaktions-Quadratsummen addiert und durch die kombinierten Freiheitsgrade dividiert werden, um eine Schätzung der Varianz zu erhalten, die auf einer größeren Anzahl von Freiheitsgraden beruht.[3] *(Doak et al., 1998, S. 48)* ▪

Dieser Satz besteht aus 37 Wörtern, weshalb er bei einem Lesbarkeitstest schlecht abschneiden würde. Die Schwierigkeit liegt in seiner Länge, in der passiven Ausdrucksweise und in der Art, wie eigentlich gebräuchliche Worte benutzt werden.

Einen Text lesbar zu schreiben ist also nicht nur eine Frage der Wortwahl. In einem Thesaurus finden Sie vielleicht einfache Wörter, er hilft Ihnen jedoch nicht, einen Sachverhalt einfach auszudrücken.

▪ Wenn Sie die Lesbarkeit einfach dadurch erhöhen, dass Sie komplexe Informationen wegstreichen, wird ein Großteil der Botschaft ver-

---

3 Der Satzinhalt bezieht sich auf das höhere statistische Verfahren der Varianzanalyse. [Anmerkung des Bearbeiters]

Phoenix Children's Hospitel
Pediatric Biobehavioral Unit

Erziehungsratgeber: *Anweisungen befolgen*

für _____
   Name des Kindes

- Gewinnen Sie die Aufmerksamkeit Ihres Kindes, bevor Sie sprechen.
  (Wenn es herumrennt, wird es Sie vielleicht nicht hören.) Halten Sie Blickkontakt, während Sie die Anweisung geben.
- Geben Sie einfache Anweisungen mit ruhiger, aber fester Stimme.
  Geben Sie die Anweisung nur einmal.
- Machen Sie Ihrem Kind klar, was Sie von ihm erwarten – welches die Regeln zur Befolgung der Anweisung sind.
- Lassen Sie Ihr Kind die Anweisung wiederholen, um sicherzugehen, dass es Sie verstanden hat.
- Verlangen Sie von Ihrem Kind nur, was in seiner Macht steht, damit sein Scheitern nicht vorprogrammiert ist.
- Setzen Sie einen zeitlichen Rahmen für die Ausführung.
- Befolgt Ihr Kind die Anweisung nicht, lesen Sie bitte unter «Was tun, wenn Ihr Kind Anweisungen nicht befolgt» weiter.

Gehen Sie so positiv wie möglich mit Ihrem Kind um. Loben Sie es, verbringen Sie Extra-Zeit mit ihm, liebkosen Sie es usw., wenn es Ihren Anweisungen folgt. Der geliebte Gameboy, besondere Spielzeuge und Lieblingsbeschäftigungen können als Anreiz für positives Verhalten benutzt werden.

Seien Sie in Ihren Erwartungen und Reaktionen so konsequent wie möglich. Es ist wichtig, dass Ihr Kind weiß, was es von Ihnen zu erwarten hat.

Versuchen Sie, Anweisungen positiv zu formulieren
(zum Beispiel: «Sprich bitte leiser» statt: «Schrei nicht so»).

SONSTIGE EMPFEHLUNGEN:

Abbildung 8-2: Merkblatt «Anweisungen befolgen»

loren gehen. Teilen Sie dagegen alle längeren Sätze in zwei oder mehr kurze auf, kann Ihr Text so abgehackt wirken, dass ihn niemand mehr für lesenswert hält. *(WordsWork, 1997)* ■

Wenn Sie Beratungstexte verfassen, müssen Sie die richtige Mischung finden. Das braucht einige Übung. Hier ein paar Tipps:
- Schreiben Sie aktivisch, d. h. benutzen Sie Verben in ihrer Aktivform.
- Konzentrieren Sie sich auf praktische Fertigkeiten und Verhaltensweisen.
- Benutzen Sie kurze Wörter und Sätze, aber nur, wenn Sie natürlich klingen und Ihr Text dadurch nicht zerhackt wirkt.
- Arbeiten Sie mit Überschriften. Teilen Sie dem Leser das Thema Ihrer Botschaft mit.
- Kommen Sie vom Allgemeinen auf das Spezielle.
- Beginnen Sie mit den sinntragenden Sätzen.
- Beschreiben Sie, was Sie meinen und liefern Sie dann den medizinischen Begriff nach. Zum Beispiel: «Die Schwester wird einen kleinen Plastikschlauch einführen – einen Katheter.»
- Beschränken Sie sich pro Abschnitt auf eine Botschaft oder Handlung.
- Spalten Sie den Inhalt in logische Sequenzen auf, die flüssig aufeinanderfolgen.
- Schieben Sie Listen mit Aufzählungspunkten wie diese ein, wenn es sich anbietet.
- Verwenden Sie Personalpronomen wie «Sie» oder «Du» statt unpersönlicher Formulierungen mit «man».
- Bleiben Sie konsistent. Verwenden Sie für dasselbe Ding immer denselben Begriff. Verzichten Sie darauf, Nomen und Verben zu variieren, nur um sich nicht zu wiederholen. Schlechte Leser verwirrt das nur.
- Verwenden Sie Illustrationen, um die Kernpunkte zu veranschaulichen und hervorzuheben.
- Vermeiden Sie Abkürzungen.
- Kürzen Sie nicht durch «er/sie» bzw. «und/oder» ab, sondern formulieren Sie die Sätze aus.
- Animieren Sie den Leser, mit Hilfe der gegebenen Informationen ein Problem zu lösen.
- Nennen Sie weitere Ressourcen wie Selbsthilfegruppen oder die Telefonnummer des Arztes.
- Fassen Sie abschließend zusammen. Präsentieren Sie die wichtigsten Informationen am Ende noch einmal in etwas abgewandelter Form.
- Kontrollieren Sie Ihren Text mit der SAM-Skala. Wie können Sie ihn noch verbessern?

Abbildung 8-3 zeigt die überarbeitete Version von «Anweisungen befolgen». Das Merkblatt trägt nun einen anderen Titel. Er lautet «Wie Sie Ihrem Kind helfen können, das zu tun, was Sie sagen». Vergleichen Sie diese Version mit der ersten aus Abbildung 8-2. Wenden Sie dann die SAM-Kriterien an. Welche Veränderungen würden Sie noch vornehmen?

8.5.4 Einholen von Expertenmeinungen

Beziehen Sie Vertreter aller Disziplinen in die Entwicklung und Verbesserung Ihres Textes ein. Bitten Sie die anderen Mitglieder des Gesundheitspflegeteams, den Text zu lesen und Ihnen mitzuteilen, ob die Inhalte korrekt, auf dem neuesten Stand und vollständig sind. Das hat viele Vorteile:
- Sie profitieren vom Fachwissen und den Ansichten verschiedener Disziplinen. Allen voran sollten Sie Ärzte und Pflegekräfte nach ihrer Meinung befragen, dabei aber auch an andere relevante Spezialgebiete denken. So könnte eine Diätassistentin ein Handout über Diuretika ergänzen, indem sie Ihnen eine Liste kaliumreicher Nahrungsmittel zur Verfügung stellt und Sie über Wechselwirkungen zwischen Medikamenten und Lebensmitteln informiert. Ein Psychiater könnte einen Handzettel zu einem Medikament oder einer Krankheit durchsehen und Ihnen Zusatzinformationen über eventuelle kognitive oder emotionale Beeinträchtigungen liefern. Ein Pharmazeut könnte prüfen, ob Ihre Angaben zu Wechselwirkungen zwischen verschiedenen Präparaten vollständig sind.
- Fragen Sie nicht nur die Experten, mit denen Sie regelmäßig zusammenarbeiten, sondern ziehen Sie auch Mitarbeiter anderer Organi-

Wie Sie Ihrem Kind helfen können, das zu tun, was Sie sagen

Name des Kindes: _____ Datum: _____

Ihr Kind kann Ihre Anweisungen am besten befolgen, wenn es weiß, was Sie wollen. Es hilft, wenn Sie meist dasselbe Verhalten von ihm erwarten. Reagieren Sie immer in derselben Weise, wenn Ihr Kind nicht das tut, was Sie sagen. Das hilft Ihrem Kind zu verstehen, was Sie von ihm erwarten.

- Blicken Sie Ihrem Kind in die Augen, bevor Sie sprechen. Gewinnen Sie seine Aufmerksamkeit. Wenn Ihr Kind herumrennt, hört es vielleicht nicht, was Sie sagen.
- Sprechen Sie mit ruhiger, aber fester Stimme.
- Sagen Sie Ihrem Kind nur einmal, was Sie von ihm wollen.
- Geben Sie einfache Anweisungen.
- Beschreiben oder zeigen Sie, was Sie von Ihrem Kind erwarten. Drücken Sie sich klar aus. Sagen Sie nicht: «Sei lieb», sondern: «Streichle die Katze so».
- Sagen Sie Ihrem Kind nach Möglichkeit, was es tun soll, und nicht, was es nicht tun soll. Sagen Sie: «Sprich bitte leiser», statt: «Schrei nicht so».
- Sagen Sie Ihrem Kind, *wann* die Aufgabe erledigt sein soll.
- Lassen Sie Ihr Kind wiederholen, was Sie gesagt haben. Hat es verstanden, was Sie wollen?
- Hat Ihr Kind eine Wahl, bitten Sie es. Ist es ein Muss, sagen Sie ihm, was Sie wollen und wann.
- Verhelfen Sie Ihrem Kind zu Erfolgen. Fordern Sie es nicht zu etwas auf, das es nicht schaffen kann.
- Seien Sie optimistisch. Gehen Sie davon aus, dass Ihr Kind auf Sie hört.
- Nehmen Sie auch zur Kenntnis, wenn Ihr Kind brav ist.
- Belohnen Sie Ihr Kind für positives Verhalten mit Lob, Liebkosungen und gemeinsam verbrachter Zeit. Sie können Ihr Kind auch mit besonderen Spielzeugen oder Aktivitäten belohnen.

Weitere Tipps:

Siehe auch: **Was tun, wenn Ihr Kind nicht tut, was Sie sagen?**

Wenn Sie Fragen oder Probleme haben, rufen Sie uns an.
Sie erreichen uns werktags zwischen 8.00 und 16.30 Uhr unter Telefon _____ .

Dienstag, 25.10.1994
© (1994) Phoenix Children's Hospital.
Idee von Paula Pastore, RN

Formular Nr. 83
Eigenständige Richtlinie:

Entwurf
Lesbarkeit: 3. Klasse
Elterliche Fürsorge:
Wachstumspotenzial

Abbildung 8-3: Erste Überarbeitung des Merkblattes «Anweisungen befolgen»

sationen und Einrichtungen hinzu. Auf diese Weise können Sie nicht nur neue Kontakte knüpfen und bestehende vertiefen, sondern produzieren einen universell einsetzbaren Beratungstext, der sich im gesamten Spektrum der Gesundheitspflege nutzen lässt.

- Indem Sie Expertenmeinungen einholen, sorgen Sie nicht nur dafür, dass Ihr Text inhaltlich korrekt und vollständig ist, sondern machen die anderen Teammitglieder sozusagen zu Ihren Teilhabern. Wenn Ihre Beratungsmaterialien dann fertig sind, werden sie sich besser damit identifizieren können, weil sie ja «von Anfang an dabei» waren und an der Entwicklung mitgewirkt haben. Sie werden eher bereit sein, die Texte bei ihrer eigenen Arbeit zu benutzen. Die Kooperation mit Experten verbessert also nicht nur die Qualität der Unterlagen, sondern auch die der Beratung selbst.

Nachdem Sie von den Experten schriftlich Rückmeldung erhalten haben, müssen Sie deren Vorschläge überdenken und gegebenenfalls in Ihren Text einbauen. Nutzen Sie Ihr eigenes pflegerisches Fachwissen, um die Rückmeldungen Ihrer Kollegen auf Tauglichkeit zu überprüfen. Bestimmen Sie mit Hilfe der SAM-Kriterien, welche Veränderungen tatsächlich sinnvoll sind. Beispielsweise könnte ein Arzt eine medizinische Illustration samt detaillierter physiologischer Erklärungen als Ergänzung vorschlagen. Nutzen Sie den Austausch mit anderen Mitgliedern des Gesundheitspflegeteams, um diese über die neuesten Forschungsergebnisse auf dem Gebiet der Patienten- und Angehörigenberatung zu informieren.

Wie bereits erwähnt, werden die anderen Mitglieder des Gesundheitspflegeteams das Handout bereitwilliger selbst einsetzen, wenn sie sich in den Entstehungsprozess einbringen konnten. Daher sollten alle Beteiligten inhaltlich mit dem Text einverstanden sein.

Abbildung 8-4 zeigt das erneut überarbeitete Handout «Wie Sie Ihrem Kind helfen können, das zu tun, was Sie sagen». In diese neue Version sind die Änderungsvorschläge von Experten eingeflossen. Interessant ist, dass diese empfahlen, ein Bild einzufügen. Wenden Sie erneut die SAM-Kriterien an. Was würden Sie sonst noch verändern?

8.5.5 Einholen von Klientenmeinungen

Das SAM-Schema eignet sich zwar hervorragend, um zu überprüfen, ob Ihr Text die objektiven Kriterien erfüllt; ob er seine Dienste aber auch tatsächlich tut, können Ihnen nur Ihre Klienten, also die Lernenden selbst beantworten. Nur sie wissen, welche Informationen oder formalen Gesichtspunkte für sie unverständlich oder inakzeptabel sind. Nur sie können Ihnen sagen, was sie brauchen und was funktioniert.

Leider lassen viele Autoren von Beratungsmaterialien diesen wohl wichtigsten Schritt aus. Experten sind Experten ihres Fachgebiets und nicht der Präsentation. Finden Sie also, bevor Sie Ihre Endversion veröffentlichen, heraus, was Ihre Klienten davon halten, ob sie irgendetwas ergänzen, weglassen oder ändern würden und ob der gewünschte Lerneffekt eintritt.

> ■ Unsere Handouts sind meist so gut gemacht, dass Patienten und Angehörige kaum etwas zu kritisieren finden. Aber es ist trotzdem die Mühe wert, sie zu fragen. Jedes Mal, wenn ein Patient einen Änderungsvorschlag macht, frage ich mich, warum nicht jemand von uns selbst darauf gekommen ist. Das war doch eigentlich klar!
> *(Eine Pflegeperson)* ■

Mitunter haben Gesundheitsexperten unterschiedliche Ansichten und sind sich über die Inhalte eines Handouts uneins. Das kann vor allem bei umstrittenen Themen wie Zirkumzision oder der Verwendung von Blutprodukten der Fall sein. Was aber ist zu tun, wenn Sie dann eine ganze Palette von Expertenmeinungen bekommen? Nutzen Sie die SAM-Kriterien und Ihr eigenes professionelles Urteilsvermögen, um zwischen wirklich wichtigen Informationen und persönlichen Einschätzungen zu unterscheiden. Überarbeiten Sie Ihren Text und schicken Sie ihn den Experten erneut zu, bis Sie schließlich einen Konsens erreichen. Machen Sie sie darauf aufmerksam, dass das Handout nie ohne anschließende Besprechung eingesetzt wird und Sie Details, die von den Betreffenden für wichtig erachtet werden, während der Beratung ergänzen können.

Wie Sie Ihrem Kind helfen können, das zu tun, was Sie sagen

Name des Kindes: _____   Datum: _____

Ihr Kind kann Ihre Anweisungen am besten befolgen, wenn es weiß, was Sie wollen.

Es hilft, wenn Sie meist dasselbe Verhalten von ihm erwarten. Reagieren Sie immer in derselben Weise, wenn Ihr Kind nicht das tut, was Sie sagen. Das hilft Ihrem Kind zu verstehen, was Sie von ihm erwarten.

- Blicken Sie Ihrem Kind in die Augen, bevor Sie sprechen. Gewinnen Sie seine Aufmerksamkeit. Wenn Ihr Kind herumrennt, hört es vielleicht nicht, was Sie sagen.
- Sprechen Sie mit ruhiger, aber fester Stimme.
- Sagen Sie Ihrem Kind nur einmal, was Sie von ihm wollen.
- Geben Sie einfache Anweisungen.
- Beschreiben oder zeigen Sie, was Sie von Ihrem Kind erwarten. Drücken Sie sich klar aus. Sagen Sie nicht: «Sei lieb», sondern: «Streichle die Katze so».
- Sagen Sie Ihrem Kind nach Möglichkeit, was es tun soll, und nicht, was es nicht tun soll. Sagen Sie: «Sprich bitte leiser», statt: «Schrei nicht so.»
- Sagen Sie Ihrem Kind, wann die Aufgabe erledigt sein soll.
- Lassen Sie Ihr Kind wiederholen, was Sie gesagt haben. Hat Ihr Kind verstanden, was Sie wollen?
- *Bitten* Sie Ihr Kind nur, wenn es eine Wahl hat. Ist es ein Muss, *sagen* Sie ihm, was Sie wollen und wann.
- Verhelfen Sie Ihrem Kind zu Erfolgen. Fordern Sie es nicht zu etwas auf, das es nicht schaffen kann.
- Seien Sie optimistisch. Gehen Sie davon aus, dass Ihr Kind auf Sie hört.
- Nehmen Sie auch zur Kenntnis, wenn Ihr Kind brav ist.
- Belohnen Sie Ihr Kind für positives Verhalten mit Lob, Liebkosungen und gemeinsam verbrachter Zeit. Sie können Ihr Kind auch mit besonderen Spielzeugen oder Aktivitäten belohnen.

Weitere Tipps:

Siehe auch: **Was tun, wenn Ihr Kind nicht tut, was Sie sagen?**
Wenn Sie Fragen oder Probleme haben, rufen Sie Ihren Kinderarzt an.

Mittwoch, 22.03.1995   Nr. 83   *Entwurf*
© (1995) Phoenix Children's Hospital   von Paula Pastore, RN

Abbildung 8-4: Das Merkblatt «Wie Sie Ihrem Kind helfen können, das zu tun, was Sie sagen» nach Berücksichtigung der Expertenmeinungen

Eine Möglichkeit, die Meinung der Klienten einzuholen, sind Fokusgruppen aus zufällig aus der Zielgruppe ausgewählten Personen. Reichen Sie Erfrischungen und bitten Sie die Teilnehmer, Ihren Text zu lesen. Überzeugen Sie sich dann, wie gut die Inhalte verstanden wurden, und fragen Sie Ihre Klienten nach ihrer Meinung und eventuellen Verbesserungsvorschlägen zu Inhalt und Präsentation. Halten Sie ihre Reaktionen fest.

■ In den Fokusgruppen, die unser Team einlud, glaubten die weniger gebildeten Patienten, «fettes Essen» beziehe sich auf alles, was dick mache, also auch auf Kartoffeln, Reis und Brot. Sie wussten oft nicht, was «oral» oder «dreimal täglich» bedeutete. Wenn sie ihren Kindern ein Medikament verabreichen müssen, könnten Eltern Teelöffel und Esslöffel verwechseln oder unsicher sein, ob die Tropfen gegen die Ohrenentzündung in den Mund oder ins Ohr gehören. *(Mayeaux et al., 1996)* ■

Fokusgruppen stellen eine wundervolle Methode dar, um in sehr kurzer Zeit viele Informationen zu sammeln. Allerdings sind sie vielleicht nicht der optimale Weg, um kritische Rückmeldungen zu Beratungsmaterialien zu bekommen. Besserwisserei und kulturelle Faktoren können die Meinungen beeinflussen, die in einer solchen Gruppe geäußert werden. Fände die Informationssammlung auf einer weniger öffentlichen Ebene statt, würden Sie eventuell vollständigere oder ehrlichere Informationen erhalten.

Ein etwas privaterer Ansatz besteht darin, an 10 bis 15 Exemplaren des Textes einen Fragebogen für Patienten und Angehörige zu befestigen und ihn den Kollegen zur Verwendung an die Hand zu geben. Der Klient kann Inhalte und Präsentation des Materials dann im Rahmen einer tatsächlich stattfindenden Beratung beurteilen, während der Experte gleichzeitig die Qualitäten als edukatives Werkzeug überprüft.

Wenn Sie lernen möchten, wie man schriftliche Erhebungen konzipiert und ihre Ergebnisse analysiert, sei Ihnen die von Fink (1995) herausgegebene Schriftenreihe *The Survey Kit* empfohlen. Sie besteht aus neun dünnen Taschenbüchern, die Sie durch den Prozess leiten.

Holen Sie die Meinung eines breiten Spektrums von Klienten ein:
- solche, die viel Erfahrung haben und beurteilen können, ob das Handout Patienten und Angehörigen jene Informationen vermittelt, die sie brauchen und wünschen
- solche, die keine Erfahrung haben und sagen können, ob die Inhalte verständlich sind und Sinn machen
- solche, die höhere Bildung genossen haben
- solche, die Lernschwierigkeiten haben.

Ist ein Abschnitt des Textes unklar, verwirrend oder zu schwer für den Klienten, sollten Sie ihn fragen, wie dies geändert werden könnte, und einen Vermerk auf dem Bewertungsformular machen. Anschließend bittet man den Klienten, den Fragebogen auszufüllen, der folgende Fragen und Instruktionen umfasst:
- Was haben Sie aus diesem Handout gelernt?
- Was hat Ihnen an diesem Handout gefallen?
- Was hat Ihnen an diesem Handout nicht gefallen?
- Falls ein Abschnitt schwer zu verstehen war, kreisen Sie ihn bitte ein.
- Was würden Sie ändern, wenn Sie dieses Handout verbessern sollten?

Die Klientenfragebögen werden dann ausgewertet, die nötigen Veränderungen vorgenommen und der Text veröffentlicht. Wie viele Klientenbewertungen nötig sind, hängt von den jeweiligen Rückmeldungen ab. Mussten schwerwiegende Veränderungen vorgenommen werden, sollten Sie durch weitere Klientenbefragungen sicherstellen, dass die Endversion den Bedürfnissen von Patienten und Angehörigen gerecht wird.

Etwaige Übersetzungen des Handouts müssen denselben Prüfprozess durchlaufen. Selbst wenn die Originalversion den Test ohne Beanstandungen durchlaufen hat, kann die Übersetzung neue beziehungsweise andere sprachliche oder kulturelle Probleme mit sich bringen. Die Test-Beratung wird ganz normal (falls nötig mit einem Dolmetscher) durchgeführt und der Experte bittet den Klienten, den Fragebogen auszufüllen.

Lambert (1998) ließ adoleszente Mütter einen Elternratgeber beurteilen, der ihnen bei der Ausübung ihrer neuen Rolle helfen sollte. Das generelle Urteil über die Broschüre fiel positiv aus; die Probanden fanden sie verständlich und kamen gut damit zurecht. Allerdings brauchten und wollten sie grundlegende Informationen zur Säuglingspflege. Der Ratgeber hingegen konzentrierte sich auf die Entwicklung des Kindes sowie auf Eltern-Kind-Interaktionen. Die Probanden fanden diese Ausführungen zwar «ganz interessant», hielten sie jedoch nicht für etwas, das sie in ihrer Situation unbedingt hätten wissen müssen.

Selbst wenn Sie sich mit dem Design, der Lesbarkeit und der inhaltlichen Richtigkeit alle Mühe geben, kann es passieren, dass Sie dem Leser nicht die Informationen geben, die er wirklich braucht und wünscht.

Damit Ihr Text nicht am Adressaten vorbeigeht, sondern auf gemeinsame Ziele abgestellt ist, sollten Sie sich erst für ein Thema entscheiden, nachdem Sie Ihre Klienten gefragt haben, was sie wissen möchten und müssen. Beziehen Sie Ihre Klienten von Anfang an ein. Bauen Sie Ihren Text auf tatsächlich gestellten Fragen von Patienten und Angehörigen auf. Integrieren Sie Informationen in die Antworten, die frühere Patienten gerne vorher gewusst hätten, weil sie nach eigener Aussage gezwungen waren, sie sich mühsam selbst anzueignen.

Abbildung 8-5 (S.172) zeigt den Handzettel «Wie Sie Ihrem Kind helfen können, das zu tun, was Sie sagen» nach der Klientenbefragung. Spiegelt diese Version auch einige der Veränderungen wider, die Sie vorgeschlagen hätten?

Mit der Aufforderung «Sprechen Sie mit der Kinderkrankenschwester oder dem Kinderarzt darüber, wie Sie Ihrem Kind helfen können zu tun, was Sie sagen» wurde ein interaktives Element eingeführt. Erinnern Sie sich noch an die Illustration, die auf Anraten der Experten hinzugefügt worden war? Das süße kleine Mädchen, das mit seinem Teddy schimpft? Nun, einer indianischen Mutter gefiel das Bild gar nicht, weil das Mädchen «wütend auf den Teddy» sei. Der Kommentar dieser Mutter war eine sehr wichtige Rückmeldung. Nicht einmal den Experten war aufgefallen, dass diese Illustration für andere Kulturkreise ungeeignet sein könnte. Sie wurde durch ein Bild ersetzt, das die im Handout angesprochenen Verhaltensregeln besser illustriert. Die neue Abbildung zeigt, wie die Mutter intensiv mit ihrem Kind kommuniziert. Diese Version fand die Zustimmung der zukünftigen Benutzer und wurde deswegen in die Endfassung aufgenommen.

8.5.6 Übersetzung in Fremdsprachen

■ Ist eine Übersetzung notwendig, muss der Text unbedingt von mehreren zweisprachigen Muttersprachlern redigiert werden, die auch die verschiedenen ethnischen Zweige oder Dialekte der Zielgruppe repräsentieren. Ein ortsansässiges Beraterteam, das sich aus Personen aus verschiedenen Umfeldern und Regionen zusammensetzt, sollte die Entwürfe regelmäßig überarbeiten. Die Übersetzer sollten einen Konsens darüber erzielen, wie man die Bedeutung des originalen… Dokuments am besten übertragen kann. Sind alle Meinungsverschiedenheiten über die exakten Formulierungen beigelegt, geht daraus eine verbesserte Übersetzung hervor, die von einem breiten Personenspektrum verstanden wird. *(Sabogal et al., 1996, S. 513)* ■

Professionelle Übersetzer übersetzen nicht einfach die Wörter eines Textes in eine andere Sprache, sondern den Wortsinn; sie erfassen und übertragen Konzepte. Auch Aufforderungen zu Verhaltensänderungen müssen von Kultur zu Kultur anders formuliert werden.

Eine gute Übersetzung muss von Übersetzungsexperten redigiert werden. **Kasten 8-1** erklärt, worauf Sie bei der Zusammenstellung eines Übersetzungsteams achten müssen. Überträgt man eine Übersetzung zurück in die Ausgangssprache, sollte ein Text entstehen, der nicht wesentlich vom Original abweicht – es darf nichts fehlen oder dazugekommen sein.

Übersetzte Texte werden ebenso einer Klientenbefragung unterzogen wie Originale:

■ Worterkennungs- und Aussprachetests lassen sich nicht aufs Spanische übertragen. Daher wissen wir kaum etwas darüber, wie gut Spanisch sprechende Patienten spanische Instruktionen verstehen. *(Williams et al., 1995, S. 1678)* ■

Ziehen Sie einen Dolmetscher hinzu, wenn Sie mit anderssprachigen Klienten edukativ arbeiten, und überprüfen Sie, ob Ihre Informationen verstanden wurden. Jeder Ihrer Patienten verdient die gleiche sorgsame Betreuung.

> Ausländische Klienten werden einige Schlüsselbegriffe auch immer wieder in der Landessprache hören (z. B. «Stoma»). Wenn Sie diese Begriffe im übersetzten Handout in beiden Sprachen nennen, hilft dies den Betreffenden, sich an den Sprachgebrauch eines anderssprachigen Umfelds zu gewöhnen.

8.5.7 Ein Handout für alles und für jeden?

Gutes Beratungsmaterial zu verfassen kostet Zeit und Geld. Wählen Sie Ihre Vorhaben sorgfältig aus. Manchmal ist es überflüssig, ein Handout zu schreiben.

■ Broschüren umzuschreiben bringt uns unserem Ziel nicht näher. Selbst wenn wir im Grady-Allgemeinkrankenhaus alle Broschüren komplett neu und auf dem Leseniveau der vierten Klasse geschrieben hätten, wäre die Hälfte der Patienten noch immer nicht in der Lage gewesen, sie zu lesen. *(Marwick, 1997, S. 972)* ■

Die Arbeit mit schriftlichen Informationen ist nicht bei allen Patienten und Themen möglich. In diesen Fällen sind andere Medien erforderlich.

■ Wie man an Krücken geht, lässt sich beispielsweise viel besser vermitteln, indem man es vormacht oder einen Film über die richtige Technik zeigt, als dass man dem Patienten eine Infobroschüre mit Texten und Abbildungen in die Hand drückt. Beratungspersonal muss andere Vermittlungstechniken als den Diskurs in Betracht ziehen, um Informationen kreativ zu präsentieren. *(Meade & Smith, 1991, S. 157)* ■

Kasten 8-1: Worauf Sie bei der Zusammenstellung eines Übersetzungsteams achten müssen

Wenden Sie sich an einen Übersetzer, der Dokumente übersetzen kann, rekrutieren Sie einige zweisprachige Berater, die vom Pflegefach oder aus der Medizin kommen, und bilden Sie daraus ein Team, das die Übersetzung vornimmt.

Wenn Sie einen guten Übersetzer suchen, wählen Sie jemanden, der gut schreiben kann. Ein guter Autor drückt sich knapp und präzise aus und formuliert dabei einen Text, der sich interessant liest. Suchen Sie sich einen Übersetzer, der die sprachlichen Formen wahrt und Slang vermeidet. Suchen Sie sich außerdem jemanden, der die Übersetzung auf dem Textverarbeitungsprogramm Ihrer Wahl schreibt.

Die Übersetzung muss Begriffe verwenden, die von Adressaten aus unterschiedlichen Regionen verstanden werden. Denken Sie nur einmal an die Unterschiede zwischen britischem und amerikanischem Englisch. Auch Spanier und Mexikaner sprechen zwei sehr unterschiedliche Versionen derselben Sprache.

Medizinische Fachübersetzer wissen, dass die medizinische Terminologie in allen Sprachen gleichermaßen wissenschaftlich und präzise ist. Um Übertragungsfehler zu vermeiden, können Sie einige medizinische Wörterbücher und Lehrbücher in der Zielsprache anschaffen.

Bei einer Teamübersetzung wird der Text von einer Person in die andere Sprache übertragen und die Übersetzung von mehreren anderen überarbeitet, die zwischen dem Original und der Zielsprachenversion Vergleiche anstellen. Sind die Berater mit der Übersetzung einverstanden, wird der zielsprachliche Text von einer Person Korrektur gelesen, deren Bildungsgrad dem der Zielgruppe entspricht. Übersetzer und Berater ändern dann solange alles ab, was der Testleser nicht verstanden hat, bis die Übersetzung problemlos verständlich, inhaltlich korrekt und flüssig zu lesen ist. Achten Sie bei der Auswahl des Übersetzers darauf, dass dieser keine Probleme damit hat, wenn andere Personen seine Übersetzung redigieren. Die Teamübersetzung ist die international anerkannte Methode zur Produktion qualitativ hochwertiger Zielsprachentexte. Bitten Sie die ersten Patienten und Angehörigen, die die gedruckte Übersetzung lesen, um ihre Verbesserungsvorschläge. Hierzu können Sie an jedes Exemplar einen Fragebogen samt adressiertem Rückumschlag heften, in dem Sie die Leser in deren eigener Sprache bitten, Ihnen ihre Meinung zu schreiben.

Je mehr Meinungen einfließen, desto besser wird die Übersetzung. Gute Übersetzungen verwandeln Verwirrung in Information, und gute Information ist das Ziel der Übersetzung.

Barbara Rayes
Übersetzerin für Spanisch

Wie Sie Ihrem Kind helfen können, das zu tun, was Sie sagen

Name des Kindes: _____   Datum: _____

Ihr Kind kann Ihre Anweisungen am besten befolgen, wenn es weiß, was Sie wollen.
Es hilft, wenn Sie meist dasselbe Verhalten von ihm erwarten. Reagieren Sie immer in derselben Weise, wenn Ihr Kind nicht das tut, was Sie sagen. Das hilft Ihrem Kind zu verstehen, was Sie von ihm erwarten.

- Blicken Sie Ihrem Kind in die Augen, bevor Sie sprechen. Gewinnen Sie seine Aufmerksamkeit. Wenn Ihr Kind herumrennt, hört es vielleicht nicht, was Sie sagen.
- Sprechen Sie mit ruhiger, aber fester Stimme.
- Sagen Sie Ihrem Kind nur einmal, was Sie von ihm wollen.
- Geben Sie einfache Anweisungen.
- Beschreiben oder zeigen Sie, was Sie von Ihrem Kind erwarten. Drücken Sie sich klar aus.
  Sagen Sie nicht: «Sei lieb», sondern: «Streichle die Katze so».
- Sagen Sie Ihrem Kind nach Möglichkeit, was es tun soll, und nicht, was es nicht tun soll.
  Sagen Sie: «Sprich bitte leiser», statt: «Schrei nicht so».
- Sagen Sie Ihrem Kind, wann die Aufgabe erledigt sein soll.
- Lassen Sie Ihr Kind wiederholen, was Sie gesagt haben. Hat es verstanden, was Sie wollen?
- *Bitten* Sie Ihr Kind nur, wenn es eine Wahl hat. Ist es ein Muss, *sagen* Sie ihm, was Sie wollen und wann.
- Verhelfen Sie Ihrem Kind zu Erfolgen. Fordern Sie es nicht zu etwas auf, das es nicht schaffen kann.
- Seien Sie optimistisch. Gehen Sie davon aus, dass Ihr Kind auf Sie hört.
- Nehmen Sie auch zur Kenntnis, wenn Ihr Kind brav ist.
- Belohnen Sie Ihr Kind für positives Verhalten mit Lob, Liebkosungen und gemeinsam verbrachter Zeit. Sie können Ihr Kind auch mit besonderen Spielzeugen oder Aktivitäten belohnen.

Weitere Tipps:

Sprechen Sie mit der Kinderkrankenschwester oder dem Kinderarzt darüber, wie Sie Ihrem Kind helfen können zu tun, was Sie sagen.
Siehe auch: **Was tun, wenn Ihr Kind nicht tut, was Sie sagen?**

Wenn Sie Fragen oder Probleme haben, rufen Sie Ihren Kinderarzt an.

© (1996) Phoenix Children's Hospital   Nr. 83
Idee von Paula Pastore, RN   Illustration von Dennis Swain

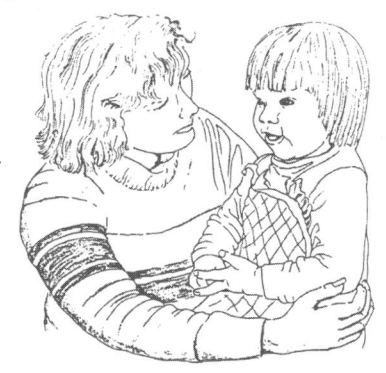

Abbildung 8-5: Nach Berücksichtigung der Elternmeinung: «Wie Sie Ihrem Kind helfen können, das zu tun, was Sie sagen»

8.6 Denken Sie daran: Sie sind nicht allein

Stressgeplagte Pflegekräfte haben keine Zeit dafür, ihre eigenen Beratungsmaterialien zu entwickeln. Vorbereitung und Planung, Textproduktion, Layout, Prüfungsverfahren, Herstellung, Lagerung und Vertrieb kosten viel Zeit und Energie. Andererseits wird viel Zeit gespart, und die Beratung wird effizienter, wenn wirklich gutes Material vorhanden ist.

Vielleicht haben Sie festgestellt, dass die Materialien, mit denen Sie im Alltag arbeiten, Ihre edukativen Bemühungen nicht so gut unterstützen, wie es der Fall sein sollte. Dieses Kapitel sollte Sie aber nicht frustrieren. Gute schriftliche Unterlagen, wie Sie sie gern hätten, werden vermutlich von anderen Pflegekräften im ganzen Land ebenso benötigt. Je mehr Pflegekräfte die Kriterien für qualitativ hochwertige Beratungsunterlagen kennen, desto mehr wird die Nachfrage nach gutem Material steigen. Arbeiten Sie zusammen und gehen Sie den folgenden Fragen nach:

- Wer stellt gutes Beratungsmaterial her?
- Würde man Ihnen erlauben, diese Unterlagen zu reproduzieren, wenn Sie im Gegenzug die Ihren zur Reproduktion freigeben?
- Können Sie die Rechte an diesen Materialien kaufen, um sie zu reproduzieren und an Ihre Bedürfnisse anzupassen?
- Fördert Ihr Berufsverband oder Ihr Arbeitgeber die Entwicklung von Materialien für die Patienten- und Angehörigenberatung?
- Welche Lehrmittelverlage geben Materialien heraus, die Sie brauchen könnten? Haben Sie den betreffenden Verlagen Ihre Kriterien, einschließlich Ihrer Preisvorstellungen, mitgeteilt?

Wenn sich alle über die Ziele der Beratung einig sind, objektive und nachvollziehbare Kriterien existieren und Zugriff auf Computer vorhanden ist, besteht eigentlich kein Grund mehr dafür, dass jeder seine eigenen Unterlagen verfasst.

■ Wir schlagen vor, dass jeder Bundesstaat mindestens ein Team aus Gesundheits- und Bildungsexperten zusammenstellt, das Beratungsmaterial produziert und das medizinisch-pflegerische Personal entsprechend ausbildet *(Plimpton & Root, 1994)*. ■

Warum nicht?

Wenn Sie mehr erfahren wollen:

(1996). A primer for better patient education: Get it in writing. *Primary Care Weekly, 2*(46), 4.

Anderson, R. C. & Davison, A. (1986). *Conceptual and empirical bases of readability formulas.* Technical Report Number 392. ERIC Number ED281180.

Austin, P. E., Matlack, R., Dunn, K. A., Kesler, C. & Brown, C. K. (1995). Discharge instructions: Do illustrations help our patients understand them? *Annals of Emergency Medicine, 25*(3), 317–320.

Baker, C. (1992). *Just say it! How to write for readers who don't read well*: A training manual for writers. Washington, DC: Plan.

Berger, D., Inkelas, M., Myhjre, S. & Mishier, A. (1994). Developing health education materials for inner-city low literacy patients. *Public Health Reports, 109*(2), 168–172.

Christopher, M. & Lajkowicz, C. (1993). Patient teaching by the book. *RN, July*, 48–50.

Clarity Associates, Inc., 35 Sprague Street, Dedham, MA 02026, 617-461-9440. [Online]. http://www.clearspros.com

Davis, T. C., Mayeaux, E. J., Fredrickson, D., Bocchini, J. A., Jackson, R. H. & Murphy, P. W. (1994). Reading ability of parents compared with reading level of pediatric patient education materials. *Pediatrics, 93*(3), 460–468.

Doak, C. C., Doak, L. G. & Root, J. H. (1996). *Teaching patients with low literacy skills* (2nd ed.). Philadelphia: Lippincott-Raven.

Doak, C. C., Doak, L. G., Friedell, G. H. & Meade, C. D. (1998). Improving comprehension for cancer patients with low literacy skills: Strategies for clinicians. *CA: Cancer Journal Clinics, 48*, 151–162. [Online]. http://www.ca-journal.org/frames/articles/articles_1998/48_151-162_frame.htm

Farley, D. (1997). Label literacy for OTC drugs. *FDA Consumer, May-June*, [Online]. http://www.fda.gov/dfac/features/1997/497_otc.html

Fink, A. (Ed.) (1995). *The survey kit.* Thousand Oaks, CA: Sage Publications.

Foltz, A. & Sullivan, J. (1996). Reading level, learning presentation preference, and desire for information among cancer patients. *Journal of Cancer Education, 11*(1), 32–38.

Glascoe, F. P., Oberklaid, F., Dworkin, P. H. & Trimm, F. (1998). Brief approaches to educating patient and parents in primary care. *Pediatrics, 101*(6), 1068–1072. [Online]. http://www.pediatrics.org/cgi/content/full/101/6/e10

Hanson-Divers, E. C. (1997). Developing a medical achievement reading test to evaluate patient literacy skills: A preliminary study. *Journal of Health Care for the Poor and Underserved, 8*(1), 56–70.

Hartman, T. J., McCarthy, P. R., Park, R. J., Schuster, E. & Kushi, L. H. (1994). Focus group responses of potential participants in a nutrition education program for individuals with limited literacy skills. *Journal of the American Dietetic Association, 94*(July), 744.

Hussey, L. C. (1997). Strategies for effective patient education material design. *Journal of Cardiovascular Nursing, 11*(2), 37–47.

Kingbeil, C., Speece, M. W. & Schubiner, H. (1995). Readability of pediatric patient education materials: Current perspectives on an old problem. *Clinical Pediatrics, February,* 96–102.

Lambert, C. (1998). Removing the mystery: Evaluation of a parent manual by adolescent parents. *Adolescence 33*(129), 61–73.

Lasater, L. & Mehler, P. S. (1998). The illiterate patient: screening and management. *Hospital Practice, 33*(4), 163–165, 169–170.

Lindsey, L. L. & Dey, B. H. (1995). Designing patient education materials to increase independence. *SCI Nursing, 12*(4), 124–126.

Marwick, C. (1997). Patients' lack of literacy may contribute to billions of dollars in higher hospital costs. *Journal of the American Medical Association, 278*(12), 971–973.

Mayeaux, E. J., Murphy, P. W., Arnold, C., Davis, T. C., Jackson, R. H. & Sentellion, T. (1996). Improving patient education for patients with low literacy. *American Family Physician, 53*(1), 205–212.

Meade, C. D. & Smith, C. F. (1991). Readability formulas: Cautions and criteria. *Patient Education and Counseling, 17,* 153–158.

Morgan, D. L. & Krueger, R. A. (Ed.). (1998). *The focus group kit.* Thousand Oaks, CA: Sage Publications.

Murphy, P. W., Davis, T. C. et al. (1993). Rapid estimate of adult literacy in medicine (REALM): A quick reading test for patients. *Journal of Reading, 37*(2), 124–130.

National Center for Education Statistics. (1992). *1992 National Adult Literacy Survey.* Washington, DC: U.S. Department of Education. [Online]. http://www.ed.gov/NCES/nadlits/overview.html

Ott, B. B. & Hardie, T. L. (1997). Readability of advance directive documents. *Image: Journal of Nursing Scholarship, 29*(1), 53–57.

Patterson, C. & Teale, C. (1997). Influence of written information on patient's knowledge of their diagnosis. *Age and Ageing, 26* (1), 41–43.

Plimpton, S. & Root, J. (1994). Materials and strategies that work in low literacy health communication. *Public Health Reports, January/February.* [Online]. InfoTrac.

Rankin, S. H. & Stallings, K. D. (1996). Patient education: Issues, principles, practices (3rd ed.). Philadelphia: Lippincott-Raven.

Rice, M. & Vaidivia, L. (1991). A simple guide for design, use, and evaluation of educational materials. *Health Education Quarterly, 18*(1), 79–85.

Sabogal, F., Otero-Sabogal, R., Pasick, R. J., Jenkins, C. N. H. & Pérez-Stable, E. J. (1996). Printed health education materials for diverse communities: Suggestions learned from the field. *Health Education Quarterly, 23*(Suppl.), S123–S141.

Sandrick, K. (1998). Teach your patients well. *Health Management Technology, 19*(4), 16–20. [Online]. InfoTrac.

Weiss, B. D., Blanchard, J. S., McGee, D. L., Hart, G., Warren, B., Burgoon, M. & Smith, K. J. (1994). Illiteracy among Medicaid recipients and its relationship to health care costs. *Journal of Health Care for the Poor and Underserved, 5*(2), 99–112. [Online]. InfoTrac.

Wide Range Achievement Test (WRAT 3). (1993). Wilmington, DE: Wide Range.

Williams, M. V., Parker, R. M., Baker, D. W., Parikh, N. S., Pitkin, K., Coates, W. C. & Nurss, J. R. (1995). Inadequate functional health literacy among patients at two public hospitals. Journal of the American Medical Association, *274*(21), 1677–1682.

Wilson, F. L. (1996). Patient education materials nurses use in community health. Western Journal of Nursing Research, *18*(2), 195–205.

Wilson, F. L. & McLemore, R (1997). Patient literacy levels: A consideration when designing patient education programs. Rehabilitation Nursing, *22*(6), 311–317.

WordsWork (1997) [Online]. http://www.wordswork.com /tips/audience.html

Wurman, R. S. (1989). *Information anxiety: What to do when information doesn't tell you what you need to know.* New York: Bantam Books.

Anhang 8-1

Lesbarkeitsformeln[1]

- Für Sie und Ihre Patienten ist es entscheidend, dass Sie wissen, wie man den Lesbarkeitsgrad schriftlicher Materialien bestimmt. (Doak et al., 1996, S. 44)

- Lesbarkeitsmessungen sollten lediglich als allgemeine Richtlinien dienen, und wir warnen ausdrücklich davor, einzelne Ergebnisse überzubewerten. *(Kingbeil et al., 1995, S. 101)*

Wieder einmal überlappen sich die praktischen Aufgaben des Pflegeberufs mit jenen anderer Disziplinen, in diesem Falle der Pädagogik. Es gibt eine ganze Reihe von Lesbarkeitsformeln, die fast alle ziemlich genaue Ergebnisse bringen. Woher aber weiß man, welche am besten geeignet ist? Hier ein kleiner Einführungskurs in Sachen Lesbarkeitsformeln. (Zusammenfassende Ausführungen darüber finden sich bei Groeben, 1982.)

A8-1.1 Die Fry-Lesbarkeitsformel

Mit Hilfe dieses Verfahrens ist es möglich, die Lesbarkeit eines Textes relativ einfach auf grafische Weise zu bestimmen. Eine ausführliche Anleitung dafür finden Sie im **Anhang 8-2**.

Die Fry-Lesbarkeitsformel findet breite Anerkennung in Expertenkreisen und ist nicht verwertungsrechtlich geschützt. Sie wird von Doak et al. (1998) für die Beurteilung gesundheitsbezogener Beratungsmaterialien bevorzugt. Die Formel ist präzise, einfach anzuwenden und kann ohne Computer berechnet werden.

Grundlage für die Bestimmung der Lesbarkeit ist die Anzahl der Silben und Sätze pro 100 Wörter. Man zählt drei Passagen aus unterschiedlichen Abschnitten des Textes aus, bei längeren Texten (Broschüren etc.) werden sechs Stichproben gezogen.

Die Berechnung ergibt einen Wert zwischen 1 und 17. Die Fry-Formel geht davon aus, dass 50 Prozent der Personen, die auf einem bestimmten Niveau lesen können, einen Text des entsprechenden Lesbarkeitsgrades verstehen *(Kingbeil et al., 1995).*

A8-1.2 Der Flesch-Lesbarkeits-Score

Diese Formel wird vom U. S. Department of Health, Education and Welfare benutzt, wobei das Leseniveau der Schulstufen 7 bis 8 angestrebt wird. Zur Berechnung dient die durchschnittliche Anzahl der Wörter pro Satz und die mittlere Zahl der Silben pro Wort (Ott & Hardie, 1997). Sie lautet:

$$206{,}835 - (1{,}015 \times \text{DSL}) - (86{,}45 \times \text{DSW})$$

Dabei ist DSL die durchschnittliche Anzahl der Wörter pro Satz, DSW die durchschnittliche Anzahl der Silben pro Wort.

Als Berechnungsgrundlage dient eine Textpassage mit mindestens 100 Wörtern. (Zur Definition dessen, was als Wort oder Silbe gilt, siehe Anhang 8-2; auch Tipps zum Vorgehen beim Auszählen finden sich dort.)

Der Flesch-Index läuft von 0 bis 100. Je höher die Punktzahl, desto verständlicher ist der Text. Werte zwischen 70 und 80 gelten als optimal.

Die Flesch-Formel ist in gängige Textverarbeitungsprogramme integriert. Wenn Sie wissen wollen, wo Ihr Computer den Flesch-Score versteckt hat, weil Sie ihn maschinell berechnen lassen möchten, rufen Sie die Hilfefunktion Ihres Textverarbeitungsprogramms auf und geben als Suchbegriff «Lesbarkeitsformel» ein. Das Programm führt Sie dann weiter.

Das Vorhaben wird sich jedoch als ziemlich umständlich erweisen, weil zuerst das gesamte Programm zur Überprüfung von Rechtschreibung und Grammatik abgeschlossen sein muss,

---

[1] Der Anhang 8-1 wurde für die deutsche Ausgabe dieses Buches einer Umarbeitung unterzogen. Dies betrifft besonders die Ausführungen über Lesbarkeitsformeln, da die im Original zitierten für den deutschen Sprachraum kaum anwendbar sind. [Anmerkung des Bearbeiters]

bevor die Berechnung automatisch erfolgt. Besonders das Grammatikprogramm bockt zuweilen. Außerdem hilft der Computer selbstverständlich nur bei Texten weiter, die als Datei vorliegen.

A8-1.3 Der Flesch-Index für deutsche Texte

Es gilt zu bedenken, dass die Flesch-Formel nicht an die deutsche Sprache angepasst ist, sondern auf dem Englischen US-amerikanischer Prägung beruht. Deutsche Wörter haben aber wesentlich mehr Silben als englische.

Aus diesen Gründen empfiehlt es sich, auf die Dienste des Computers zu verzichten und mit dem Flesch-Index für deutsche Texte zu arbeiten (Amstadt, 1978). Diese Formel lautet:

$$180 - (58{,}5 \times DSW) - DSL$$

DSL und DSW sind definiert wie bei der ursprünglichen Formel. Auch die Berechnungsgrundlage ist die gleiche: das Auszählen von mindestens 100 Wörtern.

Zwar ist diese Formel nicht in Computern integriert, aber der Endwert lässt sich auch mit einem Taschenrechner recht leicht ermitteln.

A8-1.4 Der Flesch-Kincaid-Verständlichkeitsgrad

Dieses Verfahren arbeitet ebenfalls mit der durchschnittlichen Wörterzahl pro Satz und der mittleren Silbenzahl pro Wort (Ott & Hardie, 1997).

Es ergibt sich ein Wert, der auf Jahrgangsstufen bezogen ist. Ein Endergebnis von 7 bedeutet beispielsweise, dass ein Schüler der 7. Klasse den Textinhalt erfassen kann. Der Verständlichkeitsgrad schriftlicher Beratungsmaterialien sollte diese Stufe nicht wesentlich überschreiten. Die Formel lautet:

$$0{,}39 \times DSL + 11{,}8 \times DSW - 15{,}59$$

Auch diese Formel hält der Computer bereit. Allerdings fand der Bearbeiter zu seinem Bedauern keine Möglichkeit, den Endwert durch das Programm berechnen zu lassen.

Außerdem existiert keine deutsche Standardisierung, was diese Verständlichkeitsformel für den deutschen Sprachraum nahezu unbrauchbar macht.

A8-1.5 Die Vierte Wiener Sachtextformel

Hierbei handelt es sich ebenfalls um eine Lesbarkeitsformel, die einen Wert für Jahrgangsstufen ergibt. Der Vorteil gegenüber der Flesch-Kincaid-Verständlichkeitsformel liegt in der deutschen Standardisierung. Die Formel lautet:

$$0{,}2656 \times DSL + 0{,}2744 \times MS - 1{,}693$$

DSL ist definiert wie oben, bei MS handelt es sich um den Prozentsatz von Wörtern, die aus drei oder mehr Silben bestehen.

Die Anwendung dieser Formel erfordert ebenfalls eine Textstichprobe von mindestens 100 Wörtern. Besser ist es jedoch, zwei oder drei solcher Passagen auszuzählen und mit Gesamtmittelwerten zu arbeiten. Auch in diesem Zusammenhang finden Sie in Anhang 8-2 einige Tipps zum Vorgehen.

A8-1.6 Nachteile von Lesbarkeitsformeln

Wie klar und verständlich ein Text ist, hängt nicht allein von seinem Lesbarkeitsgrad ab. Nicht nur die Anzahl der Silben und die Länge der Sätze haben Einfluss auf die Verständlichkeit des Textes in seiner Gesamtheit.

■ Lesbarkeitsscores versagen, wenn es darum geht, die kontextuelle Bedeutung, den Hintersinn der verwendeten Sprache und die Motivation des Lesers zu gewichten, den Text zu begreifen. Diese Faktoren erfordern eine komplexe Analyse sowohl des Textes als auch des Lesers. *(Ott & Hardie, 1997, S. 54)* ■

■ Lesbarkeitsformeln ... lassen Faktoren wie Textformat und -layout, die Komplexität des behandelten Themas, den Textumfang oder das Interesse des Lesers unberücksichtigt. *(Wilson, 1996, S. 200)* ■

Einige vielsilbige Wörter mögen das Leseniveau eines Textes erhöhen, machen ihn jedoch für einen Leser, der ein besonderes Interesse am behandelten Thema hat, nicht zwangsläufig schwerer verständlich.

■ In bestimmten Situationen können längere Wörter die Verständlichkeit des Textes sogar erhöhen, wenn der Patient sie kennt. So werden dem Nierentransplantatempfänger Begriffe wie Immunsuppressiva, Abstoßung und Infektion ziemlich vertraut sein, weil er sie immer wieder hört und liest ... lange Sätze oder Wörter mögen schwerer lesbar sein, sind jedoch nicht unbedingt auch schwerer verständlich. *(Meade & Smith, 1991, S. 156)* ■

Denken Sie also daran, dass Sie letztlich die Verständlichkeit von Beratungsmaterialien und nicht allein ihre Lesbarkeit überprüfen müssen. Ihr eigentliches Ziel lautet doch, dem Klienten besser und schneller wesentliche Kenntnisse zu vermitteln.

A8-1.7 Zum Umgang mit Lesbarkeitsformeln

Die in Textverarbeitungsprogrammen integrierten Lesbarkeitsformeln sind für den deutschen Sprachraum kaum geeignet. Genauere Ergebnisse kommen zu Stande, wenn Sie mit der Fry-Formel oder einem deutsch standardisierten Verfahren arbeiten. Soll allerdings nur eine grobe Schätzung erfolgen, können sie trotzdem nützlich sein. Außerdem wird der betreffende Text niemals als zu leicht verständlich ausgewiesen, sondern höchstens als zu schwierig.

Berechnet der Computer die Lesbarkeit, tut er dies für den gesamten Text. Ist also eine Passage schwieriger als der Rest des Textes, wird das Gesamt-Leseniveau dadurch erhöht. Deshalb:

■ Bestimmen Sie nicht nur den Mittelwert des gesamten Textes, sondern wenden Sie sich auch einzelnen Passagen gesondert zu. ... Kommt der Leser an einen schwierigen Textabschnitt, wird er wahrscheinlich an dieser Stelle zu lesen aufhören. *(Kingbeil et al., 1995, S. 101)* ■

Das können Sie auf zweierlei Weise tun. Entweder Sie markieren die betreffende Passage und prüfen nur sie, oder Sie kopieren sie und fügen sie in ein neues, leeres Dokument ein, das Sie dann prüfen.

Wird der Lesbarkeitsgrad per Hand bestimmt, empfiehlt es sich bei längeren Texten ebenfalls, die auszuzählenden Passagen so zu wählen, dass eventuell besonders schwierige Berücksichtigung finden.

Ist ein bestimmter Abschnitt erheblich schwieriger als der Rest des Textes, sollten Sie ihn wenn möglich umformulieren.

A8-1.8 Wie niedrig sollte der Lesbarkeitsgrad sein?

Das SAM-Schema (Suitability Assessment of Materials), ein von Doak et al. (1996) entwickeltes Verfahren, kann Ihnen helfen, die Qualität gesundheitsbezogener Instruktionen systematisch einzuschätzen (siehe **Anhang 8-3**). Als «vorzüglich geeignet» gelten Texte mit einem Lesbarkeitsgrad, der der 5. Jahrgangsstufe entspricht oder sogar darunter liegt. Die Lesbarkeitsgrade 6, 7 oder 8 werden als «geeignet» eingeschätzt. Ott & Hardie (1997) empfehlen, dass der Lesbarkeitsgrad schriftlicher Materialien, die an Patienten ausgegeben werden, nicht über dem Niveau der 6. Klasse liegen soll.

In Anbetracht der vielen Fachbegriffe und teilweise komplizierten Zusammenhänge, die manche medizinisch-pflegerischen Texte enthalten (und enthalten müssen), ist es oft schwer, wenn nicht gar unmöglich, einen hinreichend niedrigen Lesbarkeitsgrad zu erreichen. So ist zum Beispiel «Diabetes» ein viersilbiges Wort und «Universitätsklinikum» hat acht Silben. Trotzdem ist ein Text, der diese Wörter enthält, für einen motivierten Leser nicht zwangsläufig unverständlich. Betrachten Sie die Lesbarkeit deshalb immer in einem größeren Zusammenhang.

■ Lesefähigkeit ist kein Zeichen von Intelligenz. Sie erweisen sich und Ihrem Publikum keinen Gefallen, wenn Sie wichtige Informationen auslassen. Selbst komplexe Gedankengänge lassen sich in einer Sprache ausdrücken, die Ihre Leser verstehen. Je einfacher die Sprache, desto leichter kann der Leser die Informationen umsetzen. *(Clarity Associates, Inc.)* ∎

A8-1.9 Wenn Sie auf Widerstand stoßen

Manche Leute werden es als «Verdummung» bezeichnen, wenn Sie den Lesbarkeitsgrad eines Textes drastisch erniedrigen, damit ihn jeder verstehen kann. Meist wird dann behauptet, es sollten gewisse Standards aufrechterhalten oder das Image des Professionalismus gewahrt werden.

Das ist kompletter Quatsch. Welchem Zweck dienen denn schriftliche Eduaktionsmaterialien? Sie sollen den Klienten helfen, sachgerechte Entscheidungen zu treffen, elementare Selbstversorgungskompetenzen zu entwickeln, Probleme zu erkennen und richtig darauf zu reagieren sowie Antworten auf ihre Fragen zu bekommen bzw. die richtigen Ansprechpartner zu finden. Die Beratungsunterlagen sollen konkrete Informationen liefern, und wenn unsere Klienten den Inhalt nicht verstehen, sind sie vollkommen nutzlos.

Der Zweck schriftlicher Unterlagen besteht weder darin, den allgemeinen Bildungsstand zu erhöhen, noch sollen sie beweisen, wie überaus kenntnisreich das Personal einer gesundheitspflegerischen Einrichtung ist.

Verständliche Beratungsmaterialien erleichtern den Informationstransfer und verbessern die Pflegequalität. Ärzte und Pflegekräfte sollten sich auf die Bedürfnisse der Patienten und Angehörigen konzentrieren, denen sie dienen. Es wäre gut, wenn sich alle, die im Gesundheitswesen tätig sind, diesen Grundsatz zu eigen machen würden. Wenn wir es schaffen, den Bedürfnissen unserer Kunden wirklich gerecht zu werden, ist das die beste Werbung.

Versucht die Gesundheitspflege durch Senkung des Niveaus den kleinsten gemeinsamen Nenner zu finden wie das Fernsehprogramm? Setzen wir unsere Pflegestandards herab? Überhaupt nicht. Verständlich geschriebene Materialien enthalten alle Informationen, die der Klient benötigt. Ihm wird nichts vorenthalten. Die Inhalte werden lediglich so dargestellt, dass sie verständlich sind.

∎ Dieselben Maßnahmen, die Patienten mit geringer Lesekompetenz helfen, sind auch bei Patienten mit hoher Lesekompetenz wirksam. *(Doak et al., 1998)* ∎

∎ Bei Gesundheitsmessen zum Beispiel entscheiden sich unserer Erfahrung nach selbst gute Leser für leicht lesbare Texte – vorausgesetzt sie haben die Wahl und das Material ist optisch ansprechend gestaltet. *(Plimpton & Root, 1994)* ∎

∎ Personen mit hoher Lesekompetenz, sogar solche mit College-Abschluss, lernten mehr, wenn die Informationen in leicht lesbarer Form präsentiert wurden. *(Clarity Associates, Inc.)* ∎

∎ Die eine Hälfte der Erwachsenen ist auf einfach zu lesende Texte angewiesen, und die andere, die sie eigentlich nicht braucht, will sie trotzdem haben. Menschen, die unter Stress stehen, verstehen schwerer, so dass auch normalerweise gute Leser knappe und präzise Informationen bevorzugen. *(Plimpton & Root, 1994)* ∎

A8-1.10 Kann der Text überhaupt zu leicht sein?

∎ Alle lieben unsere Handouts. Alle bis auf einen Patienten. Er war promovierter Ingenieur und erzählte uns eine ganze Stunde lang, dass sie mehr Details enthalten müssten. *(Eine Pflegeperson)* ∎

Bedeutet dies, dass das Niveau des Handouts zu niedrig war? Nein. Es heißt, dass dieser Klient mehr Informationen benötigte, als in dem betreffenden Text enthalten waren.

Falls Ihnen etwas Ähnliches passieren sollte:
- Erklären Sie, dass der Text lediglich die wichtigsten Punkte zusammenfasst.
- Laden Sie den Klienten ein, während des Beratungsgesprächs Fragen zu stellen und den Text durch Notizen zu ergänzen.
- Nennen Sie dem Klienten weitere Quellen, mit deren Hilfe er sich detaillierte Informationen verschaffen kann.

Wenn Sie mehr zu deutsch standardisierten Lesbarkeitsformeln wissen wollen:

Groeben, N.: Leserpsychologie. Textverständnis, Textverständlichkeit. Aschendorff, Münster, 1982.

Amstad, T.: Wie verständlich sind unsere Zeitungen? Universität Zürich, 1970. [=Dissertation]

Konzept zur Textverständlichkeit
Das Hamburger Verständlichkeitskonzept wurde in den 1970er Jahren entwickelt und ist bis heute aktuell.

Langer, I.; Schulz von Thun; F., Tausch; R.: Sich verständlich ausdrücken. Reinhardt, München, ⁵1993.

Kurzfassungen bieten die verschiedenen Suchmaschinen im Internet.

Anhang 8-2

Die Fry-Lesbarkeitsformel

A8-2.1 Ermittlung der Lesbarkeit mit Hilfe der Fry-Formel

Die Fry-Formel findet im US-amerikanischen Sprachraum breite Anerkennung unter den Experten und ist nicht verwertungsrechtlich geschützt. Das Verfahren vergibt Lesbarkeitsgrade zwischen 1 und 17 und erfordert im Vergleich zu einigen anderen Formeln weniger umfangreiche Rechenarbeiten.

Es muss nicht jedes Wort und jeder Satz des zu prüfenden Textes ausgezählt werden. Das würde bei umfangreicheren Materialien auch viel zu lange dauern. Wählen Sie statt dessen drei Passagen aus verschiedenen Abschnitten des Textes. Bei langen Texten, also bei Broschüren oder Büchern mit 50 oder mehr Seiten, ziehen Sie sechs Textstichproben. Nehmen Sie einen Text, den Sie häufig zur Beratung verwenden, und gehen Sie die folgenden fünf Schritte der Reihe nach durch.

A8-2.2 Anleitung

1. **Ziehen Sie drei Stichproben mit jeweils 100 Wörtern aus dem Text.**
   Zählen Sie exakt 100 Wörter ab, und beginnen Sie dabei am Anfang eines Satzes (Überschriften werden ausgelassen). Wenn Sie einen sehr kurzen Text überprüfen wollen, der nur wenige Hundert Wörter lang ist, genügt eine einzige Passage von 100 Wörtern.
   Die Lesbarkeit kann innerhalb eines Dokuments erheblich schwanken. Testen Sie daher immer verschiedene Stellen. Behandelt eine Broschüre zum Beispiel Punkte wie Krankheitsprozess, Therapieoptionen und vom Patienten zu ergreifende Maßnahmen, sollten Sie eine Passage aus jedem dieser Themenbereiche heranziehen.

   Zusätzliche Information:
   - Ein Wort ist definiert als eine Gruppe von Symbolen (d. h. Buchstaben, Zahlen etc.) mit einer Leerstelle davor und danach; daher stellen «RR», «1994» und «&» je ein Wort dar.
   - Zählen Sie Eigennamen mit.
   - Durch Bindestrich verbundene Wörter zählen als ein Wort.

2. **Ermitteln Sie die Anzahl der Sätze pro Passage und berechnen Sie die anteilige Länge des letzten Satzes.**
   Ist das 100. Wort das 5. in einem Satz mit insgesamt 15 Wörtern, zählt dieser als ⁵⁄₁₅ bzw. ⅓ bzw. 0,3.

3. **Zählen Sie die Silben pro 100-Wort-Passage.**
   Am leichtesten ist es, wenn Sie über jeder Silbe ein kleines Häkchen machen. Für Abkürzungen (z. B. AKH) und Zahlen (z. B. 1998) veranschlagen Sie jeweils eine Silbe pro Zeichen. Demnach schlägt «AKH» mit drei Silben und «1994» mit vier zu Buche.
   Das Zählen der Silben lässt sich durch einen kleinen Trick beschleunigen. Da jede 100-Wort-Passage mindestens 100 Silben haben muss, können Sie die erste Silbe jedes Wortes überspringen. Zählen Sie sie nicht mit, sondern addieren Sie am Schluss einfach 100 hinzu. Zählen Sie nur die verbleibenden Silben (d. h. die zweite, dritte usw.) der Passage. Das bedeutet, Sie machen keinen Haken über einsilbige Wörtern, einen über zweisilbige und zwei über dreisilbige usw.
   Sollten Sie sich einmal nicht ganz sicher sein, wie viele Silben ein Wort hat, gibt es einen kleinen Trick: Fassen Sie sich ans Kinn, während Sie das Wort laut aussprechen, und zählen Sie, wie oft Ihr Kinn sich senkt. So oft, wie Ihr Kinn sich senkt, so viele Silben hat das Wort.

4. **Berechnen Sie die durchschnittliche Zahl der in den drei Passagen enthaltenen Sätze und Silben.**
   Dividieren Sie hierzu die jeweiligen Gesamtsummen der drei Abschnitte durch drei, wie im folgenden Beispiel dargestellt.

Beispiel	Anzahl Sätze	Anzahl Silben
Erste 100 Wörter	5,9	124
Zweite 100 Wörter	4,8	141
Dritte 100 Wörter	6,1	158
Summe	16,8	423
Durchschnitt (1/3 der Summe)	5,6	141

5. **Ziehen Sie das Fry-Diagramm heran.**
   Auf der x-Achse (horizontal) tragen Sie den Mittelwert der Silben (in unserem Beispiel 141) ab, auf der y-Achse (vertikal) den Mittelwert der Sätze (in unserem Fall 5,6). Den Lesbarkeitsgrad des Textes können Sie dort ablesen, wo die beiden Linien sich schneiden.

Für unser Beispiel zeigt das Fry-Diagramm einen Lesbarkeitsgrad der Stufe 8 an (siehe Punkt in der Abbildung). Das entspricht etwa der 8. Jahrgangsstufe. Die Hälfte der Schüler dieser Stufe sollten den Text verstehen können. Die mitten durch das Diagramm führende gebogene Linie gibt den geometrischen Ort der höchsten Präzision an. Je öfter Sie mit dem Fry-Diagramm arbeiten, desto leichter wird es ihnen fallen. Sie werden den Lesbarkeitsgrad bald in weniger als 10 Minuten bestimmen können.

A 8-2.3 Anmerkungen des Bearbeiters zur Anwendung des Fry-Diagramms auf deutsche Texte

1. Das angeführte Beispiel geht von einem Text aus, der pro 100 Wörter durchschnittlich 141 Silben und 5,6 Sätze hat. Bezogen auf das Englische ergibt sich daraus im Diagramm ein mittlerer Wert, der für die 8. Jahrgangsstufe gilt.
   In der deutschen gesprochenen Alltagssprache kommen aber auf 100 Wörter im Durchschnitt 170 Silben und etwa 8 Sätze. Schriftlich vorliegende, durchaus verständliche Texte enthalten im Mittel leicht an die zwei Silben pro Wort, wobei die Satzanzahl geringer ist als

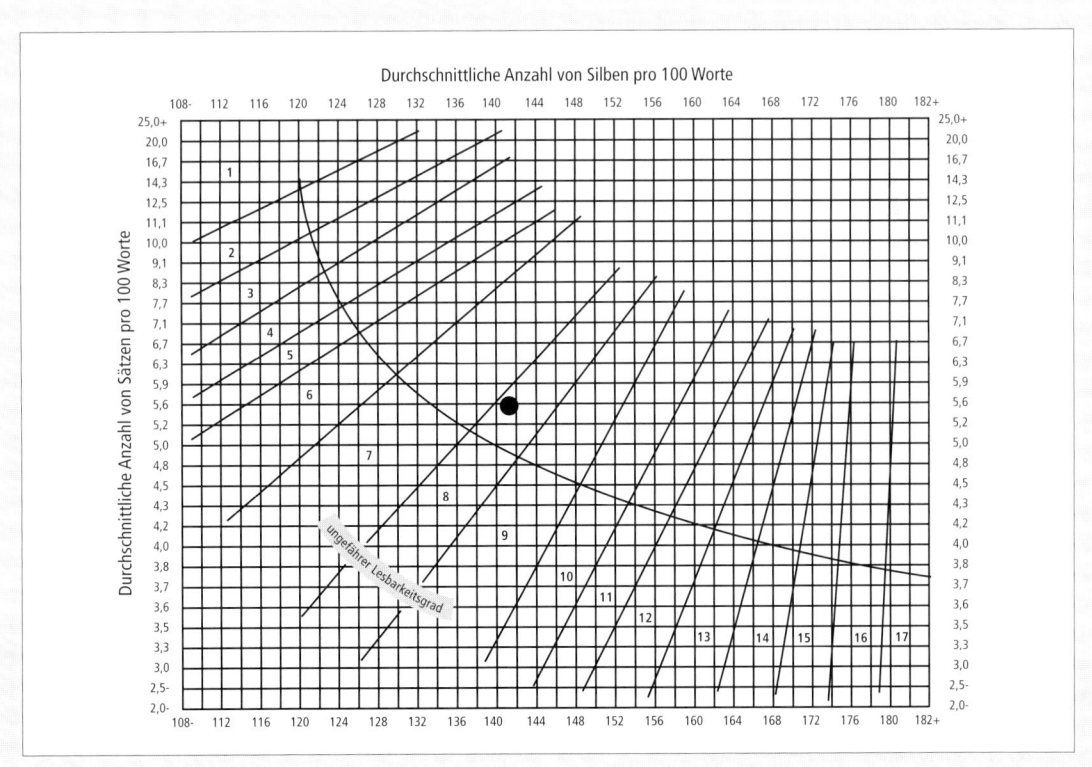

Abbildung 8-A2.1: Das Fry-Lesbarkeits-Diagramm

in der Alltagssprache, die auch Ein-Wort-Sätze wie «Ja.» oder «Warum?» kennt.

Die hohe Silbenzahl pro Wort kommt unter anderem deswegen zustande, weil das Deutsche keine einsilbigen Verben aufweist (*care – pflegen*) und viele zusammengesetzte Wörter vorkommen (*patient education program – Patientenberatungsprogramm*).

2. Texte mit mehr als 182 Silben pro 100 Wörtern kann das Fry-Diagramm nicht mehr exakt erfassen. Für die deutsche Alltagssprache ergäbe sich ein Wert von 12, der allerdings jenseits jeglicher Präzision liegt. Das bedeutet, dass das Diagramm für einen Text dieser Struktur keine Aussagen mehr machen kann. Aus all diesen Gründen gilt es zu überlegen, wie die Kennwerte der Fry-Formel so angepasst werden können, dass sie für verständliche deutsche Texte mittlere Werte ausweist.

Als Ausgangspunkt dafür sollen die Texte der Lesekompetenz-Aufgaben in der PISA-Studie herangezogen werden. Sie richten sich an 15-Jährige, die der deutschen Sprache mächtig sind, und dürften damit – auf deutsche Verhältnisse übertragen – im mittleren Bereich des Diagramms angesiedelt sein.

Die Kennwerte der PISA-Texte liegen bei etwa 185 für die Silbenzahl und 5,9 für die Anzahl der Sätze. Die Ablesung im Fry-Diagramm würde einen Wert von über 17 ausweisen, wobei anzumerken ist, dass englische Texte ab Stufe 12 nur noch von College- oder Universitätsstudenten hinlänglich verstanden werden können.

Daraus ergibt sich, dass die Kennwerte der Fry-Formel wie folgt verändert werden müssen, um zu einem angemessenen Wert für Texte zu führen, die auf deutsche 15-Jährige zugeschnitten sind:

Die Anzahl der Sätze wird belassen, die der Silben jedoch um 20 Prozent gekürzt.

Die angepasste Silbenzahl für die PISA-Texte liegt dann bei 152, was mit hinreichender Präzision einen Fry-Wert für die Jahrgangsstufe 9 ergibt.

3. Das Fry-Diagramm wurde für gängige Prosatexte entwickelt und ist deshalb anfällig für Zahlen. So wird jede Ziffer in einer Zahl als eigenständige Silbe gezählt, und infolgedessen werten Texte mit vielen Zahlen unverhältnismäßig hoch. Dies gilt es zu berücksichtigen, da sich in Texten zur Patientenberatung häufig Zahlen befinden (Blutdruckwerte, Dosisangaben etc.)

4. Im Deutschen existieren viele Fremdwörter mit dem Bestandteil *-tio* oder der Endung *-tion*, beispielsweise *rational* oder *Implantation*. Auch Wörter dieser Art sind in medizinisch-pflegerischen Texten häufig. Im Englischen zählen solche Wortbestandteile und Endungen als eine Silbe, wie der im Text empfohlene Kinn-Test beweist. Bei deutschen Texten sollte wie im Englischen verfahren werden. Gleiches gilt für Wörter wie *Million*, *sozial* oder *Patient*.

5. Wendet man die anderen im Text erwähnten Formeln auf die PISA-Texte an, ergeben sich folgende Werte (gerundet):

Flesch-Lesbarkeits-Score (Englisch): 28,5
Flesch-Lesbarkeits-Score (Deutsch): 54,0
Flesch-Kincaid-Verständlichkeitsgrad: 13,0
Vierte Wiener Sachtextformel: 9,5

Die Ergebnisunterschiede machen deutlich, wie stark die Werte von der Standardisierung abhängen.

6. Obwohl eine grafische Ermittlung der Lesbarkeit wie beim Fry-Diagramm sehr anschaulich ist, erscheint es insgesamt doch am besten, mit der Wiener Sachtextformel zu arbeiten. Die Jahrgangsstufe 9,5 für PISA-Texte entspricht einer Zielgruppe von 15-Jährigen, ohne dass eine Veränderung der ausgezählten Werte vorgenommen werden muss.

Anhang 8-3

Suitability Assessment of Materials (SAM)

A8-3.1 Das SAM-Schema als Bewertungsinstrument für edukative Materialien auf Textbasis

Wenn Sie das SAM-Schema zum ersten Mal anwenden, gehen Sie bitte die folgenden sechs Schritte der Reihe nach durch:
1. Sehen Sie sich die Liste der SAM-Faktoren und Evaluationskriterien genau an.
2. Lesen Sie sich das fragliche Material durch bzw. schauen Sie das Video an und machen Sie sich kurze Notizen über die damit verfolgten Zwecke und die angesprochenen Kernpunkte.
3. Bei kurzen Instruktionen bewerten Sie den gesamten Text, bei längeren wählen Sie einige Passagen aus.
4. Evaluieren und bepunkten Sie alle 22 SAM-Faktoren.
5. Berechnen Sie den Gesamt-Eignungsscore.
6. Überlegen Sie, welche Auswirkungen die festgestellten Mängel haben und wie man sie ausgleichen könnte.

Wenn Sie zum ersten Mal Beratungsmaterial mit Hilfe des SAM-Schemas evaluieren, dürfte der gesamte Prozess etwa 30 bis 45 Minuten in Anspruch nehmen. Bei späteren Anwendungen können Sie dann den ersten Schritt überspringen, da Sie die SAM-Faktoren und -Kriterien bereits kennen.

Für den ersten Versuch sollten Sie einen einfachen, kurzen Text ohne viele Illustrationen wählen.
1. **Sehen Sie sich den SAM-Bewertungsbogen und die Evaluationskriterien genau an.**
2. **Studieren Sie das zu bewertende Material.** Lesen Sie das Material durch (bzw. sehen oder hören Sie es sich an). Machen Sie sich kurze Notizen über die verfolgten Zwecke und die Kernpunkte. Stützen Sie sich auf Ihre Notizen, wenn Sie anschließend die einzelnen SAM-Faktoren der Reihe nach abarbeiten. Kommentieren Sie Ihre Beobachtungen auf einem Notizblock, während Sie das Material durchgehen.
3. **Die Auswahl von Material verläuft bei der SAM-Evaluation ähnlich, wie es für die Anwendung von Lesbarkeitsformeln beschrieben wurde.** Wenn Sie das SAM-Schema auf kurze Texte, zum Beispiel einen einseitigen Handzettel oder ein einfaches (zwei- oder dreiseitiges) Faltblatt anwenden, bewerten Sie das gesamte Material. Dasselbe gilt für Ton- oder Videobänder mit weniger als 10 Minuten Laufzeit.
Um längere Texte, zum Beispiel eine mehrseitige Broschüre zu beurteilen, wählen Sie drei Seiten aus, auf denen zentrale Themen behandelt werden. Umfasst eine Broschüre mehr als 50 Seiten, erhöhen Sie auf sechs Seiten. Bei Videos oder Tonbändern mit einer Laufzeit von mehr als 10 Minuten wählen Sie drei etwa 2 Minuten lange Ausschnitte aus dem Anfangs-, Mittel- und Endteil des Bandes.
4. **Evaluieren Sie das Material anhand der einzelnen Kriterien, vergeben Sie die entsprechenden Punkte und tragen Sie diese in den Evaluationsbogen ein.** Vermutlich wird das zur Debatte stehende Material nicht durchgängig gleich gut beschaffen sein. Bei jedem der Faktoren kann ein Teil des Materials eine hohe Punktzahl (vorzüglich) erzielen, während ein anderer schlecht abschneidet (ungeeignet). So könnten zum Beispiel manche Illustrationen beschriftet sein, andere aber nicht. Befreien Sie sich aus diesem Dilemma, indem Sie jenen Teil des Materials stärker gewichten, der die im zweiten Schritt identifizierten Kernpunkte enthält.
Erfüllt ein Text die Kriterien zu einem Faktor voll und ganz, wird er mit zwei Punkten be-

wertet, ist er bedingt geeignet, bekommt er in dieser Kategorie nur einen Punkt; ungeeignete erhalten eine Null. Lässt sich ein SAM-Faktor nicht auf das überprüfte Material anwenden, vermerken Sie NA (nicht anwendbar). Verwenden Sie den unten stehenden SAM-Bewertungsbogen, um die zu den 22 Faktoren vergebenen Punkte zu notieren und den Prozentsatz für die Gesamteinschätzung auszurechnen.

5. **Berechnen Sie den Gesamt-Eignungsscore:** Nachdem Sie alle 22 Faktoren bepunktet und die einzelnen Punktzahlen in den Bogen eingetragen haben, addieren Sie diese zur Gesamtpunktzahl. Den errechneten Wert tragen Sie in das dafür vorgesehene Feld des Bewertungsbogens ein. Der höchstmögliche Score liegt bei 44 Punkten (bzw. 100 Prozent) – eine perfekte Punktzahl, die fast nie vorkommt. Eher zu erwarten wäre ein Gesamtscore von 34 mit einem Prozentwert von 34/44 gleich 77 Prozent.

Bei manchen Eduaktionsmaterialien können einer oder mehrere SAM-Faktoren entfallen. So scheidet etwa für ein Video- oder Audioband der Lesbarkeitsgrad (Faktor 2a) aus. Um dies zu berücksichtigen, ziehen Sie für jeden Faktor, der sich nicht auf das vorliegende Material anwenden lässt (NA), 2 Punkte von den 44 möglichen Punkten ab. Für das obige Beispiel würde das bedeuten: Wenn Sie eine Gesamtpunktzahl von 34 errechnet, aber einen Faktor als unzutreffend aussortiert haben, müssen Sie die Summe der erreichbaren Punkte um zwei, von 44 auf 42 Punkte senken. Der Prozentwert für den Gesamtscore in betrüge dann 34/42 oder 81 Prozent.

Interpretation der SAM-Gesamtscores:
70–100 %: Vorzüglich geeignetes Material
40–69 %: Bedingt geeignetes Material
 0–39 %: Ungeeignetes Material

6. **Beurteilen Sie die Auswirkungen der Mängel; überlegen Sie sich Verbesserungen.** Ein Defizit im Material, besonders ein mit «ungeeignet» bewerteter Faktor, stellt einen wesentlichen Mangel dar. Viele dieser Mängel lassen sich durch nochmalige Überarbeitung des Entwurfs oder durch Ergänzung eines bereits gedruckten Textes beheben. Ein ungenügendes Ergebnis in den Kategorien Verständlichkeit und kulturelle Übereinstimmung muss jedoch unabhängig von der Gesamtbewertung als potenzieller Ausschlussgrund betrachtet werden.

So wird zum Beispiel ein Text mit sehr anspruchsvollem Leseniveau unverständlich und somit ungeeignet sein, es sei denn, die Bebilderung ist so ausführlich und gut, dass die gesamte Botschaft in den Illustrationen ein zweites Mal wiedergegeben wird. Ebenso dürfte ein Text ausscheiden, der eine ethnische Gruppe in unangemessener Art und Weise darstellt, da ihn zumindest die Mitglieder dieser Gruppe ablehnen werden.

A8-3.2 Die SAM-Evaluationskriterien
1. **Inhalt**
   a) Zweck
   Erläuterung: Der Leser/Klient muss auf Anhieb verstehen können, welchen Zweck der Text verfolgt. Ist dies nicht der Fall, wird er ihm weniger Aufmerksamkeit schenken oder Kernaussagen übersehen.

   Vorzüglich: Der Zweck wird im Titel, im Titelbild oder in der Einleitung eindeutig benannt.

   Geeignet: Der Zweck wird nicht explizit dargestellt, sondern ergibt sich indirekt; oder es werden mehrere Ziele angesprochen.

   Ungeeignet: Weder im Titel noch im Titelbild oder in der Einleitung findet sich ein Hinweis auf den Zweck.

   b) Verhaltensorientierung
   Erläuterung: Da erwachsene Patienten in der Regel konkrete Lösungsmöglichkeiten für ihr Problem suchen und weniger an einer Reihe medizinischer Fakten interessiert sind, die eine Lösung vielleicht nur implizit ansprechen, sind konkrete Verhaltenstipps am besten geeignet.

2 Punkte für optimale Erfüllung der Kriterien
1 Punkt für bedingte Erfüllung der Kriterien
0 Punkte für Nichterfüllung der Kriterien

NA Falls dieser Faktor auf das
     vorliegende Material nicht zutrifft

Bewertungsfaktor	Punktzahl	Bemerkung

1. INHALT
(a) Zweck ist klar
(b) Instruktionen beziehen sich auf Verhaltensweisen
(c) Umfang ist begrenzt
(d) Rekapitulation vorhanden

2. VERSTÄNDLICHKEIT
(a) Leseniveau
(b) Schreibstil: aktivischer Satzbau
(c) Vokabular: gebräuchliche Wörter
(d) Kontext wird zuerst angesprochen
(e) Gliederungselemente als Lernhilfen («Verkehrszeichen»)

3. GRAFIK
(a) Titelbild veranschaulicht den Zweck
(b) Art der Grafiken
(c) Illustrationen sind relevant
(d) Listen, Tabelle etc. werden erläutert
(e) Grafiken sind beschriftet

4. LAYOUT UND VERSTÄNDLICHKEIT
(a) Layoutelemente
(b) Typografische Elemente
(c) Untergliederung («Chunking») vorhanden

5. LERNSTIMULATION, MOTIVATION
(a) Interaktive Elemente vorhanden
(b) Konkretes Verhalten wird beschrieben und veranschaulicht
(c) Motivation: Selbstwirksamkeit

6. KULTURELLE ÜBEREINSTIMMUNG
(a) Übereinstimmung in Logik, Sprache und Erfahrungswelt
(b) Kulturspezifische Metaphern und Beispiele

Erreichte Punktzahl: _____

Mögliche Punktzahl: _____

Gesamtscore in Prozent: _____

SAM-Bewertungsbogen

Vorzüglich: Der Text behandelt vorwiegend die praktische Anwendung von Wissen und Fähigkeiten sowie das anzustrebende Verhalten aufseiten des Adressaten.

Geeignet: Mindestens 40 % des Textes handeln von anzustrebenden Verhaltensweisen oder durchzuführenden Maßnahmen.

Ungeeignet: Der Text konzentriert sich überwiegend auf verhaltensferne Informationen.

c) Umfang
Erläuterung: Die Ausführungen sind in hohem Maß zweck- und zielorientiert und enthalten nur so viel an Information, wie der Klient innerhalb der vorhandenen Zeit auch wirklich verarbeiten kann.

Vorzüglich: Der Text ist auf die wesentlichen Fakten beschränkt, die unmittelbar mit seinem Zweck zusammenhängen. Erfahrungsgemäß ist die Menge der Informationen in der vorhandenen Zeit zu bewältigen.

Geeignet: Der Text geht über den unmittelbaren Zweck hinaus, enthält jedoch nicht mehr als 40 % zusätzlicher Informationen. Die Kernpunkte können in der vorhandenen Zeit gelernt werden.

Ungeeignet: Der Text ist viel umfangreicher als es der verfolgte Zweck erfordert und die vorhandene Zeit erlaubt.

d) Rekapitulation
Erläuterung: Eine Zusammenfassung gibt dem Leser/Klienten die Möglichkeit, die Kernpunkte des Textes zu rekapitulieren, indem sie noch einmal mit anderen Worten wiedergegeben, durch Beispiele veranschaulicht oder bildlich dargestellt werden. Eine solche Wiederholung ist wichtig, da die Kernpunkte bei der ersten Darbietung des Materials oft noch nicht erkannt werden.

Vorzüglich: Eine Zusammenfassung ist vorhanden und wiederholt die Kernbotschaften in anderen Worten oder anhand von Beispielen.

Geeignet: Einige der Kernpunkte werden rekapituliert.

Ungeeignet: Es ist keine Rekapitulation vorhanden.

2. Verständlichkeit
   a) Lesbarkeit (Fry-Formel)
   Erläuterung: Außer natürlich bei Instruktionen, die gänzlich ohne geschriebenen Text auskommen, weil sie die Informationen durch Bilder, Demonstrationen oder gesprochenen Text vermitteln, stellt das Leseniveau einen entscheidenden Faktor für die Verständlichkeit dar. Entsprechende Formeln ermöglichen recht genaue Messungen des Leseniveaus.

Vorzüglich: Textniveau der 5. Klasse

Geeignet: Textniveau der 6., 7. oder 8. Klasse

Ungeeignet: Textniveau der 9. Klasse oder höher

b) Schreibstil
Erläuterung: Umgangssprachlicher Stil und aktivische Formulierungen machen den Text leichter verständlich. Beispiel: «Nehmen Sie Ihre Medizin täglich.» Passive Wendungen sind ineffektiver. Beispiel: «Patienten sollten angewiesen werden, ihre Medikamente täglich einzunehmen.» Schachtelsätze verlangsamen die Lesegeschwindigkeit und sind schwerer zu verstehen.

Vorzüglich: Beide Faktoren sind vorhanden:
a) Überwiegend Umgangssprache und aktivischer Satzbau. b) Vorwiegend klarer Satzbau, nur wenige Schachtelsätze.

Geeignet:
a) Etwa 50 % des Textes sind umgangssprachlich und aktivisch formuliert. b) Weniger als die Hälfte der Sätze sind verschachtelt.

Ungeeignet: a) Durchgängig passivischer Satzbau. b) Über die Hälfte der Sätze sind verschachtelt.

c) Vokabular
Erläuterung: Es werden gebräuchliche, eindeutige Wörter benutzt (z. B. Krankengymnast statt Physiotherapeut). Der Text arbeitet kaum oder gar nicht mit übergeordneten Kategorien (z. B. Gemüse statt Bohnen), konzeptuellen Begriffen (z. B. Normalbereich statt 15 bis 70) und Wertungen (z. B. «lang anhaltende Schmerzen» statt «Schmerzen, die über 5 Minuten andauern»). Bildhafte Ausdrücke werden bevorzugt, da man diese «sehen» kann (z. B. «Vollkornbrot» statt «Ballaststoffe» oder «triefende Nase» statt «exzessive Schleimentwicklung»).

Vorzüglich: Alle drei Faktoren vorhanden:
a) Es wird fast nur gängiger Wortschatz verwendet. b) Fachbegriffe, Konzepte, Kategorien und Werturteile (KKW-Wörter) werden durch Beispiele veranschaulicht. c) Bildhafte Ausdrücke werden benutzt, wann immer der Inhalt es erlaubt.

Geeignet: a) Es werden viele gängige Wörter gebraucht. b) Fachbegriffe und KKW-Wörter werden zum Teil durch Beispiele illustriert. c) Einige fachsprachliche Formulierungen oder mathematische Symbole kommen vor.

Ungeeignet: Zwei oder mehr Mängel vorhanden: a) Statt gängiger Wörter werden oft unübliche Begriffe benutzt. b) Zu Fachbegriffen und KKW-Wörtern werden keine Beispiele gegeben. c) Fachsprachliche Formulierungen überwiegen.

d) In der Satzstruktur wird der Kontext den neuen Informationen vorangestellt.
Erläuterung: Wir lernen neue Fakten/Verhaltensweisen schneller, wenn wir zuerst über den Kontext informiert werden. Beispiel: «Um herauszufinden, was Ihnen fehlt (Kontext), wird der Arzt eine Blutprobe nehmen und untersuchen lassen (neue Information).»

Vorzüglich: Der Text liefert den Kontext durchweg vor den neuen Informationen.

Geeignet: Zu etwa 50 % der neuen Informationen wird zuerst über den Kontext informiert.

Ungeeignet: Über den Kontext wird als letztes oder gar nicht informiert.

e) Gliederungselemente als Lernhilfen («Verkehrszeichen»)
Erläuterung: Überschriften oder Bildunterschriften sollten ganz kurz andeuten, was als nächstes kommt. Diese «Verkehrszeichen» lassen den Text weniger furchterregend erscheinen und bereiten den Leser gedanklich auf das angekündigte Thema vor.

Vorzüglich: Fast allen thematischen Punkten geht ein Gliederungselement voran (d. h. eine Vorbereitung darauf, was als nächstes kommt).

Geeignet: Etwa 50 % der Punkte geht ein Gliederungselement voran.

Ungeeignet: Es werden wenig oder keine Gliederungselemente verwendet.

3. **Abbildungen (Illustrationen, Listen, Tabellen, Diagramme, Grafiken)**
a) Titelbild
Erläuterung: Menschen beurteilen Bücher sehr wohl nach ihrem Umschlag. Oft entscheidet das Titelbild, wie der Patient dem Beratungsmaterial gegenübersteht und ob er sich für den Inhalt interessiert.

Vorzüglich: Das Titelbild ist a) freundlich, b) erregt Interesse und c) macht dem Adressaten das Ziel des Materials deutlich.

Geeignet: Das Titelbild erfüllt ein oder zwei der unter *Vorzüglich* genannten Kriterien.

Ungeeignet: Das Titelbild erfüllt keines dieser Kriterien.

b) Art der Abbildungen
Erläuterung: Einfache Strichzeichnungen können sehr realistisch sein, ohne zu viele ablenkende Details zu zeigen. (Fotos dagegen enthalten oft verwirrende Einzelheiten.) Abbildungen werden besser an-

genommen und erinnert, wenn das Bild viele vertraute Elemente enthält und einen hohen (Wieder-) Erkennungswert hat. Die Bedeutung von Illustrationen aus medizinischen Fachbüchern oder abstrakten Darstellungen und Symbolen ist oft schwer zu erkennen.

Vorzüglich: Beide Faktoren vorhanden: a) Einfache, erwachsenengerechte Strichzeichnungen/Karikaturen werden benutzt. b) Die Abbildungen dürften dem Betrachter mit hoher Wahrscheinlichkeit vertraut sein.

Geeignet: Nur eines der *Vorzüglich*-Kriterien ist erfüllt.

Ungeeignet: Keines der *Vorzüglich*-Kriterien ist erfüllt.

c) Relevanz der Abbildungen
Erläuterung: Nebensächliche Details wie der Raumhintergrund, Verzierungen oder überflüssige Farben können den Betrachter ablenken, indem sie seinen Blick «fesseln». Die Abbildungen sollten die Kernpunkte visuell umsetzen.

Vorzüglich: Die Illustrationen präsentieren die zentralen Botschaften visuell, so dass der Leser/Betrachter die Kernpunkte allein durch Anschauen der Bilder erfassen kann. Ablenkungen fehlen; die Bilder beschränken sich aufs Wesentliche.

Geeignet: a) Die Darstellungen enthalten einige wenige Ablenkungen. b) Visuelle Elemente werden nicht optimal eingesetzt.

Ungeeignet: Ein Mangel vorhanden: a) Verwirrende oder zu fachspezifische Illustrationen (ohne Verhaltensbezug). b) Zu viele oder gar keine Abbildungen.

d) Grafiken: Listen, Tabellen, Diagramme, geometrische Formen
Erläuterung: Viele Leser verstehen nicht, was der Autor mit den präsentierten Listen, Diagrammen und Grafiken beabsichtigt. Erklärungen und Anweisungen sind wichtig.

Vorzüglich: Der Adressat wird Schritt für Schritt (mit Beispielen) angeleitet, damit er leichter versteht und ein Gefühl der Selbstwirksamkeit entwickelt.

Geeignet: Die Anweisungen sind sehr knapp formuliert, und grafische Elemente werden nur durch zusätzliche Erläuterungen verständlich.

Ungeeignet: Grafiken werden ohne weitere Erklärung präsentiert.

e) Bildunter- bzw. -überschriften zur «Ankündigung» bzw. Erklärung der Grafiken
Erläuterung: Bildbeschriftungen können dem Leser schnell verdeutlichen, worum es in der Grafik geht und auf welche Punkte er besonders achten sollte. Eine unbeschriftete Grafik ist meist ungeeignet und stellt eine verpasste Gelegenheit zu Beratung dar.

Vorzüglich: Alle oder zumindest fast alle Illustrationen und Grafiken tragen erläuternde Beschriftungen.

Geeignet: Zu manchen Illustrationen und Grafiken gibt es kurze Erläuterungen.

Ungeeignet: Beschriftungen fehlen ganz.

4. **Layout und Typografie**
a) Layout
Erläuterung: Auch das Layout eines Textes bestimmt über dessen Eignung.

Vorzüglich: Mindestens fünf der folgenden acht Kriterien sind erfüllt:
1. Die Illustrationen befinden sich auf derselben Seite wie der erläuternde Text.
2. Das Layout und die Abfolge der Informationen sind konsistent, so dass der Adressat den Informationsfluss leicht vorhersehen kann.
3. Optische Hervorhebungen (Schattierungen, Rahmen, Pfeile) lenken die Aufmerksamkeit auf wichtige Punkte bzw. Kernbotschaften.
4. Ausreichend weiße Fläche lässt den Text überschaubar wirken.

5. Farbe unterstützt die Botschaft und lenkt nicht von dieser ab. Der Betrachter muss keine Farbcodierungen lernen, um die Aussagen des Textes verstehen oder anwenden zu können.
6. Die Zeilenlänge (Buchstaben und Leerzeichen) liegt zwischen 30 und 50 Anschlägen.
7. Der Kontrast zwischen Schrift und Hintergrund ist hoch.
8. Das Papier hat eine matte oder zumindest keine Hochglanz-Oberfläche.

Geeignet: Mindestens drei der unter *Vorzüglich* genannten Kriterien sind erfüllt.

Ungeeignet: a) Zwei (oder weniger) der *Vorzüglich*-Kriterien sind erfüllt. b) Der Text wirkt schwer lesbar und abschreckend.

b) Typografie
Erläuterung: Schriftgrößen und -arten können den Text für alle Leser schwerer oder leichter erfassbar machen, unabhängig von der Lesekompetenz. So bremst etwa ein Text, der ausschließlich in GROSSBUCHSTABEN geschrieben ist, die Lesegeschwindigkeit jedes Lesers und ist außerdem schwerer verständlich. Werden auf einer Seite zu viele (d. h. sechs oder mehr) Schriftarten und -größen verwendet, sieht der Text verwirrend aus und der Fokus verschwimmt.

Vorzüglich: Die folgenden vier Kriterien sind erfüllt:
1. Bei der Schrift handelt es sich um eine Serifenschrift (bevorzugt) oder eine serifenlose Schrift mit Groß- und Kleinbuchstaben.
2. Die Fontgröße beträgt mindestens 12 Punkt.
3. Typografische Elemente (Fettdruck, Schriftgröße, Farbe) betonen die Kernpunkte.
4. Kein GROSSDRUCK für lange Überschriften oder im laufenden Text.

Geeignet: Zwei der *Vorzüglich*-Kriterien sind erfüllt.

Ungeeignet: Höchstens eines der *Vorzüglich*-Kriterien ist erfüllt, bzw. auf einer Seite werden sechs oder mehr Schriftarten und -größen benutzt.

c) Untergliederung («Chunking»)
Erläuterung: Nur wenige Menschen können sich mehr als sieben voneinander unabhängige Wahrnehmungsinhalte merken. Bei Erwachsenen mit geringer Lesekompetenz kann diese Grenze schon bei drei bis fünf Einzelpunkten auf einer Liste liegen. Längere Listen müssen in kleinere Einheiten («Chunks») aufgegliedert werden.

Vorzüglich: a) Listen tragen erläuternde Überschriften. b) Nicht mehr als fünf Punkte werden ohne Zwischenüberschrift präsentiert.

Geeignet: Höchstens sieben Punkte werden ohne Zwischenüberschrift präsentiert.

Ungeeignet: Mehr als sieben Punkte werden ohne Zwischenüberschrift präsentiert.

5. **Lernstimulation und Motivation**
a) Der Text bzw. die Abbildungen arbeiten mit interaktiven Elementen
Erläuterung: Wenn der Adressat auf die Instruktion reagiert, d. h. irgendetwas tut, um eine Frage zu beantworten oder ein Problem zu lösen, finden in seinem Gehirn chemische Veränderungen statt, die dafür sorgen, dass die Informationen im Langzeitgedächtnis abgespeichert werden. Der Leser/Betrachter sollte daher aufgefordert werden, Probleme zu lösen, Entscheidungen zu treffen, etwas vorzumachen usw.

Vorzüglich: Der Text präsentiert Probleme oder Fragen, auf die der Leser reagieren muss.

Geeignet: Probleme und ihre Lösungen werden im Frage-Antwort-Verfahren behandelt (passive Interaktion).

Ungeeignet: Der Text besitzt keine interaktiven Elemente

b) Angestrebte Verhaltensmuster werden an Beispielen gezeigt oder konkret beschrieben.

Erläuterung: Menschen lernen oft besser, wenn sie etwas beobachten und selbst ausprobieren, als wenn sie es nur lesen oder erzählt bekommen. Sie lernen auch besser, wenn konkrete, vertraute Beispiele gegeben werden und nicht nur abstrakte oder allgemeine Erklärungen.

Vorzüglich: Der Text beschreibt konkrete Verhaltensweisen oder Fertigkeiten. (So könnte ein Ernährungsratgeber beispielsweise Ratschläge zur Umstellung des Essverhaltens, Einkaufs- und Kochtipps, oder Hinweise zum Lesen von Lebensmitteletiketten geben.)

Geeignet: Die Informationen werden in einer Mischung aus Umgangs- und Fachsprache gegeben, die für den Leser mit seinem nor_malen Sprachgebrauch nicht immer ganz einfach nachzuvollziehen ist (z. B. Kohlen_hydrate: 80 Kalorien pro Mahlzeit; Ballaststoffe: 1–4 g/Mahlzeit).

Ungeeignet: Die Informationen werden in allgemeinen Begriffen oder Kategorien, z. B. Lebensmittelgruppen, wiedergegeben.

c) Motivation
Erläuterung: Menschen sind dann zum Lernen motiviert, wenn sie daran glauben, dass sie die Aufgabe bewältigen können.

Vorzüglich: Komplexe Themen sind in kleine Abschnitte untergliedert, so dass der Leser mit jedem Schritt des Verstehens oder der Problemlösung einen kleinen Erfolg erlebt und auf diese Weise ein Gefühl der Selbstwirksamkeit entwickelt.

Geeignet: Einige Themen sind unterteilt und zur Steigerung der subjektiven Selbstwirksamkeit geeignet.

Ungeeignet: Die fehlende Untergliederung macht dem Leser kleine Teilerfolge unmöglich.

6. **Kulturelle Übereinstimmung**
   a) Identische Logik, Sprache, Erfahrungswelt (LSE)
   Erläuterung: Ein bewährter Indikator für die kulturelle Angemessenheit eines Textes ist die Übereinstimmung zwischen der verwendeten Logik, Sprache und Erfahrungswelt und der LSE des Adressaten. So ist ein Ernährungstipp dann kulturell ungeeignet, wenn er einem Klienten Spargel und Romanasalat empfiehlt, beides aber in dessen Kulturkreis selten gegessen und in den umliegenden Supermärkten nicht angeboten wird.

Vorzüglich: Die im Text vorkommenden zentralen Gedankengänge, Begriffe und Vorstellungsbilder scheinen sich mit der kulturellen LSE der Zielgruppe weitgehend zu decken.

Geeignet: Die LSE des Textes stimmt zu 50 % mit der der Zielgruppe überein.

Ungeeignet: Die LSE des Textes weicht deutlich von der der Zielgruppe ab.

b) Kulturspezifische Metaphern und Beispiele
Erläuterung: Damit sie vom Adressaten angenommen werden, müssen kulturspezifische Metaphern und Beispiele zutreffen und in positivem Licht präsentiert werden.

Vorzüglich: Metaphern und Beispiele bilden die Kultur des Adressaten in positiver Weise ab.

Geeignet: Kulturspezifische Metaphern, Speisen etc. werden neutral dargestellt.

Ungeeignet: Der Text enthält negative Klischees; kulturelle Eigenheiten werden überzeichnet dargestellt.

Zusammenfassend kann man sagen, dass das SAM-Schema ein systematisiertes Verfahren zur Eignungseinschätzung von Beratungsmaterialien darstellt. In ungefähr 30 Minuten lässt sich mit seiner Hilfe ein Score ermitteln, anhand dessen Sie entscheiden können, ob ein edukatives Hilfsmittel auf Textbasis für Ihre Patienten geeignet ist. Es kann vorkommen, dass Sie bei einer Evaluation mit dem SAM-Formular oder der zu Beginn dieses Kapitels präsentierten Checkliste einen oder mehrere konkrete Mängel feststellen. In diesem Fall müssen Sie überlegen, wie gravierend diese Mängel sind, d. h. ob sie den Adressaten daran hindern, den Text zu verstehen und die Kernbotschaften anzunehmen. Tipps, die Ihnen bei dieser Entscheidung helfen können, finden Sie in den Kapiteln 2 und 5, konkrete Details zur Behebung der Mängel in folgenden Kapiteln: in Kapitel 6 für schriftliche Materialien, in Kapitel 7 für Abbildungen und Grafiken und in Kapitel 8 für Videofilme, Audiokassetten und Multimedia.

Kapitel

9
Computer als Beratungshilfe

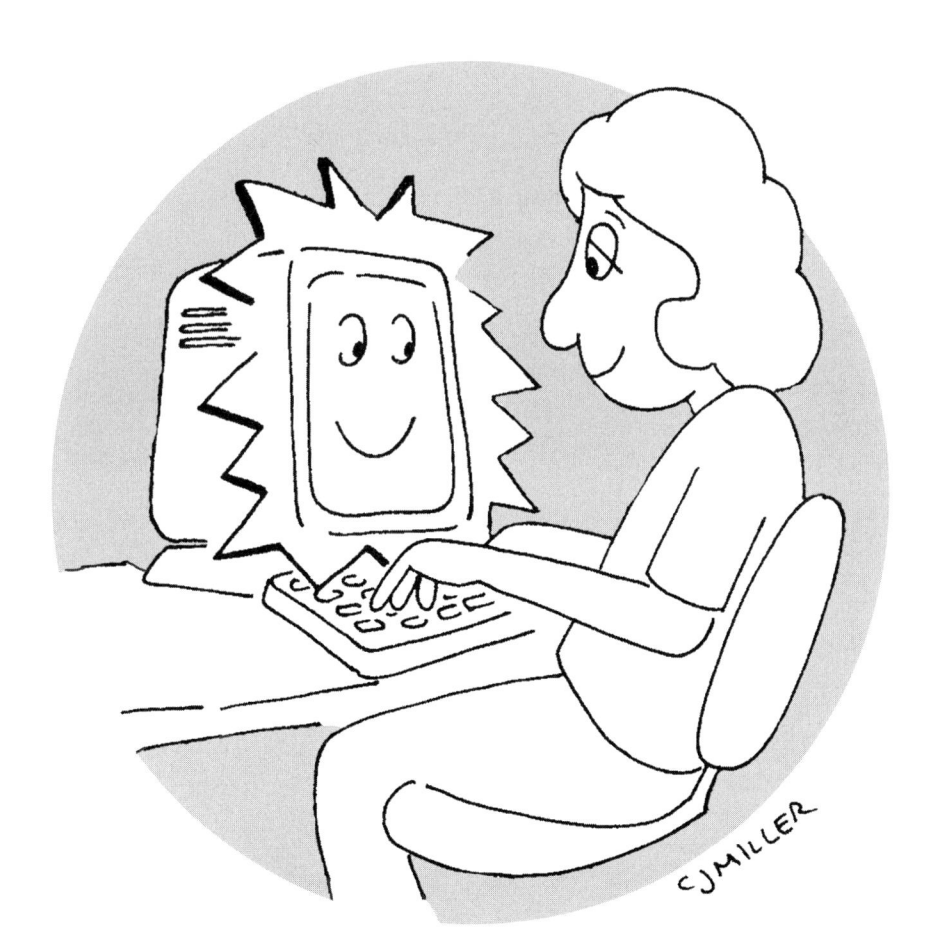

■ Ich hoffe, bis wir Computer am Krankenbett haben, bin ich schon in Rente. *(Eine Pflegeperson)*
■

■ Wenn wir mit Computern arbeiten würden, hätten alle Zugriff auf das Krankenblatt des Patienten. Momentan haben wir eine Akte für die Pflegekräfte und eine für die Ärzte, aber die Ärzte lesen unsere Notizen nicht. Und ich wünschte, ich könnte meine Notizen bei der Arbeit einfach in ein Mikrofon (Headset) sprechen, und jemand anderes würde sie anschließend abtippen und in eine elektronische Akte eingeben. Dann müsste ich sie nur noch durchlesen und unterschreiben, wie die Ärzte es tun. *(Eine Pflegeperson)* ■

Computer verdienen ihr eigenes Kapitel, da sie im Alltag immer weiter vorrücken, sich zu unzähligen Zwecken nutzen lassen und immer noch missverstanden werden. Computer haben unseren Bezug zur Datenspeicherung und -sammlung völlig verändert. Die Bibliothekswissenschaft konzentriert sich nicht mehr nur auf die Verwaltung von Büchern und Texten, sondern beschäftigt sich auch damit, wie man Informationen abrufen und organisieren kann.

Computer und ihre Anwendungsmöglichkeiten ändern sich so schnell, dass bestimmte Geräte, Programme und Internetseiten, die gerade aktuell waren, als ich dieses Kapitel schrieb, vielleicht schon gar nicht mehr existieren, wenn Sie dieses Buch lesen. Daher möchte ich mich vorwiegend auf den Einsatz des Computers als Beratungsinstrument konzentrieren.

9.1 Computer: Nutzer und Nicht-Nutzer

Auch wenn Sie selbst vielleicht nie einen Computer benutzen, viele Ihrer Kollegen und Klienten tun es. Sofern Sie nicht schon kurz vor der Pensionierung stehen oder in einem Land der Dritten Welt arbeiten, wird der Computer sehr bald auch Einzug in Ihr Leben halten, ob Sie das nun wollen oder nicht. Wenn Sie erst wenig über Computer wissen, sollten Sie dieses Kapitel vorerst überspringen. Suchen Sie sich jemanden, der sich mit Computern auskennt und Ihnen die Grundlagen beibringt, und kommen Sie erst dann wieder auf dieses Kapitel zurück, wenn Sie meinen, dass es Sinn macht. Bücher oder Zeitschriften über Computer bringen Ihnen wenig, wenn Sie solche Geräte bisher immer nur von weitem gesehen haben. Sie werden viel mehr und schneller lernen, wenn Sie von einem Computerfan in die Thematik eingeführt werden.

Selbst wenn Sie nicht die Absicht haben, sich jemals einen PC anzuschaffen, werden Sie spätestens dann vor einem Computer landen, wenn Sie eine größere öffentliche Bücherei oder eine Universitätsbibliothek besuchen. Computer sind heute überall: in den Schulen Ihrer Kinder, in den Arbeitszimmern Ihrer Nachbarn und im Copy-Shop um die Ecke.

Es wird immer Menschen geben, die keine Computer benutzen und sie auch nie benutzen werden. Da aber unsere Werkzeuge die Art und Weise unseres Denkens beeinflussen, gehen Computernutzer und Computerlose unterschiedlich an Fragen der Problemlösung und Kommunikation heran. Das kann die Beziehungen zwischen beiden Gruppen stören. Kollegen, die noch keine eigene E-Mail-Adresse besitzen, werden leicht aus dem Kommunikationskreis ausgeschlossen. Klienten, die keinen Computer benutzen wollen oder können, haben zu bestimmten Beratungsunterlagen keinen Zugang. Das dürfte allerdings nur dann ein wirkliches Problem sein, wenn man sich auf die Unterschiede konzentriert. Stellt man hingegen die gemeinsamen Ziele und den Austausch von Informationen in den Mittelpunkt, werden Computer eine Bereicherung darstellen.

9.1.1 Nachteile der Computernutzung

Ein interdisziplinäres Team, bestehend aus Computer und Nutzer, hat es im Hinblick auf Zusammenarbeit nicht ganz leicht:
- Computerhardware und -software ist oft recht teuer.
- Um Ihre Aufgaben zu erledigen, benötigen Sie spezielle Geräte und Programme. Außerdem müssen Sie damit arbeiten können.

- Sie müssen Sicherungskopien von allen Daten anlegen, die sich auf Ihrem Computer befinden. Im Falle eines schwerwiegenden Gerätedefekts oder Systemabsturzes ist sonst unter Umständen Ihre gesamte Arbeit vernichtet. Die Sicherungskopien sollten Sie sinnvollerweise an einem sicheren Ort aufbewahren, damit sie vor Feuer, Diebstahl etc. geschützt sind.
- Computer arbeiten mit Strom. Als Schutz vor Blitzschlag, Stromschwankungen und Stromausfällen brauchen Sie einen Überspannungsschutz und einen Reserveakku o. Ä.
- Andere (Hacker) könnten in Ihren Computer eindringen. Sie könnten Ihr Passwort herausfinden oder knacken oder selbst ein neues Passwort einprogrammieren, so dass Sie nicht mehr an Ihre Daten herankommen. Letztere Gefahr besteht besonders dann, wenn Sie selbst kein Passwort eingegeben haben. Dritte könnten Ihre E-Mails abfangen. Wenn Sie die Liste der besuchten Internetseiten («History» oder «Verlauf») nicht löschen, könnten andere sehen, welche Seiten Sie aufgerufen haben. Wie Sie diese Liste löschen können, sollte in der Hilfedatei oder im Handbuch Ihres Zugangsprogramms (Browsers) beschrieben sein.
- Ihr Computer könnte einen Virus bekommen, der so harmlos wie ein kleiner Schnupfen, aber auch so gefährlich wie eine ausgewachsene Hepatitis sein kann. Da einige intelligente, aber böswillige Menschen es als Sport betrachten, jeden Tag neue Computerviren zu programmieren und zu verbreiten, sind Antivirusprogramme kaum wirksamer als Wadenwickel bei Haarausfall.
- Manche Programme vertragen sich nicht mit anderen oder entwickeln mit der Zeit Probleme. Die Hardware kann ausfallen. Festplatte und Arbeitsspeicher können schon nach kurzer Zeit zu klein sein. Oder Sie erwischen Software, die auf Ihrem Rechner nicht läuft.

Neben der Hard- und Software kann auch die Computernutzung selbst Probleme aufwerfen:
- Mit dem Computer ist es leicht, scheinbar perfekte Dokumente zu erstellen. Die gedruckten oder auf dem Bildschirm angezeigten Ergebnisse sehen oft umwerfend gut aus. So gut, dass man die vielen Tipp- und Rechtschreibfehler und sogar eklatante inhaltliche Mängel überhaupt nicht bemerkt, weil man vom Äußeren geblendet ist.
- Computer sind keine sonderlich guten Übersetzer.

■ Es ist leichter, einen Text komplett selbst zu übersetzen, als die Fehler einer maschinellen Übersetzung auszubügeln. *(Barbara Rayes, professionelle Übersetzerin)* ■

- Der Computer spuckt nur das aus, was man ihm eingibt. Forsythe (1996, S. 551) meint sogar, Computerprogramme seien die Verkörperung der stillschweigenden Annahmen ihrer Schöpfer und spiegelten somit Bedeutungsgehalte wider, die in bestimmten Kultur- und Fachkreisen als gegeben betrachtet werden.

Forsythe untersuchte ein interdisziplinäres Projekt, in dessen Rahmen ein computerisiertes Beratungssystem für Migränepatienten konzipiert und aufgebaut werden sollte. Das Programm kombinierte ein Anamnesemodul mit einem Informationsmodul. Forsythe stellte fest, dass das Entwicklerteam annahm, «Informationen über Migräne» seien ausschließlich biomedizinische Informationen. Infolgedessen wurde übersehen, dass es den Betroffenen keineswegs an Informationen dieser Art mangelte, ihr Wissen war lediglich ein völlig anderes als das der Mediziner. Was das Programm an Informationen vermittelte, war nicht zwangsläufig das, was die Anwender wissen wollten.

Außerdem sollte die Krankengeschichte über einen einprogrammierten Fragebogen aufgenommen werden. Bei einer der Multiple-choice-Fragen sollte der Migränepatient eingeben, ob seine Kopfschmerzen mit einer Krankheit, der Einnahme eines Medikaments oder einem Unfall begonnen hätten. Wenn am Anfang der Beschwerden jedoch eine Verletzung durch vorsätzliche, zum Beispiel eheliche Gewalt gestanden hatte, gab es keine Möglichkeit, dies anzugeben. Gewalt ist schließlich weder eine Krankheit noch eine Medikation noch ein Unfall. Die passende Antwort wurde einfach nicht angeboten.

▪ Während es eigentlich dazu gedacht war, Migränepatienten zu helfen, indem es ihnen nützliche Informationen gibt, die sie vom Arzt nicht erhalten, liefert das System in Wirklichkeit Informationen, die von denselben Annahmen und Lücken durchzogen sind wie jene, die Neurologen ihren Patienten geben. Obwohl es die Migränepatienten eigentlich emanzipieren sollte, verstärkt das System den Machtunterschied zwischen Arzt und Patient eher, als dass es ihn reduziert. *(Forsythe, 1996, S. 551)*

Ungeprüfte Annahmen und Voreingenommenheiten sind leider nicht immer offensichtlich.

Der Computer ist nur ein Werkzeug. «Patientenberatung im Web» ist bloßes Informieren, aber keine Beratung. Computer können Daten nur speichern, sortieren, verrechnen, verarbeiten und wiedergeben.

▪ Computer sind Zahlen fressende Maschinen, Vehikel zur Sammlung und Speicherung von Daten, aber keine *Lernhelfer*, die unser Wissen umformen und die Art und Weise verändern, wie wir Informationen mit Sinn ausstatten. *(Senge et al., 1994, S. 529)*

9.1.2 Vorteile der Computernutzung

Betrachtet man einen Nachteil von der anderen Seite, kann man ihn auch als Vorteil sehen. Computer speichern, sortieren, verrechnen und verarbeiten Daten weitaus schneller und genauer, als Ihr Gehirn es jemals schaffen wird. Da Computer in der Lage sind, interaktiv zu reagieren, können sie außerdem die Aufmerksamkeit aufrechterhalten.

Einerseits werden Computer immer komplexer und effektiver, andererseits aber auch immer kleiner, und wenn Sie die Rechenleistung berücksichtigen, auch immer billiger. Jeden Tag kaufen mehr Menschen Computer und lernen, mit ihnen umzugehen.

9.2 Anwendungsmöglichkeiten in der Patienten- und Angehörigenberatung

▪ Man muss keinen Abschluss in Pflegeinformatik haben oder mit spezieller Pflegesoftware umgehen können, um von den vielen Erleichterungen zu profitieren, die ein PC im Hinblick auf Ihre Pflegetätigkeit bietet. *(Martin & Connor, 1996, S. 76)*

Computer lassen sich in der Patienten- und Angehörigenberatung wirkmächtig einsetzen und besitzen eine breite Palette von Anwendungsmöglichkeiten.

9.2.1 Abfassen von Beratungstexten

Wie bereits im vorigen Kapitel angesprochen, lassen sich schriftliche Materialien mit Hilfe des Computers abfassen. Mit einem Zeichenprogramm können Sie Grafiken und Bilder erstellen und in Texte einfügen und Schriften optisch ansprechender gestalten. Textverarbeitungs- und Grammatikprogramme berechnen anhand standardisierter Formeln den Lesbarkeitsgrad. Mit Programmen wie *Puzzle Power* können Sie Kreuzworträtsel o. Ä. entwerfen, die dem Klienten beim Verarbeiten neuer Informationen helfen. Wenn Sie mehr dazu wissen wollen: Martin & Connor (1996) beschreiben, wie mit Hilfe einfacher, preisgünstiger Software attraktive Beratungsmaterialien hergestellt werden können.

9.2.2 Interne Informationssysteme

Einrichtungseigene Computernetzwerke können die Patienten- und Angehörigeneduktion auf mancherlei Weise unterstützen. So kann beispielsweise ein Datenbankprogramm beim Verwalten von Materialien helfen:

▪ Nachdem alle Artikel der Station in einer Datenbank katalogisiert sind, braucht man, wenn man einen Artikel über Thoraxdrainagen benötigt, nur noch den Suchbegriff «Thoraxdrainage» eingeben. Das Programm liefert dann eine Liste aller Artikel, die unter diesem Schlagwort ver-

Kasten 9-1: Copyright or copy wrong?

Meine Gedanken gehören mir. Mit vollem Recht verwahren Sie sich dagegen, dass sich jemand mit Ihren Federn schmückt. Genau genommen sind es sogar zwei Rechte, die Sie geschützt haben wollen: Einerseits wollen Sie Ihren Namen mit einer Idee verbinden, andererseits beanspruchen Sie das Geld, das sich damit eventuell verdienen lässt. Diese Rechte werden (fast) weltweit durch gesetzliche Regelungen geschützt: das *Urheberrecht* (englisch *copyright*).

Das Urheberrecht unterscheidet sich in einem Punkt entscheidend von ähnlichen Rechten wie dem Patent- oder Markenschutzrecht: Sie brauchen es nicht anzumelden. Durch jede «persönliche geistige Schöpfung» erwerben Sie automatisch das Urheberrecht, d. h.:

- Sie müssen sich etwas gedacht haben («geistig»).
- An dem Gedanken muss etwas neu sein («Schöpfung»).
- Er muss Ihnen als Individuum zuzuordnen sein («persönlich»).

Dabei ist es erst einmal völlig unerheblich, ob Sie diesen Gedanken zu Papier gebracht oder jemandem erzählt haben (natürlich spielt das eine Rolle für die Beweisbarkeit). Und ob Sie jemandem einen Text auf Papier oder in Datenform zuschicken oder ihn ins Internet stellen – nichts davon gibt irgendjemandem irgendwelche Rechte über den Text. Umgekehrt «gehört» Ihnen kein Text und kein Bild, nur weil Sie es herrenlos im Internet finden.

Heißt das, dass ich das Urheberrecht an meinem Pflegebericht über Herrn Meier habe? Aber sicher. Allerdings gibt es konkurrierende Rechte: Herrn Meiers Persönlichkeitsrecht verbietet es, dass Sie diesen Bericht in einer Form veröffentlichen, die irgendeinen Rückschluss auf ihn zulässt, und arbeitsrechtlich können Sie verpflichtet sein, während Ihrer Arbeit entstandene Texte dem Arbeitgeber zur Nutzung zu überlassen.

Das berührt aber nicht den Kern des Urheberrechts: Nur Sie allein können entscheiden, ob Ihre «persönliche geistige Schöpfung» mit Ihrem Namen verknüpft werden soll oder ob nicht. Abtreten können Sie dagegen – durch Vertrag oder formlose Vereinbarung – das Recht einer bestimmten *Nutzung* oder *Verwertung*. Es gilt nur das, was ausdrücklich und konkret genannt ist; alle anderen möglichen Nutzungsrechte verbleiben beim Urheber (bzw. bis 70 Jahre nach seinem Tod bei seinen Erben). Deshalb enthalten Verlagsverträge meist ellenlange Passagen, in denen jede nur irgend denkbare Nutzungsform geregelt ist. Ein Streit um solche Paragraphen lohnt sich nur, wenn Sie schon konkrete Vorstellungen von Nutzungsrechten haben, die Sie sich vorbehalten wollen.

Aber sind meine Gedanken wirklich meine Gedanken? Ist nicht alles schon einmal gedacht worden? Ist es möglich, etwas zu schreiben, ohne auf von anderen Geschriebenes zurückzugreifen? In diesem Dilemma hat man sich auf ganz ähnliche Regeln geeinigt, wie Sie sie aus den Patientenrechten kennen: Im Prinzip ist jeder Eingriff eine Körperverletzung – es sei denn, er ist vom aufgeklärten Patienten ausdrücklich erlaubt worden oder es besteht unmittelbare Gefahr für Leben oder Gesundheit. Im Prinzip dürfen Sie nichts verwenden, was andere gedacht oder geschrieben haben, egal auf welchem Wege es zu Ihnen gekommen ist – es sei denn mit ausdrücklicher Erlaubnis des Urhebers oder aufgrund exakt definierter Rechte der Allgemeinheit.

Das wichtigste dieser Allgemeinheitsrechte ist das *Zitatrecht*. Sie dürfen fremde Werke «in einem durch den Zweck gebotenen Umfang» zitieren. Anders als viele glauben, gibt es also keine absolute Obergrenze für die Länge eines Zitates. Das Zitat muss nur vier Bedingungen erfüllen:

- Es muss als Beleg verwendet sein, d. h. aus dem, was Sie vorher und nachher schreiben, muss hervorgehen, zu welchem Zweck Sie dieses Zitat anführen.
- Es muss als Zitat kenntlich gemacht sein, z.B. durch Anführungszeichen, durch Kursivierung oder durch Einrücken.
- Es darf nicht verändert sein. Auslassungen («[...]»), erläuternde Hinzufügungen («er [der Patient]»), veränderte Formen (mithilfe «eine[r] ...») müssen gekennzeichnet sein, üblicherweise durch eckige Klammern. Bei kurzen Zitaten muss man darauf achten, dass ihr Sinn nicht dadurch entstellt wird, dass sie aus dem Zusammenhang gerissen sind.
- Die Quelle muss so genannt sein, dass man sie wiederfinden und ggf. vergleichen kann.

Wenn irgend möglich sollten Sie unmittelbar (nicht aus zweiter Hand) und aus einer verlässlichen Ausgabe zitieren und ein Bewusstsein für die Entstehungszeit des Textes erkennen lassen:
... man möchte sagen, die Absicht, daß der Mensch «glücklich» sei, ist im Plan der «Schöpfung» nicht enthalten. (S. Freud: *Nicht:* zit. nach Müller 2001, S. 305. *Sondern:* Das Unbehagen in der Kultur [1930]. In ders.: Studienausgabe, Bd. IX. Frankfurt/Main: S. Fischer 7. A. 1994, S. 208)

Internetquellen zitieren Sie sparsam (denn sie sind unzuverlässig), wenn irgend möglich unter Angabe des Urhebers und unbedingt mit Datum.

Ein anderes wichtiges «Allgemeinheitsrecht» ist das Recht, für Wissenschaft, Unterricht oder den Privatgebrauch kleine Teile eines Werkes zu *kopieren*. Bei diesen und ähnlichen Kleinstvervielfältigungen übernimmt die Vergütung eine «Verwertungsgesellschaft», die z.B. von Hersteller und Betreiber eines Kopiergerätes Gebühren einzieht. Aber Vorsicht: Sie begehen eine Urheberrechtsverletzung, wenn Sie ganze Bücher oder Zeitschriften, Formulare, Noten und Computerprogramme kopieren.

Mit Gedanken ist weder besonders viel Ruhm noch besonders viel Geld zu ernten. Aber dieses bisschen sollten Sie den Urhebern lassen, indem Sie sich an die Regeln halten.

© Klaus Reinhardt

Weitere Informationen zum Thema Urheberrechtsschutz, Nutzungs- und Verwertungsrechte erteilt:
Verwertungsgesellschaft Wort (VG Wort), Goethestr. 49, 80336 München, Tel.: 089 514 12-0, Fax: 089 514 12-58. Internet: http://www.vgwort.de. E-Mail: vgw@vgwort.de

schlüsselt sind. *(Martin & Connor, 1996, S. 78)*

Weaver (1995, S. 79) beschreibt, wie ein Krankenhaus eigene Merkblätter entwickelte und die Endversionen dann in das interne Computersystem einspeiste, wovon man sich folgende Vorteile erhoffte:
- Alle Pflegekräfte hätten von ihren Stationen aus Zugriff auf die Unterlagen.
- Es würde weniger Papier verschwendet, da die Unterlagen nur nach Bedarf ausgedruckt würden.
- Materialien könnten leichter aktualisiert werden, so dass die Patienten stets die neuesten Informationen erhalten würden.

Eine andere Klinik, das Phoenix Children's Hospital, ging noch einen Schritt weiter. Alle im Hause entwickelten Beratungsmaterialien wurden in PDF-Dateien (*portable document format*) konvertiert. Diese Art von Datei eignet sich hervorragend für die Verbreitung elektronischer Dokumente, da diese ihre ursprüngliche Struktur behalten und sich mit der entsprechenden Software (Acrobat Reader) auf jedem Computer lesen und ausdrucken lassen. Der Nutzer kann sie jedoch nicht bearbeiten. PDF-Dateien können per E-Mail verschickt, ins Inter- oder Intranet gestellt oder auf eine CD-ROM gebrannt werden.

Außerdem verwendet das genannte Krankenhaus die Acrobat-Catalog-Software, um Volltextindizes zu erstellen. Im Gegensatz zu Titel- oder Schlagwortregistern listen diese sämtliche Wörter jedes PDF-Dokuments auf. Ein Nutzer, der Beratungsmaterial zu einem bestimmten Thema sucht, kann auf jedem Computer des internen Netzwerks entsprechende Schlüsselbegriffe in das Suchprogramm eingeben. Die Software nennt ihm dann alle Unterlagen, in denen der Suchbegriff vorkommt, und der Nutzer kann die Dokumente auf dem Bildschirm anschauen und die geeigneten auswählen und drucken. Dieser Ausdruck ist identisch mit den Original, d. h. er hat dieselbe Schrift, dieselben Illustrationen und dasselbe Layout. Hierzu muss auf dem zum Drucken benutzten Computer nicht einmal die zur Erstellung des Originals verwendete Software verfügbar sein.

9.2.3 Informationsbeschaffung

Wenn Sie beschließen, selbst Beratungsmaterialien zu verfassen, werden Ihnen viele Fragen in den Sinn kommen. Wie gehen die Pflegekräfte anderswo damit um? Wie lauten die neuesten Forschungsergebnisse zu diesem Thema? Auf welche Quellen kann ich Klienten verweisen? Computer helfen Ihnen, die Antworten zu finden.

Anfragen per E-Mail

Es gibt unterschiedliche Möglichkeiten, um per Computer aktuelle Forschungsergebnisse oder andere Informationen abzurufen, die Sie für Ihre Beratungsunterlagen verwenden können. Ein möglicher Weg sind E-Mails. Wenn Sie am Morgen eine E-Mail-Anfrage an einen Pflegespezialisten irgendwo im Lande schicken, werden Sie häufig noch am selben Tag Antwort erhalten.

Klinken Sie sich in ein bestehendes Netzwerk von Pflegekräften oder Fachleuten für Patientenberatung ein, und Sie werden merken, wie einfach es ist. Die anderen Teilnehmer können Ihnen Buchtipps, Bibliografien oder ganze Informationsdateien schicken. Stellen Sie eine Liste der Kollegen zusammen, die Sie auf Konferenzen treffen, oder abonnieren Sie eine Mailing-Liste. Es gibt auch moderierte Newsgroups, deren Moderator die Beiträge kontrolliert. Welche Mailing-Listen es gibt, können Sie von Kollegen erfahren, oder Sie fragen die entsprechenden Datenbanken ab (zum Beispiel http://www.liszt.com/; diese enthielt, als ich dieses Kapitel verfasste, schon nahezu 300 Mailing-Listen zum Thema Gesundheit). Die richtige Mailing-Liste wird Ihnen sehr rasch die gesuchten Antworten liefern.

Möchten Sie wissen, wie andere Organisationen die Probleme gelöst haben, mit denen Sie sich jetzt konfrontiert sehen? Verschicken Sie E-Mails oder durchstöbern Sie das Internet. Ein Beispiel: Sie wollen den Patientenratgeber Ihres Krankenhauses überarbeiten? Das Patientenhandbuch der National Institutes of Health können Sie unter http://www.cc.nih.gov/ccc/patient_handbook/index.html abrufen.

Informationssuche

Sie können Ihre Informationssuche auf verschiedene Weise betreiben, zum Beispiel mit Hilfe von CD-ROMs wie InfoTrac, aber auch auf Online-Datenbanken oder Internet-Suchmaschinen zurückgreifen.

> Wussten Sie, dass es Leute gibt, die das Suchen zu Ihrem Beruf gemacht haben? Und das beste daran ist, dass Sie ihre Dienste ganz umsonst in Anspruch nehmen können. Diese Menschen nennen sich Bibliothekare, und man findet sie im Allgemeinen in öffentlichen, medizinischen, akademischen oder betriebseigenen Büchereien. Sie haben spezielle Suchmethoden gelernt und können Ihnen einiges an Zeit und Frustration ersparen. Manche werden sogar an Ihrer Stelle recherchieren; das und ob Sie die Recherche bezahlen müssen, hängt jedoch von der Art der jeweiligen Bibliothek ab sowie von der Beziehung, in der Sie zu ihr stehen.

Ob Sie die Informationssuche mit dem Computer als Wohltat oder als Frustfaktor empfinden, hängt davon ab:
- wie viele Informationen zum fraglichen Thema vorhanden sind
- welche Datenbank Sie durchsuchen
- welche Suchmaschine Sie gewählt haben
- welche Suchstrategie Sie benutzen oder
- ob gerade Vollmond ist, auf der Sonne verstärkte Eruptionen stattfinden oder andere nicht identifizierbare und unkontrollierbare Variablen ihren Einfluss ausüben. (Dieser letzte Punkt entstammt meiner persönlichen Erfahrung, wurde in der Fachliteratur jedoch noch nicht eingehend behandelt.)

Wenn all das für Sie bereits klingt wie böhmische Dörfer, finden Sie in **Kasten 9-2** die Definitionen einiger Internet-Begriffe.

■ Das Internet ist für die Suche nach wissenschaftlicher Literatur nicht gerade die beste Quelle. Fachartikel, Kongressberichte, statistische Daten und Berichte über ernst zu nehmende Forschungsprojekte findet man immer noch am ehesten in einer wissenschaftlich orientierten Bibliothek. *(Dickstein et al., 1997, S. 62)* ■

Es gibt viele Datenbanken, die Informationen über Krankheit und Gesundheit anbieten, zum Beispiel CINAHL, MEDLINE, CANCERLIT und PsycLIT. Firmen, die Datenbanken unterhalten, sind Silver-Platter, InfoTrac und EBSCO. Ihre Datenbanken umfassen sowohl Zitate, die Sie in Artikeln oder Büchern verwenden können, als auch komplette Texte. Die medizinisch-pflegerisch orientierten Datenbanken von InfoTrac und EBSCO enthalten auch viele Laienpublikationen. Die anderen oben genannten Dienste führen eher wissenschaftliche Fachartikel.

MEDLINE zum Beispiel können Sie über verschiedene Internetseiten erreichen (eine davon hat die Adresse http://igm.nlm.nih.gov). Dort finden Sie wichtige bibliografische Verweise, können den vollen Text der Artikel aber unter Umständen nur einsehen, wenn Sie eine Gebühr entrichten oder eine Bücherei aufsuchen.

Eine Datenbank durchsucht man am besten mit Hilfe einer Suchmaschine. Das ist ein automatisches Programm, das bestimmte Informationen aufspürt. Wie benutzt man eine Suchmaschine? Suchmaschinen stöbern nach Schlagworten. Man gibt ein, wonach man sucht (die Suchbegriffe), klickt auf den «Suchen»-Knopf und erhält in Sekundenschnelle eine Liste der Suchergebnisse (die so genannten Treffer).

Daneben gibt es einige zusätzliche Funktionen, die Ihnen ermöglichen, die Suche genauer zu umreißen. Beispielsweise können Sie angeben, in welcher Sprache die durchsuchten Dokumente abgefasst sein sollen. Auf diese Weise ersparen Sie sich eine Menge unbrauchbarer Treffer. Jede Suchmaschine bietet eigene Suchtipps an. Machen Sie sich damit vertraut, bevor Sie mit der Internetrecherche beginnen. Dann werden Sie zum Beispiel erfahren, dass Sie bei AltaVista, Infoseek und Excite Suchwort-Gruppen in Anführungszeichen setzen müssen, wenn als Ganzes danach gesucht werden soll. Außerdem können Sie das Plus- bzw. das Minuszeichen benutzen, um bestimmte Begriffe ein- bzw. auszuschließen.

Alle WWW-Suchmaschinen durchsuchen Register von Internetadressen (URLs) und Web-Seiten-Titeln. Andere Suchmaschinen listen auch Web-Seiten mit anderen Daten auf. Textsuch-

Kasten 9-2: Begriffe, die man kennen sollte

Bulletin Board Service: Siehe **Mailing-Liste**
Browser: Dieses Surfprogramm lässt Sie die Informationen im Web lesen. Die gängigsten Browser sind Netscape Navigator und Internet Explorer.
CD-I (compact disc-interactive): Sie sehen aus wie normale CD-ROMs, lassen sich aber nur mit einem speziellen CD-I-Spieler abspielen, der an den Fernseher angeschlossen wird. Auf ihnen lassen sich interaktive, digitale Echtzeitanimationen, Filme, Musikstücke und Computerprogramme speichern. Sie sind preiswerter als CD-ROMs und leicht zu installieren, aber leider sind nicht viele Programme auch CD-I erhältlich.
CD-ROM (compact disc-read-only memory): Auf ihnen lassen sich interaktive, digitale Echtzeitanimationen, Filme, Musikstücke und Computerprogramme speichern.
computer-assisted instruction (CAI): Siehe **computer-based teaching***
computer-based teaching (CBT): Computerprogramme dieser Art sind für die interaktive Beratung gedacht. Die Software wird auf Disketten, als Download oder auf CD-ROM geliefert.
Cyberspace: Die Dimension, in der Sie sich befinden, wenn Sie online sind.
Downloaden: Eine Datei bzw. ein Programm von einem anderen Rechner (aus dem Internet) auf Ihren «herunterladen», d. h. kopieren.
E-Mail: Abkürzung für *electronic mail*. Das schnelle Postsystem des Internet ermöglicht es Ihnen, Nachrichten oder Dateien an alle anderen Nutzer zu versenden.
Externer Link: Siehe **Hyperlink**
FAQs (frequently asked questions): Eine Sammlung von immer wieder gestellten Fragen und den zugehörigen Antworten.
Favoriten: Siehe **Lesezeichen**
Homepage: Die Homepage ist die Startseite einer Internetpräsenz; sie ähnelt dem Inhaltsverzeichnis eines Buchs.
HTML: Abkürzung für **H**ypertext **M**arkup **L**anguage.
Hyperlink: Diese Verknüpfungen (engl. *links*) lassen Sie das Web bereisen. Auf Web-Seiten gibt es farblich vom restlichen Text abgesetzte, unterstrichene Worte. Klicken Sie mit der Maus auf ein solcherart hervorgehobenes Wort, werden Sie auf eine neue Seite weitergeleitet («gelinkt»).
Hypertext: Siehe **Hyperlink**
Internet: Dieses weltweite Kabelnetzwerk verbindet kleinere Computernetzwerke miteinander.
Intranet: Dieses einrichtungsinterne Computernetzwerk ähnelt in seinem Aufbau dem Internet, ist aber lokal begrenzt.
IVD (interactive videodisc): IVDs bieten eine interaktive Benutzeroberfläche, können auf dem Computermonitor oder einem normalen Fernsehgerät angeschaut werden und weisen eine bessere Bildqualität auf als CD-ROMs und CD-Is. Der Adressat kontrolliert durch Berühren des Monitors selbst, welche und wie viele Daten er liest.
Java: Computersprache, die zum Programmieren von Homepages benutzt wird.
Laserdisc: Siehe **IVD**
Lesezeichen: Alle gängigen Browser bieten Ihnen die Möglichkeit, eine Liste mit den Adressen Ihrer Lieblingsseiten anzulegen, so dass Sie diese bei Bedarf schnell wieder aufrufen können, ohne jedes Mal die Adresse eintippen zu müssen.
Link: Siehe **Hyperlink**
Listserver: Wenn Sie sich bei einem Listserver für ein bestimmtes Thema registrieren lassen, erhalten Sie die neuesten Informationen regelmäßig per E-Mail.

Mailing-Liste: Gruppe von Usern, die über ein bestimmtes Thema diskutieren. Sie können die Beiträge anderer lesen, aber auch selbst Beiträge «posten», die dann wiederum von vielen anderen Nutzern gelesen werden.
Meta-Suchmaschinen: Sozusagen «Über-Suchmaschinen»; Suchmaschinen, die die Suchergebnisse mehrerer Suchmaschinen kombinieren. Beispiele sind Metacrawler und Starting Point.
Navigation: Das Fortbewegen durchs Web.
Newsgroups: Nachrichtenbörsen, in denen Internet-Benutzer Fragen stellen, Probleme schildern oder sich öffentlich an andere Netzbesucher wenden können.
Nur-Text-Browser: Diese Art von Browser zeigt nur Texte, keine Bilder.
Nur-Text-Option: Wenn Sie diese Voreinstellung wählen, können Sie nur den Text einer Seite lesen, die Bilder werden nicht aufgebaut. Da der Bildaufbau oft sehr lange dauert, kann diese Funktion die Datensuche beschleunigen.
Online: Sie sind online, wenn Sie eine aktive Verbindung zu Ihrem Provider, einem Bulletin Board System oder einer Web-Seite unterhalten.
Operatoren: Mit den Operatoren «and», «or», «not» oder «near» können Sie Ihre Suche einschränken. Die genaue Verwendung lesen Sie bitte in der Online-Hilfe Ihrer Suchmaschine nach.
Sucheinstellungen: Die Bedingungen, die Sie der Suchmaschine für Ihre Internetrecherche angeben, also zum Beispiel Suchbegriffe oder -sätze und Operatoren.
Suchmaschinen: Diese Programme benutzt man, um im Web Informationen aufzuspüren. Man gibt einen Begriff oder Satz ein und das Programm sucht gemäß seinen jeweiligen Regeln in der zugehörigen Datenbank nach passenden Internetseiten. Zwei der bekanntesten Suchmaschinen sind Hotbot und AltaVista. Mitunter bieten Internetseiten eigene Suchfunktionen an, mit denen man auf ihnen nach Informationen suchen kann.
Syntax: Die Reihenfolge, in der Sie Ihre Suchbegriffe in die Suchmaschine eingeben.
Treffer: Die Suchmaschine führt alle Dokumente, in denen sie die angegebenen Suchbegriffe findet, in einer Trefferliste auf.
Webmaster: Der Webmaster sichtet und sortiert die Beiträge, die an eine Internetseite oder Mailing-Liste geschickt werden, damit keine unqualifizierten Zuschriften veröffentlicht werden, oder moderiert die Diskussion. Er muss jedoch nicht zwangsläufig ein Fachmann für das diskutierte Thema sein.
Uploaden: Eine Datei bzw. ein Programm von Ihrem Computer auf einen anderen Rechner (im Internet) «heraufladen», d. h. kopieren.
URL: Der **U**niform **R**esource **L**ocator ist die Adresse einer Web-Seite. Diese setzt sich aus Wörtern bzw. Buchstaben und Ziffern, Punkten und Schrägstrichen zusammen und beginnt meist mit «http://».
Web-Seite: Internetpräsenz von Privatleuten, Organisationen, Firmen, Gruppen und staatlichen Einrichtungen.
WWW (world wide web; Web): Dieser Teil des Internets kann Grafiken, Animationen und Töne darstellen. Es setzt sich aus Web-Seiten zusammen, die untereinander durch Links verbunden sind.

* Im Deutschen spricht man von computergestützter Instruktion und computerbasierter Unterweisung. [Anmerkung des Bearbeiters]

maschinen wiederum können nach folgenden Aspekten suchen:
- Hauptüberschriften
- erste Textzeile der Homepage
- häufig vorkommende Begriffe
- gesamter Text der Web-Seite.

Kasten 9-3 nennt einige der bekanntesten WWW-Suchmaschinen.

Hinzu kommen noch aufgabenspezifische Suchmaschinen sowie Suchfunktionen innerhalb von Web-Seiten, die Ihnen helfen, bestimmte Informationen schneller zu finden. So handelt es sich bei Four11 um eine Suchmaschine, mit der Sie Personen aufspüren können (http://www.four11.com). Sie ist hilfreich, wenn Sie etwa die E-Mail-Adresse eines bestimmten Kollegen suchen. Eine andere Möglichkeit ist, die Homepage der Einrichtung aufzusuchen, für die diese Person arbeitet. Dort finden Sie sicher ein Mitarbeiterregister.

Es gibt auch einige medizinisch ausgelegte Suchmaschinen:

Achoo: Internet Health Care Directory
   http://www.achoo.com/
HealthAtoZ
   http://www.HealthAtoZ.com/
MEDWEB, Consumer Health
   http://www.gen.emoty.eduMEDWEB/
   keyword/consumer_health.html

Es gibt sogar eine Web-Seite, die Informationen über medizinische Suchmaschinen anbietet und erklärt, wie man sie richtig auswählt und benutzt: Understanding Medical Search Engines, http://www.pcs.ucdmc.ucdavis.edu/net/infomed.htm.

Suchmaschinen bewerten die Einträge, die sie finden, sortieren sie nach dieser Gewichtung und zeigen sie auf dem Bildschirm an. Die Logik dieser Reihenfolge ist manchmal nicht ganz einfach nachzuvollziehen. So durchsucht WebCrawler ganze Web-Seiten und zählt, wie oft das von Ihnen eingegebene Suchwort darin vorkommt. Je häufiger eine Web-Seite den Suchbegriff enthält, desto höher wird sie in der Trefferliste eingeordnet. Andere Suchmaschinen zeigen bevorzugt

Kasten 9-3: Die gängigsten www-Suchmaschinen

AltaVista	http://www.altavista.de
Excite	http://www.excite.de
Google	http://www.google.de
	http://www.google.ch
HotBot	http://www.hotbot.de
Infoseek	http://guide.infoseek.com
Lycos	http://www.lycos.de
MetaCrawler	http://www.metacrawler.de
Starting Point	http://stpt.com
WebCrawler	http://www.webcrawler.com
Yahoo	http://www.yahoo.de

Web-Seiten an, mit denen die Betreiber Werbeverträge abgeschlossen haben, so dass Sie die Informationen, die Sie eigentlich gesucht haben, vielleicht erst auf der zweiten oder dritten Seite der Liste finden.

Eine Meta-Suchmaschine greift auf mehrere untergeordnete Suchmaschinen zurück. Bei Metacrawler sind das AltaVista, Excite, Infoseek, Lycos, Yahoo! und WebCrawler. Diese Meta-Suchmaschine sucht gleichzeitig mit verschiedenen Suchmaschinen, so dass Sie keine Doppeltreffer erhalten. Bei Starting Point können Sie selbst bestimmen, in welcher Reihenfolge mit welchen Suchmaschinen (eine nach der anderen) gesucht werden soll.

Meta-Suchmaschinen ermöglichen es Ihnen, mehr Datenbanken in kürzerer Zeit zu durchsuchen. Sie bieten Ihnen außerdem die Option, Ihre Suche durch Domänen- bzw. Kategorienkürzel wie «.gov» oder «.edu» einzuschränken. Mit Starting Point können Sie maßgeschneiderte Suchvorgänge durchführen, indem Sie die jeweiligen Besonderheiten der untergeordneten Suchmaschinen und Datenbanken zu Ihrem Vorteil ausnutzen. Im Allgemeinen können Sie jedoch bei einer Meta-Suchmaschinen-Suche die speziellen Funktionen der einzelnen Suchmaschinen nicht gezielt auswählen.

Aktuelle Informationen über neue und alte Suchmaschinen finden Sie auf der Web-Seite von Search Engine Watch unter http://www.searchenginewatch.com.

Tipps für die Internetrecherche

■ Personen, die sich für bestimmte medizinisch oder psychologisch relevante Krankheiten, Störungen oder Probleme interessieren, scheinen das Internet sehr effektiv zu nutzen, um miteinander in Kontakt zu bleiben und Informationen zu verbreiten. *(Dickstein et al., 1997, S. 63)* ■

Stellen Sie sich ein Spinnennetz vor. Genau so sind auch die einzelnen Internet-Seiten durch Links miteinander verwoben.

Das ist gut und schlecht zugleich. Wenn Sie mit Hilfe von Links von einer Seite zur nächsten springen, können Sie neue Einblicke gewinnen, die Ihnen verschlossen geblieben wären, wenn Sie in einer normalen Bibliothek über Ihr Thema recherchiert hätten. Ein Beispiel: Eine Web-Seite über neue Wege in der Krebstherapie könnte auf eine andere Internetseite linken, die darüber diskutiert, wie man Marihuana zur Behandlung von Übelkeit einsetzen kann. Auf dieser Seite wiederum könnten Sie einen Link zur NORML-Homepage finden, einer Organisation, die sich für die Legalisierung dieser Droge einsetzt. Wenn Sie sich mit Links durchs Internet klicken, können Sie einerseits zu einer kreativeren Sichtweise eines Themas gelangen, andererseits aber auch auf Abwege geraten, Ihr eigentliches Ziel aus dem Auge verlieren und viel Zeit verschwenden.

Sparks & Rizzolo (1998) geben einige Tipps für eine effektive Internetrecherche:
- Machen Sie sich mit Ihrer Datenbank vertraut.
- Lesen Sie zunächst die FAQs oder die Texte in der Hilfefunktion.
- Machen Sie sich Notizen; merken Sie sich die Suchbegriffe und Datenbanken, die Sie versucht haben.
- Achten Sie auf die richtige Schreibweise Ihrer Suchbegriffe.
- Suchen Sie nach möglichst ungewöhnlichen Begriffen (zum Beispiel «psoriatische Arthritis» statt einfach «Psoriasis»).
- Wählen Sie Suchbegriffe, die auf der Art Seite, die Sie finden wollen, häufig vorkommen könnten.
- Verwenden Sie geeignete Operatoren und geeignete Syntax.

Führt Ihre Suche nicht zum erhofften Ergebnis, probieren Sie Folgendes:
- Versuchen Sie Synonyme («renal» statt «Niere»).
- Durchsuchen Sie mehrere Datenbanken. (Sie haben sich doch notiert, welche Sie bereits ausprobiert haben, oder?)
- Überlegen Sie, wieso Ihre Suchergebnisse nicht passen, und ändern Sie Ihre Suchbegriffe entsprechend. (Sie haben sich doch notiert, welche Sie bereits ausprobiert haben, oder?) (Bekommen Sie zu «Wachstum» zu viele botanische Treffer, fügen Sie «Kind» hinzu.)
- Bekommen Sie immer noch zu viele Treffer, richten Sie Ihre Suche genauer aus, indem Sie die Sucheinstellungen weiter spezifizieren.
- Wird für Informationen, die Sie nutzen möchten, eine Gebühr verlangt, sollten Sie sich nicht einfach damit abfinden und zahlen. Suchen Sie erst weiter, ob Sie dieselben Informationen nicht auch kostenlos bekommen können. So werden etwa die Dienste von MEDLINE im Internet sowohl kostenpflichtig als auch kostenlos angeboten.
- Wenn Sie eine Internetadresse (URL) angeben und die Meldung erhalten, diese Seite existiere nicht mehr (z. B. «not found»), geben Sie nicht sofort auf. Genauso wie Patienten umziehen und vergessen, Ihnen ihre neue Anschrift mitzuteilen, werden Web-Seiten aktualisiert und bekommen eine neue Adresse. Nehmen Sie die alte Internetadresse der Seite, z. B. http://www.phxchildrens.com/programs/emily/education-prog.html, und kürzen Sie sie von rechts nach links jeweils um ein Segment. Probieren Sie also als Nächstes http://www.phxchildrens.com/programs/emily/. Klappt auch das nicht, versuchen Sie nun http:// www.phxchildrens.com/programs/ usw. Eventuell finden Sie so, was Sie suchen, oder sogar noch etwas Besseres.
- Funktioniert diese Methode nicht, können Sie eine Suchmaschine einsetzen, um herauszufinden, ob die fraglichen Informationen anderswo im Web noch existieren. (Denken Sie immer daran, dass jede Adresse, die ich in diesem Buch angebe, mit einem Patienten vergleichbar ist, der sterben kann oder umzieht, ohne seine neue Anschrift zu hinterlassen.)

Klammern Sie sich nicht zu eng an Ihre Lieblingssuchmaschine, sondern arbeiten Sie sich in mehrere ein. Wenn Sie die gewünschten Informationen mit der einen Suchmaschine nicht finden, probieren Sie eben eine andere aus. Dauert eine Suche länger als normal, wechseln Sie ebenfalls zu einer anderen Suchmaschine. Wie lange eine Suche dauert, hängt davon ab, wie viel Verkehr gerade im Internet herrscht, wie komplex Ihre Suche ist und wie schnell die verwendete Suchmaschine arbeitet. Natürlich kann auch der Vollmond schuld sein.

Manchmal ist es einfacher, sich über Links zu dem Thema vorzuarbeiten, das Sie interessiert. In **Kasten 9-4** finden Sie einige Internetadressen mit Links zum Thema Gesundheit, die Ihnen bei der Herstellung von Materialien für die Patienten- und Angehörigenberatung helfen können.

Kasten 9-4: Einige interessante Internetseiten zum Thema Gesundheit

Die aktuellsten Internetseiten finden Sie, wenn Sie immer wieder von neuem danach suchen. Manchmal lohnt es sich aber auch, auf alte Favoriten zurückzukommen. Wenn Web-Seiten aktualisiert werden, können sich auch ihre URLs ändern. Hier einige Adressen, unter denen Sie die relevanten Informationen oder wenigstens interessante Links finden könnten.

Wenn Sie eine Seite entdeckt haben, auf die Sie eventuell zurückgreifen wollen, können Sie ein Lesezeichen anlegen. Eine solche Funktion bieten alle gängigen Browser (beim Internet Explorer heißt sie «Favoriten»). Sie sollten jedoch weder jede Seite markieren, die Sie zu einem Thema finden, noch zu sparsam mit Lesezeichen umgehen. Finden Sie ein ausgewogenes Mittelmaß.

Wenn Sie Ihre eigene Homepage betreiben, können Sie selbst auf andere Web-Seiten linken, die Sie nützlich finden. Fragen Sie die jeweiligen Spezialisten, welche Seiten sie für die besten in ihrem Fachgebiet halten.

Agency for Health Care Policy Research
http://www.ahcpr.gov.80/consumer
American Academy of Family Physicians
http://www.aafp.org
American Academy of Pediatrics
http://www.aap.org/
American Medical Association
http://www.ama-assn.org
Centers for Disease Control and Prevention, CDC
http://www.cdc.gov/
Combined Health Information
http://chid.nih.gov/
FDA, Food and Drug Administration
http://www.fda.gov
FDA/Center for Food Safety
http://vm.cfsan.fda.gov
Food and Drug Administration
http://www.fda.gov
Food and Nutrition Center
http://www.nal.usda.gov/fnic/
Healthfinder
http://www.healthfinder.gov/

Health Web
http://www.healthweb.org/
KidsHealth
http://www.ama-assn.org/kidshealth
MEDWEB
http://www.gen.emory.eduM EDWEB/keyword/consumer_health.html
National Center for Education in Maternal and Child Health
http://www.ncemch.org
National Center for Health Statistics, NCHS
http://www.cdc.gov/nchswww/nchshome.htm/
National Highway Traffic Safety Administration
www.nhtsa.dot.gov
National Institutes of Health
http://www.nih.gov
(Eine der Seiten, die kostenlosen Zugriff auf MEDLINE bieten.)
National Institute for Diabetes, Digestive and Kidney Diseases
http://www.niddk.nih.gov
NIH consumer information
http://www.nih.gov/health/consurner/conicd.htm
NOAH (New York Online Access to Health)
http://noah.cuny.edu
Office of Alternative Medicine
http://attmed.od.nih.gov/
OncoLink, University of Pennsylvania Cancer Center Resource
http://www.oncolink.upenn.edu/
Parents Helping Parents
http://www.php.com
Pediatric Points of Interest
http://www.med.jhu.edu/
Pharm Web
http://www.pharmweb.net/
http://www.mcc.ac.uk/pwmirror/pwi/pharmwebi.html
U.S. National Library of Medicine, NLM
http://www.nlm.nih.gov/

Beurteilung von Informationen

▪ Wir befinden uns in einer elektronisch ausgerichteten Welt, in der Glaubwürdigkeit, fachliche Autorität und persönliches Expertentum nicht immer auf den ersten Blick erkennbar sind. *(Dickstein et al., 1997, S. 61)* ▪

Wissenschaftliche Texte durchlaufen eine strenge Kontrolle. Im Internet jedoch kann jeder veröffentlichen. Woher weiß man, ob man es mit einer guten Web-Seite zu tun hat?

▪ Hochstapler und Wissenschaftler haben im Internet dieselben Veröffentlichungsrechte. *(Larkin, 1996)* ▪

▪ Als Suchender müssen Sie selbst beurteilen, ob das, was Sie gefunden haben, Ihren Ansprüchen genügt. *(Harris, 1997)* ▪

Das Letzte, was wir wollen, ist, unseren Klienten falsche Informationen zu geben. Seien Sie vorsichtig, wenn Sie Beratungsmaterialien aus dem Internet herunterladen oder Informationen aus dem Internet in Ihre eigenen Materialien einbauen, denn sie wissen ja, dass jeder eine Homepage betreiben und darauf alles verbreiten kann, was er will. Woher wissen Sie, ob eine Quelle verlässlich ist? Was macht eine gute Web-Seite aus? Hier eine Liste von Eigenschaften, die in der Literatur genannt werden:

Korrektheit
- Stimmen die Informationen auf der Web-Seite?
- Gibt die Web-Seite an, woher sie ihre Informationen bezieht?

Fachliche Autorität
- Wer hat die Information verfasst?
- Hat der Autor oder Betreiber der Seite die nötige fachliche Kompetenz, um über das Thema zu schreiben? Dazu gehören berufliche Ausbildung und Erfahrung, Zertifikate und weitere Publikationen in diesem oder verwandten Gebieten.
- Kennen Sie die persönliche und berufliche Reputation des Autors/Betreibers?
- Gibt der Autor beziehungsweise der Betreiber an, unter welcher E-Mail-Adresse, Postanschrift oder Telefonnummer er zu erreichen ist?
- Falls die Seite von einer Organisation betrieben wird: Ist diese Organisation bekannt und angesehen?
- Werden die Namen und Referenzen der Personen aufgeführt, die für die Inhalte der Web-Seite verantwortlich sind?
- Wer verwaltet die Seite?

Die besten Quellen sind Homepages von Regierungen und Universitäten. Die Web-Seiten von Einzelpersonen und Laienorganisationen sind oft weniger objektiv, da diese eher geneigt sind, im Internet zu veröffentlichen, um ihre jeweiligen Botschaften zu verbreiten. Das hat natürlich auch Einfluss auf die Inhalte und Links, die sie anbieten.

Glaubwürdigkeit, Nachvollziehbarkeit und Verantwortungsbewusstsein
- Deckt die Web-Seite alle Aspekte eines Themas ab? Ist sie objektiv?
- Hat die Seite eine Bibliografie mit wissenschaftlich orientierten Verweisen auf gute Quellen?
- Falls die Web-Seite starke Behauptungen aufstellt: Werden alle Seiten des Themas fair dargestellt?
- Liefert die Seite Gründe, Fakten und Details?
- In welchem Ton werden die Informationen dargestellt? Werden sie ausgewogen präsentiert? Klingt der Texte der Seite wut- oder hasserfüllt, boshaft oder überkritisch oder aber allzu positiv, kann dies ein Hinweis auf Subjektivität sein.
- Gibt es Hinweise auf einen Interessenkonflikt oder eine verborgene Agenda?
- Sind die Informationen auf der Internetseite einseitig gefärbt? Diese Tendenz kann politischer, wirtschaftlicher, religiöser oder philosophischer Art sein.
- Welche Themen wirft die Homepage auf und welche ignoriert sie?
- Enthält die Web-Seite viele Schreib- oder Grammatikfehler?

Wenn Sie eine Web-Seite finden, auf der angebliche Wundermittel als Ersatz für verordnete Medikamente angepriesen oder verkauft werden, melden Sie diese vermutlich betrügerische Seite bitte per E-Mail an die Food and Drug Administration unter otcfraud@cder.fda.gov.

Aktualität
- Sind die Informationen auf der Web-Seite aktuell?
- Welches Datum trägt die Seite?

Manche Informationen, zum Beispiel über anatomische Gegebenheiten, ändern sich kaum. Andere hingegen, wie etwa solche über die neuesten Medikamente, sind ständigen Veränderungen unterworfen.
- Lässt sich erkennen, dass die Homepage regelmäßig aktualisiert oder gewartet wird?
- Ist das Datum der Aktualisierung der Geschwindigkeit angemessen, mit der sich der behandelte Themenbereich wandelt?
- Sind die präsentierten Informationen noch wertvoll?

Benutzerfreundlichkeit
- Bekommen Sie die fraglichen Informationen rasch und leicht? Ist die Internetseite gut strukturiert?
- Falls die Seite eine interne Suchfunktion besitzt: Hilft diese wirklich, zum Ziel zu kommen?
- Sind die Texte leicht zu lesen?
- Falls Sie spezielle Programme benötigen, um die Informationen herunterladen zu können (z. B. Adobe Acrobat Reader): Bietet die Seite Links, unter denen Sie diese Software bekommen können?
- Falls es auf der Seite informationsbezogene Grafiken gibt: Helfen diese wirklich beim Verstehen der Texte?
- Falls es auf der Seite dekorative (d. h. nicht zur Veranschaulichung der Informationen gedachte) Grafiken gibt: Verzögern diese den Aufbau der Seite übermäßig?
- Falls es auf der Seite Grafiken gibt: Steht eine Nur-Text-Option zur Verfügung?
- Falls es eine Nur-Text-Option gibt: Ist die Web-Seite ohne Grafiken noch brauchbar?
- Falls die Seite eine Audio- oder Videofunktion besitzt: Sind die Inhalte noch vollständig, wenn diese nicht genutzt werden können?
- Gibt es Sonderfunktionen wie Großdruck oder Audio?

Qualität der Links
- Gibt es Links auf andere Internetseiten zu Gesundheitsthemen? (Keine rechtschaffene Organisation würde den Eindruck erwecken wollen, sie halte sich für die einzige oder einzig richtige Informationsquelle zu einem Thema.)
- Wird nur auf verlässliche Seiten gelinkt?
- Funktionieren die Links?
- Sind die Links relevant und angemessen?
- Sind die Links noch aktuell?
- Wird auf alle wichtigen Organisationen verwiesen?

Verlässlichkeit
- Ist die Web-Seite korrekt, mit fachlicher Autorität ausgestattet, glaubwürdig und aktuell?
- Gibt die Seite Quellen und Belege für die Informationen an, die sie verbreitet?
- Verfügt die Seite über eine Bibliografie?
- Ist die Absicht der Seite eindeutig?
- Ist oder beinhaltet die Seite eine Werbeanzeige?
- Kommen auf der Seite Voreingenommenheiten zum Ausdruck?
- Gibt es Anzeichen dafür, dass eine Qualitätskontrolle stattfindet?
  - Stammen die Inhalte aus wissenschaftlichen Texten oder Büchern?
  - Wird die Web-Seite von Fachleuten betreut bzw. kontrolliert?

URLs geben Hinweise auf die Quellen, aus denen die Informationen stammen. Internetadressen enden häufig mit einem Kürzel aus drei Buchstaben, das Ihnen verrät, welche Art von Organisation die Seite betreibt:

.gov ist das Kürzel einer staatlichen Behörde (engl. *government*) und verspricht somit höchste Verlässlichkeit.

.edu steht für eine Bildungseinrichtung (engl. *education*), was bedeuten kann, dass die Seite von einer Universitätsabteilung (sehr verlässlich) oder aber einem Studenten betrieben wird, der den Internetzugang seiner Universität nutzt (möglicherweise nicht ganz so verlässlich).

.org bezeichnet unterschiedliche, auch gemeinnützige beziehungsweise nicht auf Gewinn ausgerichtete Organisationen (engl. *organization*), deren Web-Seiten unterschiedlich verlässlich sein können.

.com ist das Kürzel von Wirtschaftsunternehmen (engl. *company*), die eventuell ein Produkt oder eine Dienstleistung bewerben wollen. Die Angaben auf solchen Internetseiten können unterschiedlich verlässlich sein. Achten Sie auf weitere Indikatoren.

.net steht für einen Provider oder Internetanbieter (engl. *net provider*), der als Mittler für Firmen und Organisationen mit Internetpräsenzen auftritt. Diese Webseiten können unterschiedlich verlässlich sein. Achten Sie auf weitere Indikatoren.

Darüber hinaus gibt es weitere dreistellige Kürzel sowie die zweistelligen Ländercodes für alle Länder außer den Vereinigten Staaten (.de für Deutschland, .uk für Großbritannien, .eg für Ägypten usw.). Achten Sie bei diesen Kürzeln generell auf weitere Indikatoren.

Vollständigkeit und Gründlichkeit
- Ist der Inhalt der Web-Seite vollständig?
- Sind die Informationen auf der Web-Seite zu allgemein oder zu speziell?
- Sind die Informationen auf der Web-Seite zu stark vereinfacht oder zu fachspezifisch?
- Werden Fachbegriffe erklärt?

Stabilität
- Handelt es sich um eine neue Web-Seite oder existiert die Adresse schon mehrere Jahre?

Gebrauchswert
- Sind die Informationen auf der Web-Seite wirklich brauchbar?

Überprüfen Sie, ob andere Quellen die Informationen stützen, die auf dieser Web-Seite zu finden sind.

■ Triangulieren Sie Ihre Ergebnisse, d. h. suchen Sie mindestens drei Quellen, die übereinstimmen. *(Harris, 1997)* ■

Sie wünschen sich eine Checkliste für die Beurteilung von Web-Seiten? Zu Ihrem Glück hat das Office of Health Promotion ein reliables und valides Instrument zur Bewertung gesundheitsbezogener Web-Seiten entwickelt (**Abb. 9-1**). Dieses wiederum basiert auf einem von der Health on the Net Foundation (HON) formulierten Prinzipienkatalog (http://www.hon.ch/HON-code/Conduct.html). Diese Richtlinien sollen helfen, die Qualität der im Internet verfügbaren medizinischen und gesundheitsbezogenen Informationen auf ein einheitlich hohes Niveau zu bringen. Das abgebildete Evaluationsschema für Gesundheitswebseiten hilft Ihnen, Internetseiten anhand dieser Kriterien zu bewerten. Das Formular richtet sich an alle in der Gesundheitspflege tätigen Personen, die ihre Klienten zu edukativen Zwecken auf Web-Seiten verweisen möchten.

Mit Hilfe des benutzerfreundlichen Formulars berechnen Sie eine Wertungsziffer, anhand derer Sie die fragliche Web-Seite in eine von drei Kategorien einstufen: sehr gut, befriedigend oder schlecht. Sehr gute Seiten können Sie Ihren Klienten uneingeschränkt empfehlen; befriedigende Seiten dürfen Sie heranziehen, so lange Sie keine bessere Alternative finden; schlechte Seiten sollten Sie nicht empfehlen. Im Internet finden Sie das von Leslie Teach, MPH, entwickelte Formular unter http://www.sph.emory.edu/WELLNESS/instrument.html. **Kasten 9-5** gibt Ihnen weitere Informationen zur Bewertung von Web-Seiten.

Anmerkung:
Im deutschen Sprachraum werden die Programme
- www.discern.de
- www.afgis.de
- www.medcertain.org
- www.hon.ch/HONcode/German

genutzt.

Evaluationsformular für gesundheitsbezogene Webseiten

Dieses Bewertungsschema ist für Personen gedacht, die mit der klinischen und edukativen Betreuung von Patienten befasst sind. Es soll beurteilen helfen, ob sich Web-Seiten für edukative Zwecke eignen. Nehmen Sie sich ein paar Minuten Zeit, um die fragliche Seite anzuschauen, bevor Sie das Formular ausfüllen.

I. Informationen zur Web-Seite

Titel der Seite:

Thema der Seite:

Internetadresse:

Welche Zielgruppe wird angesprochen?

Welche Ziele verfolgt die Seite?

Kreisen Sie die Zahl ein, die Ihrer Meinung nach für die Seite zutrifft:
1 = Stimmt nicht, 2 = Stimmt, 0 = Nicht anwendbar (N/A). Zählen Sie die erreichten Punkte am Ende jeder Seite zusammen und bilden Sie abschließend die Gesamtsumme über alle Seiten.

	stimmt nicht	stimmt	N/A
II. Inhalt			
1. Der Zweck der Seite wird ausdrücklich genannt bzw. lässt sich eindeutig erschließen.	1	2	0
2. Die Informationen zielen wirklich auf Beratung ab und stellen keine getarnte Werbung dar.	1	2	0
3. Es kommen keine Voreingenommenheiten zum Ausdruck.	1	2	0
4. Der Autor vertritt zwar eine bestimmte Auffassung, diskutiert aber alle Aspekte des Themas ohne andere Meinungen herabzusetzen.	1	2	0
5. Alle Aspekte des Themas werden angemessen behandelt.	1	2	0
6. Um das Thema vollständig abzudecken, werden externe Links angegeben. (Falls nicht nötig, bitte 0 einkreisen)	1	2	0
III. Korrektheit			
7. Die Informationen sind korrekt. (Falls Sie sich nicht sicher sind, bitte 0 einkreisen)	1	2	0
8. Die Quellen werden eindeutig genannt.	1	2	0
9. Die Web-Seite bekennt sich zu den HON-Prinzipien.	1	2	0
Erreichte Punktzahl:			

Abbildung 9-1: © 1998 Leslie Teach

	stimmt nicht	stimmt	N/A
IV. Autor			
10. Die Seite wird von einer Einrichtung bzw. Organisation finanziert bzw. in Zusammenarbeit mit dieser erstellt.	1	2	0
11. Wird die Seite von einer Einzelperson betrieben: Nennt diese ihren Werdegang (Ausbildung, berufliche Laufbahn, Auszeichnungen, frühere Publikationen, praktische Erfahrungen)?	1	2	0
12. Kontaktinformationen (E-Mail-Adresse, Postanschrift und/oder Telefonnummer) des Autors/Betreibers bzw. Webmasters werden angegeben.	1	2	0
V. Aktualität			
13. Das Veröffentlichungsdatum ist genannt.	1	2	0
14. Die letzte Überarbeitung wurde vor so kurzer Zeit vorgenommen, dass sie neueste Ergebnisse zum Thema bereits berücksichtigt.	1	2	0
VI. Zielgruppe			
15. Es ist klar, welche Zielgruppe der Autor anspricht (z. B. Fachkreise, Jugendliche, Minderheiten, Allgemeinheit).	1	2	0
16. Die Informationstiefe ist der Zielgruppe angemessen.	1	2	0
17. Die Lesbarkeit ist der Zielgruppe angemessen.	1	2	0
18. Die Verwendung von Fachbegriffen ist der Zielgruppe angemessen.	1	2	0
VII. Navigation			
19. Interne Links erhöhen die Anwenderfreundlichkeit der Seite.	1	2	0
20. Gesuchte Informationen lassen sich in angemessener Zeit auffinden.	1	2	0
21. Eine Suchfunktion ist notwendig, um die Seite nutzen zu können.	1	2	0
22. Die Seite besitzt eine eigene Suchfunktion.	1	2	0
23. Die Seite besitzt innere Logik, wodurch das Auffinden von Informationen erleichtert wird.	1	2	0
24. Es wird auf Adressen gelinkt, unter denen man sich die zum Nutzen der Seite nötige Software downloaden kann.	1	2	0
VIII. Externe Links			
25. Die Links sind sinnvoll und für die Seite angemessen.	1	2	0
26. Die Links funktionieren.	1	2	0
27. Die angelinkten Seiten sind aktuell genug, um die neuesten Ergebnisse zum Thema zu berücksichtigen.	1	2	0
28. Die Links sind für die Zielgruppe geeignet (d. h. eine Seite, die sich an die Allgemeinheit wendet, linkt nicht auf hoch wissenschaftliche Seiten).	1	2	0
Erreichte Punktzahl:			

Abb. 9-1: (Forts.)

	stimmt nicht	stimmt	N/A
29. Die Links verweisen auf fundierte Informationen aus verlässlichen Quellen.	1	2	0
30. Es finden sich Links zu wichtigen Organisationen.	1	2	0

IX. Aufbau

	stimmt nicht	stimmt	N/A
31. Informative Grafiken und Illustrationen steigern die Brauchbarkeit der Seite.	1	2	0
32. Dekorative Elemente verzögern den Aufbau der Seite und Downloads nicht wesentlich.	1	2	0
33. Für Nur-Text-Browser lassen sich die Grafiken ausschalten.	1	2	0
34. Bei Verwendung der Nur-Text-Option leidet die Qualität der Seite nicht.	1	2	0
35. Die Seite bietet Sonderfunktionen für Nutzer mit körperlichen Beeinträchtigungen (Großdruck, Audio).	1	2	0
36. Die Informationen auf der Seite sind auch dann noch vollständig, wenn angebotene Audio- oder Videokomponenten nicht genutzt werden können.	1	2	0

Erreichte Punktzahl: _____
Gesamtpunktzahl: _____

Summe der möglichen Punkte: _____
Prozentsatz der Gesamtpunktzahl: _____

Berechnen Sie die Summe der möglichen Punkte, indem Sie die Anzahl der gewerteten (d. h. mit «Stimmt» oder «Stimmt nicht» beantworteten) Fragen mit zwei multiplizieren. Dividieren Sie die Gesamtpunktzahl durch diese Summe und Sie erhalten die Wertungsziffer der Web-Seite.

Über 90 Prozent der möglichen Punkte
Sehr gut: Diese Internetseite stellt eine exzellente Informationsquelle für Patienten dar. Diese werden die gebotenen Informationen leicht abrufen und verstehen können. Zögern Sie nicht, sie Ihrer Klientel zu empfehlen.

75 bis 90 Prozent der möglichen Punkte
Befriedigend: Diese Web-Seite liefert zwar wichtige Informationen und lässt sich ohne große Probleme bedienen, stellt aber nicht unbedingt die beste verfügbare Quelle dar. Lässt sich jedoch keine andere finden, hält diese Seite brauchbare Informationen für Ihre Patienten bereit. Sicherheitshalber sollten Sie mit Ihren Patienten darüber sprechen, welche Daten Sie auf dieser Seite gefunden haben und welche Informationen zusätzlich nötig sind.

Unter 75 Prozent der möglichen Punkte
Schlecht: Diese Seite sollten Sie Ihren Patienten nicht empfehlen, da Validität und Verlässlichkeit der Informationen fraglich sind. Möglicherweise sind nicht alle angebotenen Informationen zugänglich. Um zu vermeiden, dass Ihre Patienten falsche oder unvollständige Informationen bekommen, sollten Sie lieber nach einer anderen Internetseite suchen.

Abb. 9-1: (Ende)

> **Kasten 9-5: Wenn Sie mehr über die Qualitätsbeurteilung von Web-Seiten erfahren wollen:**
>
> Ambre, J., Guard, R., Perveiler, F. M., Renner, J. & Rippen, H. (1997). Criteria for assessing the quality of health information on the Internet. [Online]. http://www. mitretek.org/hiti/showcase/documents/criteria.html
> Dickstein, R., Greenfield, L. & Rosen, J. (1997). Using the world wide web at the reference desk. *Computers in Libraries, 17*(8), 61–65.
> Harris, R. (1997). Evaluating internet research sources. [Online]. http://www.sccu.edu/faculty/R_Harris/evalu8it.htm
> Health on the Net Foundation. [Online]. http://www.hon.ch/HONcode/Conduct.html
> Kelly, J. A., Anderson, P. F., Shaffer, C. & Chung, J. (1998). A Harvard graduate student seeking internet information asks: Is it a reliable source? Do I have to spend hours finding it? *Gratefully Yours*, March-April, 1–2.
> Larkin, M. (1996). Health information on-line. *FDA Consumer Magazine.* [Online]. http://www.pueblo.gsa.gov/cic_text/health/online/on-line.txt

In der Regel beziehen sich die Programme auf medizinische Informationen und betrachten das Arzt-Patienten-Verhältnis. Pflegebezogene Aspekte kommen nicht vor.

9.2.4 Herunterladen von Beratungsmaterialien

▪ Berichten zufolge beziehen sich fast 25 Prozent aller Suchanfragen im Netz auf Gesundheit. Aus diesem Grund sind bereits Tausende von Web-Seiten aus dem Boden geschossen, die sich mit gesundheitlichen Belangen befassen. *(American Medical Association, 1998, S. 2)* ▪

▪ Informationen aus dem Netz lassen sich auf mindestens zweierlei Weise weitergeben. Entweder man druckt sie aus und gibt sie den Betreffenden an die Hand, oder man stellt für diejenigen, die selbst einen Computer besitzen, Listen geeigneter Web-Seiten zusammen. *(Mackenburg & Hobbie, 1997, S. 91)* ▪

Viele Web-Seiten bieten Beratungs-Handouts für Klienten an. Durchsuchen Sie das Netz nach Unterlagen, die für Ihre Klientel geeignet sind. Überprüfen Sie das heruntergeladene Material anhand derselben Kriterien, die Sie auf selbst erstelltes anwenden würden. Nur weil andere Einrichtungen damit arbeiten, müssen die Unterlagen noch lange nicht gut sein. Wo Sie im Internet Beratungsmaterial finden können, erfahren Sie in **Kasten 9-6**.

Bei jedem Text, den Sie nicht selbst abgefasst haben, sollten Sie überprüfen, ob er für Ihre Klienten geeignet ist. Falls der Text computerlesbar vorliegt, können Sie über Ihr Textverarbeitungsprogramm den Lesbarkeitsgrad bestimmen. Steht Ihnen nur ein Papierausdruck zur Verfügung, können Sie den Text mit Hilfe eines Scanners und der geeigneten Texterkennungssoftware (zum Beispiel Omnipage) in eine Textdatei umwandeln. Speisen Sie diese dann in Ihr Textverarbeitungsprogramm ein und lassen Sie den Lesbarkeitsgrad berechnen.

9.2.5 Der Klient vor dem Bildschirm

Eine weitere Einsatzmöglichkeit für Computer in der Patienten- und Angehörigenberatung besteht darin, den Klienten selbst vor einen Computer zu setzen. Diese Methode funktioniert gut, wenn der Klient nach Informationen für eine proaktive Problemlösung strebt. Hierbei wirken sich die Prinzipien des Lernens bei Erwachsenen positiv aus.

Interaktive Beratungsprogramme gibt es in Form von computergestützter Instruktion oder computerbasierter Unterweisung auf CD-I, CD-ROM oder Laserdisc. Solche Programme haben den Vorteil, dass der Klient seine Lerngeschwindigkeit selbst bestimmen kann.

Interaktive Beratungsprogramme können mit folgenden didaktischen Komponenten arbeiten:
- Darbietung von Informationen in Form von Texten, Grafiken, Animationen oder Tondateien
- Informationsvermittlung in Form eines Tutoriums, bei dem der Klient entscheiden kann, was er lernen möchte
- Übungen, die dem Klienten beim Lernen und Wiederholen helfen
- Rätsel oder quizartige Tests zur Überprüfung des Gelernten

- Problemlösungsübungen, Simulationen oder Spiele, die dem Klienten helfen, Informationen zu verarbeiten und richtig anzuwenden
- Feedback für den Klienten, das Erfolge verstärkt und Versäumtes nachholt.

■ Der Computer vermag zwar nicht die Rolle des Betreuers im Beratungsprozess zu übernehmen, er kann jedoch die Interaktion zwischen unterweisender Pflegeperson und Klient erleichtern. Durch den Einsatz von Computergrafiken, Computeranimationen und anderen multimedialen Techniken können dem Klienten Informationen verständlicher präsentiert werden. Das anschließende Gespräch zwischen Betreuer und Klient kann dann auf einer gleichartigen begrifflichen Basis fußen. *(Sechrest & Henry, 1996, S. 8)* ■

Der Computer ist also ein Beratungswerkzeug wie ein Handout oder ein Lehrvideo auch. Noch fühlen sich allerdings viele Klienten mit Handzetteln und Videos wohler als mit einem Computerprogramm.

■ Braucht der Patient jedoch unverhältnismäßig lange, um die Informationen auf dem Bildschirm zu entziffern, oder muss ihm erst ausführlich erklärt werden, wie mit dem Programm gearbeitet werden kann, ist der Computereinsatz ineffizient. Schließlich soll der Patient etwas über seine

---

Kasten 9-6: Einige Internetseiten, die Beratungsunterlagen anbieten

Am besten suchen Sie im Internet nach Beratungs-Handouts, die Sie sofort ausdrucken und Ihren Klienten geben können. Viele Einrichtungen der Gesundheitspflege und Selbsthilfegruppen stellen ihre Unterlagen zur kostenlosen Nutzung und Vervielfältigung ins Netz.
Oder Sie besuchen die unten aufgeführten Internetseiten und suchen dort nach geeignetem Material. Manche davon bieten auch fremdsprachige Texte.
Wie immer sollten Sie auch hier die Qualität und Eignung des Materials beurteilen, bevor Sie es an Klienten ausgeben. Wenn Sie diese Adressen lesen, bedenken Sie bitte, dass es schon einige Zeit her ist, seit ich sie zusammengestellt habe. Inzwischen können sich die Seiten erheblich verändert haben. Sie sollten ihnen also nicht unbesehen Vertrauen schenken, nur weil sie von mir empfohlen wurden.

1-800 Numbers for Patient Support Organizations
http://infonet.welch.jhu.edu/advocacy/html
AIDS Pathfinder
http://www.nnlm.nlm.nih.gov/pnr/etc/aidspath.html
American Academy of Family Physicians
http://www.aafp.org
American Academy of Pediatrics
http://www.aap.org/
CancerNet
http://www.nci.nih.gov/hpage/cis.htm
HealthWeb
http://www.healthweb.org/
KidsHealth
http://www.ama-assn.org/kidshealth
MedHelp International
http://medhlp.netusa.net/index.htm

Pharm Web
http://www.pharmweb.net/
http://www.mcc.ac.uk/pwmirror/pwi/pharmwebi.html

Nun noch einige Adressen, unter denen Klienten Informationen zu ganz speziellen Themen finden können. Natürlich erhebt diese Liste nicht den Anspruch der Vollständigkeit.

Alzheimer's Disease Page
http://www.biostat.wustl.edu/alzheimer
American Cancer Society
http://www.cancer.org/
American Diabetes Association
http://www.diabetes.org/
American Heart Association
http://www.amhrt.org/
Blood and Marrow Transplant Newsletter
http://www.bmtnews.org
Brain Injury Association
http://www.biausa.org
Federation for Children with Special Needs
http://www.fcsn.org
Leukemia Society of America
http://www.leukemia.org/
National Easter Seal Society
http://www.seals.com
National Parkinson's Foundation
http://www.parkinson.org
National Rehabilitation Information Center
http://www.naric.com/naric
National Spinal Cord Injury Association
http://www.spinalcord.org

Krankheit lernen und nicht über Computer. (Sechrest & Henry, 1996, S. 11/12)

In Kombination mit einer benutzerfreundlichen Software können Computer sehr nützliche Beratungsinstrumente sein. Ist das betreffende Programm jedoch schwer zu handhaben, werden Sie mit der Computertechnologie eher wertvolle Zeit verschwenden als einsparen.

■ Einem Programm, das mit einem virtuellen Erzähler arbeitet, kann nicht nur von den meisten Menschen leichter gefolgt werden, für Patienten mit geringer Lesefähigkeit stellt es sogar die optimale Lösung dar. *(Sechrest & Henry, 1996, S. 10)*

Wie alle Beratungsinstrumente sollten Sie auch Beratungssoftware an einigen Klienten ausprobieren, um eventuelle Schwierigkeiten vorab erkennen zu können. Neue Technologien bergen oft unvorhergesehene Probleme. So werden beispielsweise die meisten Ihrer Klienten Informationsbroschüren akzeptieren, die einen niedrigen Lesbarkeitsgrad aufweisen. Werden dieselben Texte jedoch auf dem Bildschirm gezeigt und gleichzeitig von einem Erzähler vorgelesen, kann es bei guten Lesern recht bald zu Frustrationen kommen, weil sie die Informationen viel schneller aufnehmen, als der Erzähler sie präsentiert. Für Computerprogramme, die Sie anschaffen, gelten zwei wichtige Kriterien: Sie sollten qualitativ hochwertig und für ein breites Spektrum Ihrer Klienten einsetzbar sein. Auch hier entscheidet die Qualität der Werkzeuge darüber, ob diese Ihre edukativen Interventionen erleichtern oder eher behindern.

Ein weiterer Vorteil von Computern besteht darin, dass sie komplexe Informationen mit Hilfe kleiner Animationen einfach darstellen können. Solche Animationen kommen mitunter auch in Lehrfilmen vor. Sie eignen sich besonders, um zu illustrieren, was bei einer Operation geschieht.

■ Computeranimationen erlauben einen hohen Grad an Authentizität, ohne wirklich belastend zu wirken. Der Patient kann den Inhalt erfassen, ohne Angst vor erschreckenden Bildern haben zu müssen. *(Sechrest & Henry, 1996, S. 10)*

Deye et al. (1997) behandeln die Frage, wie man Beratungssoftware auf Tauglichkeit prüfen kann. Sie schlagen vor, man solle ein System aussuchen, dass mit der Hardware, dem Betriebssystem und dem Speicherplatz kompatibel ist. Ihre Kriterien für Software ähneln jenen, die bereits für die Beurteilung schriftlicher Materialien genannt wurden. Achten Sie darauf, dass Computerprogramme valide, wertvoll, nützlich und für Ihre Patientenpopulation geeignet sind. Außerdem sollte die Software aktuell sein und mit Ihren sonstigen Beratungsinhalten übereinstimmen.

Anstatt Beratungsprogramme zu kaufen, können Sie auch Ihre eigenen Materialien in einen Computer einspeisen und so für Ihre Klienten zugänglich machen. Hierfür gibt es verschiedene Möglichkeiten:

Sie können ein Handout ganz einfach als Textdokument im Computer abspeichern. Der Zugriff auf die Dateien ist jedoch einfacher, wenn Sie sie ins Intranet Ihrer Einrichtung einspeisen.

Oder Sie stellen die Unterlagen auf der einrichtungseigenen Homepage ins Internet. Dort kann sie jeder Interessierte abrufen, der Zugang zu einem Computer mit Internetanschluss hat. Tipps, wie man eine gute, benutzerfreundliche und leicht lesbare Web-Seite gestaltet, gibt WordsWork unter http://www.wordswork.com.

Zusätzlich zu reinen Beratungstexten können Sie Ihren Klienten computergestützte Selbstlernmodule anbieten. Diese können interaktive Tests und Übungen enthalten, mit denen der Klient das soeben Gelesene noch einmal wiederholen kann.

■ Die Computertechnologie ist kein Ersatz für eine von Fachleuten durchgeführte Patientenberatung; sie eröffnet jedoch ein neues mediales Feld, das die bisherigen Lehr- und Lernmittel ergänzen kann. *(Chambers & Frisby, 1995, S. 234)*

9.2.6 Info-Terminals

■ Touchscreens scheinen für Personen, die nicht an das Arbeiten mit einem Computer gewöhnt sind, das beste Eingabegerät zu sein. Die Bedienung von Touchscreens lässt sich leicht und schnell erklären. Sie sind langlebig und lassen sich leicht in geeigneten Räumlichkeiten aufstellen (z. B. in Wartebereichen). *(Sechrest & Henry, 1996, S. 12)*

Ähnlich wie Geldautomaten haben auch Gesundheitsterminals einen Touchscreen und maßgeschneiderte Software. Sie können in Warteräumen, Eingangshallen, Einkaufszonen, Büchereien und Arbeitsbereichen aufgestellt werden, kurz gesagt überall dort, wo sich potenzielle Adressaten in einem sicheren Umfeld bewegen.

Das Comprehensive Cancer Center der Universität von Michigan betreibt ein mit Tabaksteuergeldern finanziertes bundesweites Netzwerk von circa 50 interaktiven Gesundheitsterminals. Sie behandeln Themen wie Rauchen, Brustkrebs, Prostata-Vorsorge, Fahrrad-Sturzhelme und Impfungen.

Im Phoenix Children's Hospital stehen Terminals, auf denen Interessierte Informationen über Gesundheitsförderung, Erste Hilfe, Krankheiten, Tests und Untersuchungen, Medikamente, medizinische Prozeduren und Therapien abrufen können. Daneben bieten die Terminals ein kleines Quiz an, bei dem der Kenntnisstand des Benutzers im Hinblick auf Gesundheit getestet wird. Nachdem er eine Quizfrage beantwortet hat, erhält der Nutzer sofort die korrekte Lösung, und am Ende berechnet der Computer eine Gesamtpunktzahl. Alle Texte sind in Englisch und Spanisch abrufbar und können entweder auf dem Bildschirm gelesen oder aber ausgedruckt werden. Die Inhalte lassen sich ohne großen Aufwand aktualisieren, wenn neue hausinterne Beratungsmaterialien entwickelt wurden.

9.2.7 Computer in der Gruppenschulung

Auch in der Gruppenschulung lassen sich Computer auf unterschiedlichste Weise verwenden. Martin & Connor (1996) beschreiben, wie sie am Computer ansprechende Overhead-Folien erstellen, die sie dann bei Gruppenveranstaltungen als Diskussionsanregungen und Merkhilfen einsetzen.

Mit Programmen wie Microsoft PowerPoint können Sie Ihre eigene Diashow entwerfen und die Bilder dann entweder auf Projektionsfolie drucken oder mit Hilfe eines so genannten Beamers während eines Vortrags direkt vom Computer an die Wand projizieren. Dieses Verfahren ist flexibler als die Arbeit mit Dias, da sie relativ ungestört weiter sprechen können.

9.2.8 Weiterlernen am eigenen PC

Die [Computer-]Technologie unterstützt den Lernprozess, indem sie im pädagogisch günstigen Moment zusätzlich motiviert und belohnt.
(Maricopa Center for Learning and Instruction, 1996)

Besitzt der Klient selbst einen Computer, können Sie die Beratung über seinen Internetanschluss fortsetzen. Der Klient kann Ihnen seine Fragen per E-Mail zuschicken, und Sie können ihm auf demselben Wege oder telefonisch antworten.

Wenn Sie wissen, dass der Klient zu Hause mit seinem PC im Internet surft, können Sie ihm einige relevante Adressen und hilfreiche Tipps geben, wie er die gewünschten Informationen findet.

Patienten betrachten das Internet oft als eine unerschöpfliche medizinische Enzyklopädie und übersehen, dass die Einträge weder fachlich überarbeitet noch gefiltert sind und manchmal nicht einmal den Tatsachen entsprechen. *(Baldwin, 1998, S. 59)*

Eine weitere Möglichkeit, um PCs in Ihre edukativen Bemühungen zu integrieren, sind Systeme wie das Comprehensive Health Enhancement Support System (CHESS) (Grandinetti, 1996). Bislang gibt es erst CHESS-Programme für Patienten mit Brustkrebs oder Aids, weitere sind jedoch in Planung, unter anderem für Patienten, die an Infektionen der oberen Atemwege leiden oder sich von einem Herzinfarkt erholen, sowie für pflegende Angehörige von Alzheimer-Patienten. Im Gesundheitswesen Tätige können eine CHESS-Lizenz erwerben, die sie berechtigt, ein Modul in bis zu sechs Haushalten einzusetzen. Das Paket besteht aus einer Software, die der

Klient drei bis sechs Monate lang benutzen kann, sowie einer telefonischen Einarbeitung der Mitarbeiter, bei der diese lernen, die Fragen ihrer Klienten zu beantworten. Das Computerprogramm hilft den Patienten bei Entscheidungen über ihre Therapieoptionen und bietet ihnen die Möglichkeit, mit anderen Betroffenen zu diskutieren oder Fragen anonym an die jeweiligen Experten zu stellen. Außerdem enthält es zahlreiche ausführliche Artikel, kurz gefasste Antworten auf häufig gestellte Fragen, ein Verweisregister und Berichte anderer Betroffener. Darüber hinaus kann der Lizenzinhaber bis zu 60 Seiten Text selbst hinzufügen.

Eine andere Alternative besteht darin, Ihr Wissen auch für Interessierte zugänglich zu machen, die nicht zu Ihrer unmittelbaren Patientenpopulation gehören. Apgarink (1997) legte eine Web-Seite über Herzrhythmusstörungen an, zu der auch ein Fragenteil gehörte. Innerhalb eines Jahres erhielt sie 55 Anfragen aus 20 US-Bundesstaaten und neun Ländern, plus 15 weitere Zuschriften, deren Ursprung nicht festzustellen war. Fast alle Anfragen hatten unmittelbar mit dem Thema der Homepage zu tun. Natürlich sind einige Rechts- und Sicherheitsfragen zu klären, bevor Sie ein solches System ins Leben rufen können.

■ Die Technologie ermöglicht uns, Instruktionen zu fokussieren, und kann somit die Qualität des Lernens verbessern. Sie zwingt uns zu überdenken, wie wir beraten und wie wir lernen. Sie räumt uns zusätzliche Optionen ein. *(Maricopa Center for Learning and Instruction, 1996)* ■

9.2.9 Dokumentieren der edukativen Maßnahmen

Computer können uns auch helfen, mit dem Übel der undokumentierten Beratung fertig zu werden. Weaver (1995) berichtet, dass mehr Beratung geleistet als dokumentiert wurde und ihr Arbeitgeber deshalb entschied, den Dokumentationsprozess durch die Einführung eines nach Pflegediagnosen geordneten Flussdiagramms zu vereinfachen. Dieses Flussdiagramm wurde auf einem Computer entwickelt.

Martin & Connor (1996) beschreiben, wie mit Hilfe von Programmen zur Formularerstellung oder Textverarbeitung gut einsetzbare Formblätter für die Patienten- und Angehörigenberatung entwickelt werden können. Sie schildern außerdem, wie sie mit Hilfe eines Datenbankprogramms Buch über gesetzlich vorgeschriebene Auffrischungskurse führten. Der Computer erinnerte rechtzeitig daran, wer wo anzumelden war.

9.3 Sinn und Unsinn von Computern als Beratungshilfe

Eine Pflegeperson hielt es für eine tolle Idee, ein Programm zu schreiben, das die von der JCAHO verlangten Assessments vornimmt: «Lassen wir den Patienten doch einen Computerfragebogen bearbeiten, der Fragen wie diese enthält: Haben Sie momentanen zu starke Schmerzen, um lernen zu können? Oder: Könnten bestimmte kulturell bedingte Praktiken, die Sie ausüben, den Lernprozess behindern? Auf diese Weise würden wir nicht nur die Lernbereitschaft einschätzen, sondern hätten die Ergebnisse gleichzeitig online für die JCAHO dokumentiert! Wir haben doch ohnehin keine Zeit, diese Assessments vorzunehmen.»

Würde der Vorschlag dieser Kollegin wirklich zu einer realistischen Einschätzung führen? Versetzen Sie sich in die Lage des Patienten. Hat er schon einmal einen Computer bedient? Ist er überhaupt des Lesens mächtig? Könnte jemand, der vor Schmerzen nicht zum Lernen in der Lage ist, einen Computerfragebogen bearbeiten? Wenn Kultur eine Art des Denkens ist, wäre der Patient dann überhaupt imstande, eine kulturell bedingte Lernbarriere zu erkennen?

Wäre es nicht effizienter und korrekter, wenn die Pflegeperson ein echtes Gespräch mit dem Klienten führen, das Assessment vornehmen und dokumentieren würde?

Ganz gleich, wie viel eine Pflegeperson gerade zu tun hat, sie würde niemals einem Patienten, der fiebrig aussieht, Paracetamol verabreichen, ohne erst seine Körpertemperatur zu kontrollieren und in der Akte festzuhalten. Woher sollte sie, wenn sie die Temperatur nicht misst, wissen, ob das Medikament wirklich nötig ist? Wie könnte sie ohne objektive Daten beurteilen, ob die Intervention angeschlagen hat?

Das ist in der Patienten- und Angehörigenberatung nicht anders. Könnten Sie sagen, Sie haben keine Zeit für die Einschätzung des Lernbedarfs und einfach drauflos instruieren? Woher wüssten Sie dann, ob Sie die richtigen Informationen vermittelt haben? Wie könnten Sie beurteilen, ob Ihre Bemühungen etwas bewirkt haben?

Machen Sie sich die Essenz der Pflege bewusst, sowie die Funktion, die Ihnen als professionelle Pflegeperson in der Patienten- und Angehörigenberatung zukommt. Computer sind mächtige Instrumente. Gehen Sie weise damit um.

9.4 Ausblick

Wer weiß, wohin die Technologie uns noch bringen wird? Cassell et al. (1998) sind der Auffassung, das Internet lasse sich auch für Interventionen des öffentlichen Gesundheitswesens nutzen. Wenn wir dieses Medium jedoch sinnvoll einsetzen wollen, müssen wir noch besser besetzte Expertenteams bilden, um Fachkenntnisse aus Verhaltenswissenschaft, Forschungsmethodik, Kommunikationstechnik und Werbung anwenden zu können.

Eines schönen Tages werden Sie Ihren Patienten bei der Entlassung eine Leih-Satellitenschüssel mitgeben. Der Klient wird diese zu Hause an seinen Fernseher anschließen. Über das Satellitensystem können Arzt oder Pflegeperson und Patient miteinander kommunizieren, obwohl sie sich an ganz verschiedenen Orten befinden. Wie bereits in Kapitel 7 angesprochen, kann der Klient auf diesem Wege auch Lehrfilme anfordern. Besitzt auch der Klient einen Computer, können beide Seiten live über Bildtelefon miteinander sprechen. Außerdem ermöglicht der PC, den Kenntnisstand des Klienten durch Rätsel, Spiele oder Multiple-choice-Tests online einer Überprüfung zu unterziehen.

■ Es steht zu erwarten, dass der Einsatz von Computern und multimedialer Technik in der Gesundheitspflege ebenso zunehmen wird, wie es in anderen Bereichen der Fall ist. Je weiter die Kosten sinken und je mehr Programme produziert werden, desto breiter dürfte auch die Implementationsbasis werden. *(Adsit, 1996, S. 62)* ■

Je häufiger Sie mit Computern arbeiten und je besser Sie wissen, was sie leisten können, desto mehr Nutzungsmöglichkeiten werden Ihnen einfallen.

■ Beschränken Sie sich nicht auf das in Ihrer Einrichtung vorhandene Textverarbeitungs- oder Datenverwaltungsprogramm. Pflegekräfte können die Beratung von Mitarbeitern und Patienten mit leicht zu bekommenden Computerprogrammen verbessern. ... Seien Sie kreativ und probieren Sie aus, was möglich ist. Es macht Spaß zu sehen, was man erreichen kann. *(Martin & Connor, 1996, S. 79)* ■

Wenn Sie sich über die Fortschritte der Technik auf dem Laufenden halten wollen, sollten Sie sich mit einigen Computerfans anfreunden oder mit Jugendlichen aus ihrem Bekanntenkreis sprechen. Viele Kinder betreiben heute schon ihre eigenen Homepages. Lassen Sie sich von ihnen zeigen, was ein Computer alles kann. Die Technologie entwickelt sich rasant weiter, und jeden Tag eröffnet sie uns neue Möglichkeiten.

Wenn Sie mehr erfahren wollen:

Adobe Acrobat, Acrobat Reader, Acrobat Catalog, Acrobat Search. [Online]. http://www.adobe.com

Ambre, J., Guard, R., Perveiler, F. M., Renner, J. & Rippen, H. (1997). *Criteria for assessing the quality of health information on the Internet.* [Online]. http://www.mitretek.org/hiti/showcase/documents/criteria.html.

Adsit, K. L (1996). Multimedia in nursing and patient education. *Orthopaedic Nursing, 15*(4), 59–63.

American Medical Association. (1998). *KidsHealth Web Site announcement.* Chicago, IL: Author.

Apgarink, B. (1997). Medical information for patients using the Internet. *American Family Physician, 56*(2), 597–599.

Baldwin, F. (1998). Here come the web-savvy patients. *Physician's Management, 38*(4), 59–62.

Cassell, M. M., Jackson, C. & Cheuvront, B. (1998). Health communication on the Internet: An effective channel for health benefit change? *Journal of Health Communication, 3*(1), 71–79.

Chambers, J. K. & Frisby, A. J. (1995). Computer-based learning for ESRD patient education: Current Status and future directions. *Advances in Renal Replacement Therapy, 2*(3), 234–245.

Comprehensive Health Enhancement Support System (CHESS)
Health Companion Systems LLC
1122 Warf Building
610 Walnut Street
Madison, WI 53705
Tel.: 608-262-8758
Fax: 608-263-4523

Deye, D. L., Kahn, G., Jimison, H. B., Renner, J. H., Wenner, A. R. & Gabello, W. J. (1997). How computers enrich patient education. *Patient Care, 31*(3), 88–100.

Dickstein, R., Greenfield, L. & Rosen, J. (1997). Using the World Wide Web at the Reference Desk. *Computers in Libraries, 17*(8), 61–65.

Forsythe, D. E. (1996). New bottles, old wine: Hidden cultural assumptions in a computerized explanation system for migraine sufferers. *Medical Anthropology Quarterly, 10*(4), 551–574.

Grandinetti, D. (1996). Teaching patients to take care of themselves. *Medical Economics, 73*(22), 83–91.

Interactive health kiosks debut throughout Michigan. (1997). *AIDS Weekly Plus, November 3*, 16–18.

Larkin, M. (1996). Health information on-line. *FDA Consumer Magazine*, [Online]. http://www.pueblo.gsa.gov/cic_text/health/on-line/on-line.txt.

Mackenburg, M. & Hobbie, C. (1997). Patient education on the Web. *Journal of Pediatric Health Care, 11*(2), 89–91.

Maricopa Center for Learning and Instruction. (1996). *A dialogue on the impact of technology on learning.* [Online]. http://hakatai.mcli.dist.maricopa.edu/.ocotillo/itl/impact.html.

Martin, L. A. & Connor, F. L. (1996). Your PC can enhance staff and patient education. *Pediatric Nursing 22*(1), 76–79.

Peters, R. & Sikorski, R. (1997). Sharing information and interests on the Internet. *Journal of the American Medical Association, 277*(15), 1258–1260.

Puzzle Power: The all-in-one puzzle maker. (1997). Centron Software Technologies.

Randall, T. (1993). Producers of videodisc programs strive to expand patient's role in medical decision-making process. *Journal of the American Medical Association, 270*(2), 160–162.

Rees, A.M. (1998). *The consumer health information source book* (5th ed.). Phoenix, AZ: Oryx Press.

Rowland, R. & Kinnaman, D. (1995). *Researching on the internet: The complete guide to finding evaluating and organizing information effectively.* Rocklin, CA: Prima Publishing.

Sechrest, R. C. & Henry, D. J. (1996). Computer-based patient education: Observations on effective communication in the clinical setting. *Journal of Biocommunication, 23*(1), 8–12.

Senge, P. M., Kleiner, A., Roberts, C., Ross, R. B. & Smith, B. J. (1994). *The Fifth discipline fieldbook. Strategies and tools for building a learning organization.* New York, NY: Currency.

Silberg, W. M., Lundberg, G. D. & Musacchio, R. A. (1997). Assessing, controlling, and assuring the quality of medical information on the internet: Caveant lector et viewor – let the reader and viewer beware. *Journal of the American Medical Association, 277*(15), 1244–1245.

Skibalp, D. J. (1997). Intellectual property issues in the digital health care public world. *Nursing Administration Quarterly, 21*(3), 11–21.

Sparks, S. M. & Rizzolo, A. (1998). World Wide Web Search Tools. *Image: Journal of Nursing Scholarship, 30*(2), 167–171.

Weaver, J. (1995). Patient education: An innovative computer approach. *Nursing Management, 26*(7), 78–79, 81, 83.

Kapitel

10 Beratung maßgeschneidert

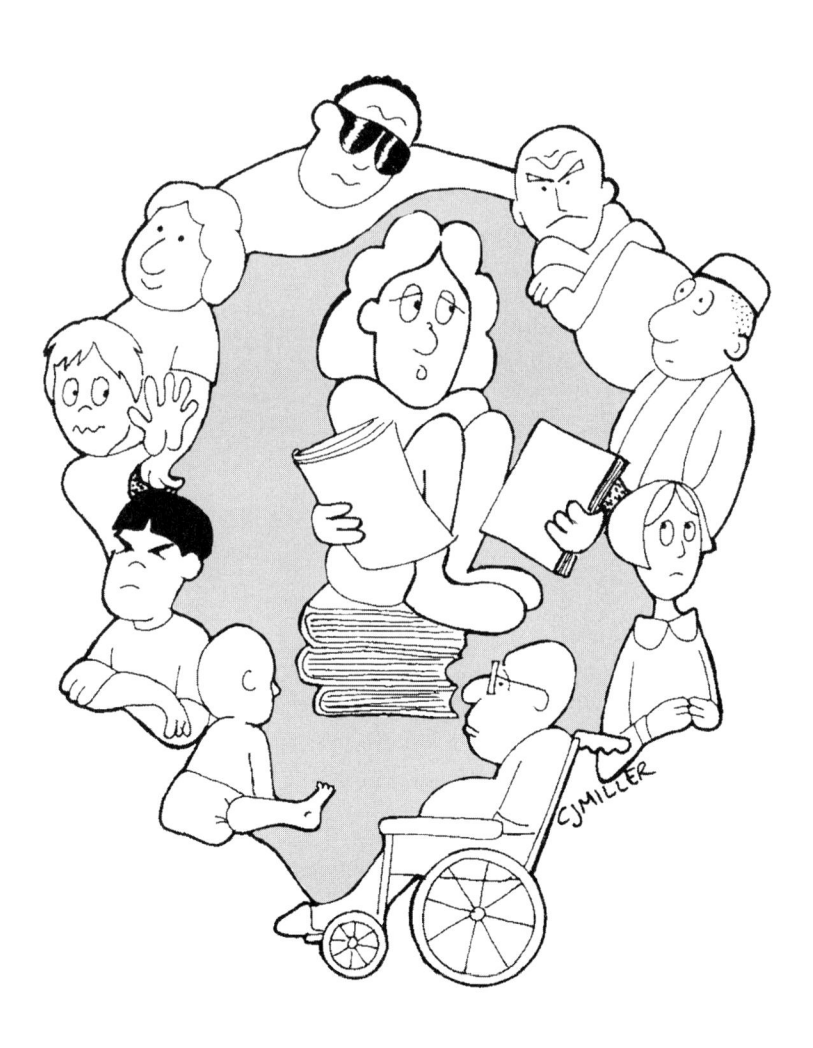

■ In dem Moment, da Sie das Resultat zu kennen glauben, sind Sie verloren. *(Juan Gris)* ■

Die Beratung zu individualisieren kostet etwas Mühe. Es ist natürlich weit einfacher, dem Klienten eine Broschüre mit allen notwendigen Informationen in die Hand zu drücken, ihn zu bitten, diese zu lesen, anschließend zu fragen, ob er noch Fragen hat, und dann zu beschließen, die Beratung sei erledigt. Aber wie viel hat er dabei wirklich gelernt? Konnte überhaupt irgendeine Verbesserung in Bezug auf seine Gesundheit bewirkt werden?

Wenn Sie die Beratung individualisieren, verläuft sie schneller und besser. Wie kommt das?

- Sie vermitteln nur das, was der jeweilige Klient wissen muss.
- Was der Klient schon weiß, brauchen Sie ihm nicht mehr beizubringen.
- Sie unterweisen im richtigen Moment in einer für Ihren Klienten geeigneten Weise.

Wenn der Klient rascher lernt, sparen Sie Zeit. Sie verschwenden keine kostbare Zeit, indem Sie die falschen Inhalte vermitteln, sich mit der verkehrten Person befassen oder ungeeignete Formen der Beratung wählen.

Ein gründliches Assessment hilft Ihnen, Ihre edukativen Maßnahmen zurechtzuzimmern.

10.1 Individualisieren ist erlernbar

Sie denken, die Beratung zu individualisieren sei zu schwierig und zu zeitaufwendig?

Sie können aufatmen, denn es ist gar nicht so kompliziert, wie es vielleicht scheinen mag.

Individualisieren bedeutet nichts anderes, als Ihrem Klienten zuzuhören, zu verstehen, wer er ist und was er braucht, und Ihr edukatives Instrumentarium darauf abzustimmen.

Je weiter sich Ihr edukatives Geschick entwickelt, desto leichter wird es Ihnen fallen, Ihre Maßnahmen zu individualisieren. Sie müssen nur ein wenig üben.

Benner (1984) beschreibt, wie man sich vom Pflegeneuling zum Pflegeexperten entwickelt. Für sie ist ein Pflegeanfänger nicht unbedingt ein Pflegeschüler, sondern jede Pflegeperson, die mit einem Tätigkeitsbereich konfrontiert wird, dessen Pflegeziele und -instrumente ihr nicht vertraut sind. Obwohl Sie vielleicht schon jahrelang als Pflegende arbeiten, können Sie, was die Individualisierung der Beratung angeht, trotzdem ein blutiger Anfänger sein, wenn Sie bisher noch nicht viel damit zu tun hatten.

Anfänger müssen sich zunächst Kenntnisse aneignen und nach Regeln richten. Kontextunabhängige Direktiven wie die der JCAHO leiten ihr Handeln:

■ Das Assessment berücksichtigt kulturelle und religiöse Praktiken, emotionale Schranken, Wunsch und Motivation zum Lernen, physische und kognitive Einschränkungen, Sprachbarrieren sowie die finanziellen Implikationen der verschiedenen Pflegeoptionen. *(JCAHO, 1998, S. 106)* ■

Regelungen dieser Art sagen jedoch nichts darüber aus, welche Maßnahmen in einer konkreten Situation richtig und wichtig sind. Das können nur Zeit und Erfahrung lehren. Mit der Zeit werden Sie lernen, *Aspekte* zu erfassen, also übergeordnete Situationscharakteristika, die nur aufgrund von Erfahrung erkannt werden können.

■ Der Ausbilder kann Richtlinien dafür geben, wie man bestimmte Aspekte erkennt – etwa die Lernbereitschaft eines Patienten. Zum Beispiel kann er sagen: «Achten Sie darauf, ob der Patient Fragen zu seiner Operation oder zum Verbandwechsel stellt.» Oder: «Achten Sie darauf, ob der Patient die Wunde anschaut oder berührt.» Diese Richtlinien machen aber nur Sinn, wenn die Pflegeperson weiß, wie diese Aspekte in echten Pflegesituationen zum Ausdruck kommen oder sich darstellen. Selbst wenn solche Aspekte explizit gemacht werden, sind sie keineswegs vollständig objektivierbar. Ein für alle Situationen kennzeichnendes Merkmal existiert nicht. Es bedarf der Erfahrung, bevor eine Pflegeperson die Richtlinien auf einzelne, ganz verschiedene Patienten übertragen kann. *(Benner, 1984, S. 23)* ■

Bücher können nur Informationen darüber liefern, was aus theoretischer Sicht unter dem Individualisierungsprozess zu verstehen ist. Sie können ihn beschreiben, Beispiele anführen und Richtlinien liefern. Aber durch das geschriebene Wort allein kann die gesamte Tiefe und Breite dieses Ansatzes nicht wiedergegeben werden. Individualisieren lernt man nur durch Individualisieren. Nur durch Erfahrung, Bewusstseinsentwicklung und Übung (d.h. aktive Partizipation) werden Sie schließlich zum Experten für individualisierte Beratung werden.

▪ Der Pflegeexperte ist nicht mehr auf analytische Prinzipien (Regeln, Richtlinien, Maximen) angewiesen, um sein Situationsverständnis mit angemessenen Maßnahmen verknüpfen zu können. Mit seinem enormen Erfahrungsschatz erfasst er die Situation intuitiv und konzentriert sich auf das Kernproblem, ohne sich erst lange mit einem breiten Spektrum fruchtloser Diagnosestellungen und Lösungsalternativen zu befassen. *(Benner, 1984, S. 31/32)* ▪

Expertentum entwickelt sich aus der Feinabstimmung des Wissens. Es geht weit über das Anstellen von Vermutungen hinaus. Je mehr praktische Erfahrungen Sie mit dem Individualisieren edukativer Maßnahmen sammeln, desto besser wird es Ihnen gelingen, Ihre Bemühungen genau auf den jeweiligen Klienten abzustimmen. Je individueller Sie die Edukation gestalten, desto weniger Zeit wird sie in Anspruch nehmen. Allmählich werden Sie so zum Experten.

▪ Der Experte weiß stets mehr, als er in Worte fassen kann. Das Wissen des klinisch tätigen Experten ist eher in Wahrnehmungsinhalte eingebettet als in Lehrsätze. *(Benner, 1984, S. 43)* ▪

10.1.1 Perspektivenwechsel
Die Perspektive, die wir als Gesundheitsexperten einnehmen, unterscheidet sich ganz erheblich von der des Lernenden, unseres Patienten.

▪ In meiner OP-Karriere habe ich schon bei vielen kleineren und größeren Eingriffen assistiert, und ich glaube, wir dürfen auf gar keinen Fall vergessen, dass eine Operation, die für uns Pflegekräfte reine Routine ist, für den Patienten eine einzigartige Erfahrung darstellt. Er muss wissen, was ihn erwartet und was mit seinem Körper geschieht. *(Eine Pflegeperson)* ▪

Individualisieren beinhaltet auch, den Blickwinkel des Patienten einzunehmen und die Beratung entsprechend anzupassen, damit sie so effektiv wie möglich verläuft. Unsere Patienten sehen die Dinge oft ganz anders, als wir es tun. Selbst wenn wir die gleichen Worte benutzen, kann der Klient etwas völlig anderes verstehen, als wir gemeint haben. Hier ein Beispiel:

> Ich arbeite in einer hektischen Herz-Lungen-Intensiv, von der wir die post-operativen Bypass-Patienten am Tag nach dem Eingriff in die eine Etage tiefer gelegene Normalstation verlegen. Eines Morgens, als ich einem Patienten aufstehen half, ihn in den Rollstuhl setzte und die übrigen Verlegungsvorbereitungen traf, erklärte ich ihm, dass er sich «unten» gleich wieder hinlegen könne. Eine Weile lang sah er mich völlig konsterniert an, dann fragte er: «Wenn Sie mich auf den Boden legen, wie soll ich denn dann wieder hochkommen?» *(Eine Pflegeperson)*

Wir sollten gut auf Missverständnisse achten und sie sofort ausräumen. Dieser Patient sprach seine Bedenken laut aus, die meisten anderen sorgen sich jedoch schweigend.

Um die Beratung an die individuellen Bedürfnisse des Klienten anzupassen, können Sie aus einer Vielzahl von Instrumenten und Werkzeugen schöpfen; dazu gehören unter anderem Gespräche, medizinische Anschauungsobjekte (Geräte und Material), schriftliche Unterlagen, Videos und Audiokassetten. Individualisierung bedeutet auch, die für den Klienten geeignete Vermittlungsmethode auszuwählen und im richtigen Moment einzusetzen.

Machen Sie die Beratung effektiver,

▪ […] indem Sie sie auf die Bedürfnisse des Patienten zuschneiden. Ein guter Lehrer sollte sich zuerst über den Lernbedarf des Patienten klar werden, sowie über seine kognitiven Fähigkeiten, seinen Lernstil, sein Vorwissen und seine bisherigen Erfahrungen, seinen Bildungsstand und seine Lernbereitschaft. *(Rakel, 1992, S. 398)*

10.1.2 Klienten in den Mittelpunkt stellen

■ Ich habe so oft erlebt, dass Schwestern oder Pfleger ins Zimmer gerauscht kommen und mir etwas beibringen wollen – über Dinge, mit denen ich mich besser auskenne als sie! *(Die Mutter eines chronisch kranken Kindes)*

Wenn wir den Patienten und seine Angehörigen nicht in den Mittelpunkt unseres Denkens stellen, riskieren wir, dass sie sich uns entfremden. Ist die Beziehung gestört, geht das Vertrauen verloren und es wird schwerer, in therapeutischer Hinsicht tätig zu werden.

Viele Gründe können schuld daran sein, dass wir uns nicht wirklich auf Patienten und Angehörige einlassen. Eventuell haben wir vergessen, dass es bei unserer Arbeit nicht darum geht, eine Aneinanderreihung von Aufgaben zu erledigen, sondern um die Pflege von Menschen. Oder wir sind in Eile und denken nur an unsere eigenen Sorgen und Zeitpläne. Oder wir legen mehr Wert auf unser Bedürfnis, als Helfer dazustehen, als dass wir wirklich Hilfe leisten. Im Extremfall…

■ … entwächst unser Hilfehandeln mehr dem Mitleid als dem Mitgefühl. Helfen aus Mitleid ist eine Form des Gebens, bei der sich der Helfende gegenüber dem Hilfebedürftigen in irgendeiner Weise als überlegen betrachtet. Mitgefühl hingegen baut Barrieren ab und umfasst echten Respekt, von gleich zu gleich. … Mitgefühl steht im Zentrum wirklichen Helfens. Oft helfen wir nur aus persönlicher Verzweiflung; wir gehen durchs Leben, tun so als gehe es uns gut und kümmern uns um andere, denen es ebenfalls schlecht geht. Helfen kann ein fundamentales Krankheitssymptom sein, besonders wenn wir es dazu benutzen, unsere eigenen Unzulänglichkeiten zu verbergen. *(Brandon, 1976, S. 102)*

Ganz gleich, aus welchen Gründen wir es bislang versäumt haben, Patienten und Angehörige in den Mittelpunkt unseres Denkens zu stellen, wir können uns bewusst darum bemühen, es in Zukunft besser zu machen. Es folgt die Geschichte einer Pflegeperson, die mit wachsender Erfahrung lernte, ihre edukativen Maßnahmen stärker an den Bedürfnissen ihrer Klienten zu orientieren.

> Die Umsetzung von Empfehlungen, die uns Fachleuten ganz vernünftig erscheinen, kann sich zu Hause als völlig unmöglich herausstellen. Wann immer ein Kind hoch dosierte Steroide einnehmen musste, forderte ich die Eltern auf, seine Salzzufuhr zu drosseln, wobei ich an die normalen Essgewohnheiten von Kindern dachte sowie an den extremen Salzhunger, den enormen Appetit und die zeitweilige Übellaunigkeit, die Steroide auslösen können. Ich nahm an, dass die Eltern der betroffenen Kinder gut mit diesen Empfehlungen zurechtkamen, weil sie sich nie beklagten und nur relativ wenige Kinder eine signifikante Hypertonie zeigten.
> Dann bekam der Sohn meiner besten Freundin hoch dosierte Steroide, und ich erlebte selbst, wie der kleine Patient von drei Uhr morgens an um eine Salzbombe nach der anderen bettelte. Ich war überzeugt, er sei die Ausnahme von der Regel und begann herumzufragen.
> Ich fand heraus, dass fast alle Eltern damit zu kämpfen hatten, die verordnete salzarme Ernährung ihrer Kinder durchzuhalten, die sich aufführten, als lasse man sie verhungern und für rationale Erklärungen natürlich nicht zugänglich waren. Bei den Eltern gewann dann stets der Wunsch die Oberhand, die verzweifelte Gier ihrer Kinder zu stillen, was allerdings zu starken Schuldgefühlen führte. In der Klinik sprachen sie jedoch nicht darüber, weil sie das Gefühl hatten zu versagen und befürchteten, ihre Kinder nicht optimal zu versorgen.
> Heute propagiere ich eine nicht übermäßig salzreiche Ernährung (z.B. die Pizza zum Mittagessen mit Obst und Keksen zu ergänzen) und erkläre den Eltern, dass wir uns mit dem Problem Hypertonie immer noch beschäftigen können, wenn es denn tatsächlich auftreten sollte.
> *(Eine Pflegeperson)*

Diese Pflegeperson passte ihr edukatives und therapeutisches Vorgehen an die Realität an, wobei sie die Pflegequalität aufrecht erhielt, indem sie die Hypertoniekontrolle fortsetzte. Die Lebensqualität der betroffenen Familien dürfte sich dadurch erheblich verbessert haben. Die Kinder waren nicht mehr so salzhungrig, dass sie mitten in der Nacht nach Essen flehten, und die Eltern mussten sich nicht mehr schuldig fühlen, weil sie dem Betteln nachgaben.

▪ Die Erfahrung des Helfens birgt eine innere Harmonie. ... Wir hatten – vielleicht nur für einen Augenblick – aufgehört zu manipulieren, zu überreden. Wir hatten vergessen, was wir an uns und an anderen für «gut» und für «schlecht» halten wollten. Es schien plötzlich unnötig, die Demarkationslinien unserer Persönlichkeit zu definieren und die Grenzen unseres Selbst zu verteidigen. *(Brandon, 1976, S. 13)* ▪

Sich voll und ganz auf den Patienten und seine Familie zu konzentrieren kann auch ein sehr erfüllendes Erlebnis sein. Wir werden zu Instrumenten des Heilens, indem wir eine Brücke zwischen zwei Welten schlagen – zwischen der kalten, datengefüllten, analytischen Welt der Medizin und der menschlichen Welt. Wir helfen Menschen, die für sie und ihr Leben richtige Entscheidung zu fällen.

▪ Pflegekräfte müssen daran denken (und Pflegeexperten gelingt das auch), dass Patienten ihren Zustand oft in ihrer ganz eigenen Weise interpretieren und begreifen. Wie ein Patient Krankheit und Genesung erlebt, kann wesentlich davon abhängen, inwieweit wir ihm erlauben, sein Verständnis der Dinge zum Ausdruck zu bringen, und inwieweit wir es respektieren und darauf aufbauen. *(Benner, 1984, S. 84)* ▪

Am leichtesten lässt sich die Beratung individualisieren, wenn Sie sich auf das Lernbedürfnis Ihres Klienten konzentrieren und nicht länger auf Ihren Auftrag zur Beratung. Das bedeutet aber auch, ein Risiko einzugehen. Wenn Sie die Beratung individualisieren, kann es passieren, dass der Klient Ihnen eine Frage stellt, die Sie nicht beantworten können oder Sie mit einem emotionalen Konflikt konfrontiert, dem Sie sich nicht gewachsen fühlen. Wir betreiben Beratung jedoch, damit der Klient lernt, sich optimal zu versorgen, und nicht, damit wir Pflegekräfte uns sicher und behaglich fühlen. Bemühen Sie sich, die Kompetenzen zu entwickeln, die Sie in solchen schwierigen Situationen brauchen, und finden Sie heraus, welche Ressourcen Ihnen als Rückhalt dienen können.

Es folgt der Bericht einer Pflegeperson darüber, wie sie eine problematische Situation durch Beratung bereinigte. Zwar kam diese eigentlich nur zustande, weil die Pflegeperson ihre Sicherheit bedroht sah, aber sie hatte deshalb Erfolg, weil sie ihre Bemühungen auf die Bedürfnisse des Patienten und seiner Frau abstellte.

Mein Patient hatte Krebs und musste im Rahmen seiner Therapie hoch dosierte Steroide einnehmen. Die Medikamente machten ihn im wahrsten Sinne des Wortes verrückt: Er bekam einen psychotischen Schub. Am Tag zuvor hatte er seiner Krankenschwester einen so kräftigen Faustschlag versetzt, dass diese krank nach Hause gehen musste. Wir waren keine psychiatrische Station und an ein solches Verhalten nicht gewöhnt. Wir hatten schlicht und ergreifend Angst. Wir riefen den psychiatrischen Konsiliararzt, der ein starkes Psychopharmakon verschrieb. Als die Frau des Patienten zu Besuch kam, informierten wir sie natürlich über die Geschehnisse und die Medikation, die wir begonnen hatten. Da rastete sie regelrecht aus. Sie lasse auf keinen Fall zu, dass ihr Mann erneut auf Psychodrogen gesetzt werde. Sie habe es ihm versprochen! Sie könne ihr Versprechen nicht brechen!

Ich bat meine Kollegen, sich um meine anderen Patienten zu kümmern, und führte die Frau weg vom Flur in ein leeres Zimmer. Dort bat ich sie, mir von dem Versprechen zu erzählen und erfuhr Folgendes: Als die beiden einander kennen lernten, war ihr Mann gerade aus der Psychiatrie entlassen worden. Er hatte sie gehasst und schwor, diese furchtbaren Medikamente nie wieder zu nehmen. Er nahm ihr das Versprechen ab, nicht zuzulassen, dass man ihm jemals wieder solche Mittel gab. Glücklicherweise hatte er nie wieder einen psychotischen Schub gehabt. Bis jetzt.

Dann sprachen wir darüber, was bei diesem Mal anders war, weil die Steroide ihn verrückt machten und es nicht an ihm selbst lag. Ich erklärte ihr, dass die Nebenwirkungen der Steroide aufhören würden, sobald er sie nicht mehr einnehmen musste, und dass er dann auch das Psychopharmakon würde absetzen können. Ich machte ihr klar, dass wir möglicherweise nicht nah genug an ihn herankommen würden, um die Chemotherapie fortzusetzen, seinen Krebs zu behandeln und ihn zu heilen, wenn er uns weiterhin mit Faustschlägen traktierte. Ich fragte sie, ob sie glaube, dass die Chemotherapie in seinem Sinn sei und ob er ihrer Meinung nach weiterleben wolle.

Wir redeten fast eine Stunde lang. Schließlich entschied sie, dass ihr Versprechen eigentlich verhindern sollte, dass er in der Psychiatrie eingesperrt und mit Medikamenten ruhiggestellt wurde, während es hier um etwas ganz anderes, nämlich um die Therapie seiner Krebserkrankung

> ging. Wenn auch etwas zögerlich stimmte sie zu, dass er das Psychopharmakon weiter bekommen sollte.
> Es funktionierte. Die Chemotherapie verlief ohne weitere Zwischenfälle. Als die Steroiddosis gesenkt wurde, brauchte er das problematische Medikament nicht mehr, und das glückliche Paar ging nach Hause. Das Schönste jedoch war, dass er überhaupt nicht wütend auf sie war, weil sie ihr Versprechen gebrochen hatte. *(Eine Pflegeperson)*

■ Wir wissen sofort, wenn wir wirklich helfen konnten. Wir haben sowohl uns als auch der anderen Person etwas Gutes getan. Einen Moment lang haben wir unsere intellektuelle Hemmung verloren, uns ganz auf den Anderen einzulassen. Wir sind ganz und gar im Kontakt mit ihm aufgegangen, ein Erlebnis, bei dem zwei oder mehr Individuen zu einem Ganzen verschmelzen. *(Brandon, 1976, S. 13)* ■

10.1.3 Der Blick nach innen

Ob Sie die Pflege Ihrer Patienten erfolgreich individualisieren, können Sie auch an Ihren eigenen Gedanken und Reaktionen ablesen. Die Pflegeperson im obigen Fall hatte ein gutes Gefühl, was ihre edukative Intervention anging. Die Klientin hatte eine abgewogene und sachgerechte Entscheidung gefällt und eine gesundheitsförderliche Wahl getroffen, und das Ganze war zu einem guten Ende gekommen. Welche Art von Beziehung haben Sie zu Ihren Patienten und deren Angehörigen? Dem Verfasser der folgenden Zeilen gefällt gar nicht, was er im pflegerischen Alltag beobachtet:

■ Allzu oft ist das Verhältnis zwischen Klient und Helfer so ungleich, dass es jegliche Autonomie unterminiert. Echte Kommunikation wird durch exzessive Fachsprache und grobe Etikettierungen verhindert. Helfende benutzen ihren Status, ihre soziale Stellung und ihr Wissen, um Barrieren zu errichten, anstatt Harmonie und Wachstum zu ermöglichen. *(Brandon, 1976, S. 85)* ■

Achten Sie auf Ihre Reaktionen und die Ihrer Umwelt. Gibt es bestimmte Verhaltensweisen oder Einstellungen, die Sie einfach nicht tolerieren können? Sind Sie ärgerlich, weil eine Familie nie pünktlich zu den vereinbarten Terminen erscheint? Verspüren Sie den Wunsch, mit Ihrer Patientin zu schimpfen, weil Sie glauben, dass sie zu Hause statt der verordneten Medikamente irgendwelche Kräuter einnimmt? Ärgern Sie sich über die religiöse Statue und den Heilstaub auf dem Nachttisch Ihres Patienten, weil beides Ihnen ständig im Weg ist? Verstehen Sie einfach nicht, woher Ihre Patienten kommen und warum sie nicht tun, was Sie ihnen sagen? Hat Sie jemals ein Patient oder Familienmitglied beschuldigt, rassistisch oder gefühllos zu sein?

Wenn Ihre Antwort auf diese oder ähnliche Fragen «ja» lautet, weist dies darauf hin, dass Sie noch daran arbeiten müssen, Ihr pflegerisches Handeln zu individualisieren. Ein Kernelement einer befriedigenden, effektiven, wachstumsförderlichen Beziehung zwischen Pflegekräften und Klienten ist Toleranz gegenüber Andersartigkeit. Zunächst einmal müssen Sie einen Unterschied akzeptieren, dann können Sie versuchen, ihn zu verstehen. Wenn Sie Unterschiede nicht tolerieren, können Sie vielleicht Dienst nach Vorschrift tun, Sie werden jedoch nicht im Stande sein, professionell und qualitativ hochwertig zu pflegen.

Das Problem sind unsere Einstellungen, nicht die Zeit, die wir zur Beratung haben oder nicht.

■ Wir haben bei unseren Visiten beobachtet, dass eigentlich nicht der Faktor Zeit über die Qualität der Erklärungen entscheidet, die Patienten bekommen. Tatsächlich werden während der Visite eine Unmenge von Fragen gestellt und beantwortet; allerdings fragt meist der Arzt, während der Patient antwortet. ... Außerdem ist uns aufgefallen, dass Neurologen vom Patienten angesprochene, nicht im eigentlichen Sinne medizinische Probleme gerne überhörten oder ins Lächerliche zogen. *(Forsythe, 1996, S. 560)* ■

Überhören Sie manchmal die Fragen Ihrer Klienten oder tun ihre Sorgen mit einem Scherz ab?

10.2 Einstellen auf den Klienten

Wie schafft man es, sich nicht länger auf den eigenen Job und die eigenen Aufgaben zu konzentrieren, sondern auf die Bedürfnisse des Klienten? Wonach muss man Ausschau halten, wenn man die Beratung individualisieren will? Wie passt man sich dem Klienten an? Der Rest dieses Kapitels soll Ihnen einige Möglichkeiten aufzeigen.

10.2.1 Lernwunsch und Lernmotivation

Viele Ärzte und Pflegekräfte sagen, eines der Hindernisse, denen sie begegnen, sei die mangelnde Motivation der Klienten. Es ist schwer, jemanden zu unterweisen, der gar nicht glaubt, irgendwelche Informationen zu benötigen.

Um diese Lernbarriere überwinden zu können, müssen wir erst einmal begreifen, wie der Patient sein Problem sieht.

■ Am engsten hing die Meinung des Patienten, er sei nicht ernsthaft erkrankt, mit einer mangelnden Lernmotivation zusammen. *(Rakel, 1992, S. 390)* ■

Eines der Ziele der Patienten- und Angehörigenberatung besteht darin, dass wir dem Klienten abgewogene und sachgerechte Entscheidungen ermöglichen. Hat ein Patient, der es für überflüssig hält, etwas zu lernen, überhaupt verstanden, worin das Problem liegt? Viele Patienten glauben, die Operation werde schon alles wieder gut machen und merken gar nicht, dass auch Verhaltensänderungen zur Therapie gehören.

■ Die Informationen, die der Gesundheitsexperte für nötig hält, sind möglicherweise nicht dieselben, die der Patient für nötig hält. *(Falvo, 1994, S. 149)* ■

Hat Ihr Klient das Problem erfasst, scheint aber trotzdem kein Interesse daran zu haben, etwas zu lernen, sollten Sie versuchen, mehr über seine persönliche Geschichte zu erfahren. Was für ein Mensch ist er eigentlich?

■ Hinweise auf die individuellen Motivationsfaktoren eines Klienten liefern dessen Lebensstil, seine Familienstrukturen, sein sozioökonomischer Status sowie Daten zu Wachstum und Entwicklung. *(Rankin & Stallings, 1996, S. 300)* ■

Das Wissen um diese Dinge wird Ihnen helfen, Ihre Beratung zu individualisieren und die Informationen für den Klienten bedeutungsvoll zu machen. Nachdem Sie ihn nun besser kennen, sind Sie in der Lage, seine Lernbereitschaft zu steigern. Laut Rakel (1992) können Patienten durch folgende Interventionen zum Lernen motiviert werden:

- Sprechen Sie mit dem Klienten über frühere Erfahrungen und korrigieren Sie Missverständnisse und Fehlinformationen.
- Gehen Sie zuerst auf die Sorgen des Klienten ein.
- Beziehen Sie Angehörige und Partner beziehungsweise Bezugspersonen in den Beratungsprozess ein.

Mitunter zeigen Patienten und Angehörige zwar Interesse am Lernen, sind jedoch wenig motiviert, eine Verhaltensumstellung durchzuhalten. Auch das kann wieder daran liegen, dass ihnen der Ernst der Lage nicht bewusst ist oder dass die Gründe, die Sie für die Umstellung anführen, keine Bedeutung für sie haben. Vielleicht ist es Ihnen nicht gelungen, die Botschaft so zu vermitteln, dass sie im Kontext ihres Lebens Sinn ergibt. Um herauszufinden, was einen Klienten motiviert, könnten Sie ihn zum Beispiel fragen: «Überlegen Sie doch einmal, wann Sie zuletzt eine größere Veränderung in Ihrem Leben durchgeführt haben. Warum haben Sie das getan?»

Viele Ärzte und Pflegekräfte bedrängen den Klienten mit ihren Informationen, ohne dass sie überhaupt zu verstehen versuchen, was die Ursachen des Widerstands oder des Motivationsmangels sind. Sie vergessen, dass viele Patienten nur der Behandlung, der Tabletten oder der Operation wegen zu ihnen kommen und nicht, um ihr Leben umzustellen. Sie wollen einfach nur geheilt werden und dann in ihr gewohntes Leben zurückkehren. Solchen Menschen müssen wir klarmachen, dass Gesundheitspflege nicht nur aus der Verabreichung von Medizin besteht, sondern auch gesundheitsbewusstes Handeln und Denken erfordert.

In anderen Situationen gehen wir jeder Möglichkeit nach, und trotzdem will der Klient nichts ändern.

■ Es kann vorkommen, dass sich Patienten gegen ein gesundheitsförderliches Verhalten entscheiden, obwohl sie alle verfügbaren Informationen erhalten und sich auch engagiert eingebracht haben. *(Rankin & Stallings, 1996, S. 112)* ■

Es ist gut, wenn Sie in solchen Fällen nicht aufgeben, sondern weiter auf den bewussten, pädagogisch günstigen Moment warten. Aber ebenso wichtig ist es, die Realität akzeptieren zu können.

■ «Inwieweit hat der Patient die Verantwortung dafür, ob er lernt oder nicht?» Wenn alle Faktoren in Betracht gezogen worden sind, liegt es letztlich beim Patienten zu entscheiden, ob er unsere edukativen Bemühungen annimmt, dies nur teilweise tut oder uns vollkommen ignoriert. *(Rankin & Stallings, 1996, S. 301)* ■

Wozu hat der Klient sich entschlossen? Hat *er* die Realität akzeptiert?

10.2.2 Compliance, Kooperationsbereitschaft und Allianz

Haben Sie erwartet, dass Klienten, die Sie um Ihren Rat ersuchen und dafür bezahlen, diesen Rat dann wie selbstverständlich auch befolgen? Mussten Sie feststellen, dass Sie sich getäuscht haben? Verwirrt Sie das?

Wir Pflegekräfte haben die Schule besucht, unsere Ausbildung gemacht, Prüfungen abgelegt und schließlich unser Diplom erhalten. Wir wissen Dinge, die anderen helfen können. Wichtige Dinge.

■ Ich spüre diesen mächtigen Drang, anderen zu sagen, was sie tun sollen. Tief in meinem Inneren hege ich den starken Wunsch, anderer Leute Leben zu steuern. Dort sitzt das Gefühl, dass nur ich weiß, was wirklich geschehen sollte. *(Brandon, 1976, S. 90/91)* ■

Die Patienten- und Angehörigenberatung bietet uns eine Möglichkeit, unser Wissen an andere Menschen weiterzugeben, damit diese die richtigen Entscheidungen treffen.

■ Viele von uns rechtfertigen ihr Engagement in der Patientenberatung damit, dass dadurch die Compliance aufseiten des Patienten verbessert werden könne. Mit anderen Worten, wir wollen unsere Patienten dazu überreden, unsere Ratschläge zu befolgen. *(Rankin & Stallings, 1996, S. 101)* ■

Gute Pflege schreibt nicht vor, was Patienten zu tun haben. Wir pflegen sie, aber wir beherrschen sie nicht. Wir glauben an die Rechte des Patienten und treten gegebenenfalls sogar aktiv dafür ein. Der Patient hat allerdings auch das Recht, unsere Ratschläge nicht zu befolgen. Wir wünschen uns, dass er sich bewusst für Verhaltensumstellungen entscheidet, die wir ihm vorschlagen. Wir ziehen es vor, dass er partnerschaftlich mit uns zusammenarbeitet. Das aber ist nicht das, was traditionell unter Compliance verstanden wird.

■ Auch wenn es sich positiv auf die Einhaltung der Behandlungsempfehlungen auswirkt, wenn der Patient über seine Krankheit und die vorgeschlagene Therapie Bescheid weiß, ist Patientenberatung keine Garantie dafür. *(Platt et al., 1994)* ■

Manchmal werden Ihre Erklärungen zwar verstanden, aber trotzdem nicht umgesetzt. Dafür gibt es verschiedene Bezeichnungen, zum Beispiel mangelnde Compliance, fehlende Kooperationsbereitschaft oder instabile Allianz. Jeder der Begriffe Compliance, Kooperationsbereitschaft und Allianz setzt dabei etwas andere Akzente und beinhaltet etwas andere Gewichtungen.

■ Der Begriff *Compliance* impliziert die fraglose Befolgung der ärztlichen Anweisungen durch den Patienten. Der Begriff *Kooperationsbereitschaft*, den manche Experten in diesem Kontext vorziehen, ist mit einer partnerschaftlichen Beziehung zwischen Arzt und Patient verbunden. Jeder kennt und versteht den Standpunkt des anderen, und man hat sich auf eine Vorgehensweise – eine Therapie oder eine Verhaltensumstellung – geeinigt, die für beide Seiten akzeptabel ist und der sich der Patient verpflichtet fühlt. *(Platt et al., 1994)*

Der Begriff *Allianz* betont Gegenseitigkeit und Partnerschaftlichkeit noch stärker. Betreuungsteam, Patient und Angehörige sind sich über die Ziele einig und arbeiten gemeinsam auf ihre Verwirklichung hin. Sie kämpfen Schulter an Schulter für die Gesundheit.

Das alte Konzept der Compliance mag im Rahmen einer patriarchalisch strukturierten medizinischen Versorgung Sinn machen. Der Halbgott in Weiß sagt dem Patienten, was er tun soll, und der Patient tut es; gerade so, wie ein Kind Mutter und Vater gehorcht. Patienten und ihre Angehörigen sind jedoch nicht unsere Kinder, vielmehr nehmen sie unsere Dienste als Konsumenten bewusst in Anspruch. Darüber hinaus sind nicht nur Ärzte, sondern Experten aus vielen Disziplinen an ihrer Heilung, Gesunderhaltung und Gesundheitsförderung beteiligt. Aus medizinischer Heilkunst ist interdisziplinäre Gesundheitspflege geworden. Compliance ist nicht mehr das, was sie einmal war.

■ Manche Ärzte betrachten Compliance noch immer eindimensional: Der Patient erhält und befolgt den ärztlichen Rat. Neuere Studien zeigen jedoch, dass Patienten selbst entscheiden, ob sie ihre Medikamente wie verordnet einnehmen. Die Entscheidung gründet sich auf die subjektive Einschätzung des Nutzens einer Therapieplans im Vergleich zu den mit der Befolgung verbundenen Unannehmlichkeiten. *(National Council on Patient Information and Education, 1997)* ■

Die Art, wie Sie ein Problem definieren, hat Einfluss darauf, wie Sie es lösen. Wenn Sie das entsprechende Verhalten des Patienten als fehlende Compliance definieren, müssten Sie Maßnahmen zur Durchsetzung Ihrer Empfehlungen ergreifen. Bezeichnen Sie seine Reaktion als mangelnde Kooperationsbereitschaft, bestünde die Lösung in einem Vertrag o. Ä., den Sie mit dem Patienten abschließen. Begründen Sie sein Handeln mit einer instabilen Allianz, wäre die Konsequenz, zu versuchen die Beziehung zu ihm zu verbessern.

10.2.3 Gegenseitigkeit

Die konkreten Ziele der Patienten- und Angehörigenberatung leiten sich aus ihren allgemeinen Zielen ab (sachgerechte und wohlüberlegte Entscheidungen treffen, lebensnotwendige Selbstversorgungskompetenzen entwickeln, Probleme und Lösungen erkennen, Fragen beantwortet bekommen). Die spezifischen, individuellen Ziele der Beratung werden vom Klienten und seinem Arzt oder seiner Pflegeperson gemeinsam vereinbart. So will mancher Patient gar nicht alle Behandlungsoptionen kennen, weil er fürchtet, die falsche Entscheidung zu treffen. Ihm ist es lieber, wenn er sich mit bestimmten Informationen nicht befassen muss und der Arzt an seiner Stelle die beste Vorgehensweise auswählt. Diese Übereinkunft wird den Wünschen des Klienten am besten gerecht. Wenn der Klient nicht dasselbe will wie Sie, müssen Sie sich im Interesse der Allianz zügeln.

■ Es fällt immer schwerer, die Ambition aufzugeben, eine andere Person zu kontrollieren oder zu verändern; den simplen Wunsch, wichtig zu wirken, Einfluss zu haben, geachtet und beliebt zu sein. *(Brandon, 1976, S. 90)* ■

Wir wollen, dass der Klient den Therapieplan einhält. Das erreichen wir, indem wir uns gemeinsam auf einen Plan einigen, der einerseits medizinisch sinnvoll ist und andererseits nur solche Empfehlungen enthält, die der Klient befolgen kann und will. Der Schlüssel liegt in der Individualisierung des Plans.

■ Compliance-Probleme … sagen etwas über unseren Pflegeansatz und über unsere Kenntnis des Patienten, seiner Familie, seines Lebensstils und seines Hintergrunds aus. *(Lumsdon, 1994)* ■

Ohne Gegenseitigkeit kann es keine Allianz zwischen dem Patienten und dem Gesundheitsexperten geben. Ohne Allianz aber gibt es keine gemeinsamen Grundlagen und Ziele.

■ Nichteinhaltung ist vorprogrammiert, wenn der Patient nicht mit Ihrer Diagnose und der Begründung für das therapeutische Vorgehen übereinstimmt. *(Platt et al., 1994)*

Solche Situationen zu erkennen, ist nicht immer ganz leicht. Vielleicht können Ihnen Ihre eigenen Reaktionen einen Hinweis geben.

■ Manche Patienten nennen wir «schwierig». Gewöhnlich liegt das Problem jedoch bei der Pflegeperson, die nicht recht weiß, wie sie mit dem Patienten umgehen soll. Versäumen Sie nicht die Gelegenheit, aus solchen Situationen zu lernen. Diese Patienten können uns viel über uns selbst beibringen. *(Hammerschmidt & Meador, 1993, Regel 266)*

Individualisierung ist der Schlüssel. Warum ist der Patient nicht mit Ihrer Diagnose oder Ihren Therapievorschlägen einverstanden? Haben Sie ihm zugehört, als er Ihnen sagte, wie er darüber denkt? Was passt ihm an der Diagnose oder Therapie nicht? Manchmal sprechen wir eine völlig andere Sprache als die Patienten und ihre Familien.

■ Wieso Rehabilitation? Ich brauche keine Rehabilitation! Ich bin doch kein Alkoholiker, ich hatte bloß einen Herzanfall! *(Ein Patient)*

Wir müssen uns so ausdrücken, dass der Klient uns versteht. Anderenfalls wären die Entscheidungen, die er trifft, nicht sachgerecht und überlegt. Natürlich hat der Myokardinfarktpatient das Recht, eine Rehabilitation abzulehnen, aber weiß er überhaupt, was das ist?

■ Aufgrund ihrer Position können Kliniker … darauf Einfluss nehmen, wie gut oder schlecht ihre Ratschläge und Instruktionen von den Patienten verstanden werden. *(Doak et al., 1998)*

10.2.4 Kooperation

Der Trick liegt darin, miteinander auf ein gemeinsames Ziel hinzuarbeiten.

■ Wenn wir die Vorteile der Behandlung in Begriffen schildern würden, die unsere Patienten verstehen, könnten wir das, was wir wollen, eher erreichen. *(Korpi, 1995, S. 79)*

Stärken Sie die Allianz, indem Sie den Klienten aktiv mitwirken lassen.

■ Ein Patient wird sich eher an den Therapieplan halten, wenn er sich in den Entscheidungs- und Planungsprozess einbezogen fühlt und merkt, dass der Plan zumindest teilweise auf ihn zugeschnitten wurde. Machen Sie deutlich, welche Maßnahmen er in Betracht ziehen soll, und hören Sie genau zu, wenn er erklärt, was er tun wird und was er als Überforderung empfindet. *(Platt et al., 1994)*

Oftmals, besonders aber im Falle chronischer Krankheiten, betreffen die Verhaltensumstellungen, die Sie vorschlagen, nicht nur den Patienten, sondern auch seine Familie. Auch wenn die Angehörigen selbst ihr Verhalten nicht ändern müssen, ist ihre Unterstützung ein Faktor, der oft darüber entscheidet, ob der Patient durchhält oder nicht.

■ Die Mithilfe der Angehörigen ist gewöhnlich wichtig, wenn nicht gar unbedingt notwendig, soll der Patient im Rahmen der Therapie sein Leben langfristig oder dauerhaft umstellen. *(Platt et al., 1994)*

Bei chronischen Krankheiten bedeutet Compliance die Zusammenarbeit der ganzen Familie.
   Mitunter stellt sich die Frage der Compliance erst dann, wenn die angestrebten Ergebnisse gefährdet sind, zum Beispiel wenn eine Infektion fast abheilt, um dann schlimmer als je zuvor wieder zurückzukehren. Statt Komplikationen zu riskieren, die eine Nichteinhaltung des Therapieplans mit sich bringen könnte, wäre es sinnvoller, die Kooperationsbereitschaft des Patienten schon während der Beratung anzusprechen.

▪ Den Patienten direkt zu fragen, ob er die Empfehlungen einzuhalten gedenkt, und ob es Probleme gibt, die ihn daran hindern könnten, ist eine einfache Methode, um das Thema Compliance zur Sprache zu bringen. *(National Council on Patient Information and Education, 1997)* ▪

Wenn Sie merken, dass der Klient den Plan nicht befolgen wird, gilt es das Problem zu finden und nach Möglichkeit zu beseitigen. **Abbildung 10-1** kann Ihnen dabei helfen.

Falls Sie gleich zu Anfang merken, dass das Thema Compliance gar nicht so wichtig ist, können Sie die Angelegenheit getrost auf sich beruhen lassen. Lassen Sie den Klienten entscheiden, ob es die Mühe wert ist, davon anzufangen.

Ist Compliance jedoch wichtig, führt das Diagramm einige Fragen auf, die Sie gemeinsam mit dem Klienten klären sollten. Hat er verstanden, welchen Nutzen es ihm bringt, wenn er sich an den Plan hält? Bringt er die nötigen Fähigkeiten dafür mit?

▪ Fragen Sie den Patienten, ob er glaubt, Schwierigkeiten mit der Umsetzung dessen zu bekommen, was Sie ihm geraten haben. *(Platt et al., 1994)* ▪

Betreiben Sie Beratung nach Bedarf. Viele der im Entscheidungsbaum angesprochenen Punkte (zum Beispiel physische und kognitive Einschränkungen, Werte und Überzeugungen, Selbstwirksamkeit, Evaluation der Lernerfolge) werden auch noch an anderen Stellen dieses Buches behandelt.

Die im Diagramm verwendeten Ausdrücke «Belohnung» und «Bestrafung» beziehen sich darauf, was der Klient im Rahmen der Therapie als angenehm oder unangenehm empfindet. Ein Beispiel: Wegen seiner Diät darf ein Patient keine Eiscreme essen. Dies stellt für ihn aber eine Bestrafung dar, Eis zu essen hingegen empfindet er als Belohnung. Um Compliance herzustellen, müssen Belohnungen und Bestrafungen gegeneinander abgewogen werden. Vielleicht wäre fettarmer gefrorener Jogurt ein geeigneter Ersatz für die kalorienreiche Eiscreme, oder der Klient sollte sich ab und zu einen Eisbecher gönnen dürfen, weil er seine Diät eingehalten hat. Überlegen Sie gemeinsam mit ihm, was funktionieren würde und was nicht. Denken Sie aber daran, dass er dem Ziel (der Einhaltung der Diät) grundsätzlich zugestimmt hat. Ihre Interventionen sollen ihm lediglich dabei helfen, es zu erreichen; sie drängen den Patienten nicht dazu, Ihren Vorstellungen zu entsprechen.

Manche Klienten werden Sie nie dazu bringen, sich an den Therapieplan zu halten, ganz gleich wie sehr Sie sich bemühen, eine Allianz zu bilden. Zwar haben Sie alle beteiligten Faktoren berücksichtigt, müssen aber trotzdem feststellen, dass der Klient einfach nicht kooperieren will. Grämen Sie sich nicht deswegen, denn Sie wissen ja, dass Sie Ihr Möglichstes getan haben, um ihn zu einem gesundheitsbewussteren Verhalten zu bewegen. Wie man Klienten auf ihrem Weg zur richtigen Entscheidung begleitet, finden Sie detailliert beschrieben in Lorig (1996) *Patient Education: A Practical Approach*.

▪ Wir müssen auch bereit sein, das Recht des Patienten zu respektieren, eine Wahl zu treffen, mit der wir nicht einverstanden sind. Unsererseits behalten wir uns jedoch das Recht vor, es weiter zu versuchen. *(Rankin & Stallings, 1996, S. 101)* ▪

Vielleicht kommt der pädagogisch günstige Moment erst noch. Halten Sie auf alle Fälle weiter nach ihm Ausschau. Möglicherweise lernen Sie Ihren Klienten mit der Zeit besser kennen, Ihre Beziehung gewinnt an Stärke, oder er besinnt sich eines Besseren.

▪ Effektive Patientenberatung erfordert, dass wir Verständnis für die Faktoren entwickeln, die den Patienten in seinen Entscheidungen beeinflussen: Werte, Überzeugungen, Einstellungen, aktuelle Belastungen, Religion, frühere Erfahrungen mit dem Gesundheitssystem und Lebensziele. *(Rankin & Stallings, 1996, S. 101)* ▪

Was tun bei Nichteinhaltung?

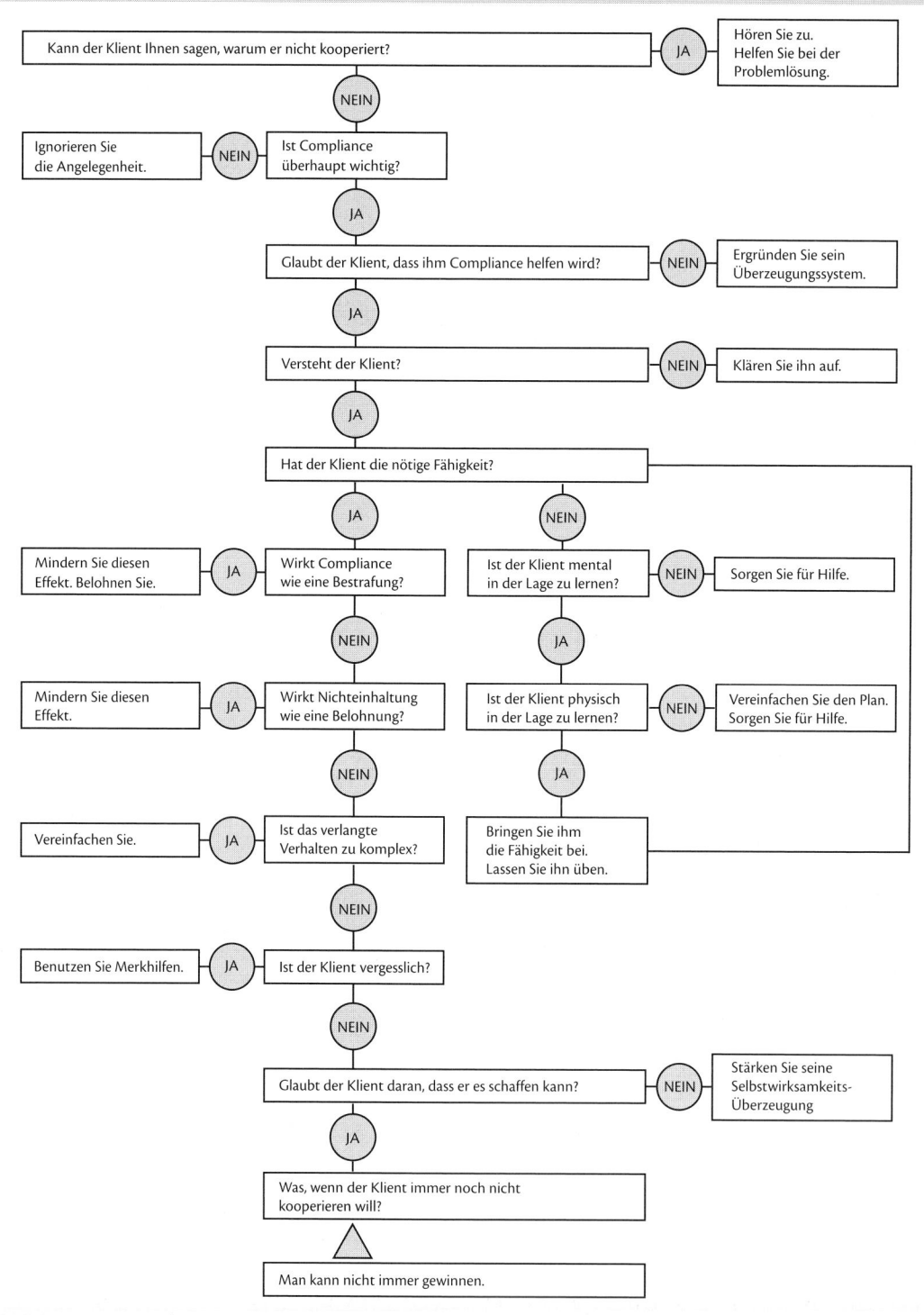

- Kann der Klient Ihnen sagen, warum er nicht kooperiert? — **JA** → Hören Sie zu. Helfen Sie bei der Problemlösung.
- **NEIN** ↓
- Ist Compliance überhaupt wichtig? — **NEIN** → Ignorieren Sie die Angelegenheit.
- **JA** ↓
- Glaubt der Klient, dass ihm Compliance helfen wird? — **NEIN** → Ergründen Sie sein Überzeugungssystem.
- **JA** ↓
- Versteht der Klient? — **NEIN** → Klären Sie ihn auf.
- **JA** ↓
- Hat der Klient die nötige Fähigkeit?
  - **JA** ↓
    - Wirkt Compliance wie eine Bestrafung? — **JA** → Mindern Sie diesen Effekt. Belohnen Sie.
    - **NEIN** ↓
    - Wirkt Nichteinhaltung wie eine Belohnung? — **JA** → Mindern Sie diesen Effekt.
    - **NEIN** ↓
    - Ist das verlangte Verhalten zu komplex? — **JA** → Vereinfachen Sie.
    - **NEIN** ↓
    - Ist der Klient vergesslich? — **JA** → Benutzen Sie Merkhilfen.
    - **NEIN** ↓
    - Glaubt der Klient daran, dass er es schaffen kann? — **NEIN** → Stärken Sie seine Selbstwirksamkeits-Überzeugung
    - **JA** ↓
  - **NEIN** →
    - Ist der Klient mental in der Lage zu lernen? — **NEIN** → Sorgen Sie für Hilfe.
    - **JA** ↓
    - Ist der Klient physisch in der Lage zu lernen? — **NEIN** → Vereinfachen Sie den Plan. Sorgen Sie für Hilfe.
    - **JA** ↓
    - Bringen Sie ihm die Fähigkeit bei. Lassen Sie ihn üben.

- Was, wenn der Klient immer noch nicht kooperieren will?
- Man kann nicht immer gewinnen.

Abbildung 10-1: Nach: Lorig, K. (1996). *Patient Education: A Practical Approach.* Tousend Oaks, CA: Sage Publications. S. 185

10.3 Andere Lebensauffassungen: Kultur, Religion, Lebensgewohnheiten

Die Art und Weise, wie ein Mensch sein Leben gestaltet, kann uns aus vielerlei Gründen fremd erscheinen. Vielleicht stammt er aus einem anderen Land, gehört einer anderen sozioökonomischen Gruppe an oder hat ein anderes Wertesystem als wir. Es gibt viele Unterschiede in den Lebensauffassungen.

Andere Lebensauffassungen können uns so fremd sein, dass wir sie völlig missverstehen. Wenn wir die Lebensgewohnheiten anderer nicht genau verstehen, neigen wir dazu, aus dem, was wir sehen, voreilige Annahmen abzuleiten und zu verallgemeinern. Wir bilden Stereotype. Unsere Urteile sind vielleicht voreingenommen oder borniert. Solche Einstellungen aber sind einer therapeutischen Beziehung nicht gerade zuträglich. Und das alles nur, weil wir nicht genug Informationen haben.

> Nach der Geburt meines ersten Kindes tat ich mich mit dem Stillen etwas schwer.
> Mein Sohn wollte einfach nicht saugen, wenn ich ihn anlegte, und ich wusste nicht, was ich machen sollte. Also drückte ich auf den Klingelknopf an meinem Bett, um die Schwester um Hilfe zu bitten.
> Eine riesige Krankenschwester mit tiefer Männerstimme kam herein (sie erinnerte mich an einen Kompaniefeldwebel beim Militär) und fragte, wie sie helfen könnte. Ich zeigte ihr, welche Probleme wir beim Anlegen hatten. Sie schien mit unseren Bemühungen nicht gerade zufrieden zu sein und grabschte nach meiner Brust. Ich schämte mich zu Tode. Als wäre auch noch das Armband meines Sohnes las sie dann auch noch das Armband meines Sohnes und entdeckte unseren irischen Nachnamen. Immer wieder versuchte sie, meine Brust in seinen Mund zu zwingen und rief: «O'Leary! Aha! O'Leary! Ich habe noch nie einen Iren getroffen, der nicht saufen wollte! Ihr Baby ist ein Unikum!» Das war ganz bestimmt keine effektive Beratungstechnik. *(Eine Patientin und Pflegeperson)*

Das Klischee vom trinkfesten Iren ist nur eine der Schwierigkeiten, die diese Krankenschwester bei der Individualisierung von edukativen Maßnahmen hatte. Welche liegen noch vor?

10.3.1 Wie beginnen?

> Wenn ich meine Patienten frage: «Haben Sie irgendwelche kulturellen oder religiösen Überzeugungen, die ich in Ihre Betreuung einfließen lassen sollte?», schauen mich die meisten an, als ob ich zwei Köpfe hätte. Wie soll ich mir denn sonst ein Bild von ihrer Kultur und Religion machen? *(Eine Pflegeperson)*

Sind Begriffe wie Kultur, Religion und Lebensweise zu facettenreich, um sie verstehen zu können, zu vage um sie zu fassen? Wir befassen uns mit Körper, Geist und Seele der Patienten und wissen, dass das zu unserem Geschäft gehört. Aber wie können wir unsere Klienten wirklich ganzheitlich betreuen? Wie berücksichtigen wir Lebensgewohnheiten, Kultur und religiöse Praktiken in unseren Assessments und bei der pflegerischen Betreuung?

10.3.2 Am Anfang stehen Sie selbst!

> Wer im Gesundheitsbereich arbeitet, muss mehr berücksichtigen als nur den kulturellen Hintergrund des Patienten. Der eigene muss genauso in Betracht gezogen werden. Sowohl der Patient als auch wir selbst bringen kulturelle Werte, Einstellungen und Verhaltensweisen in die edukative Interaktion ein. *(Falvo, 1994, S. 136)*

Wenn Sie am Bett eines Patienten stehen, bringen Sie Ihre Lebensauffassung, Ihre Kultur und Ihre Religion mit. Zusätzlich zu diesen ganz persönlichen Eigenheiten sind sie aber auch Träger einer Kultur der Gesundheitspflege. Im Rahmen der beruflichen Enkulturation wurden Sie sowohl zum professionellen Anbieter des Produkts Gesundheitspflege als auch zur fürsorglichen Pflegeperson. Bestandteil unserer Pflegekultur sind beispielsweise die allgemeinen Ziele der Patienten- und Angehörigenberatung.

> Die Praxis der Patientenberatung basiert auf der Überzeugung, Patienten sollten alle Informationen bekommen, um selbst entscheiden zu können, sowie auf der Idee, dass gesundheitliche und gesundheitspflegerische Informationen dem einzelnen Patienten helfen werden, die medizini-

schen Empfehlungen zu befolgen, wodurch wiederum sein Wohlbefinden gesteigert wird. *(Falvo, 1994, S. 149)* ■

Das klingt logisch. Unser Job besteht darin, Patienten und ihren Familien zu helfen, sachgerechte Entscheidungen zu fällen, die richtige Wahl zu treffen und gesünder zu leben. Diese Logik erschließt sich allerdings nur aus unserem Blickwinkel, vor dem Hintergrund unserer Annahmen. Andere Menschen jedoch könnten eine völlig andere Perspektive einnehmen und von ganz anderen Annahmen ausgehen.

■ Auch wenn das Selbstbestimmungsrecht des Patienten für Gesundheitsexperten einen hohen Stellenwert einnehmen mag, wird in anderen Kulturen großer Wert auf den von Mystik umgebenen Heiler gelegt, weil man an seine heilenden Kräfte glaubt. Aber auch ein eher autoritäres Auftreten kann erwartet werden. *(Falvo, 1994, S. 149)* ■

Möglicherweise teilen Ihre Klienten Ihre grundlegenden Ansichten und Annahmen nicht. Wie merken Sie das? Wie gehen Sie damit um?

10.3.3 Assessment

Was ist falsch an der oben zitierten Frage einer Pflegeperson? Schließlich hat sie sich doch nach den kulturellen und religiösen Überzeugungen ihrer Patienten erkundigt, um sie bei der Betreuung berücksichtigen zu können. Patienten haben oft nur eine verschwommene Vorstellung davon, was Pflege bedeutet. Es fällt ihnen schwer, ihre kulturellen und religiösen Überzeugungen genauer zu umreißen und in Worte zu fassen, und sie können sich vermutlich nicht vorstellen, wie eine Pflegeperson dies in die Pflege integrieren sollte. Es handelt sich hier um einen der wenigen Fälle, in denen die Methode des direkten Assessments nicht sehr sinnvoll ist.

Allerdings gibt es auch weniger direkte Methoden, die für eine solche Situation besser geeignet sind. Durch Beobachtung beispielsweise lassen sich viele Hinweise auf die kulturelle und religiöse Identität des Klienten erkennen. Diese Anzeichen zeigen Ihnen, welche Aspekte Sie genauer einschätzen müssen. Sie leiten Sie zu den Informationen, mit deren Hilfe Sie die Pflege individualisieren können. Achten Sie besonders auf Hinweise wie die folgenden:
- im Familienkreis gesprochene Sprache
- Kleidung
- der Mann in der Familie beantwortet alle Fragen
- Bibel, Koran oder andere heilige Bücher
- Glücksbringer, Zaubermittel oder Kristalle
- Bitte um schweinefleischfreie Kost
- Gebet vor dem Essen
- fehlender Blickkontakt
- Äußerungen, die für Sie keinen Sinn machen.

Machen Sie sich konkrete Ansatzpunkte zu Nutze, wenn sie sich aus dem Kontext ergeben. Vermeiden Sie, den Klienten gleich in eine kulturelle oder religiöse Kategorie hineinzupressen, die Sie eventuell von früher her kennen. Konzentrieren Sie sich zunächst nur auf objektive Daten.

■ Definitionen von Kultur sind zwangsläufig Verallgemeinerungen; das individuelle Verhalten wird durch eine Vielzahl von Faktoren bestimmt, darunter Persönlichkeit, Temperament und eigene Erfahrungen. Die Unterschiede zwischen den sozialen Schichten eines Landes, die oft erhebliche finanzielle, bildungsmäßige, religiöse und kulturelle Einflüsse widerspiegeln, können sich sogar noch stärker darauf auswirken. *(Chachkes & Christ, 1996, S. 16)* ■

Ziehen Sie keine vorschnellen Schlüsse. Genauso wie Sie sich nach der Herkunft einer bei der Untersuchung entdeckten Narbe erkundigen würden, sollten sie auch nachfragen, wenn Sie mit Informationen über Kultur, Religion oder Lebensgewohnheiten eines Klienten konfrontiert werden, die Ihnen unklar sind.

Viele Fachartikel und -bücher beschäftigen sich mit den gesundheitsbezogenen Überzeugungen und Verhaltensweisen der unterschiedlichsten ethnischen und religiösen Gruppen. Seit Jahren feilt die Forschung an der Definition der Assessmentparameter. So hat etwa Bloch (1983, S. 63–69) einen Leitfaden für das ethnisch-kulturelle Assessment verfasst, der mehr als 25 Datenkategorien unterscheidet, darunter ethnische Herkunft, Brauchtum, Gewohnheiten, Wertvorstellungen und Überzeugungen, gesprochene Sprache bzw. gesprochener Dialekt, Gesundheitstheorien, Gesundheitspraktiken, Eigenheiten der Nahrungszubereitung beziehungsweise Ernährungsgewohnheiten, familiärer Rückhalt, institutioneller Rassismus sowie psychologisch oder kulturell bedingte Reaktionen auf Stress und Krankheit.

Müssen Sie all diese Parameter bei jedem Klienten einschätzen?

Sehen Sie es doch einmal so: Begutachten Sie bei jedem Ihrer Patienten sämtliche Organsysteme? Das ist höchstens dann der Fall, wenn Sie eine eingehende körperliche Untersuchung vornehmen. Ansonsten führen Sie nur eine informelle Kontrolle des Allgemeinzustands durch (Atmung, Hautfarbe, Schleimhäute, Mobilität). Sie machen sich ein Gesamtbild und beschäftigen sich nur mit jenen Systemen genauer, bei denen gerade Probleme bestehen.

Ein Beispiel: Ein Patient hat Magen-Darm-Beschwerden. Nach einigen erfolglosen Versuchen, ihm zu helfen, kommt Ihnen der Verdacht, die Psyche des Patienten könnte eine Rolle spielen. Also unterziehen Sie auch dieses System einer genaueren Kontrolle. Dabei haben Sie aber stets den Körper im Auge und achten auf Zeichen und Symptome von Störungen.

Beim kulturellen oder religiösen Assessment ist es genauso. Es wäre ineffizient und übertrieben, bei jedem Patienten anlässlich der Aufnahme ein komplettes ethnisch-kulturelles Assessment durchzuführen. Ganz abgesehen davon wäre dies bei dem großen Zeitdruck, unter dem Sie gewöhnlich stehen, ohnehin kaum möglich.

Genauso wie Sie den Zustand des Herzens eines Patienten niemals allein aufgrund seiner Behauptung beurteilen würden, er treibe viel Sport, sollten Sie nicht bestimmte Überzeugungen oder Verhaltenstendenzen unterstellen, nur weil der Klient mit Akzent spricht oder eine andere Hautfarbe hat.

■ Wer nicht um die Variationsbreite innerhalb einer Kultur weiß, neigt dazu, alle Angehörigen dieser Gruppe gleich zu behandeln, ohne ihre individuellen Eigenheiten zu beachten. ... Er stimmt die Patientenberatung nicht auf die individuellen Bedürfnisse des jeweiligen Patienten ab, sondern versteift sich auf das, was er über den Kulturkreis des Patienten als Ganzes zu wissen glaubt. *(Falvo, 1994, S. 137)* ■

Schätzen Sie ein. Individualisieren Sie. Stellen Sie Fragen wie: «Wäre es Ihnen lieber, wenn wir einen Dolmetscher rufen, damit Sie die Diagnose des Arztes in Ihrer Muttersprache hören können?» Oder: «Sie haben das ein Gebetsrad genannt. Es scheint Ihnen wichtig zu sein. Sollen wir es an einen bestimmten Ort stellen?»

Wenn Sie beginnen, den Klienten zu verstehen, können Sie auch anfangen, über seine Beratung nachzudenken. Haben Sie den Eindruck, dass Ihr Klient sich stark von Ihnen unterscheidet, gehen Sie langsam vor und setzen Sie das Assessment Schritt für Schritt fort.

Denken Sie, was die zu vermittelnden Informationen angeht, immer an die allgemeinen Ziele der Patienten- und Angehörigenberatung. Orientieren Sie sich an diesen groben Kategorien, wenn Sie gemeinsam mit dem Klienten die konkreten Ziele festlegen.

■ Gesundheitsexperten könnten annehmen, dass es das Hauptziel ihrer Klienten sei, gesund zu werden. Es gibt jedoch Kulturen, in denen Kranke ihre Gesundheitsprobleme mit stoischer Gelassenheit hinnehmen und sich kaum bemühen, etwas zu ändern. *(Falvo, 1994, S. 149)* ■

Macht es Sinn, sich mit den Lebensgewohnheiten und Überzeugungssystemen anderer Kulturen zu beschäftigen, um dieses Wissen in die berufliche Praxis einbringen zu können?

Es gibt zu viele Kulturen und zu viele Faktoren, als dass Sie alle kennen könnten. Was Sie lernen würden, wären doch nur wieder Verallgemeinerungen. Außerdem gibt es heute kaum noch Menschen, die einen Kulturkreis in Reinform repräsentieren. Während der eine Patient noch sehr traditionell lebt, ist der nächste schon ziemlich angepasst und der dritte vollständig integriert. Es schadet aber sicher nicht, wenn Sie einige grundlegende Informationen als Ausgangspunkt nutzen können, um kulturelle oder religiöse Unterschiede zu verstehen und zu akzeptieren. So wenig wie alle Appendizitispatienten gleich sind, so wenig sind es auch alle Juden oder Moslems.

10.3.4 Konkrete Beispiele

Die Fachliteratur quillt über von Beschreibungen, wie die Lebensauffassungen von Klienten unser Einschätzungs- und Interventionsvermögen herausfordern können. Hier nur einige Beispiele für Erfahrungen, wie auch sie sie früher oder später machen werden.

> Der Dreizehnjährige litt seit fünf Jahren an Diabetes. Seine Eltern brachten ihn vorbei, weil er anfing aufzubegehren und sie sich Sorgen um ihn machten. Der Vater des Jungen war beim Militär, daher war Rebellion etwas, mit dem die Eltern nur schlecht zurechtkamen.
> Als ich die näheren Umstände einschätzte, fand ich heraus, dass die Eltern die Instruktionen, die sie vor fünf Jahren erhalten hatten, nach wie vor wortgetreu einhielten. Sie wogen noch immer jede Mahlzeit aufs Gramm genau aus, und der Junge durfte nach 17 Uhr keinen Bissen mehr essen. Kein Wunder, dass er rebellierte!
> *(Eine Pflegeperson)*

Diese Familie erweckte auf den ersten Blick nicht den Eindruck, als ob sich ihr Leben maßgeblich von jenem anderer Menschen unterscheiden würde, dennoch war sie anders. Die Mitglieder des Gesundheitspflegeteams hatten sich so daran gewöhnt, dass Klienten ihre Empfehlungen ohnehin nicht befolgten, dass es sie völlig überraschte, wie fanatisch sich diese Familie daran hielt. Dieses Erlebnis machte ihnen bewusst, dass «Compliance nicht unter allen Umständen wünschenswert oder richtig» sein muss (Lorig, 1996, S. 184).

Ein anderer Fall:

> Eine Mutter brachte ihren sechsjährigen Sohn um drei Uhr morgens wegen einer Dermatophytose der Kopfhaut in die Notaufnahme. Er hatte die kleine, örtlich begrenzte Infektion seit mehreren Tagen, und sie wollte, dass er sofort behandelt wurde. Die Empfangsschwester und der aufnehmende Arzt dachten zunächst, die Mutter wolle sich durch ihr Verhalten die Aufmerksamkeit holen, die sie sonst nicht bekam. Sie fragten sich, warum sonst sie das Kind zu nachtschlafender Zeit aus dem Bett gerissen und ins Krankenhaus geschleppt hatte, um eine Routineuntersuchung durchführen zu lassen.
> Dabei gab es völlig logische Gründe. Die Mutter arbeitete in einem Pflegeheim in der Spätschicht und hatte um 23.30 Uhr Feierabend gehabt. Um nach Hause zu kommen, musste sie dreimal den Bus wechseln, bis sie schließlich um zwei Uhr morgens daheim eintraf. Dort hatte sie auf dem Küchentisch einen Brief von der Lehrerin des Jungen vorgefunden, in dem stand, dass er erst wieder in die Schule kommen dürfe, wenn ein Arzt seinen Kopf begutachtet habe. Da sie nur unter der Auflage weiter finanzielle Unterstützung bekam, dass ihr Sohn regelmäßig die Schule besuchte, bedeutete dies einen ökonomischen Notfall für Mutter und Kind. Sie hatte es für ihre mütterliche Pflicht gehalten, ihren Sohn sofort ins Krankenhaus zu bringen. *(Rickey, 1998)*

■ Menschen in Geldnot handeln nach festen Regeln, die für die Welt, in der sie leben, ganz logisch sind. Wir, die wir uns um ihre Gesundheit kümmern wollen, sind verpflichtet zu lernen, wie diese Regeln beschaffen sind. *(Dr. med. Julius Goepp, zitiert nach Rickey, 1998, S. 11)* ■

Diese Mutter und ihr Kind lebten unter völlig anderen Bedingungen, in einer ganz anderen Gedankenwelt. Obwohl Arzt und Pflegende sicher gemerkt haben, dass die Lebensumstände dieser Klienten andere waren als die ihren, unterstellten sie der Mutter einen Missbrauch des Gesundheitssystems, statt die Situation aus ihrer Perspektive zu betrachten.

Die Klientin im folgenden Beispiel war eine Weiße aus der Mittelklasse, genau wie die Pflegeperson. Diese aber setzte wie selbstverständlich voraus, dass ihre Patientin ihre Wertvorstellungen teilen würde. Sie irrte sich.

> Ich sagte zu der werdenden Mutter: «Sie werden doch sicher stillen, oder?», und sie erwiderte: «Auf keinen Fall! Ich werde pumpen. Verstehen Sie, ich könnte das einfach nicht.»
> Ich wollte sie dazu bringen, dass sie darüber sprach, aber sie schien sich zu sehr zu schämen. Ich erklärte ihr, welche Vorteile es für das Baby und sie hätte, wenn sie stillen wür-

> de, und wie das Stillen die Mutter-Kind-Bindung festigt. Sie sagte, ihr Mann habe ihr das auch schon erzählt, aber sie könne sich einfach nicht vorstellen, wie sie ihr Kind an die Brust legen würde.
> «Das ist doch, als wäre ich eine Kuh», sagte sie.
> Ich verstand gar nichts mehr. Obwohl ich ihr erklärt hatte, wie viel einfacher es wäre, das Kind zu stillen, als die Milch abzupumpen, in Fläschchen zu füllen und zu lagern – sie wollte nicht. Sie wusste, dass es für ihr Baby gesünder wäre, und trotzdem wollte sie nicht. Sie traf eine so wichtige Entscheidung nach ihrem Gefühl und nicht nach den Fakten! *(Eine Pflegeperson)*

Dieser Fall ist ein typisches Beispiel für eine edukative Maßnahme, bei der keine gemeinsamen Ziele vereinbart wurden. Die Klientin verfolgte das Ziel, ihr Baby mit Muttermilch zu ernähren, die Pflegeperson hingegen wollte sie dazu bringen, das Kind zu stillen. Sie würdigte nicht einmal, dass die Mutter doch immerhin beabsichtigte, ihrem Kind Muttermilch zu füttern, und dafür sogar zusätzliche Mühen in Kauf nahm. Die Krankenschwester war nicht kompromissbereit.

Die Klientin empfand es als entwürdigend, ihr Baby zu säugen wie ein Tier, und lehnte das Stillen daher ab. Sie betrachtete die Angelegenheit aus einer ganz anderen Warte als die Krankenschwester. Die Wertvorstellungen der beiden wichen voneinander ab. Ebenso können andere Kulturkreise Gesundheit und Krankheit auf ihre Weise erklären:

- Nimmt man einem US-Amerikaner vietnamesischer Herkunft Blut ab, kann dies dazu führen, dass er sich noch Wochen und Monate danach schwach und erschöpft fühlt, weil er glaubt, dass einmal entnommene Körperflüssigkeiten nie wieder ersetzt werden können. *(McDermott, 1995, S. 225)*

Das folgende Beispiel veranschaulicht, wie eine fremde Kultur Gesundheit und Krankheit erklärt und wie eine Ärztin darauf Rücksicht nahm.

- Im Rahmen ihrer Promotion an der Southern Methodist University hielt sich Dr. Rose Jones in Saint Lucia[1] auf. Dort erkannte sie eine Möglichkeit, moderne medizinische Methoden an einen Kulturkreis anzupassen, der schon vor langer Zeit eine eigene, auf einer Heiß-Kalt-Dichotomie basierende Theorie von Krankheit und Gesundheit entwickelt hatte. Krankheiten wie Gonorrhöe werden traditionsgemäß als «heiß» betrachtet und müssen, so glauben die Inselbewohner, mit einem «kalten» Gegenmittel behandelt werden. Da Antibiotika jedoch ebenfalls als «heiß» gelten, wird ihre Wirksamkeit bei «heißen» Krankheiten manchmal bezweifelt. Damit die Patienten ihre Medikamente einnehmen, riet Jones dazu, zusammen mit dem Penicillin Mangos zu verordnen, ein «kaltes» Lebensmittel. Dieses Vorgehen verband den Respekt vor den Traditionen der Inselbewohner mit dem Nutzen moderner Medizin. *(Martinez, 1996)*

Wenn wir die Sichtweise des Patienten verstehen, fällt es uns leichter, die Beratung an seine Bedürfnisse anzupassen. Bell & Alcalay (1997) beschreiben einen Wellness-Ratgeber, den sie zweisprachig (Englisch und Spanisch) herausgegeben haben. Für die spanische Version (Guia) wurde nicht nur der englische Text (Guide) übersetzt, sondern auch der kulturelle Kontext berücksichtigt:

- Der Guide stellt darauf ab, wie wichtig es ist, Babys ein Gefühl der Sicherheit zu geben, während die Guia von Geborgenheit, Wärme und Liebe (Fürsorge) spricht. Der Guide stellt körperliche Betätigung als etwas dar, das «gesund» ist, und nennt konkret Spazierengehen und Wandern als wertvolle Formen sportlicher Aktivität. Die Guia hingegen definiert Sport als «Spaß» und führt Aktivitäten wie Schwimmen, Singen, Tanzen und Gartenarbeit als gute Beispiele an. ... Im Abschnitt «Tod und Sterben» empfiehlt der Guide dem trauernden Leser, den Verlust zu verarbeiten, indem er sich bei Freunden, Seelsorgern, Beratungsstellen oder Selbsthilfegruppen Hilfe holt. Die Guia dagegen berücksichtigt, dass jede Kultur anders mit Verlusten umgeht, und rät dem hispano-amerikanischen Leser ausschließlich, die

---

[1] Saint Lucia ist ein kleiner Inselstaat in der Karibik. [Anmerkung des Bearbeiters]

Gesellschaft von Freunden und Angehörigen zu suchen; sonstige äußere Quellen des Rückhalts werden nicht genannt. Außerdem beschreibt die Guia Trauer als ein Ritual, das dem Betroffenen helfen kann, seinen Schmerz zu bewältigen. *(Bell & Alcalay, 1997)*

10.4 Grundlagen der Anpassung

Angehörige aller Kulturen schätzen an den Gesundheitsexperten, von denen sie betreut werden, bestimmte grundlegende Eigenschaften gleichermaßen:

■ Medizinisch-pflegerische Betreuer müssen als Personen wahrgenommen werden, die aufrichtig und ernsthaft daran interessiert sind, ihren Patienten dabei zu helfen, den bestmöglichen Gesundheitszustand zu erreichen. Außerdem müssen sie als vertrauenswürdig und verständnisvoll wahrgenommen werden und nicht als Personen, die die Überzeugungen und kulturellen Praktiken des Patienten verurteilen, kritisieren oder bagatellisieren. *(Falvo, 1994, S. 139)*

Scheuen Sie nicht davor zurück, sich ein genaues Bild von Klienten zu machen, deren Lebensgewohnheiten sich von den Ihren unterscheiden, und daran zu arbeiten, Ihr pflegerisches Handeln danach auszurichten. Andernfalls wäre es leicht möglich, dass Sie sich übermäßig zurückhalten und Ihrer Tätigkeit als Pflegeperson weniger sorgfältig nachgehen als sonst.

■ Weil sie Angst haben, dem Patienten zu nahe zu treten, sprechen manche medizinisch-pflegerische Betreuer bestimmte Punkte nicht an oder holen Informationen nicht ein, mit deren Hilfe die Effektivität der edukativen Interaktion gesteigert werden könnte. Ebenso versuchen sie oft erst gar nicht, einen Kompromiss zu schließen oder mit dem Patienten zu verhandeln, weil sie fürchten, dieser könnte solche Bemühungen missverstehen. *(Falvo, 1994, S. 139/140)*

Es gelten dieselben Regeln. Stimmen Sie Ihre edukativen Maßnahmen auf den Patienten und seine Angehörigen ab. Beginnen Sie erst damit, wenn Sie den Klienten kennen.

■ «Der Umgang zwischen Medizinern und Patienten ist in der Tat eine Art Verhandlung, ein Kampf um gegenseitige Anerkennung», so Jones. «Es ist hilfreich, wenn der Kliniker Respekt vor den Ansichten des Patienten hat.» *(Martinez, 1996)*

Wenn Sie merken, dass Sie den Patienten drängen, dass Sie versuchen, ihn zu überreden oder seine Kooperation zu erzwingen, sollten Sie innehalten und einen Schritt zurücktreten. Haben Sie etwas übersehen? Fehlt etwas? Ist Ihr Vorgehen für diesen speziellen Klienten geeignet?

■ Sollen edukative Maßnahmen den Patienten motivieren, dürfen sie anfangs nicht zu direktiv sein. Intensives Zuhören, Respekt vor kulturellen Unterschieden und ausreichend Zeit für den Aufbau von Vertrauen und einer therapeutischen Beziehung sind hilfreich, wenn wir Beratung betreiben und Behandlungsempfehlungen geben. *(Chachkes & Christ, 1996, S. 17/18)*

Konzentrieren Sie sich zunächst auf kleine, kurzfristig realisierbare Erfolge. Sie werden Ihnen helfen, einen Rapport herzustellen und Ihre Beziehung zum Klienten zu festigen. Außerdem gewinnen Sie auf diese Weise Zeit, um weitere Informationen über seine Ansichten und Gewohnheiten zu sammeln. Das ist besonders bei finanziell schwachen Klienten wichtig.

■ Die edukative Intervention wird effektiver sein, wenn der Gesundheitsexperte sich zunächst den drängenden Bedürfnissen des Patienten widmet und kurzfristige, absehbare Ziele in Angriff nimmt, statt gleich langfristige Pläne zu schmieden. *(Falvo, 1994, S. 151)*

10.4.1 Einige praktische Tipps

Es folgen einige konkrete Vorschläge für die Arbeit mit Klienten, die anders leben als Sie es tun.
- Machen Sie sich Ihre Überzeugungen, Gewohnheiten, Werte und Traditionen bewusst.

- Respektieren Sie die Überzeugungen, Gewohnheiten, Werte und Traditionen des Klienten. Setzen Sie diese nicht herab.
- Überzeugungen zu respektieren und zu akzeptieren bedeutet nicht, sie für gültig oder richtig zu erklären.
- Suchen Sie sich jemanden, der Ihnen etwas über den jeweiligen Kulturkreis oder die jeweilige soziale Gruppe erzählen kann. Bitten Sie diese Person, Ihre Wahrnehmungen zu überprüfen und Ihre Fragen zu beantworten.
- Bauen Sie die Überzeugungen und Praktiken des Klienten in Ihre Empfehlungen ein.
- Suchen Sie nach angemessenen Alternativen, wenn bestimmte Ansichten oder Praktiken des Patienten schädlich zu sein scheinen. (Prüfen Sie bitte nach, ob dies tatsächlich der Fall ist.)
- Formulieren Sie Ihre Instruktionen klar und konkret, um Missverständnissen vorzubeugen.
- Stellen Sie fest, wo der Klient Rat oder sozialen Rückhalt findet. Nutzen Sie diese Information für die Beratung.
- Berücksichtigen Sie den Einfluss von Sprache, Kultur und Gesellschaftsschicht auf das verbale und nonverbale Verhalten des Klienten.
- Arbeiten Sie kulturell korrekt. In manchen Kulturkreisen werden Direktiven als verletzend empfunden, in anderen wird ein direktes Vorgehen erwartet.
- Geben Sie zu, wenn Ihnen eine Kultur fremd ist, und entschuldigen Sie sich, wenn Sie in ein Fettnäpfchen getreten sind. Sagen Sie etwas wie: «Ich kenne nicht viele Menschen aus Ihrem Kulturkreis, aber es wäre schön, wenn Sie mir helfen, mehr zu erfahren.» Oder: «Es tut mir wirklich leid. Ich wollte Sie nicht beleidigen. Geben Sie mir bitte noch eine Chance.»
- Akzeptieren Sie, dass man nie auslernt, was die Vielfalt der Menschen angeht.

Im Grunde gelten diese Tipps zur Individualisierung edukativer Maßnahmen für alle Klienten. Sie können allen Eigenheiten hinsichtlich Kultur, Religion, Status, Bildung und ethnischer Zugehörigkeit, ja sogar persönlicher Exzentrizität, mit derselben Grundeinstellung begegnen: Offenheit und Akzeptanz.

10.4.2 Entwicklung strukturierter Beratungsprogramme

Behandeln Sie häufig dasselbe Thema bei der gleichen Patientengruppe? Dann könnte es sich lohnen, ein Beratungsprogramm zu entwickeln, das kulturelle Faktoren berücksichtigt und dann noch auf den einzelnen Klienten abgestimmt werden kann. Hendricson et al. (1996) haben einen detaillierten Artikel über ein solches Projekt verfasst; es geht dabei um die edukative Arbeit mit hispano-amerikanischen Kindern, die an Asthma leiden. Sie beschreiben vier Phasen: Grundlinienassessment, edukative Intervention, Applikation und Beibehaltung der erlernten Verhaltensweisen. Zunächst erfassten sie mit Hilfe von Fragebögen und Fokusgruppen die Bedürfnisse der Klienten. Aufgrund der Ergebnisse dieser Voruntersuchungen zielten Ihre edukativen Maßnahmen stärker auf Selbstmanagement ab als auf allgemeine Informationen über Asthma und seine Ursachen. Dann verfassten sie einfache und klare schriftliche Beratungsunterlagen in Englisch und Spanisch, und versahen sie mit Illustrationen. Zur Verdeutlichung der Beratungsinhalte wurden Videoaufnahmen angefertigt. Die Beratung wurde in Einzelsitzungen mit dem betreffenden Kind und seinen Angehörigen durchgeführt. Zur Applikationsphase gehörten die Beratung selbst sowie Übungen zu Hause. Damit die Klienten die neuen Verhaltensmuster auch beibehielten, wurde ein Nachsorgeprogramm eingerichtet.

Wenn Sie ein Beratungsprogramm für eine Klientengruppe mit bestimmten gemeinsamen Eigenschaften (z. B. Kultur, Religion, ethnische Zugehörigkeit, Obdachlosigkeit) entwickeln wollen, sollten Sie unbedingt Mitglieder der betreffenden Gruppe in die Planung einbeziehen. Bitten Sie aber nicht nur führende Vertreter dieser Gemeinschaft dazu, denn diese sind nicht unbedingt repräsentativ für zukünftige Klienten. Arbeiten Sie eng mit potenziellen Klienten zusammen. Viele Studien zeigen, dass gerade dies außerordentlich wichtig ist.

■ Die Mitwirkung von Mitgliedern der betreffenden Gruppe an der Entwicklung und Produktion dieser Beratungsinstrumente trug erheblich zu ihrer Brauchbarkeit und Akzeptanz innerhalb der Gruppe bei. *(Clabots & Dolphin, 1992, S. 79)* ■

Eine individualisierte Pflege gestaltet ihre Interventionen so, dass sie für den Klienten Sinn und Zweck haben.

■ Sie gesteht der anderen Seite einen vernünftigen Standpunkt, ein Stück Wahrheit zu. Sie versucht nicht, Menschen zu steuern, und behandelt sie nicht nach starren, festgelegten Mustern. Sie sieht die Natur des Menschen positiv. Sie geht davon aus, dass der Organismus von sich aus sowohl nach mentaler als auch nach physischer Gesundheit strebt ... hört dabei aufmerksam zu, versucht zu verstehen ... Zuhören ist gekennzeichnet durch ein offenes Herz. *(Brandon, 1976, S. 88)* ■

10.5 Es ist nicht immer einfach

In Ihrem Berufsalltag können zahlreiche Schwierigkeiten auftreten, die Sie daran hindern, mit Patienten und Angehörigen edukativ zu arbeiten. Manchmal liegt es an kulturellen, ethnischen oder religiösen Differenzen, in anderen Fällen an den eingeschränkten physischen oder kognitiven Fähigkeiten des Klienten. Vielleicht ist auch seine aktuelle Situation daran schuld, oder es liegen finanzielle Probleme vor. Im Folgenden sollen einige der häufigsten Schwierigkeiten besprochen werden sowie Mittel und Wege, mit denen sie sich überwinden lassen.

10.5.1 Sprachbarrieren

Wenn die Landessprache nicht die Muttersprache des Klienten ist und Sie diese nicht beherrschen, können Verständigungsprobleme ein erhebliches Hindernis für die Patienten- und Angehörigenberatung darstellen. Hier ein Beispiel:

> Ich schaute zu, wie eine angehende Hebamme Schwangeren die Atem- und Entspannungsübungen der Rückbildungsgymnastik beibrachte. Zur Gruppe gehörten auch einige afrikanisch-stämmige Frauen, die ihr höflich lauschten und sie konzentriert beobachteten. Um den Frauen zu beschreiben, wie sie bei den Kegel-Übungen die Beckenbodenmuskulatur anspannen sollten, erklärte die Kurslei-

terin: «Halten Sie die Luft an, spitzen Sie die Lippen und kneifen, kneifen, kneifen Sie sie zusammen. Die Bedauernswerte war schon ganz rot im Gesicht, so sehr bemühte sie sich, den Frauen begreiflich zu machen, was sie von ihnen wollte. Die schwarzen Kursteilnehmerinnen jedoch spitzten zwar ihre Lippen, sonst aber geschah nichts. Die Wangenmuskeln dieser Frauen waren wirklich bis zum Zerreißen gespannt – was ihre Beckenbodenmuskulatur anbelangt, bin ich mir da allerdings nicht so sicher.
> *(Eine Pflegeperson)*

Die Fähigkeit fremdsprachiger Klienten, sich in der Sprache ihres Aufenthaltslandes auszudrücken, kann stark schwanken. Denn genauso wie die abrufbare Lesekompetenz unter Belastung abnimmt, ist dies auch bei der Sprachtüchtigkeit der Fall.

■ Selbst bei Patienten und Angehörigen, die unter normalen Umständen sehr gut in der Lage sind, sich in ihrer Zweitsprache zu verständigen, kommt es vor, dass sie in Stresssituationen nur noch in ihrer Muttersprache kommunizieren können. *(Chachkes & Christ, 1996, S. 15)* ■

Was sollen Sie einem Klienten vermitteln, der eine andere Sprache spricht? All das, was Sie auch Patienten und Angehörigen beibringen, bei dem dieses Problem nicht vorliegt. Sie wissen ja, wie anstrengend die Begegnung mit einem Arzt oder einem anderen Gesundheitsexperten für den Patienten sein kann. Gibt es zudem Sprachprobleme, ist der Stress noch größer. Versetzen Sie sich nur einmal in seine Lage: Er fühlt sich überfordert, kann nicht verstehen, was geschieht und ist außer Stande, seine Gefühle zu artikulieren oder Fragen zu stellen. Hinzu kommt noch, dass er vielleicht schon negative Erfahrungen mit interkulturellen Kontakten gemacht hat. Möglicherweise hat der Patient in unserem Land überhaupt noch keinen medizinisch-pflegerischen Betreuer getroffen, der auch nur versucht hätte, in seiner Sprache mit ihm zu reden.

Ihre edukative Verpflichtung bleibt dieselbe, egal welche Sprache der Klient spricht. Selbst Ausländer, die der Sprache ihres Aufenthaltslandes ein wenig mächtig sind, werden Ihre Instruktionen am besten in ihrer Muttersprache verstehen, besonders, wenn sie krank oder aufgeregt sind. Sie müssen verstehen, was das Problem ist. Sie müssen wissen, wann und wie sie ihre Medikamente einnehmen sollen und was sie gemäß der verordneten Diät essen dürfen und was nicht. Sie müssen in der Lage sein, Anzeichen für Probleme zu erkennen, und sie müssen wissen, wie sie darauf reagieren sollen. Sie müssen ihre Fragen beantwortet bekommen.

Wenn Sie aber die Sprache des Klienten nicht sprechen, woher sollen Sie wissen, ob er die Informationen, die Sie ihm gegeben haben, verstanden hat und anwenden wird?

Gehen Sie genauso vor wie bei allen anderen Klienten. Fordern Sie den Betreffenden auf, Ihnen die gelernte Prozedur vorzumachen. Bitten Sie ihn, mit eigenen Worten zu beschreiben, was er tun wird, wenn er nach Hause kommt. Lassen Sie ihn das gerade Gelernte so erklären, als würde er mit einem seiner Angehörigen sprechen. Schildern Sie ihm einige schwierige Situationen, die eintreten könnten, und erkundigen Sie sich, was er in diesen Fällen tun würde. Der einzige Unterschied besteht darin, dass die Unterhaltung von einem Dolmetscher übersetzt wird.

▪ Informationsvermittlung mit einem Dolmetscher dauert länger. Jeder Satz wird zweimal gesagt. *(Falvo, 1994, S. 148)* ▪

Ja, es dauert länger, aber indem Sie einen Dolmetscher einschalten, zeigen Sie Ihren Respekt und beweisen, dass der Patient und seine Familie im Mittelpunkt der Pflege stehen. Dolmetscher helfen, den Rapport herzustellen, Informationen zu geben und fremdartige Konzepte zu erklären. Auf den ersten Blick mag der Einsatz eines Dolmetschers zu zeitaufwendig erscheinen, in Wirklichkeit jedoch spart die daraus resultierende Verbesserung der Kommunikation Zeit, weil dadurch Vertrauen, Verständnis und Kooperationsbereitschaft des Klienten gesteigert wird.

Ihnen ist nicht wohl dabei, mit einem Dolmetscher zu arbeiten? Vielleicht hat Ihnen nur niemand beigebracht, wie das geht. **Kasten 10-1** auf Seite 238 hilft Ihnen weiter.

Viele Einrichtungen haben keine eigenen Dolmetscher. Entweder werden ihre Dienste zu selten benötigt, als dass es sich lohnen würde, eigens jemanden einzustellen, oder es gibt in der jeweiligen Gemeinde einfach zu wenige professionelle Dolmetscher.

Freunde oder Verwandte des Patienten als Dolmetscher heranzuziehen, ist nicht angebracht. Erstens haben Sie keine Garantie dafür, dass der Betreffende richtig übersetzt, und zweitens ist der Laiendolmetscher aufgrund seiner Beziehung zum Klienten möglicherweise nicht objektiv genug. So könnte es einem Kind unangenehm sein, seiner Mutter eine schlimme Diagnose mitzuteilen.

Es ist nicht sicher, dass Freunde und Angehörige verstehen, was Sie sagen. Dadurch kann es zu Missverständnissen kommen. Vielleicht lässt der Laiendolmetscher Informationen, die ihm peinlich sind, oder Worte, die er nicht kennt, einfach aus. Aus denselben Gründen sollten Sie auch keine ausländischen Kollegen wie Reinigungspersonal oder Verwaltungsangestellte als Übersetzer heranziehen. Nur bei einem professionellen Dolmetscher, der die medizinische Terminologie beherrscht, können Sie davon ausgehen, dass keine Fehler auftreten. Klarheit und Genauigkeit sind hier besonders wichtig, denn alle Ihre Klienten sollten gleichermaßen in den Genuss einer qualitativ hochstehenden Betreuung kommen.

Selbst wenn die Einrichtung, in der Sie arbeiten, eigene Dolmetscher beschäftigt, werden Sie sicher irgendwann einmal mit einem Patienten zu tun haben, dessen Sprache niemand beherrscht, weil er zum Beispiel aus Island kommt. Was tun?

Informieren Sie Ihre Vorgesetzten, dass es auch telefonische Dolmetschdienste gibt. Die AT&T Language Line zum Beispiel bietet Übersetzungen in 140 Sprachen an. Wenn Sie ein Telefon mit Lautsprechern haben, kann das gesamte Gesundheitspflegeteam einschließlich des Patienten und seiner Familie mit Hilfe des zugeschalteten Dolmetschers kommunizieren. AT&T bietet unterschiedliche Dolmetschdienste an, vom Sofortservice (falls Sie in der Notaufnahme arbeiten und Ihren Patienten schnell verstehen müssen) bis hin zu Angeboten für regelmäßige Nutzer.

> **Kasten 10-1: Zusammenarbeit mit Dolmetschern**
>
> Ein Dolmetscher ist eine professionell ausgebildete Person, die fremdsprachliche Äußerungen übersetzt und auf diese Weise die Verständigung zwischen zwei Personen, in diesem Fall zwischen Ihnen und Ihrem Klienten, ermöglicht. Hier einige Tipps für gute Zusammenarbeit:
>
> - Informieren Sie den Dolmetscher vor dem Gespräch mit dem Patienten und seinen Angehörigen über Ziel und Zweck der Unterredung. So ist dieser vorbereitet und kann besser beurteilen, ob Ihre Ziele erreicht wurden.
> - Die Kommunikation sollte immer zweiseitig ablaufen. Das heißt, der Patient und seine Angehörigen sollten Gelegenheit haben, sich zu äußern oder Fragen zu stellen. Der Dolmetscher führt das Gespräch nicht für Sie, sondern übersetzt lediglich Ihre Äußerungen. Sie müssen also beim Gespräch dabei sein.
> - Sie, der Dolmetscher und der Klient oder die Klienten sollten so stehen oder sitzen, dass sie einander sehen können. Nonverbale Kommunikation ist ebenso wichtig wie verbale. Achten Sie auf Mimik, Tonfall und Körpersprache.
> - Schauen Sie den Klienten an und nicht den Dolmetscher. Das fördert den Rapport zwischen Ihnen und Ihrem Klienten. Sagen Sie dem Dolmetscher nicht: «Erklären Sie dem Patienten, ...» Oder: «Fragen Sie die Frau, ...». Wenden Sie sich in Ihrer Sprache direkt an den Klienten und lassen Sie den Dolmetscher übersetzen.
> - Wenn Sie mit einem Gebärdendolmetscher arbeiten, müssen Sie darauf achten, dass der Patient alle im Raum Anwesenden sehen kann und nicht vom Licht geblendet wird. Geben Sie dem Klienten möglichst oft visuelles Feedback und verdeutlichen Sie Ihre Ausführungen durch Demonstrationen.
> - Sprechen Sie langsam, einfach und deutlich. Vermeiden Sie Dialektausdrücke, unnötige Fachbegriffe, komplexe Gedankengänge und lange Sätze ohne Pausen.
> - Wiederholen Sie wichtige Informationen mehrmals. Erklären Sie die Gründe beziehungsweise den Zweck einer Behandlung oder Verordnung so, wie Sie es sonst auch tun.
> - Haben Sie Geduld. Der Dolmetscher muss Ihre Aussagen eventuell umschreiben, damit der Klient Sie verstehen kann.
> - Geben Sie dem Klienten Gelegenheit, Fragen zu stellen.
>
> Evaluieren Sie den Beratungsprozess, indem Sie den Klienten bitten, das Gesagte in seinen eigenen Worten zu wiederholen, und arbeiten Sie mit Rückdemonstrationen.

Weitere Informationen finden Sie in der Literaturliste am Ende des Kapitels.[2]

Wenn Sie edukativ mit Klienten arbeiten, die eine andere Sprache sprechen als Sie, sollten Sie wichtige Informationen mit Hilfe schriftlicher, in der Muttersprache des Klienten verfasster und reichlich mit Bildern versehener Unterlagen bekräftigen. Evaluieren Sie den Lernprozess wie bei jeder anderen edukativen Interaktion. Lassen Sie den Klienten das Gelernte mit eigenen Worten zusammenfassen.

Wie bei Muttersprachlern kann auch bei ausländischen Patienten die Lesekompetenz variieren. So sind manche Mexikaner, die nach Amerika einwandern, nur zwei Jahre zur Schule gegangen, während andere einen dem Abitur vergleichbaren Schulabschluss besitzen. Die Lesekompetenz von Ehepartnern oder Angehörigen kann erheblich von der des Patienten abweichen.

Wenn Ihnen Unterlagen sowohl in der Landessprache als auch in der Muttersprache des Klienten zur Verfügung stehen, sollten Sie ihm beide Versionen an die Hand geben. Das wird vor allem den Familienmitgliedern helfen, die beide Sprachen beherrschen. Ein Familienmitglied, das des Lesens mächtig ist, kann dem Rest der Familie die muttersprachliche Version vorlesen. Dann ist die Botschaft besser verständlich, als wenn es sie übersetzen muss.

Ein weiteres wertvolles Beratungsinstrument für Klienten, die die Landessprache nicht sprechen, sind Audiokassetten mit von Muttersprachlern aufgesprochenen Informationen.

Wenn Sie in einem Krankenhaus arbeiten und Ihr Patient ansprechbar bzw. kommunikationsfähig ist, sollten Sie den Dolmetscher mindestens einmal pro Schicht kommen lassen, auch wenn Sie nicht die Absicht haben, edukativ tätig zu werden. Würden Sie nicht auch mit jedem anderen Patienten mindestens einmal am Tag sprechen? Erkundigen Sie sich einfach, wie es ihm geht und ob er irgendwelche Fragen oder Sorgen hat.

---

2 Ähnliche Angebote gibt es auch für den deutschen Sprachraum. Zu finden sind sie im Internet unter den Suchmaschinen-Stichworten «Dolmetscher Telefon». [Anmerkung des Bearbeiters]

Lassen Sie den Patienten wissen, dass Dolmetscher verfügbar sind, wenn er verstanden werden möchte oder wenn seine Betreuer ihm etwas zu sagen haben.

10.5.2 Emotionale Schranken

Viele Faktoren erschweren die Beratung. Bei Notfällen, Arztterminen und ambulanten Behandlungen sehen wir unsere Klienten nur flüchtig, stationäre Aufenthalte werden immer kürzer, und Hausbesuche werden häufig nicht bezahlt. Wir verbringen meist nur kurze Zeit mit dem Klienten, und dann leidet dieser oft auch noch Schmerzen, steht unter Stress, unter Schock oder unter Medikamenten.

▪ Damit die Informationsvermittlung erfolgreich ist, muss der Patient zum Lernen bereit sein. *(Rakel, 1992, S. 390)*

Das macht Sinn. Die Beratung zu individualisieren heißt auch, folgenden Rat zu beherzigen:

▪ Ein Patient, der gerade eine schlechte oder unerwartete Nachricht bekommen hat, sollte nicht auch noch von einer Pflegeperson belästigt werden, die ihm etwas beibringen will. *(Rankin & Stallings, 1996, S. 317)*

Mit ein bisschen Aufmerksamkeit werden Sie erkennen, wann kein günstiger Moment zur Beratung vorliegt. Das Aufrichten emotionaler Barrieren kann auch ein Bewältigungsmechanismus sein.

▪ Manche Menschen bewältigen, indem Sie den Zufluss von Informationen über ihren Gesundheitszustand stoppen oder drosseln. *(Foltz & Sullivan, 1996, S. 32)*

Denken Sie daran, dass jeder Mensch andere Bewältigungstechniken einsetzt, und respektieren Sie das Verhalten Ihres Klienten. Bedrängen Sie ihn nicht, nur weil Sie es eilig haben. Konzentrieren Sie sich auf seine Bedürfnisse und die seiner Familie. Manche Menschen reagieren auf schlechte Nachrichten mit Trauer, andere mit Wut.

▪ Sprechen Sie mit einem erregten Patienten so lange über nichts anderes, bis Sie wissen, warum er wütend ist. Lassen Sie sich so viel Zeit wie nötig, um seinen Ärger zu zerstreuen. *(Hammerschmidt & Meador, 1993, Regel 87)*

Manchmal entstehen emotionale Barrieren auch während zwischenmenschlicher Interaktionen. War Ihr Klient die ganze Zeit über interessiert und verschließt sich dann plötzlich gegen die Kommunikation, sollten Sie genauer nachforschen.

▪ Wie man in den Wald hineinruft, so schallt es heraus. Reagiert ein Patient wütend auf Ihre Worte, haben Sie etwas gesagt, das ihn verärgert hat. Lacht ein Patient über Ihre Worte, haben Sie etwas gesagt, das er lustig fand. Weint ein Patient über Ihre Worte, haben Sie etwas gesagt, das ihn traurig gemacht oder aufgewühlt hat. Fängt der Patient an, mit Ihnen zu streiten, haben Sie etwas gesagt, das seinen Widerspruch erregt hat. Sie können das Gespräch steuern. *(Hammerschmidt & Meador, 1993, Regel 127)*

Wahrscheinlich hatten Sie nicht die Absicht, den Klienten mit Ihren Ausführungen aufzuregen. Vielleicht denken Sie sogar, dass sie ihn eigentlich gar nicht hätten aufregen dürfen. Aber wenn der Klient sich über Ihre Botschaft aufregt, hat er sie wohl entsprechend empfangen. Wenn Sie wollen, dass er anders reagiert, müssen Sie die Botschaft ändern. Es ist an Ihnen, dem Klienten beim Überwinden von emotionalen Barrieren zu helfen.

Beschäftigen Sie sich immer zuerst mit den Sorgen des Klienten. Gehen Sie nicht darauf ein, wird er ohnehin zu abgelenkt sein, um Ihnen zuzuhören. Die folgenden Zeilen des Songs »Will I?« (Werde ich?) aus dem Broadway-Musical *Rent* (Larson, 1996) bringen die Befürchtungen eines Aids-Patienten zum Ausdruck:

▪ Werde ich meine Würde verlieren? Wird es jemanden kümmern? Werde ich morgen aus diesem Albtraum erwachen?

Ist ein Klient ängstlich, deprimiert oder besorgt, aber trotzdem willens zu lernen, müssen Sie ihm möglicherweise helfen, sich auf das Wesentliche zu konzentrieren. Gehen Sie langsam und vorsichtig vor. Motivieren Sie den Klienten, ohne die Beratung zu forcieren. Verdeutlichen Sie den Kontext, bevor Sie ihn mit neuen Informationen versorgen. Gestalten Sie Ihre Instruktionen interaktiv. Liefern Sie Beispiele, besonders in Bildform. Sprechen Sie in anschaulichen Begriffen, fertigen Sie Zeichnungen an und deuten Sie auf Abbildungen in Broschüren. Evaluieren und rekapitulieren Sie häufig. Händigen Sie Ihrem Klienten eine Liste mit Ressourcen aus, die er nutzen kann, wenn es an der Zeit ist.

■ Gestehen Sie jedem Patienten zu, dass er moralische Unterstützung braucht und Angst davor hat, neue Verhaltensmuster zu erlernen. Patienten sollten spüren, dass sie alle nötigen Hilfestellungen und Informationen bekommen, bis sie die neue Fähigkeit beherrschen, und vom medizinischen Personal unterstützt werden. *(Rankin & Stallings, 1996, S. 175)* ■

10.5.3 Selbstwirksamkeit

Glaubt Ihr Klient daran, dass er die Kompetenz bzw. Verhaltensweise erlernen kann, die Sie ihm beibringen möchten? Glaubt er an seinen Erfolg?

■ Manche Patienten sind entmutigt, weil es ihnen bei früheren Gelegenheiten nicht gelungen ist, ihr Verhalten zu modifizieren oder ein Medikationsregime einzuhalten. Frustrierende, erfolglose Reduktionsdiäten zum Beispiel sabotieren oft alle weiteren Versuche abzunehmen. *(Platt et al., 1994)* ■

Bevor jemand eine Kompetenz erlernen kann, muss er davon überzeugt sein, dass er es schaffen wird. Wer daran glaubt, eine bestimmte Aufgabe bewältigen zu können, dessen Selbstwirksamkeits-Überzeugung ist gut ausgeprägt. Wer darauf vertraut, dass er etwas bewirken kann, wird dies in der Regel auch tatsächlich schaffen.

Personen, die nicht daran glauben, sich etwas Bestimmtes aneignen zu können, werden dies wahrscheinlich auch seltener schaffen. Wer in Bezug auf eine bestimmte Aufgabe wenig von seiner Selbstwirksamkeit überzeugt ist, wird kaum eine optimale Leistung zeigen. Selbstwirksamkeit unterscheidet sich insofern von erlernter Hilflosigkeit, Selbstwertgefühl oder internem Locus of Control, als sie sich nur auf einzelne Verhaltensmuster bezieht; bei den anderen Konzepten handelt es sich um Persönlichkeitszüge oder grundlegende Einstellungen.

Selbstwirksamkeit ist die Wahrnehmung oder Überzeugung, eine ganz bestimmte, in der Zukunft liegende Aufgabe meistern zu können. So kann ein Klient großes Vertrauen in seine Fähigkeit haben, Autos zu reparieren, während er gleichzeitig nicht daran glaubt, sich das Rauchen abgewöhnen zu können.

> Da selbst die Beratung nicht fruchtet, wenn der Klient nicht an sich glaubt, sollten Sie seine Selbstwirksamkeits-Überzeugung einschätzen. Beschreiben Sie die zu erlernende Fähigkeit oder demonstrieren Sie sie und fragen Sie Ihren Klienten dann, ob er denkt, dass er das auch könnte. Bitten Sie ihn, auf einer Skala von 0 % («Ich glaube überhaupt nicht daran») bis 100 % («Ich bin fest davon überzeugt») anzugeben, wie zuversichtlich er ist, es zu schaffen.

Selbstwirksamkeit ist nicht immer offensichtlich. Es handelt sich dabei nicht um eine globale Einschätzung, sondern um ein sehr spezifisches Gefühl. Daher können gezielte Interventionen sehr viel bewirken. Unterbrechen Sie die Beratung, wenn Sie merken, dass es dem Klienten an Selbstwirksamkeits-Überzeugung mangelt. Stärken Sie sie, bevor Sie fortfahren. Der Klient muss daran glauben, dass er die Aufgabe erfolgreich meistern kann (Lorig, 1996).

Folgende Maßnahmen können helfen, die Zuversicht eines Klienten zu steigern:
- Verschaffen Sie dem Klienten Erfolgserlebnisse. Gliedern Sie den Lernstoff in kleine Abschnitte auf, die er leicht bewältigen kann. Helfen Sie ihm dabei, kleine Aufgaben zu meistern. Mit jedem kleinen Erfolg wird seine Zuversicht wachsen, dass er auch das große Ziel erreichen kann.
- Arbeiten Sie mit Vorbildern. Bringen Sie den Klienten mit anderen Menschen zusammen, die dasselbe Problem haben wie er. Wählen

Sie Rollenmodelle, die dem Klienten möglichst ähnlich sind (Alter, Geschlecht, ethnischer Hintergrund, sozioökonomischer Status). Lassen Sie betroffene Laien zu Wort kommen und arrangieren Sie es, dass Kursteilnehmer sich gegenseitig helfen. Aber: Superhelden sind schlechte Vorbilder für Menschen mit gering ausgeprägter Selbstwirksamkeits-Überzeugung. Auch die in den Unterrichtsmedien (Videos, Kassetten, Bücher und Broschüren) dargestellten Rollenmodelle sollten dem Klienten ähneln (siehe oben).

- Bringen Sie den Klienten dazu, Zeichen und Symptome neu zu bewerten. Wenn Sie an Ihrem Klienten scheinbar irrationale Reaktionen beobachten, finden Sie heraus, welche Auffassungen und Überzeugungen dahinter stecken. Fragen Sie ihn beispielsweise: «Wenn Sie [das Verhalten ändern], was fürchten Sie, könnte dann passieren?» Oder: «Was denken Sie, wenn Sie an [Krankheit oder neues Verhaltensmuster] denken?» Oder: «Warum ändern Sie Ihr Verhalten nicht?»

Helfen Sie dem Klienten dann, seine Informationen zu überdenken. In dem Film *Star Wars* zum Beispiel glaubt Luke Skywalker nicht daran, das Raumschiff mit Hilfe der Macht aus dem Sumpf heben zu können. Yoda, der kleiner war als Luke, zeigte ihm, dass es möglich war. Luke dachte um und lernte das, was er zuvor für unmöglich gehalten hatte.

Yoda ging allerdings ein kleines Risiko ein, weil er mit seinen Fähigkeiten eigentlich zu weit über Luke stand, um als Vorbild zu taugen. Besser wäre es gewesen, wenn er die Übung von einem anderen jungen Mann hätte demonstrieren lassen.

- Versuchen Sie nicht, den Klienten zu überzeugen, indem Sie ihm Angst machen oder ihm einreden, er schaffe das schon. Überredungskünste bewirken keine Verhaltensänderungen, sie eignen sich höchstens für kurzfristige Ziele.

Mehr Informationen über Selbstwirksamkeits-Überzeugungen und wie man sie steigern kann finden Sie bei Lorig (1996): *Patient Education: A Practical Approach.*

10.5.4 Physische und kognitive Probleme

■ Wie kann ich mit einem geistig behinderten Patienten so edukativ arbeiten, dass er mich versteht, ohne aber etwas Wichtiges wegzulassen? (*Eine Pflegeperson*) ■

Körperlich oder geistig beeinträchtigte Klienten brauchen mehr als alle anderen eine individualisierte Beratung. Bevor Sie mit der eigentlichen edukativen Arbeit beginnen, müssen Sie herausfinden, über welche Ressourcen der Klient verfügt und welche Familienstrukturen zu Hause vorliegen. Kontrollieren Sie, ob Sie mit der richtigen Person arbeiten. Auch hier spart ein gründliches Assessment wertvolle Zeit. Die Pflegeperson im folgenden Fall fragte erst nach, als sie gar nicht mehr weiterwusste:

> Wir haben uns schier auf den Kopf gestellt, um dem Vater dieses Babys die häusliche Pflege beizubringen. Er war ja sooooo langsam! Er begriff es einfach nicht. Dann stellten wir den Familienmitgliedern ein paar Fragen und fanden heraus, dass der Vater sowieso kaum etwas mit der Betreuung des Babys zu tun haben würde. Die Tante würde die Säuglingspflege übernehmen. Der Vater brauchte unsere Beratung überhaupt nicht! (*Eine Pflegeperson*)

Ihr Klient hat mit seinen Behinderungen bis heute ganz gut gelebt. Er dürfte individuelle Bewältigungsstrategien entwickelt und sich geeignete Ressourcen zu Nutze gemacht haben. Vielleicht gleicht eine andere Person seine Defizite aus. Ergründen Sie die bestehenden Arrangements, bevor Sie Zukunftspläne schmieden. Beziehen Sie den Patienten sowie seine Angehörigen und andere wichtige Bezugspersonen ein.

■ Werden die Ziele gemeinsam gesteckt, ist es weniger wahrscheinlich, dass sich körperliche Einschränkungen störend auf die Patientenberatung auswirken. (*Rankin & Stallings, 1996, S. 320*) ■

Der nächste Fall schildert, wie eine Pflegeperson die verfügbaren Ressourcen optimal nutzte und so die Beratung trotz schwieriger Umstände erfolgreich individualisieren konnte:

In der Baby-Intensiv hatten wir ein Frühchen, das wegen Apnoephasen und Bradykardie mit einem Apnoemonitor entlassen werden sollte. Die Mutter, die Großmutter und die Tanten des Kindes wurden darauf vorbereitet, es zu Hause zu pflegen. All diese lieben Menschen waren geistig retardiert. Ein Gentest beim Baby hatte definitiv abnorme Ergebnisse gebracht. Die Gesichtszüge und andere auffällige Körpermerkmale waren mit denen der Mutter und einiger anderer Familienmitglieder identisch.

Der Tag der Beratung kam, und ein Blick auf die versammelten Angehörigen zeigte mir, dass dies ganz bestimmt eine Herausforderung für mich darstellen würde! Obwohl ich ganz langsam vorging, musste ich feststellen, dass ich mit dem meisten, was ich sagte, nur erstaunte Blicke erntete, in denen sich keine Spur von Verstehen spiegelte. Interesse kam nur dann auf, wenn ich konkret über das Baby sprach und wie es ihm ging. Die Beratung umfasst im Normalfall zwei einstündige Segmente. Nach 45 Minuten jedoch war mir klar, dass es nicht so lief wie geplant.

Ich entschied rasch, nur das Allernotwendigste zu erklären, so dass diese liebevolle Familie im Notfall wüsste, wie sie das Leben des Babys retten konnte. Außerdem beschloss ich, für heute aufzuhören und es am folgenden Tag erneut zu probieren. Zum Glück würde das Baby noch einige Tage lang in der Klinik bleiben.

Am nächsten Tag kam wieder die ganze Familie zur Beratung. Ich versuchte eine neue Taktik. Diesmal würden wir den Notfall simulieren und jedes Familienmitglied würde eine Rolle übernehmen. Wir entwarfen ein Szenario. Die Mama überprüfte die Farbe des Babys und seine Atemtätigkeit und rief den anderen zu, was sie feststellte (gut oder nicht so gut). Die Tante schaute auf den Monitor und sagte, ob das Herz langsam schlug oder das Kind nicht atmete. Die Oma stand hinter ihnen, um das Baby gegebenenfalls zu stimulieren. Die Großmutter war am ehesten in der Lage, die Situation zu beurteilen und entsprechend zu reagieren (z. B. Farbveränderung oder nicht), daher wurde sie mit der Aufgabe betraut zu entscheiden, wann stimuliert werden musste und wann nicht. Wir übten die einzelnen Rollen mehrere Male, dann spielten wir die Situation wieder und wieder durch. Wir hatten viel Spaß und kamen ein gutes Stück weiter. Am nächsten Tag trafen wir uns erneut. Ich kontrollierte, was bei den einzelnen Familienmitgliedern hängen geblieben war. Es sah gut aus. Nun galt es, auf den Monitor einzugehen, den die Familie zu Hause benutzen würde.

Ich rief die Herstellerfirma an und erklärte, was bisher erfolgreich abgelaufen war. Der Vertreter, der den Monitor einstellen würde, interessierte sich sehr dafür, wie wir vorgegangen waren, und kam am folgenden Tag in mein Büro, um darüber zu sprechen. Am Nachmittag brachte er dann den neuen Monitor. Ich begleitete ihn, um ihn vorzustellen und die Familie vor ihm zu loben. Ich hoffte, das würde ihr Selbstvertrauen stärken und sie aufnahmefähiger für den nächsten schwierigen Schritt im Lernprozess machen. Der Monitorvertreter übernahm meinen Ansatz, übte alle Abläufe mehrmals mit den Klienten und vereinbarte für den nächsten Tag einen weiteren Termin, bei dem er die Einweisung dann zu Ende führte. Jedes Familienmitglied hatte seine Aufgabe und alle waren sehr zuversichtlich, dass sie es schaffen würden. Als nächstes planten wir, die ganze Familie sollte eine ganze Nacht mit dem Baby im Krankenhaus verbringen.

Und so geschah es. Die Pflegeperson, die das Baby versorgte, war über den Beratungsablauf informiert und freute sich darauf, die Familie in der besagten Nacht bei der Pflege des Babys zu unterstützen. Der Morgenbericht bestätigte unsere Hoffnungen. Die Pflegeperson hatte eng mit den Angehörigen zusammengearbeitet, und sie hatten ihre Sache sehr gut gemacht.

Für die ersten Wochen nach der Entlassung wurden tägliche Hausbesuche durch eine Pflegeperson arrangiert. Der Monitorvertreter schaute zu Beginn der Woche vorbei und rief nach Ablauf der Woche noch einmal an. Ich selbst sprach in dieser ersten Woche zweimal mit der Familie und von da an wöchentlich einmal. Die Pflegeperson, die meine Klienten zu Hause besuchte, äußerte sich begeistert über die Liebe und Kompetenz, mit der die Familie das Baby pflegte, obwohl sie alle bis an ihre Grenzen gehen mussten.

Jedes Mal, wenn sie die Familie besuchte, fand sie das Baby rührend versorgt und aufrichtig geliebt. Unsere Teamarbeit war ein voller Erfolg! Ein tolles Gefühl für uns alle, die wir daran mitgewirkt hatten. *(Eine Pflegeperson)*

Eine sorgfältige Einschätzung der Fähigkeiten und Einschränkungen hilft Ihnen, einen Beratungsplan zu entwickeln, der der Situation gerecht wird.

10.5.5 Integrationsstörungen

Ein Klient mit Defiziten dieser Art zeigt unter anderem folgende Symptome:
- Er ist unfähig, optische, akustische oder taktile Eindrücke zu ordnen.
- Er kann nicht rückwärts lesen.
- Er ist nicht in der Lage, Worte zu verstehen.
- Er hört/versteht Wörter oder Sätze falsch.
- Redensarten, Wortspiele und abstrakte Aussagen verwirren ihn.
- Er kann den Sinn einer Aussage nicht verstehen.

Bei der Beratung solcher Patienten sollten Sie folgende Punkte einhalten:
- Bedienen Sie sich einer einfachen und konkreten Sprache.

- Formulieren Sie Instruktionen einfach und beschreiben Sie einen Schritt nach dem anderen.
- Vermeiden Sie Scherze und Analogien.
- Bitten Sie unmittelbar nach der Beratung um Rückdemonstrationen.

10.5.6 Gedächtnisprobleme

Jeden Tag ging ich aufs Neue zu der alten Dame und erklärte ihr, dass sie so lange im Krankenhaus bleiben würde, bis ein Platz im Pflegeheim frei sei. Jedes Mal war sie schockiert, überrascht und traurig über diese Information. Ihre Erinnerung reichte nicht bis zum nächsten Tag! (Eine Pflegeperson)

Natürlich sind nicht alle Gedächtnisprobleme gleich so schlimm wie im obigen Fall. Wenn Ihr Klient Schwierigkeiten hat, sich Informationen zu merken, versuchen Sie Folgendes:
- Führen Sie viele kurze Gespräche, in denen Sie immer nur kleine Informationsmengen vermitteln.

Wenn wir unsere Empfehlungen aufteilen, entstehen natürliche Pausen, in denen Feedback vom Patienten eingeholt werden kann. Feedback geben zu können, wirkt allein für sich lernanregend. (Doak et al., 1998)

- Setzen Sie visuelle Hilfen ein.

Die Forschung belegt, dass das Gedächtnis viel mehr Rezeptoren für visuelle Eindrücke hat als für Buchstaben und Wörter. Wie oft erinnern wir uns an das Gesicht eines Menschen, aber nicht an seinen Namen. (Doak et al., 1998)

- Arbeiten Sie mit Erinnerungshilfen wie Listen, Kalendern und Medikamentenschachteln mit eingebauter Uhr.
- Bitten Sie den Klienten zu erklären, was Sie ihm beigebracht haben.
- Wiederholen Sie die Information immer wieder.

10.5.7 Sprachstörungen

Klienten mit Artikulationsstörungen haben Schwierigkeiten, die richtigen Worte zu finden. Wenn Sie ihnen eine Frage stellen, können sie möglicherweise nicht antworten. Es gibt einfache Methoden, um solchen Menschen zu helfen:
- Hetzen Sie den Klienten nicht.
- Nehmen Sie ihm nicht die Worte aus dem Mund.
- Geben Sie ihm genug Zeit, um seine Gedanken zu ordnen.
- Nachdem Sie dem Klienten genug Zeit zum Sprechen gegeben haben, können Sie mit einer Frage nachhaken.
- Sagen Sie dem Klienten vor der Beratung, worüber Sie sprechen werden.
- Vermitteln Sie nicht zu viele Informationen pro Sitzung.
- Gliedern Sie umfangreiche Themen in kleinere Abschnitte auf.

10.5.8 Motorische Defizite

Ein Klient mit gestörter Feinmotorik kann eventuell am Computer arbeiten oder ein Bild malen, wahrscheinlich aber nicht schreiben oder zeichnen. Eine Beeinträchtigung der Grobmotorik hingegen äußert sich meist in Ungeschicklichkeit und schlechten sportlichen Leistungen.

Fragen Sie den Klienten, was ihm hilft. Passen Sie die Übungen während der Beratung so an, dass der Klient Erfolg dabei hat. Geben Sie ihm ausreichend Zeit, um die Aufgabe zu bewältigen und sie so oft wie nötig zu wiederholen. Achten Sie bei grobmotorisch gestörten Patienten darauf, dass nichts im Wege steht, worüber man stürzen könnte.

10.5.9 Lesedefizite

Ich praktizierte als Familienkrankenschwester in einer ländlichen Gemeinde. Eine meiner Klientinnen war ein 14-jähriges schwangeres Mädchen. Weil ich fürchtete, dass sie keinen Geburtsvorbereitungskurs würde besuchen können, versuchte ich, ihr und ihren Eltern bei jedem Besuch etwas über Schwangerschaft und Geburt beizubringen. Der Vater engagierte sich dabei von allen dreien am meisten. Bei einem Besuch versuchte ich – erfolglos – ihnen zu erklären, wie man Wehen auszählt. Egal, wie ich

> es drehte, der Vater schaffte es einfach nicht, die Dauer der Übungskontraktionen zu bestimmen. Allmählich verlor ich die Geduld. Irgendwann nahm ich meine Uhr, deutete auf eine Ziffer und fragte den Vater, welche Uhrzeit ich ihm zeigte. Er konnte meine Frage nicht beantworten. Erst da wurde mir klar, dass er nicht lesen konnte.
> Meine Demonstrationen mit der Uhr waren völlig vergeblich gewesen, weil er die Zahlen nicht lesen konnte. Ich verschob das weitere Gespräch, weil ich den Vater nicht bloßstellen wollte und die Beratungszeit ohnehin erschöpft war – ebenso wie ich selbst. Tatsächlich konnte in dieser Familie niemand richtig lesen. Ich schaffte es trotz allem bis zum Schluss nicht, diesen Leuten beizubringen, wie man die Wehentätigkeit misst, aber bei der weiteren Beratung arbeitete ich mit Bildern und mündlichen Erklärungen, bei denen man nicht lesen musste.
> *(Eine Pflegeperson)*

Als funktionelle Lesekompetenz bezeichnet man das Vermögen, auf einem Niveau Texte verstehen zu können und schreibkundig zu sein, das den Alltagsanforderungen genügt. In gewissem Sinn gehört auch rechnen dazu. Diese Fähigkeiten werden von Umfeld und konkreter Situation beeinflusst. Möglicherweise kann der Klient zu Hause ganz passabel lesen; befindet er sich aber in einem Sprechzimmer oder einem Untersuchungsraum, ist es ganz anders um seine Lesekompetenz bestellt.

Kapitel 8 diskutiert die Lernschwierigkeiten von Personen mit geringer Lesekompetenz. Diese hängen damit zusammen, dass der Prozess des Lesens die Entwicklung weiterer kognitiver Fertigkeiten fördert. Wie aber kann man mit Klienten mit Defiziten auf diesem Gebiet am besten edukativ arbeiten?

■ Eine intensive mündliche Beratung half schwachen Lesern, ihre Medikamente richtig einzunehmen, und löste Compliance-Probleme. *(National Council on Patient Information and Education, 1997)* ■

■ Zur Verständniskontrolle sollten Sie Ihre Patienten bitten, Ihnen zu demonstrieren, wie sie Ihre Instruktionen umsetzen würden, statt sie die Instruktionen einfach nur wiederholen zu lassen. *(Lasater & Mehler, 1998, S. 169)* ■

■ Menschen mit geringer Lesekompetenz beziehen ihre Informationen bevorzugt aus anderen Quellen als den Printmedien. Grundlage ihres Wissens und ihres Lernens sind Radio und Fernsehen, persönliche Erfahrungen, Demonstrationen und mündliche Erläuterungen. Klinische Betreuer sollten daher eine Vielzahl von Methoden und Medien einsetzen, um den Lernbedürfnissen ihrer Patienten nachzukommen. *(Doak et al., 1998, S. 152)* ■

Hussey (1994) beschreibt einen Versuch mit einem bebilderten Medikationsplan. Jedes Mal, wenn der Patient eine Dosis eingenommen hatte, hakte er das entsprechende Bild auf dem Kalender ab. Die Studie ergab, dass die Patienten mit diesem Plan eher daran dachten, ihre Medikamente einzunehmen als ohne ihn. Außerdem konnten sie leicht erkennen, welche Dosen sie bereits eingenommen hatten.

■ Arbeiten Sie mit Skizzen, verwenden Sie anschauliche Begriffe und zeigen Sie auf die Illustrationen in den entsprechenden Broschüren. Probieren Sie Maßnahmen aus, mit denen andere Erfolg hatten. Verschiedene Bildungs- und Gesundheitsprojekte haben Broschüren über Krebserkrankungen herausgebracht, die von leseschwachen Patienten für ebensolche verfasst wurden. Sie sind in Erzählform geschrieben oder als Fotonovelle angelegt und präsentieren einfache Fakten. Solche Materialien können den Rat des klinischen Betreuers bekräftigen und unterstreichen. *(Doak et al., 1998)* ■

> Als Pflegespezialistin bei dem Apnoe-Monitor-Programm eines Kinderkrankenhauses fiel es in meinen Aufgabenbereich, den Eltern beizubringen, das Theophyllinpräparat für ihre Babys korrekt zu dosieren und zu verabreichen. Eine meiner Klientinnen war eine Mutter im Teenageralter, deren Baby bald aus der Säuglings-Intensivstation entlassen werden sollte. Da das Mädchen wieder zur Schule gehen sollte, würde die Großmutter die Pflege des Kindes übernehmen. Also traf ich mich mit der jungen Mutter und der Oma des Babys an dessen Bettchen, um ihnen die orale Verabreichung des Medikaments zu erklären und zu demonstrieren. Nach diversen Versuchen war die Großmutter immer noch nicht im Stande, die richtige Dosis auf

die Spritze zu ziehen, mit der sie dem Baby das Mittel in den Mund träufeln sollte. Schließlich deutete ich auf eine Ziffer auf der Spritze und bat sie, diese vorzulesen. Als sie dazu nicht in der Lage war, wurde mir klar, dass sie die Zahlen nicht lesen konnte. Glücklicherweise konnte die jugendliche Mutter Zahlen lesen und das Medikament korrekt dosieren. Gemeinsam tüftelten wir ein System aus, nach dem die junge Mutter die Spritze an der richtigen Stelle markierte, so dass die Oma während ihrer Abwesenheit die korrekte Dosis aufziehen konnte. Dieses Verfahren funktionierte tadellos. *(Eine Pflegeperson)*

Hier einige Vorschläge, wie Sie mit der mangelndem Lesekompetenz Ihres Klienten umgehen können:
- Legen Sie die Beratungsziele gemeinsam fest.
- Identifizieren Sie die Dinge, die der Klient wissen muss. Bringen Sie ihm nur das Wesentliche bei.
- Vermitteln Sie ihm konkrete Verhaltensweisen.
- Überlegen Sie, wie Sie die Informationen präsentieren wollen.
- Ordnen Sie die Themen logisch an und bewegen Sie sich vom Allgemeinen zum Speziellen. Falls Sie Schwierigkeiten haben, die Themen anzuordnen, schreiben Sie jedes auf eine Karteikarte und sortieren Sie diese so lange, bis Sie eine sinnvolle Reihenfolge gefunden haben.
- Minimieren Sie die äußeren Ablenkungen.
- Arbeiten Sie mit Gesprächen.
- Vermitteln Sie Informationen, die dem Klienten etwas bedeuten.
- Gehen Sie in kleinen, machbaren Schritten vor.
- Beziehen Sie den Klienten aktiv ein. Geben Sie ihm etwas zu tun. (Denken Sie daran: Wenn der Klient mit dem Stoff interagiert, löst dies in seinem Gehirn eine chemische Veränderung aus, durch die er die Information schneller und dauerhafter lernt.)
- Sprechen Sie in kurzen Sätzen.
- Packen Sie nicht mehr als einen Gedankengang in einen Satz.
- Benutzen Sie kurze Wörter, am besten solche mit nicht mehr als drei Silben.
- Formulieren Sie aktivisch; meiden Sie passivischen Satzbau mit Flexionsformen von «werden».
- Verwenden Sie Illustrationen und visuelle Beispiele. (Denken Sie daran: Das Gehirn hat mehr Speicherplatz für visuelle Eindrücke als für Wörter. Nicht nur leseschwache Klienten lernen mit Bildern besser als mit Worten.)
- Wiederholen Sie wichtige Informationen.
- Beginnen und schließen Sie mit den wesentlichen Gedanken.
- Evaluieren Sie das Gelernte, indem Sie den Klienten rückdemonstrieren oder zusammenfassen lassen, was er behalten hat.

Arbeiten Sie gemeinsam mit Ihren Klienten an der Lösung des Problems. Nutzen Sie Ihre Ressourcen. Seien Sie kreativ.

10.5.10 Sensorische Defizite

Manche sensorischen Defizite lassen sich mit einfachen Hilfsmitteln wie einer Brille oder einem Hörgerät ausgleichen. Sind die sensorischen Defizite Ihres Klienten nicht korrigierbar, müssen Sie Ihre edukativen Interventionen entsprechend anpassen. Ganz gleich welcher Art das Handikap ist, auch hier ist die aktive Einbeziehung des Klienten und die Evaluation der Beratungserfolge wichtig. Identifizieren Sie die vorhandenen Ressourcen Ihres Klienten und verschaffen Sie ihm falls nötig Zugang zu weiteren.

Hat das sensorische Defizit direkt zu einem bestehenden medizinischen Problem (z. B. Verletzung durch Sturz oder Infektion einer Wunde) beigetragen, sollten Sie dem Klienten die angemessenen Vorsorgemaßnahmen beibringen.

Gesichtssinn

Die häufigsten Probleme sehbehinderter Klienten sind:
- schlechte Sehleistung
- Unfähigkeit, gedruckte Buchstaben zu erkennen, d. h. Text zu lesen
- Unvermögen, feine optische Details wie z. B. die Striche auf einer Spritze zu erkennen
- fehlendes räumliches Sehen und Unfähigkeit, Entfernungen abzuschätzen
- eingeschränktes peripheres Gesichtsfeld
- Unfähigkeit, Farben wie blau, violett und grün zu unterscheiden.

Hier einige Tipps für die Beratung sehbehinderter Patienten:
- Überprüfen Sie, ob der Klient seine Brille (oder seine Kontaktlinsen) trägt und ob diese sauber ist.
- Führen Sie den Klienten am Arm durch unbekannte Räume.
- Arbeiten Sie mit Gesprächen oder mit Hilfe von Audiokassetten.
- Beschreiben Sie alles, was gerade geschieht oder geschehen wird.
- Lassen Sie den Klienten die Gegenstände, die Sie erklären, in die Hand nehmen.
- Nicht jeder Blinde kann die Brailleschrift lesen. Fragen Sie nach.
- Sorgen sie dafür, dass sich die ausgesuchten Beratungsmaterialien unmittelbar vor dem Klienten befinden.
- Richten Sie das Licht von einem Punkt hinter dem Klienten direkt auf den Gegenstand der Beratung.
- Wählen Sie für schriftliche Materialien eine extragroße Schrift (14 bis 16 Punkt) mit hohem Kontrast und möglichst mit Serifen.
- Sorgen Sie für eine weiche weiße Beleuchtung und benutzen Sie gelbes Papier, das nicht blendet.
- Wenn der Klient Probleme mit der Unterscheidung von Farben hat, sollten diese in den verwendeten Grafiken oder Texten keine Bedeutungsträger sein.
- Verwenden Sie leicht leserliche Materialien, deren Schlüsselbegriffe oder Kernaussagen für den Klienten in großen schwarzen Buchstaben gedruckt sind.
- Geben Sie dem Klienten viel Zeit, um Entfernungen abzuschätzen oder zu ertasten.
- Verdunkeln Sie den Raum nicht vollständig, wenn Sie Dias oder Folien zeigen möchten. Gehen Sie besonders langsam vor, damit der Klient sich an Lichtveränderungen gewöhnen kann. Vermeiden Sie, dass die Leinwand in den Pausen zwischen den einzelnen Dias oder Folien als schmerzhaft helle Fläche erscheint. Legen Sie ein schwarzes Dia ein oder decken Sie den Overheadprojektor mit einem Blatt Papier ab.

Gehör

> Als ich in der Notaufnahme arbeitete, kam ein junges Ehepaar herein. Die Frau war mit ihrem ersten Kind etwa im dritten Monat schwanger. Sie hatte starke Blutungen und Krämpfe, und es war offensichtlich, dass sie eine Fehlgeburt hatte und nun eine Ausschabung brauchte. Das alleine wäre schon eine Herausforderung an die pflegerischen Fähigkeiten gewesen. Die Klienten brauchten nicht nur Informationen, sondern auch Unterstützung bei der Trauerarbeit. Das Außergewöhnliche an der Situation war aber, dass beide Partner taubstumm waren und ich die Gebärdensprache nicht beherrschte. Die Patientin hatte verständlicherweise Angst und wollte wissen, was mit ihr vorging. Außerdem brauchten sie und ihr Mann emotionalen Rückhalt.
> Ich nutzte die kurze Zeit, die uns blieb, um schriftlich mit ihnen zu kommunizieren und sie mit Bildern darauf vorzubereiten, was passierte, was sie zu erwarten hatten und was sie während der Prozedur spüren würde. Wir gingen die Prozedur Schritt für Schritt durch. Während der Arzt den Eingriff durchführte, blieb ich bei ihnen, teilte ihren Kummer und beantwortete weitere Fragen auf dem Papier.
> Es wäre vielleicht einfacher und schneller gewesen, die Frau einfach in den Behandlungsraum zu schieben und den Eingriff durchzuführen, ohne erst viel Zeit und Material darauf zu verwenden, den beiden das Geschehen zu erklären. Aber für mich war es eine wertvolle Erfahrung, und ich bin sicher, dass die beiden ihren Verlust und die Veränderungen in ihrem Leben besser verarbeiten konnten, weil ich die Situation intuitiv erfasste und meine edukative Intervention auf kreative Weise an ihre Bedürfnisse anpasste. *(Eine Pflegeperson)*

Schwerhörige Patienten sind eventuell nicht in der Lage,
- Geräusche zu unterscheiden oder klar zu erkennen,
- hohe Töne wahrzunehmen,
- ähnlich klingende Wörter auseinander zu halten (zum Beispiel «Blut» und «Hut»),
- Wörter und Wendungen mit ähnlichem Sprachrhythmus zu unterscheiden (z.B. «ein gelbes Päckchen» und «Ringellöckchen») sowie
- Töne rasch zu verarbeiten.

Einige Tipps für die Beratung von Patienten mit Hördefiziten:
- Fragen Sie den Klienten, wie er gerne lernen möchte.
- Arbeiten Sie in einer ruhigen Umgebung.

- Setzen Sie sich vor das bessere Ohr des Klienten.
- Trägt der Klient ein Hörgerät, sollten Sie einen Abstand von etwa einem Meter halten.
- Kontrollieren Sie, ob die Batterie des Hörgeräts noch funktioniert.
- Schauen Sie Ihrem Klienten ins Gesicht und verdecken Sie Ihren Mund nicht, damit er von Ihren Lippen ablesen kann.
- Sprechen Sie langsam und deutlich.
- Reden Sie mit normaler Stimme oder versuchen Sie, etwas tiefer zu sprechen.
- Brüllen Sie nicht.
- Wiederholen Sie Ihre Worte falls nötig.
- Arbeiten Sie mit Illustrationen, anatomischen Modellen, Videos und schriftlichen Materialien.
- Überprüfen Sie, ob und wie gut der Klient lesen kann.
- Vielleicht hilft es, wenn der Klient Ihr Stethoskop benutzt und den Schallempfänger an die Geräuschquelle hält.
- Nicht jeder Taube oder Taubstumme beherrscht die Gebärdensprache. Fragen Sie nach.
- Beherrscht Ihr Klient die Gebärdensprache, können Sie einen Gebärdolmetscher dazu bitten.

10.5.11 Beratung und Entwicklungsstand

Wie passt man die Beratung an das Alter und den Entwicklungsstand eines Klienten an? Da diese Faktoren Einfluss auf die Fähigkeit haben, Informationen zu verstehen und umzusetzen, ist es an Ihnen, sie einzuschätzen und die Beratung dann entsprechend zu individualisieren.

Es gibt einige allgemeine Regeln, aber Sie müssen überlegen, ob Sie auf den jeweiligen Klienten anwendbar sind. Zum Beispiel:

■ Soll man mit Kindern besser edukativ arbeiten, wenn die Eltern dabei sind oder wenn sie nicht dabei sind oder beides? *(Eine Pflegeperson)*

Eltern sind für die Pflege kleiner Kinder verantwortlich, also müssen sie und nicht der kleine Patient lernen, was zu Hause beachtet werden muss.

Wenn Sie allerdings von einem Kind gefragt werden, ob es mit dem Gips schwimmen gehen kann, antworten Sie natürlich. Das können Sie seinen Eltern später immer noch mitteilen. Gelegentlich können oder wollen die Eltern sich nicht um ihr Kind kümmern, so dass eigentlich ein älteres Geschwister für die Pflege des kleineren Kindes zuständig ist. In einem solchen Fall sollten Sie sowohl mit dem Kind als auch mit den Eltern arbeiten. Machen Sie sich klar, wer Ihr Adressat ist.

Im Allgemeinen gelten die normalen Entwicklungsmuster. Wie zu Erwachsenen sollten Sie auch zu Kindern ehrlich sein. Sie verspielen ihr Vertrauen, wenn Sie ihnen erzählen, die Spritze etc. werde überhaupt nicht weh tun, und sie tut es doch. Besser ist es, das Gefühl neutral zu umschreiben: «Zuerst wirst du ein Pieksen spüren, so ähnlich wie einen Mückenstich, und dann wird es ein bisschen drücken.» Welches edukative Vorgehen für Kinder der verschiedenen Alters- und Entwicklungsstufen geeignet ist, erfahren Sie in **Tabelle 10-1** auf Seite 248.

Säuglinge verstehen kaum etwas, und man kommt am besten mit ihnen zurecht, wenn sie sich sicher und geborgen fühlen. Achten Sie darauf, dass die Eltern ständig in Sichtweite sind, und beziehen Sie diese in Pflege und Behandlung ein. Auch ein vertrautes Objekt, das von zu Hause mitgebracht wird, kann tröstlich sein. Sorgen Sie dafür, dass nicht zu viele Fremde das Kind hochnehmen und berühren.

Das Bewusstsein, mit dem Kleinkinder ihre Umgebung wahrnehmen und an ihr teilnehmen, ist schon besser ausgebildet als bei Säuglingen. Einfache Erklärungen können helfen, den Rapport herzustellen. Erläutern Sie Kleinkindern die anstehende Prozedur erst kurz vorher. Begrenzen Sie die Beratungszeit auf höchstens 10 Minuten. Kleinkinder nehmen alles sehr wörtlich, passen Sie also auf, was Sie sagen. Sagen Sie ihnen, wenn Sie ihre Unterstützung brauchen, geben Sie immer nur eine Anweisung auf einmal und sprechen Sie bestimmt und direkt. Lassen Sie das Kind selbst wählen, wann immer es möglich ist (weiße oder bunte Binde, Orangensaft oder Apfelsaft).

Tabelle 10-1: Kognitive Entwicklungsstufen und kindgemäße edukative Ansätze

Kognitive Stufe	Edukativer Ansatz
Geburt bis 2 Jahre – Sensomotorische Phase	
Säuglinge erleben sich und ihre Umwelt völlig undifferenziert.	Arbeiten Sie ausschließlich mit den Eltern.
lernt Handlungen zu wiederholen, die einen Effekt auf Objekte haben	Sorgen Sie dafür, dass sich das Baby so sicher wie möglich fühlt, indem Sie es mit vertrauten Gegenständen umgeben.
hat rudimentäre Fähigkeiten zum Aufbau von Assoziationen	Geben Sie älteren Babys Gelegenheit, Objekte in ihrer Umgebung zu manipulieren, besonders, wenn ein längerer Krankenhausaufenthalt zu erwarten ist.
2 bis 7 Jahre – Präoperationale Phase	
Die ablaufenden Denkprozesse sind auf das Wörtliche ausgerichtet und sehr konkret.	Seien Sie vorsichtig mit Erklärungen, die das Kind wörtlich nehmen könnte (z.B. könnte «Der Doktor wird dein Herz wie neu machen» als «Er wird mir ein neues Herz geben» interpretiert werden). Lassen Sie das Kind mit ungefährlichen Gegenständen (z.B. Stethoskop, Zungenspatel, Reflexhammer) spielen. Benutzen Sie einfache Zeichnungen der äußeren Anatomie; Kinder dieses Alters haben kaum eine Vorstellung von den Organfunktionen.
kann nicht generalisieren	Vergleiche mit anderen Kindern sind wenig hilfreich; genau so wenig nützt es, wenn Sie verschiedene Tests oder Prozeduren miteinander vergleichen.
denkt vorwiegend egozentrisch; bezieht Ereignisse auf sich	Die Annahme, die eigenen Schmerzen, den Krankenhausaufenthalt usw. selbst verursacht zu haben, kann Schuldgefühle auslösen. Erklären Sie dem Kind, dass niemand ihm die Schuld für seine Krankheit oder andere Probleme gibt.
denkt animistisch, d.h. glaubt, dass alle Dinge beseelt sind bzw. menschliche Eigenschaften besitzen	Vermenschlichen Sie besonders Furcht erregende Geräte, indem Sie ihnen Namen geben.
7 bis 12 Jahre – Konkret-operationales Denken	
Denkprozesse sind immer noch sehr konkret, aber realistischer und objektiver.	Verwenden Sie Zeichnungen und Modelle; Kinder in diesem Alter haben eine vage Vorstellung von internen körperlichen Abläufen. Benutzen Sie Puppen und medizinische Instrumente, um chirurgische Eingriffe zu erklären und das Verstehen zu erleichtern.
kann aufgrund der herangereiften Fähigkeit, nach mehreren Dimensionen zu klassifizieren, Objekte und Erlebnisse vergleichen	Ziehen Sie Vergleiche zur Situation anderer Kinder, damit es von diesen lernen kann; vergleichen Sie Prozeduren miteinander, um Angst abzubauen.
betrachtet die Welt objektiver und kann den Standpunkt einer anderen Person nachvollziehen	Erweitern Sie das Repertoire angemessener Verhaltensweisen mit Hilfe von Filmen und Gruppenaktivitäten; nutzen Sie die Vorbildwirkung.
Verständnis für Ursache und Wirkung ist so weit entwickelt, dass logische Deduktionen möglich sind	Nutzen Sie das natürliche Interesse des Kindes, um ihm folgerichtig zu erklären, was passiert ist bzw. passieren wird. Erklären Sie Medikationen einfach und direkt (z.B. «Dieses Medikament [Insulin] öffnet die Tür zu deinen Körperzellen wie ein Schlüssel die Haustür. Wenn die Tür der Zelle offen ist, kann das Insulin die Nahrung und Energie, die in deinem Blut ist, in die Zelle bringen.»).

Nach: Petrillo, M. & Sanger, S. (1980). *Emotional care of hospitalized children.* Philadelphia J. B. Lippincott. S. 38–50.
Kolb, L. C. (1977). *Modern clinical psychiatry.* (9th ed.) Philadelphia: W.B. Saunders. S. 90/91.

Vorschulkinder sollten bei jeder sich bietenden Gelegenheit in ihre Versorgung einbezogen werden. Sie haben eine rege Fantasie und fürchten sich vor Schmerzen und Verletzungen. Zeigen Sie benötigtes Material vor und erklären Sie es mit einfachen Worten. Erläutern Sie die betroffenen Körperteile an einer Puppe. Bereiten Sie das Kind sorgfältig auf alles vor, was es während einer Prozedur spüren, sehen und hören wird. Obwohl Vorschulkinder in der Regel schon einen umfangreichen Wortschatz besitzen, sind sie oft noch nicht in der Lage, Dinge aus einem anderen Blickwinkel zu sehen. Lassen Sie sich vom Kind noch einmal erklären, was passieren wird, um zu überprüfen, ob es alles verstanden hat. Korrigieren Sie Missverständnisse sofort. Sprechen Sie dem kleinen Patienten Mut zu. Denken Sie daran, dass die Fähigkeit zu verstehen mit Alter und Entwicklungsstand des Kindes variieren kann. Schätzen Sie Ihren kleinen Klienten genau ein und passen Sie Ihre edukativen Maßnahmen an, wie Sie es sonst auch tun.

Schulkinder brauchen Privatsphäre und Kontrolle. Erklären Sie Geräte und Prozeduren in Worten, die sie verstehen. Bereiten Sie das Kind sorgfältig auf anstehende Prozeduren vor und ermutigen Sie es, Fragen zu stellen. Klären Sie es schon vor einer Prozedur darüber auf, was es davon erwarten kann. Ein Beratungsgespräch sollte nicht länger als 20 Minuten dauern. Lassen Sie das Kind mithelfen, wenn sich die Gelegenheit bietet (z. B. den Verband selbst abnehmen oder die Farbe des Gipses auswählen).

Jugendliche brauchen noch mehr Privatsphäre und Kontrolle als Schulkinder. Versuchen Sie, Rapport herzustellen. Hören Sie ihnen zu und führen Sie sie. Kommunizieren Sie offen und wahren Sie Verschwiegenheit, sofern keine Gefahr für Leib und Leben besteht. Beziehen Sie den Jugendlichen in die Planung und Entscheidungsfindung ein. Stellen Sie sich auf Widerstand ein und setzen Sie Grenzen; Heranwachsenden fehlt es oft noch an Selbstkontrolle. Reagieren Sie entschieden und konsequent. Ermutigen Sie den Teenager, über seine Ängste und Sorgen zu sprechen und Fragen zu stellen. Mit Jugendlichen auf

> Ich sprach mit einer Mutter und ihrer sechsjährigen Tochter über den Knochenmarksuppressionseffekt der Chemotherapie. Bei dem kleinen Mädchen war vor kurzem Leukämie diagnostiziert worden. Ich hatte die beiden erst am Tag zuvor kennen gelernt, aber ich schätzte die Mutter als eine hoch intelligente Frau ein, die bereits viel zum Thema gelesen hatte.
> Während ich mit der Mutter auf medizinisch hohem Niveau sprach, machte ich regelmäßig eine kleine Pause, um das Ganze für das Mädchen in einfacheren Begriffen zusammenzufassen. Nach einer Weile beschwerte die Kleine sich völlig indigniert, ich solle doch bitte die richtigen Bezeichnungen benutzen, wenn ich mit ihr spreche. Sie sei doch schließlich kein Baby mehr.
> Sie wusste ganz genau, dass «die Zellen, die deinem Blut gerinnen helfen», Thrombozyten hießen, die weißen Blutkörperchen in ihrem Körper Infektionen bekämpften und die roten Blutkörperchen den Sauerstoff durch ihren Körper transportierten. Das Mädchen war erst sechs Jahre alt! Aus diesem Erlebnis lernte ich, nicht einfach vom Lebensalter eines Kindes auf seinen Entwicklungsstand zu schließen, sondern diesen genau einzuschätzen.
> (Eine Pflegeperson)

ihrem Niveau zu kommunizieren heißt nicht, dass Sie sich wie ein pubertierender Teenager aufführen müssen. Seien Sie Vorbild.

Bei der Beratung Erwachsener sollten die Prinzipien des Erwachsenenlernens zum Tragen kommen, die in diesem Buch schon mehrfach angesprochen wurden. Ein erwachsener Klient hat stabile Lebensgewohnheiten gefunden. Bedenken Sie diesen Umstand, wenn Sie versuchen, eine Verhaltensumstellung herbeizuführen. Klienten im mittleren Lebensalter können sich in einer Phase befinden, in der sie ihre Ziele und Werte überdenken und in Frage stellen. Passen Sie die Beratung an ihre aktuellen Bedürfnisse an.

10.5.12 Senioren

> Die zuständige Pflegeperson einer ambulanten chirurgischen Praxis erledigte Kontrollanrufe bei Patienten, die im Laufe der vergangenen Woche operiert worden waren. Sie sprach mit der Frau eines älteren Kataraktpatienten, wobei sie die üblichen Fragen stellte und die üblichen Antworten erhielt. Zum Abschluss fragte sie: «Möchten Sie noch irgendetwas wissen?»
> «Hm, ja,» antwortete die Frau, «denken Sie, dass wir diese Klebedinger auf seiner Brust jetzt abmachen können?»
> Die Pflegeperson dachte zunächst an Nitropflaster oder

> andere transdermal applizierte Medikamente, aber das weitere Gespräch ergab, dass der Patient noch immer die EKG-Klebekontakte trug, die der Anästhesist vor der Kataraktoperation angebracht hatte. Die Pflegeperson versicherte der Frau des Patienten, dass diese «Dinger» unbesorgt entfernt werden könnten, und nein, ihr Mann müsse dafür nicht extra in die Klinik kommen.

Man sollte annehmen, dass mit dem Alter auch Erfahrung und Wissen zunehmen. Das mag zwar stimmen, aber Altersweisheit muss sich nicht unbedingt auf medizinische oder gesundheitsrelevante Kenntnisse beziehen. Zwar kennen sich Patienten mit einem chronischen Leiden oder ihre Angehörigen oft besser mit der Krankheit aus als Sie, es gibt allerdings auch Betroffene, die so gut wie nichts darüber wissen. Stützen Sie sich nicht auf Mutmaßungen, sondern auf ein gründliches Assessment.

Manchen Pflegekräften fehlt auch die Geduld, mit älteren Patienten edukativ zu arbeiten.

■ Die Beratung älterer Patienten wird von manchen für zwecklos gehalten. *(Falvo, 1994, S. 125)*

Warum aber sollten Senioren weniger Beratung brauchen als alle anderen Klienten? Haben sie nicht auch das Recht, sachgerecht und überlegt zu entscheiden, sich selbst versorgen zu können und zu wissen, wie sie Probleme erkennen und Antworten auf ihre Fragen bekommen können?

■ Dieses Schmerzmittel – ist das Rauschgift? Ich möchte nicht drogensüchtig werden. *(Ein Patient)*

Wenn Sie mit älteren Patienten edukativ arbeiten, sollten Sie dafür sorgen, dass man Sie hört und versteht. Gehen Sie nah heran und sprechen Sie deutlich. Manche Senioren ziehen es vor, alleine zu lernen. In diesem Fall bringen Sie ihnen das Beratungsmaterial und kommen später zurück, um die Inhalte zu diskutieren. Unterstützen Sie den Klienten im Problemlösungsprozess.

Schätzen Sie ältere Klienten besonders sorgfältig ein. Gerade Senioren haben häufig Probleme, gesundheitliche Empfehlungen umzusetzen, weil sie körperlich nicht mehr dazu in der Lage sind, weil sie die Ratschläge nicht verstanden haben oder weil es ihnen an den nötigen finanziellen Mitteln fehlt. Helfen Sie ihnen, ihre Ressourcen optimal zu nutzen.

10.5.13 Finanzielle Implikationen

Die Beratung zu individualisieren bedeutet auch, die finanziellen Auswirkungen verschiedener Pflegeoptionen zu berücksichtigen. Im Gegensatz zu Hotels hängen in Krankenhäusern keine Preislisten für Patienten aus. In der Gesundheitspflege vermuten wir oft fälschlicherweise, dass gesund werden und gesund bleiben für jeden höchste Priorität besitzt. Wir denken, unsere Patienten seien bereit, alles dafür zu geben, dass sie genesen, und nehmen an, die Versicherung werde schon dafür zahlen.[3] Die Kosten der medizinisch-pflegerischen Betreuung sind aber für viele unserer Kunden eine wichtige Angelegenheit.

> Ich arbeite als Krankenschwester an einer Schule. Einmal kam ein Junge mit rotem, dick angeschwollenem Finger in mein Büro. Er hatte sich wohl schon vor einer ganzen Weile geschnitten, und nun war die Wunde völlig vereitert. Als der Vater den Jungen nach dem Unterricht abholte, sagte er, er wisse von der Verletzung, und sie hielten den Finger sauber und badeten ihn jeden Abend in heißer Seifenlauge. Er habe selbst schon solche Schnitte gehabt und die seien immer gut verheilt. Seiner Meinung nach war ein kleines Wehwehchen wie dieses kein Grund zum Arzt zu gehen. Er arbeitete auf dem Bau und war nicht krankenversichert. *(Eine Pflegeperson)*

Die Behandlungsoptionen, die wir vorschlagen, kosten Geld, egal ob wir dem Klienten zu einer Operation raten oder ihm empfehlen, mehr frisches Obst und Gemüse zu essen. Wir dürfen die finanziellen Implikationen der vorgeschlagenen Pflegeoptionen nicht vergessen und müssen einschätzen, wie unsere Klienten zu den Kosten stehen.

Wenn es an die Umsetzung des Behandlungsplans geht, wird der Klient sowohl die persön-

---

3 In den USA besteht keine Krankenversicherungspflicht. [Anmerkung des Bearbeiters]

lichen Belastungen als auch die finanziellen Aufwendungen in Betracht ziehen, die damit verbunden sind. Ist kein Geld dafür vorhanden, wird sich selbst der willigste Klient nicht nach dem Plan richten. Ausgaben für Fahrten, Arzneimittel, Materialien, Nahrungsmittel, Untersuchungen, Bluttests, Beratungstermine und Interventionen müssen vom Klienten bedacht werden. Um sicherzustellen, dass Ihre Beratung Erfolg hat und eine Verbesserung des Gesundheitszustandes bewirkt, müssen Sie bei der Individualisierung der Pflege auch die anfallenden Kosten berücksichtigen.

Fragen Sie den Klienten deshalb: «Falls Probleme für Sie auftauchen, könnten das auch finanzielle sein?» Oder: «Denken Sie, das wäre ein Problem für Sie?» Belastet der Plan die Finanzen des Klienten, beziehen Sie das gesamte Gesundheitspflegeteam ein, um eine Lösung zu finden. Denn ein Plan, der nicht eingehalten wird, ist nutzlos und für alle Beteiligten frustrierend.

10.6 Individualisierung als Geisteshaltung

Letztlich ist es Ihre Einstellung dem Klienten gegenüber, die darüber entscheidet, ob Sie die Beratung individualisieren oder nicht. Der folgender Fall illustriert, wie eine Pflegeperson handelte, die nicht auf Individualisierung eingestellt war.

Ich arbeitete als Diabetesberaterin in einem Veteranenkrankenhaus. Meine Patienten waren meist zwischen Mitte 50 und 70, nach der dritten bis achten Klasse von der Schule abgegangen und oft starke Raucher und Trinker. Sie blieben im Durchschnitt vier bis sieben Monate im Krankenhaus und kamen immer wieder: zunächst wegen Durchblutungsstörungen, später folgten Amputationen von Zehen, Füßen, Unterschenkeln bis hin zu gelegentlichen Exartikulationen des kompletten Beins. Die Beratungen fanden meist in Gruppen und zu festen Zeiten in einem eigens dafür eingerichteten Raum statt.
Einer unserer Patienten erschien bereits zum ersten Termin nicht, und auch spätere nahm er nicht wahr. Die Oberschwester hatte schon mehrfach mit ihm über seine Teilnahme gesprochen. An jedem Beratungstermin holte er sich die Erlaubnis, die Station zu verlassen, um an der Beratung teilzunehmen, aber niemand wusste, wohin er wirklich ging.
Ich, jung und idealistisch wie ich war, glaubte fest daran, seinen Gesundheitszustand verbessern zu können, indem ich ihm mein Wissen zugute kommen ließ. Also besuchte ich ihn, um ihm ins Gewissen zu reden. Ich erklärte ihm *meinen* Plan zur Beseitigung seines Wissensdefizits und versprach, dass ich ihn vor jedem Beratungstermin abholen und zum Beratungsraum begleiten würde. Zur verabredeten Zeit traf ich Harry und lief neben seinem Rollstuhl her. Zunächst ging es in die richtige Richtung, aber dann bog Harry vom Weg ab und fuhr zum Ausgang. Kurze Zeit stand ich wie vom Donner gerührt da, und tausend Gedanken schossen mir durch den Kopf. Sollte ich hinterher und ihn zurückschieben? Den Sicherheitsdienst rufen? Ihn ignorieren und weitergehen? Nein, dachte ich. Das würde ich ihm nicht durchgehen lassen. Er hatte bereits den rechten Fuß verloren und musste dringend etwas über Diabetespflege lernen. Da zunächst die Diätassistentin vor der Gruppe sprechen würde, musste ich noch nicht gleich zurück.
Ich trabte los. Meine Brust brannte vor gerechter Empörung. Als ich ihn in der Kneipe an der Ecke verschwinden sah, wurde ich langsamer, und plötzlich war es eher mein Magen, der brannte.
Würde ich meinen Job oder meine Zulassung verlieren? Nein, überlegte ich. Ich tat es ja nur für die Patientenberatung! Ich holte tief Luft und betrat die Kneipe. Nachdem sich meine Augen an die Dunkelheit gewöhnt hatten, entdeckte ich meinen Patienten am Ende der Theke. Ich ging hinüber und setzte mich auf den Hocker neben ihm. Was sollte ich sagen?
«Auch ein Bier, Schwester?» fragte er. Ich sah ihm zu, wie er sein zweites Glas ansetzte.
«Nein danke», erwiderte ich mit meiner besten Gouvernantenstimme, «ich möchte jetzt mit Ihnen über Ihren Diabetes reden. Sie müssen...» Ich brach mitten im Satz ab, als ich sein Gesicht und die zur «Stop»-Geste erhobene Hand sah. «Schwester, ich muss so einiges, aber was, entscheide ich selbst. Ich bin nun mal ein Saufkopf, und ich habe nichts. Früher einmal, ja, aber jetzt ist es zu spät. Ich will nicht mehr.» Mit diesem entschiedenen Wort wandte er sich wieder seinem Bier zu und schwieg. Er tauchte nicht einmal in meiner Beratung auf und wurde zwei Wochen später entlassen. Von der Entlassplanerin hörte ich, dass die Hausbesuche ebenfalls keinen Erfolg brachten. Harry nickte nur mit dem Kopf und starrte weiter in sein Glas, während die Pflegeperson sprach.
Eine Weile lag mir der gute alte Harry mit seinen Pflegebedürfnissen, die ich nicht erfüllen konnte, noch schwer im Magen. Meine Kollegen sprachen mir ihr Mitgefühl aus. Sie nannten ihn einen renitenten, versoffenen, ungehobelten Penner, einen «echten Veteranenarsch».
Mit den Jahren und wachsender Erfahrung begann ich mich jedoch zu fragen, was ich hätte erreichen können, wenn ich sein Partner gewesen wäre und nicht die ach so versierte Diabetesberaterin. *(Eine Pflegeperson)*

Wäre der Fall anders ausgegangen, wenn diese Pflegeperson ihren Klienten als gleichwertigen Partner behandelt hätte? Wie hätte eine partnerschaftliche Beziehung mit diesem Klienten aussehen können? Was hätte sie anders machen können? Was hätten Sie an ihrer Stelle getan? Wie hätten Sie Ihre Beratung auf diesen Klienten zugeschnitten?

Fallen Ihnen Beispiele aus Ihrer Praxis ein, in denen Sie die Beratung nicht individualisiert haben? Sind sie schon einmal mit einer Einstellung an die Beratung herangegangen, die einen Erfolg verhinderte? Wie würden Sie sich heute in diesen Situationen verhalten?

▪ Geht die Pflegeperson mit Klienten und deren Familien oder Freunden um, die einen anderen kulturellen oder religiösen Hintergrund haben, gelten die Grundregeln der Pflege: Behandle jeden mit Respekt und Mitgefühl, und behandle jeden als Individuum. *(Peterson & Smith, 1996, S. 76)* ▪

Die Individualisierungsbereitschaft muss sich durch alle Ebenen einer Einrichtung ziehen. Rankin & Stallings (1996) beschreiben, wie manche Routinen förmlich darauf abzielen, den Patienten abhängig zu halten und dem Personal die Kontrolle zu überlassen. Wir bringen dem Patienten seine Medikamente, fahren ihn zur Behandlung und servieren ihm sein Essen, obwohl er das durchaus alleine könnte und man auch von ihm erwartet, dass er es zu Hause alleine tut. Wenn der Patient oder seine Angehörigen diese Aufgaben zu Hause übernehmen werden, warum sollten sie es dann nicht auch im Krankenhaus tun?

▪ Ein gutes Lernumfeld sollte dem Patienten Gelegenheit geben, neue Verhaltensweisen auszuprobieren, wobei ihm das Personal mit Rat und Tat zur Seite steht. *(Rankin & Stallings, 1996, S. 223)* ▪

Selbst wenn Sie vordergründig nur die Macht haben, Ihr eigenes Verhalten zu ändern, können Sie die anderen doch zumindest beeinflussen. Denn Sie leben und arbeiten nicht isoliert, sondern in Wechselwirkung mit Ihrer Umwelt. Achten Sie auf organisatorische Behinderungen der Patienten- und Angehörigenberatung und sprechen Sie mit Ihren Kollegen darüber. Überlegen Sie, was Sie unternehmen könnten, um die Pflege stärker zu individualisieren und die Dienstleistung am Patienten zu verbessern.

▪ Werden die Maßnahmen zur Qualitätssicherung in der Pflege so rigide gehandhabt, dass sie den Patienten daran hindern, sich in einer kooperativen edukativen Beziehung fortzuentwickeln, machen sie echte Patientenberatung unmöglich. *(Rankin & Stallings, 1996, S. 223)* ▪

Wenn Sie Ihre edukativen Interventionen nicht individualisieren, wird der Klient sich einige Informationen merken, während er andere gleich wieder vergisst, und Sie riskieren, dass er sich Ihnen entfremdet. Eine unspezifische Beratung ist zwar schneller erledigt, jedoch wenig effektiv. Früher oder später werden entweder Sie oder jemand anders dieselben Informationen wiederholen müssen. Wertvolle Zeit wurde verschwendet.

Je besser Ihre edukative Kompetenz, desto effektiver Ihre Beratung. Bei der individualisierten Beratung nehmen Sie sich Zeit, den Klienten einzuschätzen und Ihre Maßnahmen entsprechend anzupassen. Die Botschaft ist persönlicher, und der Klient lernt rascher und besser. Sie müssen nicht so viel wiederholen. Die Beratung verläuft schneller.

Individualisierte Beratung entspringt einer Geisteshaltung, die sich am Klienten orientiert.

▪ Alles, was wir tun müssen, ist zuhören – wirklich zuhören. *(Dass & Gorman, 1985, S. 69)* ▪

10.7 Mit der Zeit wird es leichter

Haben Sie jemals ein Computer- oder Nintendospiel gespielt? Wenn Sie dasselbe Spiel wieder und wieder spielen, werden Sie mit der Zeit immer besser. Das Spiel selbst hat Ihnen beigebracht, wie man gut spielt. Wenn Sie einen richtigen Spielzug machen, sei es absichtlich oder zufällig, werden Sie mit Punkten oder Tönen belohnt. Machen Sie hingegen einen falschen Zug, verlieren Sie Punkte oder – viel schlimmer – ein Leben. Sie lernen nicht unbedingt Tricks, die Sie einer anderen Person verraten könnten. Sie lernen vielmehr, wahrzunehmen und zu reagieren. Sie beginnen, das Wesen des Spiels zu erfassen. Durch Erfahrungen und genaues Aufpassen lernen Sie, immer besser zu spielen. Die Interaktion mit dem Spiel bringt Ihnen die nötigen Fähigkeiten bei. Wenn Sie wirklich gut sind, steigen Sie in den nächsten Level auf.

In einer gewissen Weise sind Computerspiele eine Metapher für die Patientenberatung. Am Anfang befolgen Sie Regeln (Joystick nach rechts oder links zum Laufen, Feuerknopf zum Springen). Sobald Sie genug Übung haben, hören Sie auf zu denken und handeln automatisch.

■ Das Erlernen von Fähigkeiten beginnt mit Rezepten. … Nur durch Übung wird eine Vorgehensweise zur zweiten Natur, und erst wenn das der Fall ist, können wir sie effektiv nutzen. *(Senge et al., 1994, S. 261)* ■

Individualisieren Sie bewusst, und Sie werden merken, dass manches, das Sie tun (z. B. Fragen in einer bestimmten Art und Weise zu stellen), gut funktioniert. Zum Lohn für Ihre Bemühungen verläuft die Beratung schneller und besser. Bald werden Sie öfter so handeln. Bei anderen Gelegenheiten, wenn die Beratung extrem lange dauert oder besonders schwierig ist, werden Sie feststellen, dass Sie Ihre Maßnahmen nicht genügend auf den Klienten abgestimmt haben. Mit der Zeit werden Sie den Dreh herausbekommen und den nächsten Schwierigkeitsgrad erreichen.

■ Aus diesen Gründen steuern konkrete Vorerfahrungen die Wahrnehmung und das Handeln des Gesundheitsexperten und erlauben ihm, die Situation rasch zu erfassen. Diese Art fortgeschrittenen praktischen Wissens ist tiefgreifender als jedes theoretische Konzept, denn der erfahrene Praktiker vergleicht aktuelle Gesamtsituationen mit vergangenen Gesamtsituationen. *(Benner, 1984, S. 8/9)* ■

Sind sie an diesem Punkt angelangt, werden Sie erkennen:

■ Kein noch so teures medizinisches Gerät und keine noch so hoch entwickelte Technologie können die Worte «Ich verstehe» ersetzen. *(Peterson & Smith, 1996, S. 79)* ■

Wenn Sie mehr erfahren wollen:

(1997). Tips for overcoming cultural barriers: Readiness to learn can differ from culture to culture. *Patient Education Management, July*, 91.

AT&T Language Line. Telefonische Übersetzungen in 140 Sprachen. Informationen unter Tel. 1-800-752-0093, ext. 196, 1-800-528-5888 oder im Internet unter http://www.att.com/languageline.

Bell, R. & Alcalay, R. (1997). The impact of the Wellness Guide/Guia on Hispanic women's well-being-related knowledge, efficacy beliefs, and behaviors: The mediating role of acculturation. *Health Education and Behavior, 24*(3), 326–344. [Online]. InfoTrac.

Benner, P. (1984). *From novice to expert: Excellence and power in clinical nursing practice*. Menlo Park, CA: Addison-Wesley.

Bloch, B. (1983). Bloch's assessment guide for ethnic/cultural variations. In: M. S. Orque, B. Bloch, L. S. A. Monrroy (Eds.), *Ethnic nursing care: A multicultural approach* (S. 49–75). St. Louis, MO: C.V. Mosby.

Brandon, D. (1976). *Zen in the art of helping*. New York: Arkana of Viking Penguin.

Chachkes, E. & Christ, G. (1996). Cross cultural issues in patient education. *Patient Education and Counseling, 27*, 13–21.

Clabots, R. B. & Dolphin, D. (1992). The multilingual videotape project: Community involvement in a unique health education program. *Public Health Reports, 107*(1), 75–80.

Dass, R. & Gorman, P. (1985). *How can I help? Stories and reflections on service*. New York: Alfred A. Knopf.

Doak, C. C., Doak, L. G., Friedell, G. H. & Meade, C. D. (1998). Improving comprehension for cancer patients with low literacy skills: Strategies for clinicians. *CA: Cancer Journal Clinics, 48*, 151–162. [Online]. http://www.ca-journal.org/frames/articles/articles_1998/48_151-162_frame.htm.

Einhorn, C. (1998). *Steps of patient education*. [Online]. http://nisc8a.upenn.edu/psychosocial/pat_educ.html.

Ethnomed Bibliography in Cross Cultural Nursing. [Online]. http://weber.u.washington.edu/~ethnomed/resbib.htm.

Falvo, D. R (1994). *Effective patient education: A guide to increased compliance* (2nd ed.). Gaithersburg, MD: Aspen Publishers.

Foltz, A. & Sullivan, J. (1996). Reading level, learning presentation preference, and desire for information among cancer patients. *Journal of Cancer Education*, *11*(1), 32–38.

Forsythe, D. E. (1996). New bottles, old wine: Hidden cultural assumptions in a computerized explanation system for migraine sufferers. *Medical Anthropology Quarterly*, *10*(4), 551–574.

Galanti, G. A. (1991). *Caring for patients from different cultures: Case studies from American hospitals*. Philadelphia: University of Pennsylvania Press.

Goldstein, N. L., Snyder, M., Edin, C., Lindgren, B. & Finkelstein, S. M. (1996). Comparison of two teaching strategies: Adherence to a home monitoring program. *Clinical Nursing Research*, *5*(2), 150–177. [Online]. EBSCO.

Hammerschmidt, R. & Meador, C. K. (1993). *A little book of nurses' rules*. Philadelphia: Hanley & Belfus.

Hendricson, W. D., Wood, P. R., Hidalgo, H. A., Ramirez, A. G., Kromer, M. E., Selva, M. & Parcel, G. (1996). Implementation of individualized patient education for Hispanic children with asthma. *Patient Education and Counseling*, *29*, 155–165.

Hussey, L. C. (1994). Minimizing effects of low literacy on medication knowledge and compliance among the elderly. *Clinical Nursing Research*, *3*(2), 132–146. [Online]. EBSCO.

Intercultural Communication Institute
8835 SW Canyon Lane, Suite 238
Portland, Oregon 97225 USA
Tel.: (503) 297-4622
Fax: (503) 297-4695
E-Mail: ici@intercultural.org
Website: http://www.intercultural.org

Sommerworkshops zu Fragen interkultureller Kommunikation sowie ein Master-of-Arts-Programm in «Intercultural Relations».

Intercultural Press
P. O. Box 700
Yarmouth, ME 04096
1-800-370-2665
E-Mail: interculturalpress@intemetmci.com
Website: http://www.bookmasters.com/interclt.htm

Bücher über Themen wie Kultur und interkulturelle Kommunikation sowie Fortbildungen zur kulturellen Kompetenz.

Korpi, P. V. (1995). The myth of patient education. *Dental Economics*, *85*(9), 78–81.

Larson, J. (1996).»Will I?» Songtext aus dem Broadway-Musical *Rent*. Finster & Lucy Music LTD.

Lasater, L. & Mehler, P. S. (1998). The illiterate patient: screening and management. *Hospital Practice*, *33*(4), 163–165, 169/170.

Literacy Volunteers of America. (1992). *Secret survivors: The plight of functionally illiterate adults in the health care environment*. [Video]. Syracuse, NY: Author.

Lorig, K. (1996). *Patient education: A practical approach*. Thousand Oaks, CA: Sage Publications.

Lumsdon, K. (1994). Getting real: Study finds success factors in patient education. *Hospitals and Health Networks*, *68*(8), 62. [Online]. InfoTrac.

McDermott, M. K. (1995). Patient education and compliance issues associated with access devices. *Seminars in Oncology Nursing*, *11*(3), 221–226.

MacDonald, D. (1998). Meeting special learning needs. *RN, April*, 33–34.

Martinez, E. (1996). *Medical anthropologist brings new perspective to treatment*. The University of Texas Southwestern Medical Center at Dallas. [Online]. http://www.swrned.edu/home_pages/news/anthrop.htm.

National Council on Patient Information and Education. (1997). Compliance: Patients need individualized approach. *Medical Practice Communicator*, *4*(4). [Online]. Medscape, http://www.medscape.com/HMI/MP-Communicator/1997/v04.n04/mpc0404.02.html

Peterson, R. & Smith, J. (1996). A patient care team approach to multicultural patient care issues. *Journal of Nursing Care Quality*, *10*(3), 75–79.

Platt, F. W., Tippy, P. K. & Turk, D. C. (1994). Helping patients adhere to the regimen. *Patient Care*, *28*(17), 43–53. [Online]. EBSCO.

Rakel, B. A. (1992). Interventions related to patient teaching. *Nursing Clinics of North America*, *27*(2), 397–423.

Rankin, S. H. & Stallings, K. D. (1996). *Patient education: Issues, principles, practices* (3rd ed.). Philadelphia: Lippincott-Raven.

Rickey, T. (1998). Bridging the cultural gulf between poverty and medicine. *Rochester Review*, *61*(1), 10–11.

Senge, P. M., Kleiner, A., Roberts, C., Ross, R. B. & Smith, B. J. (1994). *The fifth discipline fieldbook. Strategies and tools for building a learning organization*. New York: Currency.

Scobey, S. (1994). *Focused listening skills: How to sharpen your concentration and hear more of what people are saying*. Boulder, CO: CareerTrack Publications.

Thiederman, S. (1996). Improving communication in a diverse healthcare environment. *Healthcare Financial Management*, *50*(11), 72–74. [Online]. InfoTrac.

Tripp-Reimer, T. & Afifi, L. A. (1989). Cross-cultural perspectives on patient teaching. *Nursing Clinics of North America*, *24*(3), 613–619.

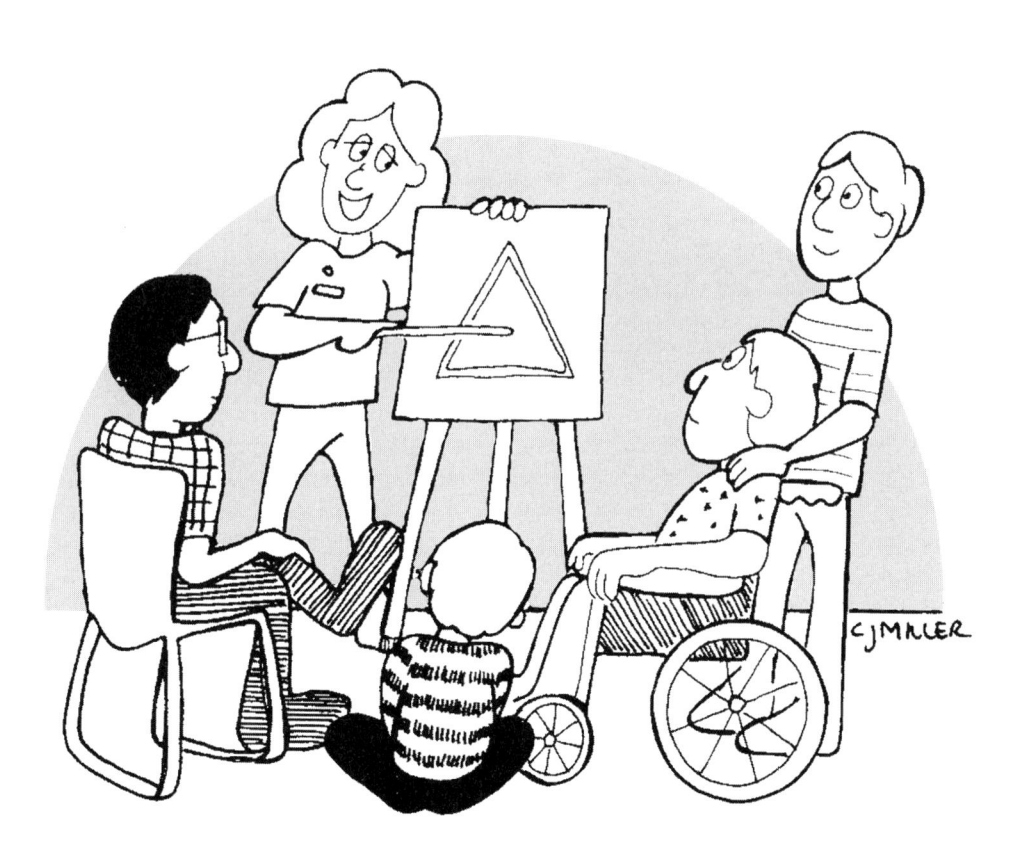

Kapitel

11 Gruppenschulung

■ Erwachsene besitzen genug Lebenserfahrung, um mit jedem Lehrer über jedes Thema diskutieren zu können; sie erwerben neue Kenntnisse, Einstellungen oder Fähigkeiten am besten, wenn sie mit dieser Erfahrung verknüpft sind. *(Vella, 1994, S. 3)* ■

■ Das Wetter wird schlechter, und wir bekommen immer mehr Asthmafälle rein. Wäre es nicht sinnvoller, eine Pflegeperson dafür zu bezahlen, dass sie einen Gruppenkurs abhält, als sich mit jedem Patienten einzeln zu befassen? *(Eine Pflegeperson)* ■

Wenn Sie wenig Zeit zur Beratung haben und mehrere Patienten dieselben Informationen brauchen, warum sollten Sie dann nicht mit Gruppen arbeiten?

11.1 Warum Gruppenschulung?

In vielen Bereichen der Gesundheitspflege ist die Schulung in Gruppen üblich. Das gilt beispielsweise für Geburtsvorbereitung, Erste-Hilfe-Ausbildung oder Herzrehabilitation. Die in diesem Zusammenhang vermittelten Kompetenzen müssen nicht unbedingt konkret mit Genesung oder Gesunderhaltung zu tun haben, sondern können auch allgemeiner als «Lebenskompetenzen» betrachtet werden. So bot eine Beratungsstelle einen Kurs für alkoholkranke Frauen an, die seit zwei bis 12 Monaten «trocken» waren. Diese Veranstaltung beschäftigte sich mit Wegen, die Rehabilitation in die Verpflichtungen des Alltags zu integrieren.

Nur wenige Pflegekräfte haben jedoch während ihrer Ausbildung oder in ihrem Berufsalltag gelernt, edukativ mit Gruppen zu arbeiten.

Gruppenveranstaltungen geben den Teilnehmern Gelegenheit zur Diskussion. Das ist gerade für Erwachsene wichtig.

■ Die Diskussion ... unterscheidet sich von einem Vortrag insofern, als sie eine exzellente Möglichkeit darstellt, um die Patienten aktiv in den Lernprozess einzubeziehen. Diese Form des Lernens fördert die Aufnahme und Anwendung des Wissens (kognitive Ebene) sowie die Ausbildung bestimmter Einstellungen (affektive Ebene). Sie [die Diskussion] wird häufig vom Kursleiter gelenkt, der bestimmte Fragen oder Problemstellungen aufwirft. Die Diskussion ermöglicht, aus den Erfahrungen anderer zu lernen, erzeugt ein Gefühl der Zusammengehörigkeit und bekräftigt das bisher Gelernte. *(Rankin & Stallings, 1996, S. 183)* ■

Außerdem erleichtert Gruppenschulung die fachübergreifende Kooperation des Gesundheitspflegeteams. Die Inhalte können von einem multidisziplinären Team zusammengestellt werden, oder es können mehrere Fachleute mit den Klienten arbeiten. Jedes Teammitglied vermittelt den Klienten seine Sicht des Themas.

Da die allgemeinen Ziele der Patienten- und Angehörigenberatung immer gelten, können sogar Vertreter verschiedener Organisationen oder Einrichtungen an der Entwicklung und Durchführung mitwirken. Hier sind die Möglichkeiten unbegrenzt. Gemeinsam sind die Mitarbeiter ambulanter Pflegedienste und im Krankenhaus tätige Pflegekräfte viel besser in der Lage, den Klienten dabei zu helfen, die Bedeutung gesundheitsbewussten Verhaltens zu erkennen. Gemeindedienste und Universitätskrankenhäuser können ihre Ressourcen vereinen und so ein breiteres Publikum erreichen. An Schulen tätige Krankenschwestern und Kinderarzthelferinnen können Kindern eine gemeinsame Botschaft vermitteln. Pflegeheimpersonal und Managed-Care-Organisatoren können sich gegenseitig bei ihren edukativen Bemühungen unterstützen.

11.2 Ist Gruppenschulung effektiv?

Ob Gruppenschulung effektiv ist, hängt davon ab, wie Sie mit der Gruppe umgehen. Vorlesungen mögen an Fachhochschulen oder Universitäten passend sein, wo die Studenten Modelle und Theorien lernen. Für erwachsene Klienten jedoch, die sich konkrete Fertigkeiten und Verhaltensweisen aneignen sollen, sind sie weniger geeignet. (Falls Sie es also hassen, vor größeren Gruppen zu sprechen, können Sie aufatmen!) Selbst an der Universität werden konkrete Kompetenzen eher in Übungen und Seminaren vermittelt als in Vorlesungen.

■ Vorträge können einen Aufmerksamkeitsverlust bewirken; die Patienten fangen an, sich zu langweilen, werden abgelenkt oder erschrecken vor dem präsentierten Stoff. Die Zuhörer würden vielleicht gerne selbst etwas zum Thema sagen, ihr neues Wissen ausprobieren oder umsetzen. Dieser Drang wird vom formalen Beratungsansatz erstickt, bei dem der Kursleiter als Experte auftritt. Ein langer Vortrag könnte ferner den Eindruck erwecken, das Problem des Patienten sei so kompliziert, dass er es nicht bewältigen kann. *(Rankin & Stallings, 1996, S. 183)* ■

Rufen Sie sich noch einmal die in Kapitel 2 beschriebenen, durch Forschungsergebnisse gestützten Beratungsprinzipien ins Gedächtnis:
- Konzentrieren Sie sich auf die Ziele der Patienten- und Angehörigenberatung. Der Klient soll in die Lage versetzt werden:
  - sachgerechte und wohlüberlegte Entscheidungen zu treffen
  - lebensnotwendige Selbstversorgungskompetenzen zu entwickeln
  - Probleme zu erkennen und entsprechend darauf zu reagieren
  - Antworten auf Fragen zu bekommen beziehungsweise die richtigen Ansprechpartner zu finden.
- Erarbeiten Sie die Lernziele gemeinsam mit dem Klienten.
- Schätzen Sie Kenntnisse und Fähigkeiten ein, bevor Sie beginnen.
- Vermeiden Sie vorschnelle Schlussfolgerungen.
- Vermitteln Sie konkrete Verhaltensweisen und praktische Fertigkeiten.
- Beziehen Sie den Klienten aktiv ein.
- Nutzen Sie pädagogisch günstige Momente.
- Individualisieren Sie Ihre edukativen Maßnahmen.
- Berücksichtigen Sie die Selbstwirksamkeits-Überzeugungen des Klienten.
- Evaluieren Sie die Lernerfolge.
- Beziehen Sie das übrige Gesundheitspflegeteam in die Maßnahmen ein.

Vorträge eignen sich nicht besonders, um mit den Adressaten zu kooperieren, sie einzuschätzen und die Beratung zu individualisieren. All das lässt sich im Einzelgespräch besser verwirklichen. Dennoch kann man Gruppenschulung effektiv gestalten, nämlich durch aktive Partizipation und Diskussion. Ganz abgesehen davon macht es mehr Spaß, eine Gruppendiskussion zu leiten, als einen Vortrag zu halten, da auch Sie die Möglichkeit haben zu interagieren.

11.3 Arbeit mit Gruppen

Vella (1994) beschreibt, wie die Prinzipien des Erwachsenenlernens bei der Schulung von Gruppen umgesetzt werden können. Sie definiert den Kursleiter als Ausgangspunkt für den edukativen Prozess und die Inhalte der Schulung. Er hat die Aufgabe, den Schulungsplan auszuarbeiten und die Lerneinheiten in die richtige Reihenfolge zu bringen. Er muss zum Fragen ermuntern und Antworten geben. Kursleiter und Teilnehmer stehen im Dialog.

Hierfür gibt es 12 Regeln:
1. **Beteiligung der Klienten am Bedarfsassessment**
   Identifizieren Sie die gemeinsamen Interessen der Teilnehmer und bauen Sie Ihr Vorgehen darauf auf.

■ Erwachsene Lerner entscheiden selbst, was gelehrt werden soll. ... Erfüllt der Kurs ihre Erwartungen und Bedürfnisse nicht, werden sie mit den Füßen abstimmen. Sie werden einfach gehen. *(Vella, 1994, S. 5)* ■

Das Assessment kann durch Fokusgruppen oder telefonische Befragungen vorgenommen werden. Geeignet sind auch per Post oder Fax versandte Fragebögen.

2. **Erzeugen einer angstfreien, behaglichen Atmosphäre**
Das schaffen Sie, indem Sie erreichbare Ziele setzen, ein Klima der Akzeptanz verbreiten, die Gruppengröße begrenzen, Bemühungen der Teilnehmer würdigen und Erfolge anerkennen.

▪ Lernen … kann nur dort stattfinden, wo eine entspannte Atmosphäre und ein Klima des gegenseitigen Vertrauens herrschen. *(Lawlor & Handley, 1996, S. 12)*

3. **Aufbau einer tragfähigen Beziehung zu den Klienten**
Hören Sie den Teilnehmern zu und treten Sie ihnen mit Respekt gegenüber. Ein Autorenpaar ist der Auffassung, der Schlüssel hierzu sei

▪ Sensorische Akkuratesse; bewusst darauf zu achten, wie die Teilnehmer auf die Botschaft reagieren, die man sendet. *(Lawlor & Handley, 1996, S. 88)*

4. **Vom Einfachen zum Komplexen voranschreiten und das Gelernte bekräftigen**
Verschaffen Sie den Teilnehmern beim Ausbau ihrer Fähigkeiten Erfolgserlebnisse. Wiederholen Sie Fakten, Fähigkeiten und Gedankengänge so lange, bis sie beherrscht werden.

▪ Wenn eine Aufgabe für die meisten Lernenden zu schwierig ist, muss sie geändert werden. *(Vella, 1994, S. 11)*

5. **Abwechseln zwischen Aktion und Reflexion, ausprobieren lassen**
Geben Sie den Teilnehmern Gelegenheit, das Gelernte einzuüben und über das Getane nachzudenken. Lassen Sie ihnen die Zeit, sich Implikationen zu vergegenwärtigen. Planen Sie Pausen ein.

▪ Zwei Arten von Fähigkeiten sind bei dieser Arbeit wichtig: Zum einen Reflexion (unsere Denkprozesse verlangsamen, um uns bewusst zu machen, wie wir unsere mentalen Modelle formen) und zum anderen Diskussion (Gespräche führen, in denen wir unsere Ansichten äußern und die Meinung des jeweils anderen kennen lernen). *(Senge et al., 1994, S. 235)*

6. **Respektieren der Teilnehmer**
Geben Sie ihnen Wahlmöglichkeiten. Lassen Sie deutlich erkennen, ob Sie ihre Meinung hören wollen oder ob Sie ihnen Optionen anbieten.

▪ Alle Lerner bringen ihre persönlichen Erfahrungen sowie ihre daraus resultierende Weltsicht mit, und alle verdienen Respekt. *(Vella, 1994, S. 23)*

Auch innerhalb der Gruppe sollte Respekt herrschen. Fördern Sie gegenseitige Toleranz.

7. **Kombinieren von Gedanken, Gefühlen und Handlungen**
Beziehen Sie Körper, Geist und Seele ein. Man könnte auch sagen:

▪ Sorgen Sie dafür, dass die Sitzung sowohl visuelle und auditive Elemente enthält als auch die Möglichkeit, etwas zu tun. *(Lawlor & Handley, 1996, S. 12)*

8. **Sofortige Umsetzung des Gelernten**
Erwachsene wollen Resultate sehen. Sie wollen keine Zeit verschwenden. Geben Sie ihnen Gelegenheit zum Üben.

▪ Erledigen Sie niemals für den Lerner, was dieser selbst tun kann; entscheiden Sie nie für ihn, was er selbst entscheiden kann. *(Vella, 1994, S. 13)*

9. **Klare Festlegung der Rollenverteilung**
Stellen Sie sich vor und erklären Sie den Zweck des Kurses, Ihre Aufgaben und die der Teilnehmer. Drücken Sie sich deutlich aus. Stellen Sie sich nicht über Ihre Klienten.

▪ Erwachsene Lernende brauchen die Bestätigung, dass Lehrer und Schüler menschlich gleichwertig sind. *(Vella, 1994, S. 17)*

10. **Arbeit mit kleinen Gruppen; Förderung der Teamarbeit**
 Beziehen Sie alle in die Aktivitäten ein. Kleine Gruppen begünstigen Gespräche, die den Lernprozess voranbringen.

 ▪ Die Instruktion in Gruppen kann effektiv sein. Die Gruppe sollte dazu aber ehr sechs als 30 Personen stark sein. *(Theis & Johnson, 1995, S. 102)*

11. **Ermöglichung selbstgesteuerten Lernens**
 Der Mensch lernt durch Ausprobieren.

 ▪ Der Körper spielt beim Lernen eine entscheidende Rolle. ... Halten Sie das Energieniveau der Gruppe auf dem Optimum. *(Lawlor & Handley, 1996, S. 12)*

12. **Aufteilen der Verantwortung**
 Alle Beteiligten sind in die Pflicht genommen. Halten Sie sich an das, was Sie zu vermitteln versprochen haben. Im Gegenzug sind die Teilnehmer gehalten zu demonstrieren, was sie gelernt haben. Finden Sie heraus, was den Teilnehmern geholfen hat und welche Veränderungsvorschläge sie haben. Nutzen Sie dieses Feedback, um Ihre nächste Gruppenschulung noch besser zu machen.

 ▪ In der Erwachsenenbildung tragen alle Beteiligten Verantwortung. *(Vella, 1994, S. 10)*

Klingen diese Regeln irgendwie vertraut? Es handelt sich um dieselben Prinzipien, wie sie für die Einzelberatung gelten, sie wurden lediglich auf die Gruppensituation übertragen. Nach diesem Modell besteht die Aufgabe der Kursleitung darin, Ressourcen zur Verfügung zu stellen und ein lernfreundliches Umfeld zu schaffen. Sie organisiert die Aktivitäten, die den Teilnehmer durch den Stoff leiten.

Überlegen Sie, ob es vielleicht sinnvoll wäre, zu zweit mit der Gruppe zu arbeiten. Tun Sie sich mit einem Kollegen aus einer anderen Disziplin oder einem Vertreter einer anderen Einrichtung zusammen. Die zusätzliche Energie einer zweiten Person kann den Lernprozess beleben. Außerdem besteht die Möglichkeit, sich gegenseitig zu unterstützen und die Arbeit zu teilen. Zwei Kursleiter können die Reaktionen und die Dynamik der Gruppe besser im Auge behalten. Einer davon kann sich um einzelne Teilnehmer kümmern, die besondere Aufmerksamkeit brauchen, während der andere im Stoff fortfährt, so dass nicht die ganze Gruppe durch eine Unterbrechung des Lernprozesses gestört wird.

11.3.1 Ausloten der Lernbedürfnisse

▪ Wir dachten, Teenager-Mütter bräuchten Kurse, in denen sie die Aufgaben der Mutterschaft erlernen könnten. Dann befragten wir Fokusgruppen und merkten, dass wir uns geirrt hatten. Sie wollten wissen, wie sie Mütter sein und trotzdem das normale soziale Leben von Jugendlichen führen könnten. Infolgedessen änderten wir die Zielsetzung unseres Programms. *(Eine Pflegeperson)*

Nutzen Sie Fokusgruppen, um festzustellen, was Ihre Zielgruppe wissen muss. Inhalt Ihrer Schulung sollten diejenigen Fähigkeiten und Verhaltensweisen sein, von denen die Klienten das Gefühl haben, sie seien wichtig für sie. Stellen Sie Fragen wie die folgenden:

- «Was denken Sie über _____?»
- «Welche Erfahrungen haben Sie mit _____?»
- «Welche Bedenken haben Sie in Bezug auf _____?»
- «Was, fürchten Sie, könnte passieren, wenn _____?»

Protokollieren Sie die Reaktionen und analysieren Sie die Antworten, um die zentralen Themen auszufiltern. Bitten Sie dann andere Mitglieder Ihrer Zielgruppe, die Themen nach ihrer Bedeutung zu ordnen. Was ist am wichtigsten?

▪ Das Assessment der Zielgruppe ist der Schlüssel zur Entwicklung eines effektiven Schulungsprogramms. ... Sobald Sie die Besonderheiten Ihres Publikums kennen, können Sie diese Informationen nutzen, um zu bestimmen, was Sie wann, wo und wie vermitteln sollten. *(«Assessing your target population», 1996, S. 25)* ■

Forschen Sie in der einschlägigen Literatur nach, ob andere vor Ihnen ähnliche Gruppen geleitet haben, wie Sie es planen. Falls Sie konkrete Fragen haben, können Sie Kontakt zu den Autoren dieser Artikel aufnehmen und sich erkundigen, was bei ihnen funktioniert hat und was nicht.

11.3.2 Planen der Maßnahme

Was kommt als Nächstes? Vella (1994) nennt uns auch die 7 Schritte der Planung:

- **Wer?**
  Wer sind die Teilnehmer? Stellen Sie fest, wie groß die Gruppe ist und um welche Klienten es sich handelt; es sollten höchstens 16 sein.
- **Warum?**
  Warum müssen die Teilnehmer genau diese Kompetenzen und Verhaltensweisen erlernen? Welches Problem macht diese edukative Maßnahme notwendig?
- **Wann?**
  Wann soll sich die Gruppe treffen? Bei der Wahl des Zeitpunkts sollte auf die Teilnehmer Rücksicht genommen werden.
- **Was?**
  Welche Kompetenzen und Verhaltensweisen haben die Teilnehmer im Rahmen des Bedarfsassessments als diejenigen identifiziert, die sie erlernen wollen?
- **Wo?**
  Wo wird sich die Gruppe treffen? Besorgen Sie Tische und Stühle für die Kleingruppenarbeit; machen Sie es den Teilnehmern so bequem wie möglich.
- **Wozu?**
  Welche Ziele sollen erreicht werden? Welche Kompetenzen und Verhaltensweisen sollen erlernt werden?
- **Wie?**
  Wie werden die edukativen Aktivitäten (Aufgabenstellungen) den Teilnehmern helfen, die angestrebten Kompetenzen und Verhaltensweisen zu erlernen?

Das ist einfacher, als Sie dachten? Um mehr geht es bei der Planung aber wirklich nicht. Natürlich müssen Sie jeden der Schritte sorgfältig abwägen, damit Sie auch wirklich die optimale Wahl treffen. Im Folgenden sollen die einzelnen Planungsschritte ein wenig ausführlicher beschrieben werden. Zur Veranschaulichung dient der ganz am Anfang dieses Kapitels angesprochene Asthmakurs, den eine Pflegeperson gern eingerichtet hätte. Ihn wollen wir durch die einzelnen Planungsphasen begleiten.

Wer?

In der ersten Phase der Planung müssen Sie überlegen, an welche Zielgruppe Sie sich wenden wollen und welche Besonderheiten diese aufweist.

■ Demografische Daten wie Alter, Bildung und sozioökonomischer Status müssen bei der Konzeption von Schulungsprogrammen berücksichtigt werden, da sie sich auf die Ergebnisse auswirken. *(Rankin & Stallings, 1996, S. 341)* ■

Überlegen Sie, was die Teilnehmer an Kenntnissen und Kompetenzen einbringen könnten, und wie Sie diese nutzen können. Wenn die meisten Teilnehmer Schwierigkeiten beim Umgang mit Texten haben, sollten Sie vorwiegend mit visuellen Materialien arbeiten. Besitzt der Großteil einen eigenen Computer, können Sie ihnen Internetadressen mit auf den weiteren Weg geben.

Ein Beispiel für das Wer: Derzeit befinden sich acht Asthmapatienten im Krankenhaus.

Warum?

Beschäftigen Sie sich mit dem Problem, das diesen Kurs notwendig macht. Warum müssen die Teilnehmer diese und keine anderen Kenntnisse erwerben? Falls diese Kenntnisse unnötig sind oder den Zielen der Patienten- und Angehörigenberatung nicht gerecht werden, warum wollen Sie den Kurs dann anbieten?

Ein Beispiel für das Warum: Die Patienten werden bald wieder aus dem Krankenhaus entlassen und müssen dann in der Lage sein, mit ihrem Asthma umzugehen, Probleme frühzeitig zu erkennen und richtig darauf zu reagieren.

Wann und wo?

Ort und Termin des Kurses sollten mit den Teilnehmern abgestimmt werden. Handelt es sich um stationäre Patienten, sollten Sie darauf achten, den Kurs nicht gerade in die Visiten- oder Essenszeiten zu legen. Rentner fahren oft nicht mehr gerne in der Dunkelheit, also wäre ein Termin während des Tages besser geeignet. Sollen schulpflichtige Kinder teilnehmen, bleibt nur der Nachmittag.

Sorgen Sie dafür, dass im Schulungsraum genug Tische mit Stühlen vorhanden sind, an denen in Kleingruppen gearbeitet werden kann. Die Teilnehmer müssen den Treffpunkt gut erreichen können. Handelt es sich um eine öffentliche Veranstaltung, sollten Sie diese in der Gemeinde abhalten, die Sie ansprechen wollen. Gehören Rollstuhlfahrer zur Zielgruppe, sollte das Gebäude, in dem die Schulung stattfindet, über Zufahrtsrampen oder Aufzüge verfügen.

Ein Beispiel für das Wann und Wo: Die Gruppe tagt von 14.00 bis 15.30 Uhr im Konferenzzimmer.

Was?

Denken Sie an das Assessment zurück. Was haben die Klienten gesagt, als es um die Inhalte ging? Was möchten sie lernen?

Ein Beispiel für das Was: Die Gruppe wird die Wirkungsweise von Asthmamedikamenten besprechen und diskutieren, wie man einem erneuten Asthmaanfall vorbeugen kann.

Wozu?

Welche Ziele wollen Sie erreichen? Welche Verhaltensweisen und Kompetenzen müssen die Teilnehmer lernen, und wie können Sie beurteilen, ob dies geschehen ist?

Ein Beispiel für das Wozu: Am Ende der eineinhalb Stunden werden die Teilnehmer die Namen und die Wirkungsweisen ihrer Medikamente nennen können und drei Möglichkeiten kennen, um einem Asthmaanfall vorzubeugen.

Wie?

Legen Sie fest, mit welchen Aktivitäten (auch Aufgabenstellungen genannt) Sie arbeiten werden, um den Teilnehmern beim Lernen zu helfen. Bereiten Sie Ihr Lehrmaterial vor.

■ Achten Sie darauf, auch interaktive Lehrmethoden anzuwenden. («*Teach through a variety*», 1998, S. 65) ■

Drei Beispiele für das Wie:

Übung 1: Die Teilnehmer berichten kurz von dem Asthmaanfall, der sie ins Krankenhaus gebracht hat.

Übung 2: Jeder Teilnehmer erhält eine Liste der Medikamente, die er zu Hause einnehmen wird. (Diese Liste wird von der für den jeweiligen Patienten zuständigen Pflegeperson zusammengestellt.) Der Kursleiter geht die Listen eine nach der anderen mit der Gruppe durch, und die Gruppe diskutiert die Vor- und Nachteile einer jeden Medikation. Der Kursleiter führt die Gruppe zu einem korrekten, vollständigen Bild. Abschließend fasst er Zweck und Ziel der Medikationen zusammen, und die Teilnehmer machen sich Notizen auf ihren Listen.

Übung 3: Die Teilnehmer bilden Kleingruppen und erarbeiten innerhalb einer festgesetzten Zeit verschiedene Wege, um Asthmaanfällen vorzubeugen. Danach kommen sie wieder im Plenum zusammen, und jede Kleingruppe berichtet über eine Methode zur Prävention von Asthmaanfällen.

Wird beispielsweise die richtige Benutzung des Verneblers von der Gruppe angesprochen, geht der Kursleiter im Verlauf der Sitzung genauer darauf ein. Erwähnen die Teilnehmer jedoch nichts derartiges, stellt er dieses Thema von sich aus zur Diskussion. (Der korrekte Umgang mit dem Vernebler ist sehr wichtig und entspricht dem Ziel der Teilnehmer, zukünftige Asthmaattacken zu verhindern.)

11.3.3 Einfallsreichtum schadet nicht!

Nutzen Sie Lehrmaterialien und Aufgabenstellungen, um Ihr Publikum aktiv einzubeziehen. Fallen Ihnen noch andere Methoden als die beschriebenen ein, um dieselben Kompetenzen zur Prävention von Asthmaanfällen aufzubauen? Die Zahl der Möglichkeiten ist schier unendlich.

■ Kombinieren Sie eine Vielzahl von Schulungstechniken, so dass die individuellen Lernbedürfnisse aller Teilnehmer befriedigt werden. («*Teach through a variety*», 1998, S. 65)

Ziehen Sie alle Möglichkeiten der Vermittlung in Betracht und überlegen Sie, wie sie sich einsetzen lassen, um Lernaktivitäten anzuregen, mit deren Hilfe die Schulungsziele verwirklicht werden können. Bei der Arbeit mit Gruppen sind Methoden am besten geeignet, die über zwischenmenschliche Interaktionen ablaufen, wie zum Beispiel das Gespräch. Es gibt viele Bücher zum Thema, in denen die verschiedensten interaktiven Übungen behandelt werden. Schauen Sie doch einmal in Ihrer Stadtbücherei nach.

Vielleicht haben Sie noch nicht viel Erfahrung mit interaktiver Gruppenarbeit. Es kann eine Weile dauern, bis Sie gelernt haben, wie man in solchen Fällen edukative Maßnahmen plant und durchführt. Haben Sie Geduld mit sich. Lesen Sie, denken Sie nach und beherzigen Sie folgenden Rat:

■ Halten Sie sich an das Einfache. *(Ancheta, 1996, S. 24)*

Die Schulungstechniken müssen gar nicht kompliziert sein, um etwas zu bewirken. Orientieren Sie sich daran, was Ihre Klienten wissen müssen, sowie an den generellen Zielen der Patienten- und Angehörigenberatung. Wie fast überall gilt auch hier: Wenn Sie sich erst einmal daran gewöhnt haben, ist es nicht mehr schwer.

Überlegen Sie, welche Kompetenzen und Verhaltensweisen Sie Ihren Klienten mit auf den Weg geben möchten. Denken Sie dann darüber nach, welche Techniken ihnen dabei helfen könnten, mit den anderen Kursteilnehmern in Interaktion zu treten und sich mit dem Stoff auseinander zu setzen. Es folgen einige Tipps, wie Sie den Lernprozess fördern können:
• Gestalten Sie die Sitzung so, dass die Teilnehmer aktiv werden können; versuchen Sie folgende Anordnung: kurze Einleitung Ihrerseits, interaktive Übung für die Teilnehmer, Diskussion über die Erfahrungen bei der Übung (Nachbereitung) und Zeit, über das Gelernte nachzudenken.
• Ist Ihnen aufgefallen, dass jedes Kapitel dieses Buches mit einer Illustration beginnt? Wissen Sie warum? Das Bild verdeutlicht in aller Kürze den Inhalt des jeweiligen Kapitels. Diese Methode können Sie auch bei der Schulung von Gruppen heranziehen.

■ Nutzen Sie Bilder als visuelle Anhaltspunkte. Auf Dias oder Folien präsentierte zentrale Gedanken können auch in die Unterlagen der Teilnehmer eingebaut werden, um den Inhalt zu unterstreichen. *(Backer et al., 1995, S. 157)*

Die Zeichnung am Beginn dieses Kapitels stellt eine Krankenschwester dar, die sich mit Hilfe einer Illustration an eine Gruppe wendet.

Hängen Sie ein «Herzlich Willkommen»-Transparent im Raum auf, das die Teilnehmer einlädt, sich zu entspannen und mitzumachen. Gegebenenfalls können Sie die Teilnehmer auch persönlich begrüßen, indem Sie kleine Schilder mit ihren Namen um das Transparent herumhängen.

> Bereiten Sie das Lernumfeld vor, indem Sie Bilder oder Poster an die Wände hängen, die das Thema des Kurses illustrieren.

■ Visuell ansprechende Materialien können einen Raum schmücken und den Lernprozess fördern. Bunte Poster etwa können Aussagen über das behandelte Thema, Sinnsprüche oder Zitate wiedergeben. *(Lawlor & Handley, 1996, S. 30)*

Ein solcher Sinnspruch für einen Workshop könnte die folgende Äußerung Henry Fords sein: «Ob Sie nun glauben, dass Sie etwas tun können, oder nicht: Sie haben Recht!» Sie bezieht sich auf die Selbstwirksamkeit und kann die Diskussion über dieses Thema anregen.

Ein Wandschmuck dieser Art unterstreicht das Thema optisch, und zwar sowohl auf der bewussten als auch auf der unterbewussten Ebene. Er schafft schon vor Beginn der Veranstaltung eine gewisse Grunderwartung, weckt das Interesse der Teilnehmer und lässt sich in die Diskussion einbeziehen. Beginnt ein Klient während der Sitzung zu träumen und lässt seine Augen durch den Raum wandern, beschäftigt er sich trotzdem mit dem Thema der Schulung. Bei unserem exemplarischen Asthmakurs könnte man ein Poster an die Wand hängen, das die richtige Benutzung des Verneblers darstellt. Dies ist immerhin etwas, mit dem sich jeder Ihrer Klienten auseinander setzen soll. Ob er dies nun im Verlauf der Diskussion tut oder durch das Betrachten des Posters, ist doch wirklich gleichgültig.

Sie brauchen sich übrigens nicht auf die Wände zu beschränken:

- Der Fußboden kann genutzt werden, um die einzelnen Schritte bzw. den Gesamtablauf einer Prozedur zu illustrieren. *(Lawlor & Handley, 1996, S. 30)*

Übertragen Sie die Umrisse Ihrer Schuhe auf Papier und schneiden Sie so viele Exemplare aus, wie die fragliche Prozedur Schritte hat. Schreiben Sie jeden Schritt auf einen dieser Fußabdrücke und kleben Sie sie in der richtigen Reihenfolge auf den Boden. Nutzen Sie den Boden auch für andere Zwecke, oder hängen Sie Poster etc. an die Decke.

- Das Gespräch in Kleingruppen ist ebenfalls eine gute Schulungsmethode. ... Jede Gruppe erhält ein Gesprächsthema oder eine Frage, die sie beantworten soll. Ein Moderator verfolgt die Diskussion und greift bei Bedarf ein. Am Schluss lässt er jede Gruppe im Plenum berichten. *(«Teach through a variety», 1998, S. 65)*

- Schreiben Sie einige problematische Situationen auf, die den Teilnehmern widerfahren könnten. Bilden Sie dann Kleingruppen und stellen Sie jeder Gruppe die Aufgabe, gemeinsam zu entscheiden, wie man in einer der beschriebenen Situationen reagieren sollte. Lassen Sie einen Vertreter jeder Kleingruppe die Ausgangssituation und die gefundene Lösung im Plenum schildern, und diskutieren Sie den Vorschlag anschließend. Dieses Verfahren wird als Schulung durch Problemstellung bezeichnet.

- Wenn Sie Ihren Klienten zum Beispiel acht Grundregeln der Sicherheit am Arbeitsplatz beibringen wollten, könnten Sie jeweils eine der Regeln an einen Teilnehmer oder eine Kleingruppe verteilen. Jede(r) von ihnen müsste versuchen, die anderen davon zu überzeugen, ihre/seine Regel sei die wichtigste. Die Gesamtgruppe hätte dann die Aufgabe, die Regeln nach ihrer Wichtigkeit zu ordnen. Anschließend könnten Sie die Gruppe auffordern, weitere Regeln zu formulieren oder die bestehenden zu modifizieren. Dabei könnte am Ende eine Liste entstehen, die besser und umfassender als die ursprüngliche ist. Auf diese Weise werden die Teilnehmer aktiv einbezogen. Sie denken nach, äußern sich und hören einander zu. *(Lawlor & Handley, 1996, S. 41)*

- Kurze Videos können die Arbeit der Gruppe einleiten oder akzentuieren, sollten sie jedoch nicht ersetzen.

- Teilen Sie vor dem Film ein Arbeitsblatt an die Teilnehmer aus. Darauf können offene Fragen zum Gesehenen gestellt werden, wobei genug Platz für Notizen vorhanden ist. Oder Sie benutzen es, um die Aufmerksamkeit auf bestimmte Teile des Films zu lenken. Planen Sie nach dem Film Reflexionszeit ein, bevor Sie die Inhalte diskutieren lassen. *(Backer et al., 1995, S. 180)*

- Auf dem Computer präsentierte Diashows sind sehr ansprechend, leicht zu handhaben und können sogar mit Ton und bewegten Bildern kombiniert werden. Falls Sie Folien oder Dias zeigen, sollten Sie den Teilnehmern ein Handout dazu geben, damit diese nicht mitschreiben müssen.

- Egal wie viele tolle Dias ... [Sie] zeigen, ... widerstehen Sie der Versuchung, sie zum Mittelpunkt der Sitzung werden zu lassen. *(Lawlor & Handley, 1996, S. 14)* ▪

- Folien, Dias oder Videos können sehr effektive Lehrmittel sein. Sie bringen die Teilnehmer jedoch weg von der interpersonalen, aktiven Partizipation und hin zu einer intrapersonalen, passiven Partizipation.

▪ Denken Sie daran, dass Sie einen Preis dafür zahlen müssen, wenn Sie die Rolle des Moderators an ein mechanisches oder elektronisches Gerät abtreten. Dieser Preis ist die Unterbrechung des zwischenmenschlichen Rapports, den Sie in der Kommunikation mit der Gruppe aufgebaut haben. *(Lawlor & Handley, 1996, S. 14)* ▪

- Müssen Ihre Klienten die Informationen auch in Stresssituationen abrufen können (z. B. Wiederbelebungsmaßnahmen)? Geben Sie ihnen etwas an die Hand, das sie in die Lage versetzt, schnell und richtig zu reagieren.

▪ Schreiben Sie die Kernpunkte Ihres Programms auf handliche Karteikarten, die Sie anschließend laminieren. Solche Karten können als jederzeit verfügbare Erinnerungshilfen dienen. *(Backer et al., 1995, S. 182)* ▪

- Bei Merkblättern, die Sie für einen Gruppenkurs verfassen, gelten dieselben Prinzipien wie für alle anderen edukativen Texte:

▪ Teilen Sie die Information in kleine Abschnitte ein. Sie wirkt dann leichter lesbar und verständlicher, statt den Leser schon beim ersten Anblick einzuschüchtern. *(Backer et al., 1995, S. 172)* ▪

- Stellen Sie Material bereit, das die Teilnehmer zum Mitmachen animiert.

▪ Fordern Sie die Teilnehmer auf, ihren Handouts eine «persönliche Note» zu geben. Stellen Sie hierzu Textmarker und andere geeignete Materialien zur Verfügung. Die Teilnehmer werden eher bereit sein, die Unterlagen zu Hause noch einmal durchzusehen, wenn sie Zeit in ihre Ausgestaltung investiert haben. *(Backer et al., 1995, S. 175)* ▪

- Arbeiten Sie mit schriftlichen Unterlagen, die die Teilnehmer anregen, den Lernprozess mitzugestalten.

▪ Gestalten Sie Ihre Handouts interaktiv. Aktive Beteiligung sorgt dafür, dass Informationen besser behalten werden. Eine Möglichkeit ist, Lücken zu lassen, die der Teilnehmer ausfüllt. Eine andere besteht darin, bunte Markierungspunkte zur Verfügung zu stellen: grüne für Verstandenes, gelbe für noch offene Fragen und rote für Unklarheiten. *(Backer et al., 1995, S. 161)* ▪

Ein solches Punktesystem mag für manche Teilnehmer zu kompliziert sein; doch Sie kennen Ihr Publikum am besten, um das zu beurteilen.

▪ Stellen Sie verschiedene Arbeitsblätter und Selbstlernmodule als Anhang Ihrer Broschüre oder Ihres Handouts zusammen. Diese Materialien können als zusätzliche Übungen während des Kurses oder aber zur Wiederholung zu Hause dienen. *(Backer et al., 1995, S. 167)* ▪

- Wissen Sie, was eine Mindmap ist? Mindmaps sind Abbilder von gedanklichen Verknüpfungen. Sie zeigen die neu aufgenommenen Informationen als Clusters – nicht linear strukturiert, sondern nach Assoziationen geordnet. Sie enthalten die zentralen Begriffe und Bilder und stellen die Zusammenhänge zwischen den verschiedenen Gedanken mit Pfeilen oder Linien dar. Es gibt keine richtigen und falschen Mindmaps. Es handelt sich um informelle Abbildungen der kreativen Denkprozesse, die in der rechten Hirnhälfte stattfinden.

▪ Die Gruppe legt eine Mindmap von den Inhalten der vergangenen Sitzung an. Alternativ kann man die Teilnehmer aber auch bitten, dies vor der Sitzung zu tun, um herauszufinden, was sie bereits über das Thema wissen. Dabei werden sich Wissenslücken zeigen, die der Moderator dann beheben kann. *(Lawlor & Handley, 1996, S. 51)*

- Sind Ihre Klienten keine Anfänger mehr, möchten sie ihr Wissen eventuell mit den anderen teilen. In diesem Fall bietet sich folgende Übung an:

▪ Teilen Sie Notizzettelchen aus. Bitten Sie die Kursteilnehmer, Fragen zum Thema aufzuschreiben – jeweils eine Frage pro Zettel. Hängen Sie alle Zettel an eine Pinnwand oder Tafel. Sind alle Zettel aufgehängt, fordern Sie die Teilnehmer auf, nach vorne zu kommen und diejenigen Zettel an sich zu nehmen, die sie glauben beantworten zu können. Gehen Sie dann von einem Teilnehmer zum anderen und bitten Sie jeden, die ausgewählten Fragen zu beantworten. Falls Fragen verbleiben, können diese vom Moderator beantwortet werden. *(Lawlor & Handley, 1996, S. 49)*

- Manchmal kann ein bisschen Wettbewerb den Lernprozess beleben. Diese Übung ist am Ende der Sitzung sinnvoll, wenn schon viele Informationen gegeben wurden. Teilen Sie die Gruppe in zwei Teams auf:

▪ Geben Sie den beiden Teams eine bestimmte Zeit (nicht zu lange) vor, um sich 20 Fragen zu den behandelten Inhalten auszudenken. Dann stellt abwechselnd ein Team dem anderen eine Frage, für deren Beantwortung erneut eine bestimmte Dauer (15–30 Sekunden) vorgesehen ist. Für jede richtige Antwort gibt es einen Punkt. *(Lawlor & Handley, 1996, S. 39)*

Falls Sie den Teilnehmern eine schriftliche Zusammenfassung der Kursinhalte mit nach Hause geben, können die Teams diese bei der Formulierung ihrer Quizfragen heranziehen, damit es etwas schneller geht. Wenn Sie möchten, können Sie Preise aussetzen, aber nicht nur für das Siegerteam, sondern für alle Teilnehmer. Ideal sind natürlich Preise, die sowohl eine kleine Freude machen als auch einen Bezug zum behandelten Thema haben. Bei einem Asthmakurs könnten Sie beispielsweise Gürteltaschen für Vernebler verteilen. (Berücksichtigen Sie derartige Posten bei der Planung des Budgets.)

- Enthält das Kursthema (z. B. Beratung zu Diabetes) viele Fachausdrücke, können Sie Folgendes tun.

▪ Verteilen Sie Flipkarten mit Abkürzungen, Fachausdrücken, Komponenten, Abläufen etc. an Zweierteams. Zuerst fragt Partner A Partner B ab. Nach einer bestimmten Zeit (sagen wir fünf Minuten) gibt der Moderator ein Zeichen, und die Rollen werden getauscht. *(Lawlor & Handley, 1996, S. 49)*

- Ist es Zweck des Kurses, eine einschneidende Verhaltensänderung herbeizuführen, können Sie die Selbstwirksamkeits-Überzeugung der Teilnehmer stärken, indem Sie eine Übung ansetzen, bei der diese visuell veranschaulichen, wie diese Aufgabe gemeistert werden kann.

▪ Lassen Sie Teilnehmerteams einen Klienten beschreiben, malen oder pantomimisch darstellen, der die zu erlernende Fähigkeit meisterhaft beherrscht. Bitten Sie die Teams, ganz genau wiederzugeben, was der Betreffende sagen, empfinden und tun würde. *(Lawlor & Handley, 1996, S. 52)*

- Auch für die folgende Aktivität könnten Sie Preise vergeben:

▪ Schieben Sie Quiz-Fragen zum [Kurs-]Inhalt ein, wenn das Energieniveau niedrig ist und Sie zum Nachdenken und Mitmachen anregen wollen. *(Backer et al., 1995, S. 150)*

Das waren nur einige wenige Übungen, die Sie mit einer Gruppe durchführen können. Schauen Sie sich die Instrumente an, die für die Beratung von Einzelpersonen eingesetzt werden können (Kapitel 7) und überlegen Sie, wie Sie diese auf Zweierteams, Kleingruppen oder den gesamten Kurs anwenden können. Versuchen Sie Aktivitäten wie Brainstorming, Rollenspiele, Rätsel oder Spiele. Malen Sie sich aus, welche Requisiten Sie als Dekoration oder im Rahmen einer Aktivität einsetzen könnten.

Orientieren Sie sich mit den Übungen an den Inhalten, an den Fähigkeiten und Verhaltensweisen, die Ihre Kursteilnehmer lernen möchten. Versuchen Sie nicht krampfhaft, innovativ zu sein. Passen Sie die Schulungsmethoden an die Lernziele an.

In Gruppenveranstaltungen beobachtet man oft, dass Teilnehmer intensive Beziehungen zueinander entwickeln. Sie kommen vom Unterrichtsthema ab und wenden sich dem sozialen Kontakt zu. Das ist an sich nichts Schlechtes.

■ Vermutlich steigert eine Wechselwirkung zwischen dem sozialen Kontakt in der Gruppe und der eigentlichen edukativen Intervention deren Effektivität. *(Rankin & Stallings, 1996, S. 341)* ■

Geben Sie den Teilnehmern etwas Zeit (Wie wäre es mit einer Pause?) und lenken Sie die Aufmerksamkeit der Gruppe dann behutsam wieder auf das eigentliche Thema.

Haben Sie darüber nachgedacht, wie Sie der Gruppe das Thema Asthmamanagement auf andere Weise nahe bringen könnten?

11.3.4 Aufwärmphase

In unserem Beispiel der Asthmagruppe bestand die erste Aktivität in einer Aufwärmübung. Die Teilnehmer erzählten nacheinander über die Asthmaattacke, die sie ins Krankenhaus gebracht hatte. Diese Maßnahme diente der Vorstellung, ließ die Teilnehmer erkennen, dass sie eine Erfahrung teilten, und regte sie an, zukünftigen Anfällen vorzubeugen.

■ Stimmen Sie die Teilnehmer auf den neuen Stoff ein. Geben Sie ihnen einen Kontext. Motivieren Sie sie zum Lernen. Sagen Sie ihnen, welche neuen Informationen auf sie zukommen. *(Ancheta, 1996, S. 25)* ■

Und nun ein Beispiel dafür, was geschehen kann, wenn Ihre Aufwärmrunde nicht zu den Inhalten des Kurses passt:

> Bei meinem ersten Geburtsvorbereitungskurs in einer sehr kleinen ländlichen Gemeinde versuchte ich ein kleines Kennenlernspielchen. Ich teilte einen Zettel aus, auf dem mehrere Kästen mit Kriterien zu sehen waren. Jeder Anwesende sollte einen anderen Kursteilnehmer finden, der diese Kriterien erfüllte. Derjenige Teilnehmer, der die meisten Namen notiert hatte, würde gewinnen. Den Männern in der Gruppe behagte diese Übung jedoch gar nicht. Die meisten von ihnen waren entweder Getreide- oder Viehbauern oder Arbeiter, denen dieser «Papierkram» wie eine sinnlose Zeitverschwendung erschien. Hinzu kam, dass sich die meisten Teilnehmer ohnehin kannten, weil der Ort und somit auch die Gruppe wirklich sehr klein war. Bei meinem nächsten Kurs gestaltete ich die Kennenlernphase, indem ich jedes Paar über sein Baby, seine Geburtspläne und seine Sorgen sprechen ließ. Diese Übung hatte stärkeren Realitätsbezug und kam bei den Teilnehmern – vor allem bei den Männern – besser an. *(Eine Pflegeperson)*

Hier noch einige weitere Aufwärmübungen.

- Teilen Sie die Teilnehmer in Paare ein, deren Partner sich gegenseitig zu ihren Erwartungen an den Kurs interviewen. Danach bilden je zwei Paare eine Vierergruppe und vergleichen ihre Notizen. Anschließend berichtet jede Vierergruppe im Plenum, mit welchen Erwartungen sie zum Kurs gekommen ist.
- Legen Sie zwei Kartensätze an. Auf den Karten des einen Satzes stehen Fachbegriffe oder Abkürzungen, die mit dem Kursthema zu tun haben, auf den anderen die Definitionen oder Erklärungen dieser Begriffe. Jeweils zwei Karten gehören zusammen. Legen Sie sich einen Lösungsschlüssel an. Sortieren Sie die Karten und zählen Sie eine passende Anzahl von Kartenpaaren ab, so dass Sie für jeden Teilnehmer eine Karte haben. Mischen Sie den Stapel gut durch und geben Sie jedem Teilnehmer eine Karte. Nun müssen sich die Kursbesucher mit den zusammengehörenden Karten finden.

Falls eine ungerade Zahl von Teilnehmern den Kurs besucht, übernimmt die überzählige Person die Aufgabe, die vermeintlichen Kartenpärchen zu überprüfen. Hat sich ein Paar gefunden, ruft dieses den Schiedsrichter, der in der Lösungsliste nachsieht, ob die beiden Recht haben oder weitersuchen müssen. Bei einer geraden Teilnehmerzahl übernehmen Sie die Schiedsrichterrolle selbst.

Zum Schluss liest jedes Paar seinen Begriff und die entsprechende Definition vor.

Diese Übung kann auch mit anderen Kartenpaaren durchgeführt werden:
- Medikament und Wirkung
- Symptom und Therapie
- Situation und Reaktion
- Frage und Antwort
- Dienstleister und angebotene Dienstleistung.

Der Text auf den Karten sollte knapp und präzise sein; zu jeder Karte sollte es nur ein korrektes Gegenstück geben (nach: Lawlor & Handley, 1996).

11.3.5 Pausen

▪ Gönnen Sie den Teilnehmern eine Phase, in der sie das Gelernte für sich alleine reflektieren, neue Kraft schöpfen, Fragen formulieren oder einfach nur ihre Gedanken ordnen können. *(Lawlor & Handley, 1996, S. 49)* ▪

Erwachsene müssen Aktion mit Reflexion abwechseln, um das gerade Gelernte mit dem zu verknüpfen, was sie bereits wissen, und es in ihr Leben zu integrieren. Sie verschwenden keine Zeit, wenn Sie bei Gruppenschulungen Pausen einplanen. Damit geben Sie den Klienten vielmehr Gelegenheit, die präsentierten Informationen zu verarbeiten, und bereiten sie auf die Fortsetzung des Lernprozesses vor. Abgesehen davon müssen Erwachsene, besonders wenn sie älter sind, häufig Diuretika einnehmen und brauchen deshalb eine Pause, um auf die Toilette gehen zu können.

▪ Wenn sich im Verlauf der Sitzung Langeweile und Unaufmerksamkeit ausbreiten, bitten Sie einen Teilnehmer einen Würfel zu werfen. Die gewürfelte Augenzahl steht für die Minuten, die Sie der Gruppe zugestehen, um absolut nichts zu tun. *(Backer et al., 1995, S. 101)* ▪

Vor Beginn der Schulung, zum Ausklang oder während der Pausen können Sie entspannende Hintergrundmusik spielen. Manches deutet darauf hin, dass Barockmusik (z. B. von Bach, Vivaldi, Pachelbel und Albinoni) mit etwa 60 Taktschlägen pro Minute entspannend und zugleich aufmerksamkeitsfördernd wirkt und den Lernprozess unterstützen kann (Lawlor & Handley, 1996).

Die Musik von Mozart und Beethoven hingegen hilft beim Erlernen von Fremdsprachen. Wird beim Lernen Hintergrundmusik gespielt, so Lawlor & Handley (1996, S. 39), harmoniert die Stimme des Lehrers mit der Musik und seine Worte prägen sich wegen der ungewöhnlichen Intonation und der Verknüpfung mit der Musik besser ein.

Nutzen Sie Pausen, um sich unter Ihr Publikum zu mischen und die Teilnehmer kennen zu lernen. Dadurch werden Sie die Beratung nach der Pause noch besser individualisieren können.

▪ Nutzen Sie Pausen und informelle Gelegenheiten, um einen Rapport zu einzelnen Gruppenmitgliedern herzustellen, besonders zu all jenen, die Probleme mit dem Lernen zu haben scheinen. *(Lawlor & Handley, 1996, S. 13)* ▪

11.3.6 Ausrichtung an den Teilnehmern

▪ Helfen Sie den Teilnehmern, sich mit dem Stoff zu identifizieren, ihn als ihr «persönliches Eigentum» zu empfinden. *(Ancheta, 1996, S. 26)* ▪

Obwohl die im Kurs präsentierten Fähigkeiten und Verhaltensmuster ja bereits durch ein Bedarfsassessment bestimmt wurden, können Sie die Schulung in Gruppen noch weiter individualisieren. Fragen Sie die Teilnehmer, nachdem Sie ihnen eine Fähigkeit beigebracht haben:
- Wie würden Sie das zu Hause umsetzen?
- Wie würden Sie es auf Reisen umsetzen?

Auch andere Fragen eignen sich, um die vermittelten Informationen persönlich relevant zu machen.

Ich war neu in der kleinen, abgelegenen Ortschaft, und die Gemeindeschwester bat mich, einen Schwangerschaftskurs vorzubereiten und abzuhalten. Außerdem, was mein Mann mir erzählt hatte, der dort seine Kindheit verbracht hatte und aufgewachsen war, wusste ich praktisch nichts über das Dorf. Als der erste Kurs anfing, kannte ich erst sehr wenige Leute im Ort. Die fünf Paare, die sich angemeldet hatten, waren mir völlig unbekannt.
Beim ersten Treffen erzählte ich darüber, was den Schwangerschaftsverlauf gefährden kann. Wir diskutierten unter anderem darüber, worauf man während einer Schwangerschaft verzichten sollte, also Zigaretten, Alkohol und Drogen. Ich hatte dieses Thema eigentlich nur kurz erwähnen wollen. Doch während ich sprach, fing ich plötzlich an, sehr detailliert darüber zu reden, welche Auswirkungen Kokain auf den Fötus hat, und warum es so gefährlich ist, während der Schwangerschaft Kokain zu nehmen. Diesen Punkt hatte ich in meinem Konzept nicht einmal vorgesehen. Schon während meines Vortrags wunderte ich mich, warum ich von meinen Notizen abgeschweift war und mich so ausführlich mit diesen Informationen befasste. Nach der Sitzung schalt ich mich im Geiste selbst dafür, so viel Zeit mit Dingen verschwendet zu haben, die für eine ländliche Gemeinde dieser Art doch völlig nebensächlich waren. Ich war gerade aus der Großstadt zugezogen, wo solche Informationen wesentlich wichtiger waren – so nahm ich jedenfalls an.
Erst später erfuhr ich, dass Kokainkonsum bei drei der fünf teilnehmenden Paare ein ausgesprochen reales Problem war. Zwei der Väter wurden zwei Monate nach dem Kurs unabhängig voneinander wegen Drogenhandels und -konsums verhaftet. Ein Jahr später fand ich heraus, dass eine der Mütter aus dem Kurs (selbst Pflegeperson) kokainsüchtig gewesen war und erst im Jahr vor ihrer Schwangerschaft eine Entziehungskur gemacht hatte. Die Informationen über Drogenmissbrauch während der Schwangerschaft waren also vielleicht das Wichtigste gewesen, was ich dieser Gruppe mit auf den Weg gegeben hatte. Seitdem habe ich nie wieder das Bedürfnis gespürt, näher auf dieses Thema einzugehen. Wenn ich heute zurückdenke, weiß ich immer noch nicht genau, warum ich von meinem Konzept abgewichen bin, um diesen Themenbereich so ausführlich zu behandeln. Der einzige sichtbare Anhaltspunkt, den ich hatte, war vielleicht, dass die beiden später verhafteten Väter jung waren, desinteressiert wirkten, Sonnenbrillen trugen, obwohl es draußen dunkel war, und sich in einer Art kleideten, die mich an die Drogenszene erinnerte, die ich aus der Stadt kannte. Und tatsächlich waren beide erst vor kurzem aus größeren Städten in das Dorf umgezogen. Im Rückblick bin ich natürlich froh, dass ich mir damals die Freiheit gelassen habe, das Richtige anzusprechen, obwohl es mir in diesem Augenblick das Verkehrte zu sein schien. Wenn wir edukativ tätig sind, müssen wir uns ab und an erlauben, unseren Eingebungen zu folgen – auch wenn das bedeutet, dass wir von unserem Plan abweichen. *(Eine Pflegeperson)*

Dieses Beispiel einer Kursleiterin, deren halbbewusste Eindrücke ihr halfen, die Schulung an die spezifischen Bedürfnisse ihres Publikums anzupassen, verdeutlicht zwei wichtige Punkte. Erstens: Selbst durchaus logische Annahmen können falsch sein: «Drogen findet man in Großstädten, aber nicht in dörflichen Gemeinden.» «Pflegekräfte sind nicht so dumm, Drogen zu nehmen.» Beide Vermutungen trafen in diesem Fall nicht zu.

Der zweite Punkt ist die Bedeutung, die Erfahrung und Expertentum für die Pflege haben. Je länger eine Pflegeperson praktiziert, desto größer ist ihr Wissen und Können. Ein Großteil dieses Wissens wird nie explizit gemacht oder dokumentiert, es ist vielmehr verinnerlicht. Hat eine erfahrene Pflegeperson eine Vorahnung, steckt dahinter oft das unterbewusste Wiedererkennen eines Musters, das sie bereits früher beobachtet hat. Diesem Phänomen widmet sich Benner (1984) ausführlich. Sie beschreibt die berufliche Entwicklung in fünf Schritten vom Anfänger bis hin zum Experten:

■ Der wahre Pflegeexperte nimmt die Situation als Ganzes wahr, zieht frühere konkrete Situationen als Paradigmen heran und dringt zum Kern des Problems vor, ohne erst mit hohem Aufwand viele irrelevante Sichtweisen in Betracht zu ziehen. Eine Pflegeperson von herkömmlicher Tüchtigkeit und Kompetenz hingegen muss sich in einer unbekannten Situation auf eine bewusste, rein verstandesgesteuerte und analytische Form der Problemlösung stützen, die sich aus Einzelelementen zusammensetzt. *(Benner, 1984, S. 3)* ■

Die Pflegeperson im Beispiel mit dem Kokain war eine solche Expertin; sie erfasste die Situation als Ganzes.

Ein Beispiel für kreative Schulung

Möglicherweise können Sie das im Folgenden beschriebene Geschehen erst vollständig nachvollziehen, wenn Sie selbst etwas Derartiges ausprobiert haben. Dieses und das folgende Beispiel soll Ihnen jedoch verstehen helfen, wie kreativ gestaltete Gruppenschulung ablaufen kann. Im Mittelpunkt des ersten Kurses stand eigentlich die Vermittlung praktischer Fertigkeiten. Es erwies sich jedoch, dass die Gruppe auch eine starke Quelle spontanen gegenseitigen Rückhalts für die Teilnehmer war. Lamp (1992) beschreibt das einfallsreiche Schulungskonzept eines Teams von Pflegekräften, das junge Eltern darauf vorbereiten wollte, was sie in den ersten Wochen nach der Geburt ihres Kindes zu erwarten hatten. Im Rahmen dieses Ansatzes regte der Gruppenleiter das Gespräch zwischen den Teilnehmern an und unterstützte sie dabei, sich gegenseitig mit wichtigen Informationen zu versorgen.

Eine Pflegeperson, die Kursleiterin, kostümierte sich als Fredricka, die frisch gebackene Mutter. Ihre Verkleidung bot Anknüpfungspunkte für die wichtigsten postpartalen Probleme und ließ dabei kein Klischee aus. Zum Beispiel trug Fredricka einen Bademantel, weil junge Mütter sich nie richtig anziehen. Sie hatte dunkle Ringe unter den Augen, die ihre Erschöpfung und den Babyblues veranschaulichten. An ihrer Schulter klebte ein Telefonhörer, denn selbstverständlich klingelt das Telefon ununterbrochen, sobald das Baby auf der Welt ist. In den Taschen des Bademantels steckten verschiedene Verhütungsmittel, weil das Stillen nicht hundertprozentig vor einer erneuten Schwangerschaft schützt usw.

Fredricka tauchte bei einer Gruppe frisch gebackener Eltern auf, die sich getroffen hatten, um zu lernen, wie man einen Säugling richtig badet. Sie stellte sich als kürzlich entlassene Erstgebärende vor und beklagte sich über die vielen Probleme, die sich nach der Geburt überraschend eingestellt hätten. Manchmal besuchte Fredricka auch einzelne Wöchnerinnen in ihrem Zimmer.

■ Die Einzelgespräche waren effektiv, aber nur in der Gruppe kommt es zur Interaktion zwischen den Eltern. Mehrgebärende steuern oft Erfahrungen bei, die Fredrickas Klagen bestätigen. Wichtiger aber ist, dass die erfahreneren Mütter Lösungen vorschlagen, die ihnen geholfen haben. Viele Mütter erinnerten sich daran, dass das Telefon ständig klingelte, was ihnen das Ausruhen völlig unmöglich machte. Alle erklärten, wie angenehm es gewesen sei, den Anrufbeantworter einzuschalten. *(Lamp, 1992, S. 85)* ■

Teilnehmer, die bereits Erfahrungen mit der Geburt eines Kindes und der Zeit danach hatten, unterstützten die anderen Gruppenmitglieder und gaben ihnen Tipps. Formale Evaluationen bestätigten, dass diese Methode ein erfolgreiches edukatives Instrument darstellte, die Interaktion anregte und das Behalten von Informationen erleichterte. Eine Woche nach der Veranstaltung erinnerten sich alle angerufenen Teilnehmer sehr gut an Fredricka und konnten mindestens zwei Sorgen oder Probleme nennen, die sie ihnen vorhergesagt hatte.

Noch ein Beispiel für einfallsreiche Gruppenschulung

Mitunter müssen die Kursteilnehmer erst eine riesige Menge von Informationen verarbeiten, bevor sie ihre neu erworbenen Kenntnisse umsetzen können. In diesen Fällen muss der Kursleiter eine Vielzahl von Informationen präsentieren, bevor die Teilnehmer aktiv werden können. Hier ein Beispiel, wie eine solche Kombination aus Theorie und Praxis aussehen kann.

> Im Rahmen eines öffentlichen Schulungsprogramms wirkte ich bei einem Kurs mit dem Titel «Erste Hilfe bei Kleinkindern und Säuglingen» mit. Die Teilnehmer sahen zunächst eine Diashow, hörten dann einen Vortrag, und lasen schließlich eine Broschüre über häufige Unfälle bei Kindern, geeignete Lebensrettungsmaßnahmen und angemessene häusliche Versorgung.
> Im Anschluss an den theoretischen Teil wurde der Kurs in Dreiergruppen aufgeteilt. Jede Kleingruppe erhielt eine Liste mit Fallbeispielen sowie eine Säuglings- oder Kleinkindpuppe, an der das Gelernte praktisch eingeübt werden sollte. Ein Mitglied jeder Gruppe wurde zum Lebensretter bestimmt, das zweite las das jeweilige Fallbeispiel vor, und das dritte fungierte als Beobachter. Der Beobachter sollte die Maßnahmen des Retters beurteilen, ohne jedoch einzugreifen oder etwas zu sagen. Der Retter hingegen sollte demonstrieren und kommentieren, was er in der vorliegenden Situation tun würde.
> Nachdem der Retter die Szene durchgespielt hatte, diskutierte die Gruppe über seine Maßnahmen und überlegte sich Alternativen. Die Evaluationen dieses edukativen Vorgehens fielen durchweg positiv aus. Die Teilnehmer hatten viel Spaß bei den Übungen. Der Kurs schien mir ein sehr effektives Mittel zur Aufklärung über Unfallverhütung und Rettungsmaßnahmen bei Kindern zu sein. *(Eine Pflegeperson)*

Eine Aufgabenstellung muss nicht besonders aufwendig oder hyper-kreativ sein, um zum Erfolg zu führen. Meistens genügen einfache, lebensnahe Fallbeispiele, die dem Klienten praktische Erfahrung verschaffen.

11.3.7 Überprüfung des Lernerfolgs

■ Überprüfen Sie, ob verstanden wurde. *(Ancheta, 1996, S. 26)*

Aus Übungen, die alle Teilnehmer einbeziehen, können Sie schon während der Schulung schließen, ob die präsentierten Informationen von allen verstanden wurden. Auch können Sie Teilnehmer herausfinden, die nicht ganz mithalten können.

Manchmal ist der wichtigste Prozess, der in einer Gruppe stattfindet, nicht das Erwerben einer Fertigkeit, sondern ein grundlegendes Umdenken und der Zugewinn an Selbstwirksamkeit. Auch das ist ein wichtiger Lernerfolg, dessen Wert Sie nicht unterschätzen dürfen.

■ Gruppenschulung lindert das von vielen akut und chronisch Kranken empfundene Gefühl, alleine dazustehen und anders zu sein. Häufig sagen Patienten nach der Teilnahme an einem Gruppenkurs, es habe ihnen geholfen zu erfahren, dass andere dieselben Probleme und Gefühle haben. *(Rankin & Stallings, 1996, S. 326)*

Die eigentliche Evaluation der Lernerfolge muss jedoch von Mitgliedern des Gesundheitspflegeteams übernommen werden, die den Klienten anschließend weiter betreuen. Sie sind besser in der Lage zu beurteilen, ob er etwas gelernt hat. Außerdem können sie die Kernpunkte nochmals herausstellen und die Lernerfolge für das restliche Gesundheitspflegeteam nachvollziehbar dokumentieren.

11.3.8 Nicht nachlassen!

■ Helfen Sie den Teilnehmern, ihr neu erworbenes Wissen auf zukünftige … Ereignisse zu übertragen. *(Ancheta, 1996, S. 26)*

Überlegen Sie sich, wie der Stoff, den die Teilnehmer in Ihrem Kurs gelernt haben, wiederholt, bekräftigt und angewendet werden kann. Beziehen Sie alle Mitglieder des Gesundheitspflegeteams in diesen Prozess ein. Es folgen einige Möglichkeiten:

- Die schriftlichen Unterlagen, die Sie den Teilnehmern mitgeben, sollten Übungen enthalten, die zu Hause durchgeführt werden können (z. B. einem Familienmitglied erklären, was gelernt wurde).
- Lassen Sie jeden Teilnehmer würfeln.

■ Die gewürfelte Augenzahl steht für die Minuten, die der Teilnehmer, wenn er wieder arbeitet, täglich als Gesundheitspause einlegen wird. *(Backer et al., 1995, S. 113)*

- Bitten Sie die Teilnehmer, auf einer Postkarte ein Ziel zu notieren, das sie sich im Zusammenhang mit dem Kursthema setzen. Lassen Sie sie die Postkarte an sich selbst adressieren und sammeln Sie diese ein. Nach angemessener Zeit (einige Wochen oder Monate) schicken Sie den Teilnehmern ihre Ziele zusammen mit einer kleinen Ermunterung zu.
- Videos oder Poster, die während der Schulung benutzt wurden, sollten zur Unterstreichung der Botschaft auch in Wartezimmern oder an Orten gezeigt oder ausgehängt werden, die von den Teilnehmern aus anderen Gründen aufgesucht werden.
- Rufen Sie alle Teilnehmer nach einer Weile an, um sich zu erkundigen, wie sie die neu erworbenen Kenntnisse im Alltag umsetzen und ob Fragen aufgetaucht sind.
- Schicken Sie den Teilnehmern Postkarten oder E-Mails, um sie an ihre Ziele zu erinnern und sie zu ermutigen, die neuen Verhaltensmuster beizubehalten.
- Stellen Sie die Kursinhalte in anderem Format ins Internet. Wie wäre es mit einem Ankreuztest, der sofortiges Feedback gibt?
- Teilen Sie eine Liste lokaler Ressourcen aus, mit deren Hilfe die Teilnehmer eigenständig weiterlernen können.

Geben Sie den Teilnehmern Ihres Kurses schriftliche Unterlagen mit nach Hause, z. B. ein Handout, das die behandelten Fertigkeiten und Verhaltensmuster zusammenfasst und weitere Ressourcen nennt. Das hilft ihnen gegebenenfalls beim Repetieren der Informationen und beim Vertiefen des Gelernten.

Hören Sie jetzt nicht auf. Sie können noch viel mehr tun, um Ihren Klienten bei der Integration und der praktischen Umsetzung des neuen Wissens zu helfen.

■ Schlagen Sie weitere Übungen vor, durch die das Gelernte im Langzeitgedächtnis verankert wird. *(Ancheta, 1996, S. 27)*

Schriftliche Unterlagen, die Ihre Klienten mit nach Hause nehmen, sollten Hausaufgaben enthalten. So könnte man den Teilnehmern unseres Asthmakurses eine Tabelle geben, in die sie die Ergebnisse ihrer Atemstoßmessungen eintragen. Bitten Sie die Teilnehmer, diese Tabelle zum nächsten Arzttermin mitzubringen. (Peak-flow-Messungen helfen bei der Prävention weiterer Asthmaanfälle.)

■ Stellen Sie unmittelbar im Anschluss an das Programm eine Anwendungsaufgabe. *(Bader & Bloom, 1994, S. 67)*

Sie sind nicht allein. Bitten Sie die übrigen Mitglieder des Gesundheitspflegeteams, die Inhalte des Kurses zu wiederholen und zu bekräftigen. Handelt es sich beim Klienten um einen Krankenhauspatienten, teilen Sie der zuständigen Pflegeperson mit, was Sie behandelt haben und was geübt werden muss. Ist der Klient kein Krankenhauspatient, informieren Sie die Mitarbeiter der Hausarztpraxis, den ambulanten Pflegedienst oder die an der Schule tätige Pflegeperson entsprechend.

■ Durch diesen Repetitionsprozess wurden die Patienten besser mit den Kernpunkten der Therapie vertraut. *(Ramsdell & Annisrove, 1996)*

Tauschen Sie sich mit den anderen Mitgliedern des Gesundheitspflegeteams über Ihren Nachsorgeplan aus. Verschaffen Sie ihnen die Möglichkeit, die Fortschritte des Klienten zu beobachten und zu messen. Geben Sie ihnen eine Liste der behandelten Kernpunkte und machen Sie Vorschläge, wie der Lernprozess evaluiert und fortgeführt werden könnte.

■ Kalkulieren Sie Zeit für Übungen und Feedback ein, um neue oder geänderte Verhaltensmuster zu festigen. *(Bader & Bloom, 1994, S. 98)*

11.3.9 Evaluation des Kursverlaufs
■ Führen Sie eine detaillierte Kursevaluation durch. *(Bader & Bloom, 1994, S. 104)*

Bitten Sie die Teilnehmer, Ihnen auf einem anonymen Fragebogen Rückmeldung darüber zu geben, wie zufrieden sie mit Ihrem Kurs waren. Fragen Sie die Klienten, was das Wichtigste und das Unwichtigste war, das sie bei Ihnen erfahren haben. Erkundigen Sie sich auch danach, ob die Teilnehmer der Meinung sind, dass Ihr Kurs den beabsichtigten Zweck erfüllt hat. Die Antworten, die Sie bekommen, werden Ihnen helfen, den Ablauf zukünftiger Kurse zu verbessern.

Lassen Sie sich ähnliches Feedback auch von den Pflegekräften geben, die mit der Nachsorge und der Evaluation des Gelernten befasst sind, Kombinieren Sie die Ergebnisse der Teilnehmerbefragung und der Einschätzungen Ihrer Kollegen:
- Hat der Kurs irgendetwas verändert?
- Welche Ergebnisse wurden erreicht? (Vergleichen Sie die Ergebnisse mit den Zielen, die Sie in der «Wozu»-Planungsphase formuliert haben.)
- Rechtfertigen die Ergebnisse die Mühe, die Sie in den Kurs investiert haben?
- Ermitteln Sie den Aufwand: Teilnehmerzahl, Stundenumfang, Kosten.
- Stellen Sie den Aufwand ins Verhältnis zu den verwirklichten «Wozu»-Zielen (z. B. weniger Asthma-Neuzugänge, kürzere Krankenhausaufenthalte, bessere Selbstpflegefähigkeit, gesenkter Schmerzmittelbedarf).

Der finanzielle Nutzen von Programmen zur Patientenschulung liegt vielleicht nicht unbedingt in einer Kosteneinsparung (Geld, das man zur Bank tragen und anlegen könnte), sondern eher in einer Kostenvermeidung (Geld, das gar nicht erst ausgegeben wird). Zwar handelt es sich bei beidem um wertvolle Resultate, sie sollten bei der Auswertung und Dokumentation des Kurses jedoch klar unterschieden werden (Haggard, 1989).

Falls der Kurs weder gesundheitliche Erfolge noch einen finanziellen Nutzen bewirkt hat, sollten Sie überlegen, was Sie anders machen könnten.

Für den Misserfolg eines Kurses sind verschiedene Ursachen denkbar:
- unklare Ziele
- unrealistische Ziele
- praxisfremde Aufgabenstellungen
- unklare Aufgabenstellungen
- zu schwierige Übungen
- zu wenig Zeit zum Durcharbeiten der Aufgaben.

Wenn Sie sich solche Fehler ehrlich eingestehen, werden Sie auch Wege finden, sie zu korrigieren.

Gruppenkurse können bei Erwachsenen vieles erreichen, was eine Einzelberatung nicht schafft. Zwar kostet es einigen Aufwand an Zeit und Vorbereitung, mit Gruppen zu arbeiten, es ist jedoch die Mühe unbedingt wert, wenn Sie Ihre Klienten als erwachsene Menschen respektieren und sie aktiv in den Lernprozess einbeziehen.

Wenn Sie mehr erfahren wollen:

(1996). Assessing your target population to build the most effective programs. *Patient Education Management*, 3(3), 25–28.

(1998). Teach through a variety of education methods. *Patient Education Management*, May, 65.

Ancheta, R. (1996). How to teach a how-to: Helping your clients learn for themselves. *Childbirth Instructor Magazine*, 4, 24–27.

Backer, L., Deck, M. & McCallum, D. (1995). *The presenter's survival kit: It's a jungle out there!* St. Louis, MO: Mosby Year-Book, Inc.

Bader, G. E. & Bloom, A. E. (1994). *Make your training results last: A practical guide to successful training follow-through*. Irvine, CA: Richard Chang Associates.

Benner, P. (1984). *From novice to expert: Excellence and power in clinical nursing practice*. Menlo Park, CA: Addison-Wesley.

Berk, R. A. (1998). *Professors are from Mars, students are from Snickers: How to write and deliver humor in the classroom and in presentations*. Madison, WI: Mendota Press.

Charney, C. & Conway, K. (1998). *The trainer's tool kit*. New York: AMACOM, American Management Association.

Droz, M. & Ellis, L. (1996). *Laughing while learning: Using humor in the classroom*. Longmont, CO: Sopris West.

Haggard, A. (1989). *Handbook of patient education*. Rockville, MD: Aspen Publishers.

Hill, D. J. (1988). *Humor in the classroom: A handbook for teachers (and other entertainers!)*. Springfield, IL: Charles C. Thomas.

Hopkins, K. R. (1997). Choosing the right presentation platform. *AV Video and Multimedia Producer*, October, 109.

Lamp, J. M. (1992). Humor in postpartum education: Depicting a new mother's worst nightmare. *The American Journal of Maternal/Child Nursing*, 17(March/April), 83–85.

Lawlor, M. & Handley, P. (1996). *The creative trainer: Holistic facilitation skills for accelerated learning*. London: McGraw-Hill.

Loomans, D. & Kolberg, K. J. (1993). *The laughing classroom: Everyone's guide to teaching with humor and play*. Tiburon, CA: H. J. Kramer.

Kapitel

12
Häufig gestellte Fragen

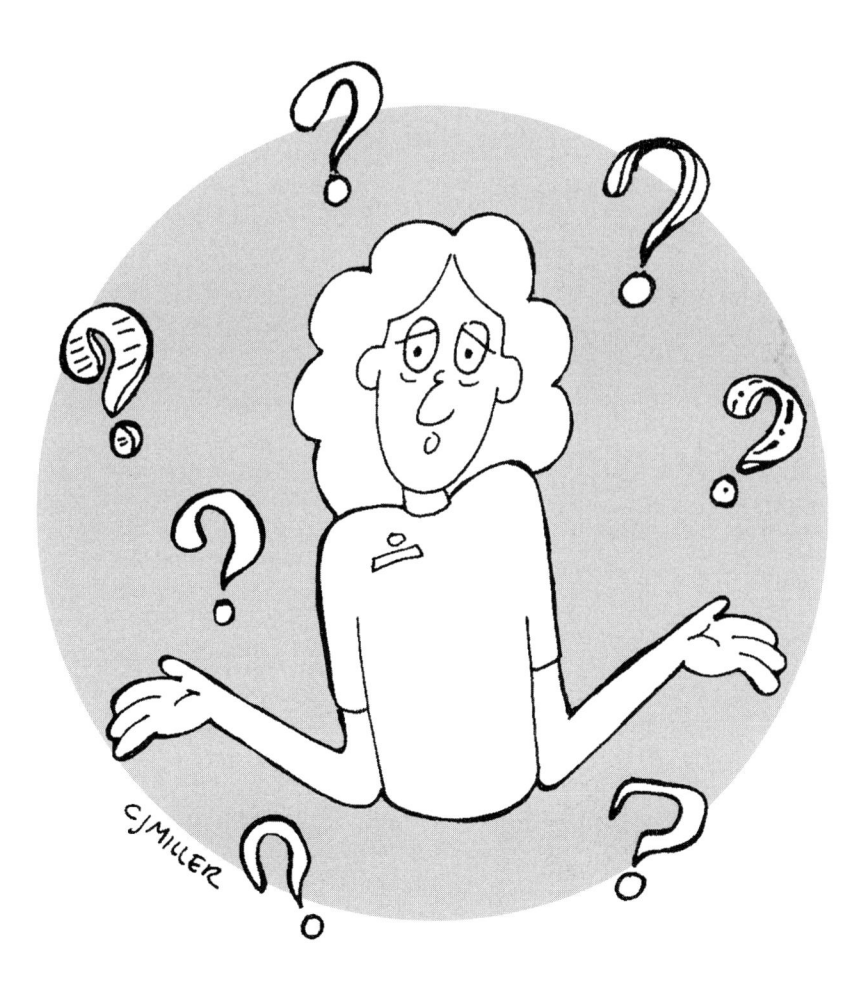

■ Manchmal möchte ich einfach nur schreien, weil ich all das, was ich tun soll, gar nicht schaffen kann. *(Rita Becchetti, MHS, RNC, FHCE, 1998, Patient Education Management, S. 3)* ■

■ Wie soll ich bei all dem Trubel auch noch Zeit zur Beratung finden? *(Eine Pflegeperson)* ■

Manche Fragen tauchen immer wieder auf. Vielleicht finden Sie auch Ihre in der folgenden Sammlung.

«Wie bringe ich meine Kollegen/Mitarbeiter dazu, ihre edukativen Maßnahmen zu dokumentieren?»

Selbst eine umfassende Literaturdurchsicht brachte keine direkte Antwort auf diese Frage. Anhand von Beobachtungen habe ich jedoch einige Hypothesen aufgestellt, und ich hoffe, die Pflegeforschung wird es übernehmen, sie zu prüfen.

Ich glaube, hinter der allgemeinen Unwilligkeit, Beratung zu dokumentieren, steckt die fehlende Bereitschaft, sich ehrlich mit dieser Frage zu beschäftigen. Die Antwort ist eigentlich klar, aber wir ignorieren sie, weil die Wahrheit einfach zu schmerzlich ist.

Patienten- und Angehörigenberatung wird nicht dokumentiert, weil unsere Einstellung dazu ambivalent ist.

Und das sind die Gründe:
- Wenn wir uns einig wären, dass die Dokumentation der Beratung eine berufliche Pflicht ist, könnten wir uns gegenseitig verantwortlich dafür machen. Pflegekräfte würden ihre Kollegen zur Rechenschaft ziehen, wenn diese nicht dokumentieren. Die Pflegedienstleitung würde entsprechende Konsequenzen ziehen, wenn sie Leistungsbewertungen vornimmt. Das Problem würde sozusagen über Nacht verschwinden.
- Wenn wir uns einig wären, dass die Dokumentation der Beratung überflüssig ist, könnten wir einen Konsens bilden, Studien durchführen, die unsere Ansicht belegen, und die JCAHO davon in Kenntnis setzen, dass ihre Anforderungen überholt und ungerechtfertigt sind.
- Wir tun aber weder das eine noch das andere. Wir gehen emotional statt rational an die Lösung des Problems heran.
- Pflegekräfte halten es für wichtiger, edukative Maßnahmen durchzuführen, als sie zu dokumentieren.
- Auch das Pflegemanagement und die Pflegedienstleitung halten es für wichtiger, Beratungen durchzuführen, als Aufzeichnungen darüber anzufertigen.
- Unter dem wachsenden Druck, Personalkosten einzusparen, veranschlagen und fordern wir nicht genug Zeit für professionelle Pflegeaktivitäten wie die Dokumentation. Pflegemanager und Pflegedienstleiter fühlen sich schuldig, weil sie nicht genug Personal haben, um eine qualitativ hochwertige Pflege zu ermöglichen.
- Pflegekräfte tun schon ihr Äußerstes, um in der verfügbaren Zeit so viel Beratung wie möglich zu betreiben. Aus Wut darüber, dass ihre Vorgesetzten ihnen nicht ausreichend den Rücken stärken, rebellieren sie. Sie müssen sich Prioritäten setzen, und dabei rutscht die Dokumentation der Beratung ans unterste Ende der Liste.
- Mitarbeiter und Vorgesetzte schließen aus all diesen Gründen ein stillschweigendes Abkommen. Das Personal beschwert sich nicht darüber, dass die Vorgesetzten keine besseren Arbeitsbedingungen schaffen, und das Management zieht die Mitarbeiter nicht für die unterlassene Dokumentation der Beratung zur Rechenschaft.

Steht eine JCAHO-Kontrolle ins Haus, wird uns klar, dass wir im Hinblick auf Beratung weit hinter den Standards zurückbleiben, und das Pflegemanagement fragt: «Wie bringen wir die Mitarbeiter dazu, ihre edukativen Maßnahmen zu dokumentieren?» Personal und Management spielen sodann ein kleines «Wir-müssen-besser-dokumentieren»-Spielchen, bis die Krise vorbei ist. Das Grundproblem bleibt jedoch bestehen.

Wir können schlecht von jemand anderem etwas verlangen, bei dem wir selbst nachlässig sind. Die Antwort auf obige Frage finden wir nur, wenn wir uns unserer Ambivalenz stellen.

▪ Dokumentation ist das Kreuz, das wir alle tragen müssen! *(Eine Pflegeperson)*

Der Fairness halber will ich auch Erklärungen nennen, die andere dafür finden, dass Pflegekräfte ihre Beratungen nicht dokumentieren. Manche glauben, Pflegekräfte dokumentierten deshalb nicht, weil sie nicht wissen, wie sie Beratung betreiben sollen und nicht möchten, dass das jemand merkt.

▪ Ich denke, das Problem ist, dass Pflegekräfte sich auf sich selbst konzentrieren, statt auf den Patienten. Sie fürchten, schlecht wegzukommen, wenn sie nicht die richtigen Antworten kennen. Sie fürchten, schlecht wegzukommen, wenn sie ihren Patienten nicht alles beibringen können, also dokumentieren sie gar nichts, damit keiner etwas merkt. *(Eine Pflegeperson)*

▪ Dieser Widerwille rührt, glaube ich, zum Teil daher, dass die meisten die «Sprache der Beratung» nicht beherrschen und erst lernen müssten, wie man die Reaktion eines Klienten auf eine edukative Maßnahme aufzeichnet. … Außerdem ist Beratung in ihren Augen nicht so wichtig wie andere Pflegekomponenten, es sei denn, die Manager fordern Rechenschaft und legen Wert auf Beratung. Das aber würden sie nie zugeben, und deswegen behaupten sie, Beratung sei extrem wichtig. Aber im Zweifelsfall ist es dann doch die Beratung, die vernachlässigt wird, wenn die Zeit knapp ist. Das liegt auch mit daran, was die Vorgesetzten für wichtig halten und wo sie ihre Prioritäten setzen. *(Eine Pflegeperson)*

Die zitierten Kollegen glauben, Beratung werde nicht dokumentiert, weil es den Pflegekräften an den nötigen Fähigkeiten fehlt und sie derartige Maßnahmen nicht für wichtig erachten. Ihren Ausführungen nach haben viele Pflegekräfte keine hohe Meinung von der Patientenberatung; sie schätzen sie gering. Deshalb wird vorgeschlagen, die Betreffenden entsprechend auszubilden, damit sie den Nutzen der Beratung erkennen:

▪ Beratung ist ein episodischer Prozess. Wir müssen aufzeigen, wie Beratung sich auf den Patienten auswirkt. Vielleicht sollten wir ein Interview mit einem Patienten und dessen Angehörigen auf Video aufzeichnen, um Pflegekräften zu zeigen, wie die pflegerische Betreuung dadurch beeinflusst wird. Pflegekräfte brauchen pädagogische Fähigkeiten, eine Passion für Beratung und mehr Zeit. *(Eine Pflegeperson)*

Vielleicht machen Pflegelehrer ihren Schülern nicht deutlich genug, dass Patientenberatung eine berufliche Pflicht ist. Wir müssen Pflegekräften die Fähigkeit zur guten Beratung vermitteln und ihnen die Angst vor der Dokumentation nehmen:

▪ Wie man beispielsweise einen infiltrierten Zugang dokumentiert, weiß man ja auch nur, weil man es gelernt hat. Also müsste man auch lernen, den Beratungsprozess zu dokumentieren. *(Eine Pflegeperson)*

Eine dritte Meinung wurde bei einem Treffen des Beratungskomitees eines Krankenhauses geäußert. Die Teilnehmer vertraten die Auffassung, formelle Beratung werde durchaus dokumentiert, während informelle entweder gar nicht als Beratung oder als nicht dokumentierenswert betrachtet werde.

Wenn das der wahre Grund dafür ist, dass Pflegekräfte ihre edukativen Maßnahmen nicht dokumentieren, dann betonen Pflegeschulen vielleicht die Kompetenz zur formellen, aber nicht zur informellen Beratung. Vielleicht stehen die Kompetenzen zur informellen Beratung aber sogar über den zur formellen, da es einige Übung braucht, bis man in der Lage ist, gleichzeitig pflegerische Verrichtungen auszuführen und dem Patienten zuzuhören. Vielleicht sollten Kompetenzen zur informellen Beratung im ersten Ausbildungsabschnitt angesprochen, aber erst in den Oberkursen wirklich vermittelt werden.

In jedem Fall jedoch zeigt diese Sichtweise des Problems die Notwendigkeit, Pflegekräften klar zu machen, dass auch informelle Maßnahmen zur Patienten- und Angehörigenberatung gehören. Wenn Pflegekräfte es zu würdigen lernen, dass sie auch in ganz normalen Gesprächen Beratung betreiben, könnte dies das Dokumentationsproblem lösen.

Wie lautet Ihre Theorie? Warum dokumentieren Pflegekräfte und die meisten anderen Vertreter des Gesundheitspflegeteams ihre edukativen Maßnahmen nicht?

«Wie kann ich rasch den Lernstil eines Klienten einschätzen?»

Am schnellsten können Sie den Lernstil eines Klienten bestimmen, indem Sie ihn fragen: «Als Sie das letzte Mal etwas lernen wollten, wie sind sie dabei vorgegangen?»

«Wie kann ich den Beratungserfolg rasch evaluieren?»

Dies können Sie am besten tun, indem Sie den Klienten bitten, Ihnen zu demonstrieren oder mit eigenen Worten zu wiederholen, was Sie ihm beigebracht haben.

■ Bitten Sie den Patienten, etwas von dem zu wiederholen, was Sie ihm erklärt haben. Vermeiden Sie Fragen, die mit einem einfachen Ja oder Nein zu beantworten sind. *(Platt et al., 1994)* ■

«Wie schätze ich die Lernbereitschaft des Klienten ein, und wie bringe ich jemanden dazu, etwas zu lernen, der noch nicht so weit ist? Was kann ich noch tun?»

■ Alles was wir tun müssen ist zuhören – wirklich zuhören. *(Dass & Gorman, 1985, S. 69)* ■

In pädagogisch günstigen Momenten ist die Lernbereitschaft des Klienten hoch. Das zeigt sich daran, dass er eine provokante Äußerung macht («Ich kann mir unmöglich merken, wann ich all diese Pillen schlucken muss.») oder eine Frage stellt («Was soll ich denn tun, wenn die Schmerzen wiederkommen?»). Je besser Sie pädagogisch günstige Momente zu erkennen lernen, desto stärker wird Ihnen bewusst werden, wie oft Ihre Klienten eigentlich zum Lernen bereit sind. Nur ist das, was Ihr Klient lernen will, nicht unbedingt immer das, was Sie ihm beibringen möchten. Vermitteln Sie Ihre Informationen in der Reihenfolge, die seine Bedürfnisse vorgeben. Stellen Sie ihm anschließend Fragen, die ihn erkennen lassen, dass er die von Ihnen als wichtig erachteten Informationen ebenfalls benötigt.

So könnte ein Angehöriger Schuldgefühle zum Ausdruck bringen, weil er die typischen Schlaganfallsymptome nicht erkannt und nicht sofort geeignete Maßnahmen ergriffen hat, um dem Patienten zu helfen. Sie könnten ihm Trost zusprechen und einige Dinge vorschlagen, die er in Zukunft tun könnte. Nennen Sie einige Beispiele (wie Nahrung reichen oder Stützen beim Gehen) und sagen Sie dem Betreffenden, dass Sie ihm diese später beibringen werden, wenn er sich bereit dazu fühlt. Wenn Patienten und Angehörige noch nicht zum Lernen bereit sind, liegt das oft daran, dass sie über andere Sorgen nachgrübeln. Sind Sie und die anderen Mitglieder des Pflegeteams auf diese Ablenkungen eingegangen?

Sie können die Lernbereitschaft von Patienten und ihren Angehörigen erhöhen, indem Sie sie sanft in die richtige Richtung lenken.

Patienten und Angehörige brauchen Ihre Informationen, um:
- sachgerechte und wohlüberlegte Entscheidungen zu treffen
- überlebensnotwendige Selbstversorgungskompetenzen zu entwickeln
- Probleme zu erkennen und richtig darauf zu reagieren
- Antworten auf Fragen zu bekommen bzw. die richtigen Ansprechpartner zu finden.

Bitten Sie den Klienten, Ihnen zu erklären, ob und wie er seine Behandlungsoptionen verstanden hat. Korrigieren Sie Fehleinschätzungen und ergänzen Sie fehlende Informationen.

Fragen Sie Ihren Klienten, wie er bestimmten Anforderungen zur Selbstversorgung nachkommen will, beispielsweise sich waschen, Essen kochen oder verschriebene Medikamente besorgen.

Entwerfen Sie ein Szenario, mit dem er sich zu Hause konfrontiert sehen könnte, und erkundigen Sie sich, wie er mit der Situation umgehen würde. Was würde er zum Beispiel tun, wenn die Operationswunde in drei Tagen rot und hart sein und schmerzen würde?

«Wie beziehe ich Patienten und Angehörige in die Beratung ein?»

Direkte Gespräche sind die beste Möglichkeit, um den Klienten unmittelbar in den Beratungsprozess einzubinden. Stellen Sie fest, was er bereits weiß, was er wissen muss und was er wissen möchte. Finden Sie heraus, was ihm Sorgen macht. Setzen Sie gemeinsame Ziele.

Halten Sie keine Vorträge. Verwenden Sie Methoden, die auf aktiver Partizipation beruhen. Verweisen Sie den Klienten auf Quellen, die er zum Lernen heranziehen kann, wann er es möchte.

■ Der Patient ist über weitere in der Gemeinde verfügbare Ressourcen zu informieren. *(JCAHO, 1998, S. 106)*

«Wie reagiere ich auf Fragen, die ich als Pflegende nicht beantworten kann?»

Wenn Sie die Frage eines Klienten nicht beantworten können oder dürfen, weil sie in das Fachgebiet eines Arztes fällt (z. B.: «Wie lange habe ich noch zu leben?») können Sie Folgendes tun:

- Sagen Sie dem Klienten, das sei eine sehr gute Frage, die er aber besser seinem Arzt stellen sollte.
- Geben Sie dem Klienten Stift und Papier und lassen Sie ihn die Frage notieren, damit er sie nicht vergisst.
- Ist die Frage dringlich, bieten Sie dem Patienten an, den Arzt zu benachrichtigen.

Können Sie die Frage eines Klienten nicht beantworten, weil sie in den Fachbereich des Seelsorgers, des Sozialarbeiters oder eines anderen Mitglieds des Gesundheitspflegeteams fällt, fragen Sie den Klienten, ob Sie diese Person rufen sollen, oder geben Sie ihm deren Namen und die Telefonnummer, unter der er sie erreichen kann. Auch hier können Sie Zettel und Stift bringen, damit die Frage nicht vergessen wird.

Kennen Sie die Antwort auf eine Frage nicht, obwohl sie in Ihren Fachbereich fällt, tun Sie Folgendes:

- Sagen Sie dem Klienten, dass Sie die Antwort nicht wissen, aber herausfinden und dann gleich zu ihm zurückkommen werden.
- Machen Sie sich kundig, und bringen Sie dem Klienten die Antwort später auf alle Fälle.

Wenn weder Sie noch jemand anderes die Antwort auf die Frage kennt (z. B. «Werde ich mein Bein verlieren?»), erklären Sie dem Klienten, dass keiner seiner Betreuer die Zukunft vorhersagen könne, und ermutigen Sie ihn, über seine Ängste, Sorgen oder Gefühle zu sprechen.

Sie sollten stets so auf Fragen reagieren, dass es dem Klienten hilft, und seine Sorgen nicht ignorieren oder bagatellisieren.

«Woher weiß ich, ob ich den Patienten mit zu vielen Informationen überfrachte?»

Halten Sie keine Vorträge. Achten Sie auf die Reaktion des Klienten. Interagiert er noch mit Ihnen? Oder reagiert er kaum? Gähnt er, starrt ins Nichts, zappelt herum oder hört gar nicht zu? Dann reden Sie möglicherweise zu viel oder zu lange. Vielleicht gehen Sie mehr ins Detail, als dem Patienten lieb ist. Wenn Sie ein wechselseitigen Gespräch führen, ist die Gefahr geringer, den Klienten mit Informationen zu überfrachten. Sie werden leichter erkennen, ob er Ihnen signalisiert, dass es Zeit zum Aufhören ist.

Überprüfen Sie zwischendurch immer wieder, ob der Klient Ihnen noch folgen kann. Auch dadurch werden Sie merken, wann Sie eine Pause einlegen sollten.

Pädagogisch günstige Momente sind wertvolle Lerngelegenheiten, in denen die Lernbereitschaft des Klienten ein Maximum erreicht. Sie dauern manchmal nur wenige Minuten an und sind mit dem Augenblick vorbei, in dem die Frage beantwortet ist. Das ist völlig in Ordnung, denn der nächste pädagogisch günstige Moment kommt bestimmt. Sie müssen nur darauf achten wann, damit Sie ihn sofort nutzen können.

«Wie gehe ich am besten bei Patienten vor, die unsere Sprache nicht sprechen?»

Wenn ein Klient der Landessprache nicht mächtig ist, sollten Sie am besten einen Dolmetscher hinzuziehen.

Gibt es in Ihrer Einrichtung keine Dolmetscher, sollten Sie vorschlagen, einen telefonischen

Dolmetschdienst[1] in Anspruch zu nehmen. Dadurch haben Sie per Telefon Zugriff auf Dolmetscher für fast alle in Frage kommenden Sprachen.

Außerdem ist es hilfreich, schriftliche Unterlagen in der Muttersprache des Klienten zu haben, auf die dieser oder ein des Lesens mächtiges Familienmitglied später zurückgreifen kann. Sorgen Sie dafür, dass der Klient über angemessene Ressourcen zur Nachsorge verfügen kann.

«Wenn ein Patient unsere Sprache nicht spricht, arbeiten wir mit einem Dolmetscher. Viele Patienten wollen aber keine Umstände machen und sagen uns, es sei nicht nötig, einen Dolmetscher hinzuzuziehen. Was ist aber, wenn sie dann später doch noch Fragen haben?»

Achten Sie in solchen Fällen auf Ihr Verhalten. Wenn Ihre Klienten Sie häufig bitten, sich keine Mühe zu machen, haben Sie vielleicht Ihre Gefühle schlecht verborgen. Ärgern Sie sich vielleicht über diesen zusätzlichen Aufwand bei der Beratung? Ist es Ihnen unangenehm, mit einem Dolmetscher zu arbeiten? Klagen Ihre Vorgesetzten darüber, dass Ihre Abteilung zu viel Geld für Dolmetschdienste ausgibt, und haben Sie deshalb ein ungutes Gefühl, wenn Sie einen Dolmetscher rufen?

Lehnt ein Klient den Dolmetscher ab, muss das nicht unbedingt heißen, dass er keine Informationen will oder keine Fragen hat. Eventuell hat er nur bemerkt, dass Sie zögern, und will Ihnen zusätzliche Arbeit ersparen.

Erledigen Sie Ihren Job: Bestellen Sie einen Dolmetscher und beginnen Sie mit der Beratung.

«Muss man, um angemessen edukativ tätig sein zu können, die Überzeugungen und Praktiken der ethnischen Gruppe kennen, welcher der Klient angehört?»

Nein. Um angemessen vorgehen zu können, müssen Sie die Überzeugungen und Praktiken des jeweiligen Klienten kennen.

Selbst wenn Ihnen die kulturellen Eigenheiten einer bestimmten ethnischen Gruppe bekannt sind, werden Sie nur durch ein direktes Assessment feststellen können, wo genau Ihr Klient steht. Wenn sich Kulturen vermischen, wie etwa in den USA, dann ist dies ein dynamischer Prozess, dessen Ergebnis sehr unterschiedlich ausfallen kann. Aus den unterschiedlich stark ausgeprägten kulturellen Anteilen ergibt sich ein breites Spektrum an Möglichkeiten. Vielleicht spricht die Familie des Klienten zu Hause die Muttersprache, außerhalb der Wohnung jedoch die Landessprache. Oder sie vertraut sowohl der traditionellen Heilkunst ihrer Heimat als auch der modernen Medizin (also Ihnen). Diese bikulturelle Lebensweise kann mitunter interne Konflikte und Belastungen auslösen, wenn die betreffenden Kulturen zum gleichen Thema unterschiedliche Standpunkte einnehmen. Ein Beispiel: Während in der westlichen Welt die Freiheit des Individuums betont wird, ist in anderen Kulturkreisen der familiäre Zusammenhalt am wichtigsten. Dieses Wechselspiel der Kulturen ist dynamisch, nicht statisch. Innere und äußere Einflüsse bewirken gleichermaßen Veränderungen.

Außerdem besteht die Gefahr, dass Sie den Klienten in ein Stereotyp pressen, weil Sie seine Kultur zu kennen glauben. Das jedoch behindert die Entstehung einer echten therapeutischen Beziehung. Bemühen Sie sich stattdessen, den Klienten als Einzelperson zu verstehen, und konzentrieren Sie sich auf die Aspekte, die für die Individualisierung seiner Beratung relevant sind.

■ Alles was wir tun müssen ist zuhören – wirklich zuhören. *(Dass & Gorman, 1985, S. 69)* ■

Nachdem Sie mit einer genügend großen Anzahl von Klienten aus einem bestimmten Kulturkreis edukativ gearbeitet und dabei bewusst auf kulturelle Eigenheiten geachtet haben, werden Sie mit der Zeit das gesamte Spektrum der Anschauungen und Praktiken dieser Personen kennen lernen. Wenn Sie Fragen zu dieser Kultur haben, können Sie auf die einschlägige Literatur zurückgreifen oder sich an geeignete Ansprechpartner innerhalb der betreffenden Gemeinschaft wenden.

---

1 Entsprechende Angebote sind im Internet unter dem Suchmaschinen-Stichwort «Dolmetscher Telefon» zu finden. [Anmerkung des Bearbeiters]

Je mehr Verständnis Sie entwickeln, desto rascher und genauer können Sie einen Klienten einschätzen, der einem anderen Kulturkreis als dem Ihren entstammt. Dieser Prozess läuft im Hintergrund ab; er ist Teil Ihrer professionellen Weiterentwicklung. Wenn Sie edukativ arbeiten, müssen Sie sich darauf konzentrieren, dem jeweiligen Klienten zuzuhören und seine Geschichte zu verstehen.

«Ich bin mir oft nicht sicher, wie genau ich meine Patienten über mögliche Nebenwirkungen ihrer Medikamente aufklären soll, denn ich will sie nicht unnötig verwirren, aber trotzdem gut informieren. Haben Sie einen Tipp?»

Wie gibt man genug, aber nicht zu viel Informationen? Bauen Sie auf Gespräche, interaktive Vorgehensweisen und professionelle Einschätzungen.

Legen Sie zum Beispiel eine Kartei mit Nebenwirkungen an. Drucken Sie eine Liste in Tabellenform aus, auf der die häufigsten Nebenwirkungen stehen; kleben Sie den Zettel auf ein Stück Karton und schneiden Sie kleine Karten aus, eine für jede Nebenwirkung. Sortieren Sie die Karten in einen Kasten ein, den Sie im Medikamentenraum aufbewahren.

Ist die Zeit für die Beratung herangekommen, geben Sie dem Klienten den Kasten und bitten ihn, die Karten durchzugehen und die möglichen Nebenwirkungen seiner speziellen Medikation herauszusuchen. Nach einer Weile kommen Sie zurück und überprüfen, ob Ihr Klient alle wichtigen Nebenwirkungen herausgelegt hat. Falls nicht, ergänzen Sie das Fehlende und erläutern, worum es sich dabei handelt. Fragen Sie den Klienten auch, wie er reagieren wird, wenn eine dieser Nebenwirkungen auftritt. Welche kann er selbst behandeln? Welche erfordern medizinische Betreuung oder Beobachtung? Welche stellen einen Notfall dar?

■ Der Patient wird gemäß den gesetzlichen Vorschriften und seinen Bedürfnissen über die sichere und effektive Anwendung von Medikamenten aufgeklärt. *(JCAHO, 1998, S. 106)*

■ Der Patient wird über potenzielle Wechselwirkungen zwischen Medikamenten und Nahrungsmitteln aufgeklärt und im Hinblick auf Ernährung und besondere Diät beraten. *(JCAHO, 1998, S. 106)*

Im Gespräch mit dem Klienten können Sie herausfinden, ob dieser auch all die weniger gravierenden Nebenwirkungen behalten hat oder nur die schwerwiegenden. Da er in der Lage sein muss, Probleme zu erkennen und richtig darauf zu reagieren, sollten Sie zumindest die schwerwiegenden Nebenwirkungen mit ihm durchsprechen. Außerdem muss er, was seine Medikation betrifft, sachgerecht und überlegt entscheiden können, weshalb Sie dafür sorgen sollten, dass er die Wirkungsweise der Medikamente und die mit der Einnahme verbundenen Risiken verstanden hat. Stimmen Sie Ihre Beratung auf die Hauptinteressen des Klienten ab.

«Wie können wir die Ärzte dazu bringen, unsere edukativen Bemühungen zu unterstützen? Sie mögen es nicht besonders, wenn wir ihren Patienten zu viel sagen.»

Diese Frage zum Problem der multidisziplinären Kooperation zeigt, dass Sie mit anderen Fachbereichen zusammenarbeiten möchten. Sie klingt aber auch, als ob Sie bereits angefangen hätten – alleine und ohne die anderen zu fragen. Sie wollen, dass die Ärzte bei *Ihren* edukativen Anstrengungen mitmachen. Vielleicht ist das ein Teil des Problems; ein interdisziplinärer Ansatz, der von vornherein auf Mitwirkung beruht, wäre sinnvoller.

Statt mit Beratungen zu beginnen und die Ärzte dann zu bitten, dazu beizutragen, sollten Sie sich als Team zusammensetzen und die jeweiligen Maßnahmen gemeinsam konzipieren. Wenn die anderen Mitglieder des Gesundheitspflegeteams Teil dieses Prozesses sind, werden sie automatisch mitwirken. Sprechen Sie mit ihnen über den Nutzen der Patienten- und Angehörigenberatung.

■ Je besser der Patient seinen Zustand versteht, desto bereitwilliger wird er bei Therapie und Nachsorge kooperieren. Die Synchronisation von Patient, Familie und Arzt schafft eine Atmosphäre anhaltenden Vertrauens, die zur Zufriedenheit sowohl des Patienten als auch des Arztes beiträgt und es beiden Seiten leichter macht. *(Oberst, S. 1)*

Nun zum zweiten Teil der Frage: Ärzte mögen es nicht, wenn wir ihren Patienten zu viel sagen. Wenn ein Mitglied des Gesundheitspflegeteams dagegen ist, einem Patienten bestimmte Kenntnisse zu vermitteln, fragen Sie nach, welches Ziel der Patienten- und Angehörigenberatung der Betreffende dem Patienten vorenthalten will:
- Soll er keine sachgerechten und überlegten Entscheidungen treffen?
- Soll er keine lebensnotwendigen Selbstversorgungskompetenzen entwickeln?
- Soll er nicht in der Lage sein, Probleme zu erkennen und angemessen darauf zu reagieren?
- Soll er keine Antworten auf seine Fragen bekommen?

Bejaht die betreffende Person eine der obigen Fragen, zeigen Sie ihr die Charta der Patientenrechte. Patienten haben ein Anrecht auf Informationen, die zur Verwirklichung dieser Ziele nötig sind.

Manchmal wird der Arzt wollen, dass sein Patient bestimmte Informationen erst dann bekommt, wenn Testergebnisse oder Meinungen von Spezialisten vorliegen. Seine Sorge ist dann nicht, dass Sie dem Patienten zu viel erzählen, sondern dass Sie es ihm zu früh sagen. Es macht durchaus Sinn, erst dann über Behandlungsoptionen zu sprechen, wenn die Diagnose feststeht. Stellt der Klient diesbezügliche Fragen, kann man natürlich trotzdem vorher auf das Thema eingehen, sollte jedoch deutlich machen, dass die fraglichen Informationen noch nicht endgültig sind. Warum aber sollten Sie dem Patienten Informationen geben wollen, wenn dieser noch gar nicht danach verlangt, und der Arzt möchte, dass Sie noch warten?

Sind Sie in Bezug auf die Beratung des Patienten noch immer anderer Ansicht als der Arzt, sollten Sie mit ihm reden. Zwar brauchen Sie für die Patienten- und Angehörigenberatung keinen ärztlichen Auftrag, aber Sie sollten auf alle Fälle auf ein gutes Arbeitsklima innerhalb des Gesundheitspflegeteams achten, denn nur so kann es

effektiv arbeiten. Fragen Sie den Arzt, welche Bedenken er hat. Was könnte passieren, wenn der Klient «zu viele» Informationen bekommt? Verlangt der Patient nach diesen Informationen? Könnte er sie auch aus anderen Quellen (z. B. aus Büchern, aus dem Internet oder von einem anderen Arzt) beziehen? Wäre es nicht besser, auf die Wünsche des Patienten einzugehen und dafür zu sorgen, dass die Informationen wenigstens korrekt sind?

Was ist für den Patienten das Beste?

■ Es kann nötig werden, den Patienten zu veranlassen, Aufklärung zu fordern und den Arzt in dieser Hinsicht unter Druck zu setzen. *(Rankin & Stallings, 1996, S. 308)*

«Warum lassen wir nicht Pflegehilfen einen Teil der Beratung übernehmen? Sie könnten den Patienten einfache Dinge wie ‹Räuspern, Husten und Durchatmen› beibringen.»

■ Patientenberatung erfordert tiefgreifende Kenntnisse, wie sie nur voll ausgebildete Pflegekräfte besitzen. Edukation ist eine wahrhaft eigenständige Funktion der Pflegepraxis, die unserer Fähigkeit entspringt, unseren breit gefächerten Wissensfundus zur Synthese zu bringen. Diese Funktion abzugeben wäre eine Katastrophe für die Pflegeprofession. *(Freda, 1997, S. 330)*

Theoretisch könnte auch eine Pflegehilfe dem Patienten «Räuspern, Husten und Durchatmen» beibringen, aber wüsste sie wirklich, wozu das gut ist? Könnte Sie es dem Patienten erklären, wenn dieser danach fragt?

Die Patienten- und Angehörigenberatung sollte multidisziplinär durchgeführt werden. Andererseits können diejenigen Mitglieder des Gesundheitspflegeteams den Patienten am korrektesten und umfassendsten informieren, die mit dem jeweiligen Thema vertraut sind und weitere Informationsquellen kennen.

Möchten Sie Kollegen in die Beratung einbinden, die nicht über die entsprechende Ausbildung verfügen, überprüfen Sie deren Fähigkeiten und Zuständigkeiten und ziehen Sie Vergleiche mit Ihren eigenen. Achten Sie darauf, dass niemand seine Kompetenzen überschreitet beziehungsweise überfordert wird.

Setzen Sie Pflegehilfen sinnvoll ein und schieben Sie Ihre Pflicht zur Beratung nicht anderen zu. Pflegehilfen können Sie bei der Beratung unterstützen, indem sie:
- pädagogisch günstige Momente identifizieren
- entsprechende Fachleute (z.B. Pflegeperson, Diätassistentin, Arzt) informieren
- zu einem beratungsfreundlichen Umfeld beitragen (z. B. Beratungsmaterialien warten und auffüllen).

«Wie bringen wir das Management dazu, den Wert der Patienten- und Angehörigenberatung zu erkennen (nicht nur, wenn eine Qualitätskontrolle ins Haus steht), und uns die nötigen finanziellen Mittel zur Verfügung zu stellen?»

Ihre obersten Vorgesetzten dürften den Wert der Patienten- und Angehörigenberatung sehr wohl kennen. Immerhin besteht zwischen Patientenzufriedenheit und Beratung einer der engsten Zusammenhänge überhaupt.

Andererseits könnte dem Management unklar sein, was vermittelt wird, wann dies der Fall ist und wie es geschieht. Es versteht vielleicht nicht, dass wir am kosteneffektivsten arbeiten, wenn wir pädagogisch günstige Momente nutzen. Das bedeutet aber, dass wir ein Klima und Umfeld erzeugen müssen, das die Beratungswilligkeit der Mitarbeiter erhöht und ihnen eine flexible Einteilung ihrer Zeit ermöglicht, so dass sie edukativ tätig werden können, wenn sich die Gelegenheit ergibt. Ist das Personal so knapp, dass kein Raum für Spontaneität mehr bleibt, werden viele wertvolle Beratungsgelegenheiten ungenutzt verstreichen. Zum falschen Zeitpunkt durchgeführte edukative Maßnahmen kosten mehr Zeit und sind weniger effektiv.

In der Chefetage könnte auch unbekannt sein, dass die meisten Menschen den Löwenanteil an ihrer Gesundheitsversorgung selbst übernehmen, indem sie etwas für ihre Gesundheit tun und sich selbst therapieren. Eventuell wissen Ihre obersten Vorgesetzten nicht, dass Beratung eine der wichtigsten Maßnahmen ist, um Patienten eine sichere und effektive Selbstpflege zu ermöglichen.

Machen Sie Ihren Chefs den Wert der Patienten- und Angehörigenberatung klar, indem Sie das ganze Jahr hindurch Beratung über die Wichtigkeit von Beratung mit ihnen betreiben, und zwar in einer Weise, die Sinn für sie macht. Sprechen Sie eine Sprache, die sie verstehen. Gehen Sie von Ihren Wertmaßstäbe aus. Halten Sie sie über die neuesten Forschungsergebnisse auf dem Laufenden. Legen Sie ihnen beispielsweise Studien vor, die den Zusammenhang zwischen qualitativ hochwertiger Beratung, Kosteneffektivität, Patientenzufriedenheit und sinkenden Wiedereinweisungen belegen.

Schlagen Sie vor, die Patienten- und Angehörigenberatung zum Aushängeschild der Einrichtung zu machen, zu einem werbewirksamen Bestandteil des Dienstes am Kunden. Die Patienten- und Angehörigenberatung mit ihrem menschlichen Gesicht ist ein geeignetes Gegengewicht zur kalten, unpersönlichen Gerätemedizin. Sie ist ein Weg, um Kontakt mit den Menschen aufzunehmen.

Wenn das alles nichts nützt, erinnern Sie Ihre obersten Vorgesetzten daran, was die JCAHO fordert:

■ Das Krankenhaus stellt fest, welche Ressourcen zur Realisierung der Edukationsziele nötig sind, und stellt sie zur Verfügung. *(JCAHO, 1998, S. 10)* ■

Erinnern Sie die Chefetage an ihre Pflicht.

«Wie bringen wir das Pflegepersonal dazu, auf der Station edukativ tätig zu werden und seine Versäumnisse nicht auf die Lehrkräfte an der Pflegeschule zu schieben?»

«Wie kann eine Lehrkraft für Pflege die Grundlagen der Patientenberatung vermitteln?

«Wie bringen wir unseren Mitarbeitern bei, gute Beratung zu betreiben?»

Wenn Sie Ihren Mitarbeitern beibringen wollen, wie man gute Beratungen durchführt, können Sie das auf dieselbe Weise wie bei anderen Dingen tun. Stellen Sie den Lernbedarf fest und vermitteln Sie die fehlenden Kompetenzen.

■ Ein- oder zweitägige Workshops, die für alle im Gesundheitsbereich Tätigen angeboten werden, sind ein wirksames Mittel, um die Prinzipien des Lehrens und Lernens zu vermitteln und das Interesse an der Patientenberatung zu wecken. *(Rankin & Stallings, 1996, S. 302)* ■

Wenn Sie ein strukturiertes Programm suchen, nach dem Sie vorgehen können, um Pflegekräfte und andere Gesundheitsexperten zu lehren wie man lehrt, ist ein Buch von Barer et al. (1993) zu empfehlen: *Teach to Teach: Teach Staff to Plan and Implement Effective Patient Education.* Das Buch enthält alle wichtigen Lerninhalte, Vorlagen für Overhead-Folien und zahlreiche Literaturhinweise.

■ Viele Pflegekräfte sagen, sie wüssten nicht, was Sie ihren Patienten beibringen sollen. Wir sind fest davon überzeugt, dass die meisten Pflegekräfte die nötigen Kenntnisse besitzen, glauben aber, dass die Angst davor abgebaut werden kann, wenn man ihnen hilft, die von ihren Patienten benötigten Informationen zu organisieren und einer systematischen Durchsicht zu unterziehen. *(Rankin & Stallings, 1996, S. 302)* ■

Ein anderes wirksames Verfahren zur Vermittlung der Grundlagen der Patienten- und Angehörigenberatung sind Modellfälle. Hierbei handelt es sich um Fallbeispiele oder anekdotisch dargestellte aufschlussreiche Ausschnitte aus dem täglichen Umgang mit Patienten und Angehörigen. Viele solche Beispiele finden Sie in diesem Buch, weitere in Benners *From Novice to Expert* (1984).
Modellfälle helfen uns, Pflegeaktivitäten nicht als delegierbare Aufgaben, sondern als die wichtigen zwischenmenschlichen Kontakte zu erkennen, die sie wirklich sind. Sie setzen die Pflege in den richtigen Kontext.
Modellfälle können schriftlich festgehalten, auf Band gesprochen oder als Filmsequenz aufgezeichnet werden. Sie lassen sich auf folgende Arten nutzen:
- im Gruppengespräch
- als per Computer abrufbare Fallstudien
- in internen Publikationen
- zur Einweisung von Ausbildern, neuen Kollegen und Pflegeschülern
- zur Überprüfung des Leistungsstandes von Mitarbeitern.

In Kasten 12-1 wird eingehender beschrieben, wie man Modellfälle ausarbeitet.

«Der Patient braucht nur eine Injektion am Tag. Soll er sich gleich am ersten Tag selbst eine Spritze setzen können, oder lasse ich ihn lieber erst ‹trocken› üben und beobachte ihn dann am nächsten Tag, wie er sich spritzt?»

Jeder Klient ist anders. Denken Sie an die Zeitspartipps aus dem zweiten Kapitel zurück. Zwei davon beantworten diese Frage:
- Setzen Sie die Lernziele mit dem Klienten gemeinsam fest.
- Individualisieren Sie Ihre edukativen Maßnahmen.

Geben Sie dem Klienten die beiden Möglichkeiten zur Auswahl und fragen Sie ihn, was ihm lieber wäre.

«Wie können wir unter Beweis stellen, dass wir in der Patientenberatung einen interdisziplinären Ansatz verfolgen?»

Wenn Sie Schwierigkeiten in dieser Hinsicht haben, sollten Sie sicherstellen, dass Sie tatsächlich einen interdisziplinären Ansatz verfolgen. Machen Sie diese Form der Zusammenarbeit durch Ihr Verhalten deutlich, wenn Sie miteinander über die Fortschritte und Ergebnisse im Bereich der Beratung sprechen.

Am besten können Sie einen interdisziplinären Ansatz durch die Form der Dokumentation unter Beweis stellen:
- Die Akte enthält Protokolle multidisziplinärer Pflegekonferenzen, die von allen teilnehmenden Teammitgliedern abgezeichnet wurden.
- Vertreter aller Disziplinen dokumentieren in der Beratungsakte.
- Die Akte enthält Verlaufsprotokolle von Beratungen.

«Wenn ein Kind todkrank ist und bald sterben wird, was vermitteln Sie dann den Eltern und wie?»

Passen Sie Ihre edukativen Maßnahmen an die Bedürfnisse der Klienten an. Was wollen sie wissen? Welche Sorgen und Fragen haben sie? Was müssen sie wissen, um sachgerecht und überlegt entscheiden zu können? Welche Fähigkeiten brauchen sie, um ihr Kind durch diese Phase zu

> **Kasten 12-1: Verheimlichen Sie Ihre Erfolge nicht, machen Sie Modellfälle daraus!**
>
> Wenn wir unsere Erfolge nicht gezielt festhalten und gebührend würdigen, bemerken wir sie vielleicht gar nicht. Modellfälle stellen eine gute Möglichkeit dar, vorbildliche Leistungen zu dokumentieren, die wir bei der Betreuung von Patienten und Angehörigen erbracht haben.
>
> Modellfälle sind überaus nützlich, denn:
> - Sie steigern unser Bewusstsein dafür, was wir tun und wie wir es tun.
> - Sie sind das geeignete Medium, um die Veränderungen aufzuzeigen, die wir im Leben unserer Klienten und ihrer Angehörigen bewirken können.
> - Sie helfen uns, unsere Berufspraxis zu definieren.
>
> So arbeitet man einen Modellfall aus:
>
> 1. Merken Sie auf, wenn Sie das Gefühl haben, im Leben eines Patienten oder seiner Familie etwas zum Guten verändert zu haben. Machen Sie sich Notizen, bevor Sie die Begebenheit vergessen.
> 2. Lesen Sie Ihre Notizen, wenn Sie einen Augenblick Zeit haben, und rufen Sie sich das Geschehen ins Gedächtnis zurück. Versuchen Sie, sich an jedes Detail zu erinnern. Schreiben Sie die Geschichte so auf, als wollten Sie sie einem Freund erzählen, oder sprechen Sie sie auf ein Ton- oder Videoband. Ändern Sie die Namen der beteiligten Personen (Datenschutz). Berichten Sie über Folgendes:
>   - Was ist passiert?
>   - Was haben die Beteiligten gesagt? Zitieren Sie so wörtlich wie möglich.
>   - Was haben Sie damals gedacht? Was wollten Sie bewirken?
>   - Was haben Sie aus dieser Erfahrung gelernt?
>   - Warum erinnern Sie sich an diese Begebenheit? Was war Besonderes daran?
> 3. Gehen Sie Ihren Text noch einmal durch. Haben Sie etwas ausgelassen? Wie könnten Sie die Geschichte noch verständlicher machen? Nehmen Sie eventuell nötige Veränderungen vor.
> 4. Achten Sie bei einem geschriebenen Text auf Grammatik, Rechtschreibung und Zeichensetzung.
> 5. Sprechen Sie mit Kollegen über Ihre und deren Modellfälle.
> 6. Sammeln Sie Ihre Modellfälle über die Jahre hinweg und sehen Sie dabei zu, wie Ihre Berufserfahrung wächst.
>
> Zusammenstellungen von Modellfällen finden Sie bei Benner (1984).

begleiten? Was wissen sie über den Trauerprozess und wie es ist, ein Kind zu verlieren? Eltern, die ein Kind verlieren, haben oft das Gefühl, verrückt zu werden, weil sie auf das Ausmaß und die Vehemenz ihrer Trauer nicht gefasst sind. In der Familie kann es zu Konflikten kommen. Hören Sie ihnen gut zu. Möglicherweise brauchen sie antizipatorische Beratung und emotionalen Rückhalt.

«Patienten, die ohnehin bald sterben werden, brauchen doch keine Beratung mehr, oder?»

Lassen Sie uns einen Moment nachdenken. Warum beraten wir eigentlich?

Wir tun das, um die Ziele der Patienten- und Angehörigenberatung zu verwirklichen. Treffen diese Ziele nicht auch für Sterbende zu? Brauchen sie keine überlegten Entscheidungen mehr zu treffen? Haben sie nicht trotz ihres körperlichen Verfalls noch Selbstpflegebedürfnisse, die befriedigt werden müssen? Müssen nicht auch sie in der Lage sein, Probleme zu erkennen und angemessen darauf zu reagieren? Haben sie keine Fragen mehr?

Der Informationsbedarf eines Menschen endet nicht mit dem Moment, in dem feststeht, dass er demnächst sterben wird. Er ändert sich lediglich. Die Inhalte unserer edukativen Maßnahmen richten sich nach den Bedürfnissen des Klienten. Hat ein Patient nur noch ein halbes Jahr oder weniger zu leben, braucht er möglicherweise genauere Informationen darüber, wie er mit Schmerzen umgehen kann, oder er braucht antizipatorische Beratung in Bezug auf den Sterbeprozess.

Enden die Rechte eines Patienten mit dem Moment, in dem es keine Hoffnung mehr auf Heilung gibt? Sollten wir unseren Patienten nicht in allen Phasen ihres Lebens zur Seite stehen?

Professionell eingestellte Pflegekräfte arbeiten auch edukativ mit Patienten, die im Sterben liegen. Das ist eine Frage des Berufsethos und der Menschlichkeit.

«Ich arbeite in einem Pflegeheim. Da ist doch keine Beratung mehr nötig, oder?»

Darf ein Patient nicht mitreden und mitbestimmen, nur weil er sich nicht alleine versorgen kann? Braucht er keine überlegten Entscheidungen mehr zu treffen? Muss nicht auch er in der Lage sein, Probleme zu erkennen und angemessen darauf zu reagieren? Hat er keine Fragen mehr?

Kann der Patient hören, sollten Sie ihm erklären, welche Verrichtungen Sie durchführen und warum. Das sollten Sie sogar dann tun, wenn Sie nicht erkennen können, ob er versteht, was Sie ihm sagen. Ein wacher Patient, der über seine Medikation informiert ist, kann helfen, Fehler zu vermeiden.

Glauben Sie, die Angehörigen eines Patienten, der im Koma liegt oder geistig behindert ist, bräuchten keine Beratung? Bringen Sie ihnen bei, wie sie sich bei der Körperpflege, beim Nahrung reichen oder beim körperlichen Training des Patienten nützlich machen können. Dies hilft ihnen, sich nicht ganz überflüssig und machtlos zu fühlen, und gibt ihnen die Möglichkeit zu zeigen, dass sie Anteil nehmen. Das ist besonders wichtig, wenn der Patient sie nicht erkennt oder keine Reaktionen zeigt.

Sterben alle Klienten, die in Ihr Pflegeheim kommen auch dort, oder gibt es ab und zu einen Bewohner, der wieder nach Hause entlassen wird? Bestimmt brauchen auch diese Menschen oder ihre Angehörigen Kenntnisse in Bezug auf Selbstpflege und müssen lernen, Probleme zu erkennen und richtig darauf zu reagieren.

«Wie soll man beraten, wenn die Angehörigen nicht da sind?»

Ich glaube, vor dieser Situation haben schon viele gestanden. Man weiß, dass der Patient sich nicht selbst versorgen kann und umfassende häusliche Pflege braucht. Alles ist bereit für die Beratung, aber die Familie bzw. der Partner des Patienten kommt nie ins Krankenhaus, wo man mit ihnen arbeiten könnte!

Vielleicht kommen die Angehörigen nicht, weil zu Hause kleine Kinder zu versorgen sind, weil der Weg so weit ist (ein subjektiver Faktor, der aber ein sehr reales Hindernis sein kann), weil sie kein Auto haben, weil ihre Zeit durch berufliche oder andere Verpflichtungen in Anspruch genommen wird usw. Möglicherweise sind sie sich auch nicht einig, wer die Pflege des Patienten übernehmen soll. Man kann nie wissen, welche Gründe die Angehörigen daran hindern, zur Beratung zu kommen.

Frustriert Sie diese Situation?

Hier einige Tipps, wie Sie mit pflegenden Angehörigen edukativ arbeiten können, die Sie selten oder nie zu Gesicht bekommen:

- Wissen die Familienangehörigen, dass von ihnen erwartet wird, eine aktive Rolle im Gesundheitspflegeteam des Patienten zu übernehmen? Wissen sie, dass es zum Therapieplan gehört, dass sie lernen, den Patienten zu Hause zu versorgen? Wie können Sie herausfinden, ob sie das wissen?
- Rufen Sie den Partner bzw. die Familie des Patienten an. Welche Erwartungen haben sie in Bezug auf den Krankenhausaufenthalt und die häusliche Pflege? Welche Sorgen und Fragen bewegen sie? Sind andere pflegende Angehörige oder professionelle Pflegekräfte involviert? Ist die Person, mit der Sie sich zu treffen versuchen, der richtige Ansprechpartner?
- Identifizieren Sie gemeinsame Ziele und richten Sie Ihre edukativen Maßnahmen danach aus.
- Wenn Ihr Beratungsplan steht, informieren Sie alle Mitglieder des Gesundheitspflegeteams darüber. Gehen Sie ins Detail. Sorgen Sie dafür, dass Ihre Dokumentation für alle beteiligten Teammitglieder nachvollziehbar ist.
- Kooperieren Sie. Beziehen Sie alle beteiligten Disziplinen in die Beratung ein. Ruft ein Angehöriger beim behandelnden Arzt an, um sich nach gesundheitlichen Fortschritten zu erkundigen? Besucht der Sozialarbeiter oder der Fallmanager die Familie zu Hause oder hält telefonischen Kontakt zu den Angehörigen? Vielleicht sehen die Pflegekräfte einer anderen Schicht die Angehörigen öfter als Sie und sollten daher die Hauptverantwortung für die Beratung übernehmen. Legen Sie fest, wer wofür zuständig ist.

- Nutzen Sie jede noch so kurze Gelegenheit zur Beratung. Sprechen Sie jedes Mal, wenn Sie ins Zimmer kommen, mit den Besuchern des Patienten, um Informationen zu geben oder Wissen und Fähigkeiten einzuschätzen.
- Sind pädagogisch günstige Momente selten und liegen sie weit auseinander, muss jedes Mitglied des Gesundheitspflegeteams darauf getrimmt werden, sie optimal zu nutzen. Deswegen sind klare mündliche Informationen und eine sorgfältige Dokumentation außerordentlich wichtig.
- Könnte ein Dolmetscher die Kommunikation erleichtern? Die Angehörigen mögen zwar die Landessprache sprechen, würden in ihrer Muttersprache aber eventuell doch besser lernen.
- Hat die Familie Transportprobleme? Kontaktieren Sie den Sozialdienst oder ein Mitglied des Teams, das sich mit diesem Bereich auskennt.
- Lassen Sie sich kreative Wege einfallen. Der pflegende Angehörige kann nicht zu Ihnen kommen? Senden Sie ihm das Beratungsmaterial doch per E-Mail oder Fax zu und besprechen Sie es dann am Telefon.
- Kann der pflegende Angehörige nur selten ins Krankenhaus kommen, vereinbaren Sie einen festen Termin für die Beratung, an den Sie ihn schriftlich oder telefonisch erinnern. Sorgen Sie dafür, dass Ihre Kollegen zu diesem Zeitpunkt Ihre sonstigen Aufgaben übernehmen, damit Sie Zeit zur Beratung haben.
- Treffen Sie auf starken Widerstand, heißt es, noch einmal bis zur gemeinsamen Formulierung der Ziele zurückzugehen. Arbeiten Sie auf die Lernziele der Angehörigen hin oder verfolgen Sie nur Ihre eigenen? Glaubt die Familie daran, die häusliche Pflege des Patienten bewerkstelligen zu können? Sollten andere Teammitglieder (zum Beispiel der behandelnde Arzt, der Sozialarbeiter, der mobile Pflegedienst oder die Krankenschwester in der Schule) eine größere Rolle im Beratungsprozess übernehmen?
- Tauschen Sie sich mit Kollegen aus. Dokumentieren Sie alle Planungsschritte, Beratungsbemühungen und Lernerfolge.

«Ist die Erfassung der Patientenzufriedenheit ein zuverlässiges Mittel, um die Effektivität von edukativen Maßnahmen und Programmen festzustellen?»

■ Die Forschung belegt einen Zusammenhang zwischen der Patientenzufriedenheit und dem wirtschaftlichen Überleben von Einrichtungen der Gesundheitspflege. *(Bonheur, 1995, S. 36)* ■

Die Zufriedenheit des Klienten ist wichtig.

«Hat der Patient alles Nötige gelernt, wenn er mit der Beratung zufrieden war?»

Nein. Wenn der Patient mit der Beratung zufrieden ist, heißt das noch lange nicht, dass er alles gelernt und verstanden hat. Es kann aber bedeuten, dass sie gut auf seine individuellen Bedürfnisse abgestimmt war. Eine nicht oder nicht ausreichend individualisierte Beratung hinterlässt den Klienten frustriert und unzufrieden, weil er das Gefühl hat, dass er nicht angehört wurde und seine Sorgen und Nöte missachtet wurden.

Die Zufriedenheit des Patienten ist ein allgemeines Barometer, das Ihnen jedoch nicht verrät, welche Teammitglieder mit ihm gearbeitet haben oder nicht, ob und was der Klient gelernt hat oder ob er die erhaltenen Informationen auch tatsächlich umsetzen wird. Für einen Erfolg der Beratung reicht die Zufriedenheit des Klienten alleine nicht aus.

«Welche Faktoren tragen zur Zufriedenheit des Patienten bei? Sind Patienten überhaupt objektiv? Spielt es eine Rolle, ob der Patient den Unterweisenden mag oder nicht?»

Kann der Patient objektiv urteilen? Wenn Sie eine objektive Antwort wollen, dürfen Sie keine subjektive Frage stellen. Sie fragen nach der Meinung des Klienten: War er mit der Beratung zufrieden? Zufriedenheit ist eine subjektive Kategorie, keine objektive. Was der Patient und seine Angehörigen objektiv gelernt haben, ist eine ganz andere Frage.

Natürlich trägt eine Abneigung gegenüber dem Unterweisenden zu einer schlechten Meinung über die edukative Maßnahme bei. Einer der Faktoren, die sich auf die Zufriedenheit des Patienten auswirken, ist die Beziehung zur unterweisenden

Person. Fühlt der Patient sich unverstanden und missachtet, schadet das der therapeutischen Beziehung, und die Zufriedenheit nimmt ab. Dies ist einer der Gründe dafür, warum die Individualisierung der Beratung so wichtig ist.

Wenn Sie mehr erfahren wollen:
(1998). Accomplishing too many tasks in too little time. *Patient Education Management*, 5(1), 3–4.

Barber, L., Belton, A. & Simpson, N. (1993). *Teach to teach: Teach staff to plan and implement effective patient education*. Toronto, Ontario, Canada: Medical Audio Visual Communications, P. O. Box 84548, 2336 Bloor Street West, Toronto, Ontario M6S 1TO, Canada, 1-800-757-4868.

Benner, P. (1984). *From novice to expert: Excellence and power in clinical nursing practice*. Menlo Park, CA: Addison-Wesley.

Bonheur, B. B. (1995). Measuring satisfaction with patient education. *Journal of Nursing Staff Development*, 11(1). 35.

Dass, R. & Gorman, P. (1985). *How Can I Help? Stories and reflections on service*. New York: Alfred A. Knopf.

Freda, M. C. (1997). Don't give it away. *The American Journal of Maternal/Child Nursing 22*(December), 330.

Joint Commission on Accreditation of Healthcare Organizations. (1998). *1998 Hospital Accreditation Standards*. Oakbrook Terrace, IL: Author.

Oberst, B. B. (no year). *Patient and parent education: Why? What? How?* Gerber Medical Services.

Platt, F. W., Tippy, P. K., Dennis C. & Turk, D. C. (1994). Helping patients adhere to the regimen. *Patient Care*, 28(17), 43–53. [Online] EBSCO.

Rankin, S. H. & Stallings, K. D. (1996). *Patient education: Issues, principles, practices* (3rd ed.). Philadelphia: Lippincott-Raven.

Kapitel 13
Ergebnisüberprüfung

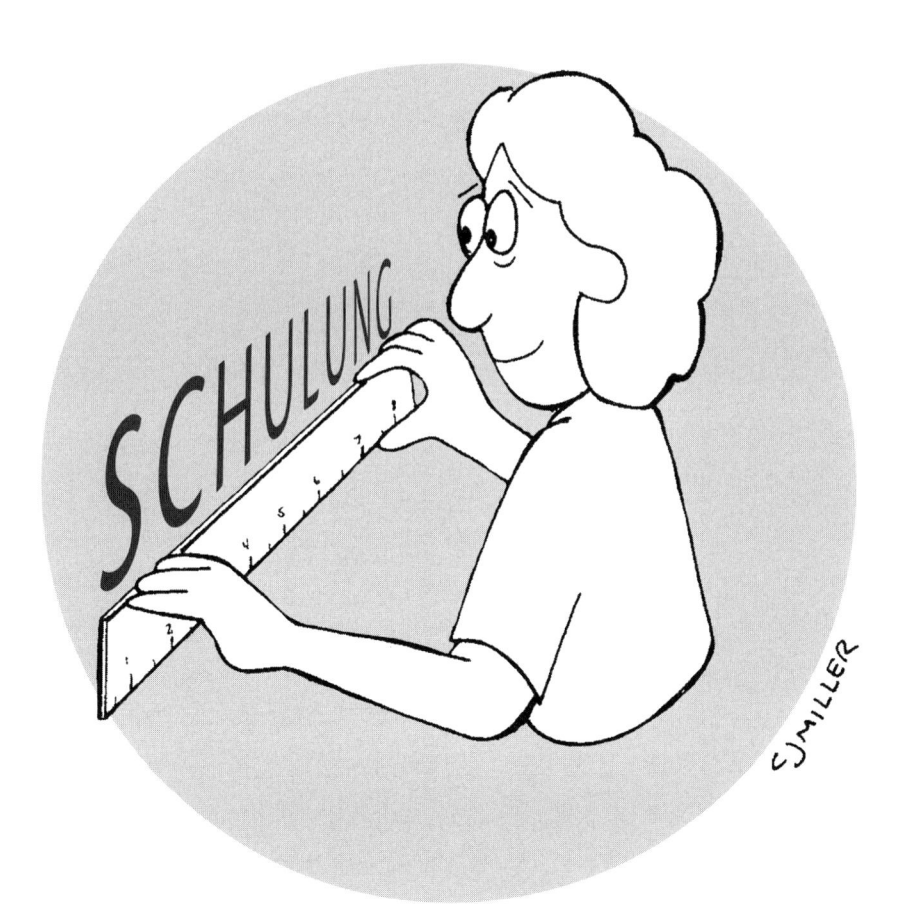

■ Momentan haben wir doch nicht mal genug Zeit, unseren Patienten etwas beizubringen. Warum sollten wir uns auch noch mit der Überprüfung von Beratungsergebnissen aufhalten? Diese Zeit könnten wir doch besser auf die Versorgung unserer Patienten verwenden! *(Eine Pflegeperson)* ■

Die Überprüfung von Beratungsergebnissen ist nicht nur für die JCAHO, die Buchhaltung oder Drittzahler von Interesse. Sie bildet vielmehr den Evaluationsteil des Pflegeprozesses. Sie kennen sicher das Kürzel für den Pflegeprozess, APIE[1]: Assessment, Planung, Intervention, Evaluation. Letztere sagt uns, ob unsere Interventionen die beabsichtigten Auswirkungen hatten. Evaluation gehört zu unserem Praxisfeld. Sie hilft uns, unsere Leistung kontinuierlich zu verbessern. Die Überprüfung der Ergebnisse ist Teil der pflegerischen Betreuung des Patienten.

Wenn wir mehr Zeit für Beratung wollen, müssen wir unsere Geldgeber außerdem davon überzeugen, dass Beratung eine gute Investition darstellt. Wir müssen ihnen zeigen, dass sie sich bewährt. Auch das kann durch Evaluation erreicht werden.

13.1 Noch einmal: Warum beraten wir?

Durch unsere edukativen Bemühungen möchten wir unsere Klienten in die Lage versetzen:
- sachgerechte und wohlüberlegte Entscheidungen zu treffen
- lebenswichtige Selbstversorgungskompetenzen zu entwickeln
- Probleme zu erkennen und angemessen darauf zu reagieren
- Antworten auf Fragen zu bekommen bzw. zu finden.

Dies sind die kurzfristigen Ziele, die wir in der mit dem Klienten verbrachten Zeit verwirklichen müssen. Zu diesem Zweck greifen wir in erster Linie auf die informelle Beratung in Form von Gesprächen zurück. Gelegentlich arbeiten wir auch geplanter, mit festen Inhalten und greifbaren Hilfsmitteln. Durch die Realisierung dieser kurzfristigen Ziele ermöglichen wir dem Klienten, sich und seine Familie besser zu versorgen. Sie tragen zum letztlichen, langfristigen Ziel der Beratung bei, der Verbesserung des Zustands des Patienten.

Viele unserer Pflegeinterventionen wirken nur auf kurze Sicht. Medikamente lindern Schmerzen, aber nach einer Weile gewöhnt sich der Körper daran, und wir müssen die Dosis erhöhen. Behandlungstechnische Maßnahmen können zwar die Symptome einer chronischen Krankheit reduzieren, aber sie sind langwierig und müssen regelmäßig wiederholt werden.

Patienten- und Angehörigenberatung ist anders. Für das Gespräch mit dem Patienten braucht man keine Hightech-Geräte, und sie kosten nicht mehr als den Lohn einer Pflegeperson. Trotzdem hat die Patienten- und Angehörigenberatung die Macht, das Leben des Klienten nachhaltig und dauerhaft zum Besseren zu verändern. Effektive Beratung ist billig, erfordert keine speziellen Geräte, erhöht die Lebensqualität und rettet Leben.

13.1.1 Es geht nicht nur um Wissenslücken

Patienten- und Angehörigenberatung bedeutet mehr, als dem Patienten medizinische Fakten zu liefern. Ja, wir geben Informationen, aber die Pflegediagnose «Wissensdefizit» kann irreführend sein. Dem Klienten Wissen zu vermitteln ist nur der erste Schritt. Wissen allein muss noch keine Auswirkungen auf seinen künftigen Zustand haben. Wenn wir edukativ tätig sind, wollen wir dem Klienten nicht nur Wissen vermitteln, sondern auch Einfluss nehmen auf seine Einstellungen, sein Können, seine Fähigkeit zur Umsetzung des Gelernten, seine Verhaltensweisen und seine Gesundheit.

---

1 Die Buchstabenfolge APIE kann als *a pie* («eine Pastete») gelesen werden, was aber auch die Nebenbedeutungen «kinderleichte Sache» und «gefundenes Fressen» besitzt. [Anmerkung des Bearbeiters]

Jedes Mal, wenn Sie mit einem Klienten interagieren, betreiben Sie auch in der einen oder anderen Weise Beratung. Probieren Sie es aus. Analysieren Sie Ihr nächstes Gespräch mit einem Patienten oder Angehörigen im Nachhinein und fragen Sie sich: «Welche Kenntnisse oder Fähigkeiten habe ich bei dieser Gelegenheit eingeschätzt, vermittelt oder evaluiert?»

Und Sie dachten, Sie hätten keine Zeit zur Beratung! Dabei tun Sie die ganze Zeit nichts anderes.

13.1.2 Sie sind Teil eines Gesamtprozesses

■ Gut informierte Patienten sind zufriedener mit der pflegerischen Versorgung und halten sich mit größerer Wahrscheinlichkeit an die Therapie- und Medikationsempfehlungen. Infolgedessen erfreuen sie sich im Allgemeinen größerer gesundheitlicher Erfolge. *(Deye et al., 1997)* ■

Die Patienten- und Angehörigenberatung beschränkt sich nicht auf Ihre Interaktionen mit dem Klienten. Sämtliche Mitglieder des Gesundheitspflegeteams sind edukativ tätig, ganz gleich in welcher Funktion und zu welchem Zeitpunkt sie mit dem Klienten in Kontakt treten. Außerdem versorgt der Klient sich auch noch selbst mit Informationen aus Fernsehen und Rundfunk, aus Büchern und Zeitschriften, von Freunden und Verwandten. All diese Informationen fließen in sein Wissen und Können ein.

Nach Rankin & Stallings (1996) kann diese Ansammlung von Kenntnissen auf vier verschiedenen Ebenen in Form von Lernergebnissen zu Tage treten:
- bei der Mitwirkung des Patienten im Verlauf von Interventionen
- im Verhalten des Patienten unmittelbar nach dem Lernen
- im Verhalten des Patienten zu Hause
- bei Selbstpflegeverhalten und Gesundheitsmanagement des Patienten insgesamt.

■ Sämtliche Evaluationsebenen liefern wichtige Erkenntnisse. ... Jede Pflegeperson, die edukativ mit einem Patienten arbeitet, kann ein Lernergebnis auf der einen oder anderen dieser Ebenen dokumentieren, und diese Ergebnisse können dann auf Grund von Einträgen in der Patientenakte einer täglichen Reflexion unterzogen werden. *(Rankin & Stallings, 1996, S. 224)* ■

Das heißt, bei jedem Patienten gibt es jeden Tag etwas im Zusammenhang mit der Patienten- und Angehörigenberatung zu dokumentieren, ganz gleich, ob Sie in einer Praxis, einem Krankenhaus, einem Büro oder zu Hause mit ihm zu tun haben.

Natürlich sind die Interventionen des Gesundheitspflegeteams nicht die einzigen Variablen, die Einfluss auf die Ergebnisse der Patienten- und Angehörigenberatung haben. Weitere Faktoren sind:
- Zeitpunkt und zeitlicher Ablauf der Beratung
- Merkmale des Patienten
- sozioökonomischer Status
- Bildungsniveau
- Engagement der Familie.

Wir können nicht alle Variablen kontrollieren. Patienten- und Angehörigenberatung ist ein komplexer, dynamischer Prozess. Dadurch beschleicht uns oft das frustrierende Gefühl, nicht genug Zeit dafür zu haben, nicht die nötigen Voraussetzungen mitzubringen oder nicht im Geringsten zu wissen, was wir dokumentieren sollen.

Wie können wir die Beratungsergebnisse korrekt erfassen, wenn es so viele Faktoren zu berücksichtigen gilt? Woher sollen wir wissen, ob wir etwas bewirkt haben?

Atmen Sie tief durch. Schauen Sie Ihren kleinen Ausschnitt des Gesamtprozesses genau an. Auf welcher Ebene beraten Sie, und auf welcher evaluieren Sie?
- parallel zu Interventionen?
- unmittelbar nach dem Lernen?
- während der Patient das Gelernte zu Hause umsetzt?
- während der Klient sein Selbstpflegevermögen und sein Gesundheitsmanagement insgesamt zeigt?
- um die Wirksamkeit von Programmen zur Patienten- und Angehörigenberatung zu beurteilen?

13.2 Die Evaluation der Lernerfolge

Lassen Sie uns die Evaluation der Lernerfolge Schritt für Schritt durchgehen.

13.2.1 Hat der Klient verstanden?

Pflegeperson:	Haben Sie das verstanden?
Klient:	Ja.
Pflegeperson:	Haben Sie noch Fragen?
Klient:	Nein.
Pflegeperson:	Sind Sie soweit, dass Sie nach Hause können?
Klient:	Ja.

Kommt Ihnen dieses Gespräch bekannt vor? Wir wissen, dass diese Fragen keine wirklichen Beweise für den Erfolg der Beratung liefern. Die beiden schlechtesten Mittel zur Evaluation von Beratungsergebnissen sind zugleich die beliebtesten. Der eine sinnlose Ansatz lautet: «Haben Sie das verstanden?», der andere: «Haben Sie noch Fragen?»

Diese Fragen bringen uns nicht weiter, da die implizierte Botschaft eine ehrliche Antwort von vornherein ausschließt. Die Frage, ob er verstanden habe, wird der Klient nicht verneinen wollen, denn damit würde er ja zugeben, dass er schwer von Begriff oder gar dumm ist. Besser behauptet er, alles verstanden zu haben, und vermeidet dadurch eine Situation, vor der er Angst hat. Ähnlich ist es, wenn Sie sich erkundigen, ob der Klient noch Fragen hat. Stellt er daraufhin eine dumme Frage, beweist er damit aus seiner Sicht einen Mangel an Intelligenz.

Ein weiterer Nachteil von Fragen dieser Art besteht darin, dass sie Ihnen keinen Aufschluss darüber geben, ob ein Klient, der glaubt, Sie verstanden zu haben, wirklich richtig verstanden hat.

Es folgen einige konkrete Fragen, mit deren Hilfe Sie herausfinden können, ob der Klient Sie verstanden hat:

«Was wissen Sie über … »
- … Insulin?
- … Mischpsychosen?
- … Prostatakrebs?

«Woran könnten Sie festmachen, dass … »
- … die Läuse weg sind?
- … die Wunde entzündet ist?
- … Ihre Medikamente Nebenwirkungen ausgelöst haben?

«Zeigen Sie mir, wie Sie … »
- … Ihre Temperatur messen.
- … den Verband wechseln.
- … aus dieser Speisekarte eine ausgewogene Mahlzeit zusammenstellen.

«Was würden Sie tun, wenn … »
- … plötzlich Eiter aus der Wunde quillt?
- … Ihre Frau erneut einen Krampfanfall hat?
- … Sie starke Brustschmerzen bekommen?

«Wen würden Sie (an)rufen, wenn … »
- … Ihr Mann damit droht, sich umzubringen?
- … der Zugang verklebt?
- … Sie glauben, dass Sie einen Schlaganfall hatten?

Fragen Sie den Klienten: «Was habe ich zu erklären vergessen?» Oder: «Was hätte das Video besser erklären können?» Aber nicht: «Haben Sie noch Fragen?»

Da diese Vorgehensweisen den Klienten aktiv einbeziehen, bekräftigen sie nebenbei das Gelernte und erhöhen die Behaltensleistung.

13.2.2 Evaluation als Spiel

Auch Spiele ermöglichen eine Evaluation der Lernerfolge:
- Beschriften Sie Flipkarten mit Fragen auf der einen und den zugehörigen Antworten auf der anderen Seite. Legen Sie dem Klienten die Karten zur Beantwortung vor.
- Zeigen Sie dem Klienten ein medizinisches Gerät o. Ä. und fragen Sie ihn, was es mit seiner Situation zu tun hat oder was man damit falsch machen kann. Entwickeln Sie aus seinen Antworten «Was wäre, wenn»-Szenarien.
- Orientieren Sie sich an bekannten Gesellschaftsspielen wie zum Beispiel *Trivial Pursuit*, um den Kenntnisstand Ihres Klienten zu überprüfen. Animieren Sie die ganze Familie zum Mitspielen und Lernen.

13.2.3 Arbeit mit Rätseln

Genau so wie als Mittel zur Gesprächserleichterung eignen sich Rätsel auch zur Wissensüberprüfung.
- Basteln Sie Kreuzworträtsel, die den Lernstoff wiederholen und prüfen.
- Lassen Sie den Klienten fehlende Wörter in einem Lückentext über das behandelte Thema ergänzen und diese Begriffe dann in einem Wortsuchrätsel anstreichen.

13.2.4 Schriftliche Verfahren

Erwachsene Klienten sind auf schriftliche Verfahren der Wissensüberprüfung oft nicht gut zu sprechen. Sie wecken häufig unangenehme Erinnerungen an die Schulzeit und betonen das soziale Gefälle zwischen Lehrer und Schüler. Zudem kann man bei einer schriftlichen Prüfung durchfallen. Dies alles trägt nicht gerade dazu bei, dass der Klient sich gut aufgehoben fühlt. Gespräche werden als weniger bedrohlich empfunden, beanspruchen weniger Zeit für Konzeption und Auswertung und lassen sich leichter individualisieren.

Andererseits enthalten viele Selbstlernmodule Überprüfungselemente, die der Klient selbst auswertet. Sie geben ihm ein Mehr an Sicherheit, weil er sich nicht vor jemand anderem offenbaren muss. Der Klient testet sich selbst und wird nicht von einer Autoritätsperson einer Prüfung unterzogen. Er kann die Antwort nachschlagen und entscheidet selbst, wie viel Zeit er sich für die Bearbeitung des Materials nimmt.

In einer Studie über Selbstlernmodule wurde untersucht, ob Klienten an solchen Verfahren interessiert sind. Für diese Studie lautete die Antwort: Ja.

■ Die meisten (81 Prozent) Patienten in dieser Gruppe waren bereit, einen Teil ihrer Zeit für die Aneignung von Informationen zu investieren, die sie für wichtig hielten. Die Ergebnisse könnten für Formen der Patientenberatung sprechen, die dem Patienten mehr Eigenverantwortung zugestehen. *(Piccininni & Vernon, 1997, S. 41)* ■

Denken Sie daran, dass die Beschäftigung mit schriftlichen Fragen in Selbstlernmodulen ein Teil des nicht direkt beobachtbaren Lernprozesses ist. Ob es tatsächlich zur Wissensvermittlung kam, erfahren wir nur, wenn wir anschließend überprüfen, ob der Klient die Informationen verstanden hat und anwenden kann.

Die Evaluation eines Edukationsprogramms können Sie durchführen, indem Sie dem Klienten vor und nach der Beratung dieselben Fragen stellen. Wenn Sie ihm vorab erklären, dass Sie nicht seine Leistung, sondern vielmehr das Programm bewerten möchten, wird er unbefangener antworten.

Schriftliche Prä- und Post-Tests bestehen aus identischen Fragestellungen, die der Klient vor und nach der Beratung bearbeitet, damit festgestellt werden kann, wie viel er vom Lernstoff verstanden hat. Sie eignen sich besonders zur formellen Beurteilung von Beratungsprogrammen. Die Klienten sollten hierbei wissen, dass sie an einer Studie teilnehmen. Die Fragen sind allgemein gehalten, d. h. sie beziehen sich auf Informationen, die jedem Klienten geläufig sein müssen, der sich in einer bestimmten Situation befindet. Solche Tests sind jedoch nur begrenzt anwendbar, weil sie sich inhaltlich nicht individualisieren lassen und nur bei Klienten durchgeführt werden können, deren Lesekompetenz ausreichend ausgebildet ist.

Fragen Sie Kenntnisse ab, die der Klient unbedingt braucht. Sie können das sowohl in schriftlicher als auch in mündlicher Form tun.

Eine weitere Möglichkeit zur Ergebnisevaluation besteht darin, den inzwischen nach Hause zurückgekehrten Patienten einen Fragebogen ausfüllen zu lassen. Dieses Vorgehen bekräftigt das Gelernte und gibt Ihnen Gelegenheit, eventuelle Missverständnisse zu erkennen und zu klären.

Verschicken Sie einen derartigen Fragebogen zwei bis drei Tage nach dem Kontakt mit dem Klienten, und leiten Sie ihn mit einer kurzen Erläuterung Ihrer Absicht ein: «Wir sehen unsere Aufgabe darin, Ihnen zu helfen, sich bestmöglich zu versorgen. Als Sie bei uns waren, haben wir Ihnen viele Dinge erklärt und beigebracht. Wir möchten nun wissen, was Ihnen in Erinnerung geblieben ist und was Sie als wichtig empfunden haben. Bitte beantworten Sie die folgenden Fragen und senden Sie uns den Bogen zurück. Ihre Antworten werden uns helfen, Sie und andere Patienten besser zu betreuen.»

In der Regel findet die Evaluation der Patienten- und Angehörigenberatung jedoch nicht schriftlich, sondern mündlich statt und wird an die individuellen Bedürfnisse des Klienten angepasst. Sein Kenntnisstand wird zunächst vor der Beratung eingeschätzt (vergleichbar dem Prä-Test) und dann danach erneut überprüft (entspricht dem Post-Test).

13.2.5 Dokumentieren der Verständnisleistung

Was genau heißt es, wenn eine Pflegeperson in der Beratungsakte vermerkt: «Patient hat Verstehen verbalisiert»?

Vielleicht hat der Patient gesagt: «Ist klar. Kann ich jetzt weiterschlafen?»

Wenn Sie die Temperatur eines Patienten messen, schreiben Sie ja auch nicht «Fieber» in seine Krankenakte, oder? Vielmehr tragen Sie den genauen Wert ein, also zum Beispiel «39,2 °C».

Wenn Sie Lernerfolge evaluieren, sollten Sie beschreiben, woher Sie wissen, dass der Klient verstanden hat, genauso wie Sie notieren, woran Sie erkennen, dass der Patient Fieber hat. Schreiben Sie also etwa: «Beratung zu Infektion durchgeführt: Patient hat die Zeichen und Symptome einer Infektion korrekt genannt und gesagt, dass er seinen Hausarzt verständigen wird, wenn eines dieser Anzeichen auftritt.»

Noch wichtiger als die Inhalte der Beratung aufzuzeichnen ist es, die Lernerfolge Ihres Klienten festzuhalten. Sparen Sie Zeit, indem Sie eine doppelte Dokumentation vermeiden.

13.2.6 Möglichkeiten der Verständnisüberprüfung

■ Haben Sie das von der gerade entlassenen Diabetikerin gehört, die mit hohem Blutzucker zurückkam? Sie konnte sich gar nicht erklären, warum. Immer wenn es Zeit für ihr Insulin war, zog sie die richtige Menge in der Spritze auf und injizierte sie formvollendet in eine Apfelsine.
(Eine Pflegeperson) ■

Das wichtigste Evaluationskriterium der Patientenberatung ist die zukünftige gesundheitliche Entwicklung des Klienten. Wenn er die Informationen verstanden und verinnerlicht hat, sie praktisch umsetzen kann und in gesundheitlicher Hinsicht davon profitiert, können wir annehmen, dass ein Lernprozess stattgefunden hat.

Die wenigsten Pflegekräfte genießen jedoch den Luxus einer Position, die es ihnen erlauben würde, Beratungsergebnisse auf lange Sicht überprüfen zu können. Meist betreuen wir unsere Klienten nur vorübergehend und können sie nicht kontinuierlich begleiten. Wir können lediglich sicherstellen, dass sie unsere Informationen verstanden haben, und bestenfalls noch Anregungen dafür geben, wie sie die neu erworbenen Kenntnisse einüben und anwenden könnten. Danach bleibt uns nur noch der Informationsaustausch mit Kollegen, die den Klienten nach uns betreuen, und die Hoffnung, dass sich der Prozess fortsetzt und schließlich in einer gesundheitlichen Verbesserung resultiert.

Wie können wir überprüfen, ob unsere Bemühungen wenigstens kurzfristig zum Erfolg führten? Einzig und allein die Grenzen Ihres Einfallsreichtums könnten sich dabei als Hindernis erweisen. Hier nur einige Anregungen:

Wiedergabe mit eigenen Worten
Informieren Sie den Klienten vor der Beratung, dass Sie ihn anschließend bitten werden, das Gelernte einem Angehörigen vorzumachen beziehungsweise zu erklären. Das wird ihn anregen, besser aufzupassen.

Nach der Beratung können Sie den Klienten entweder dabei beobachten, wie er die Beratungsinhalte einer dritten Person mit eigenen Worten erklärt, oder ihn bitten, sich mit seinen Erläuterungen an Sie zu wenden. Loben Sie ihn anschließend für das, was er korrekt wiedergegeben hat, und besprechen Sie eventuelle Fehler. Räumen Sie Missverständnisse und Fehlinterpretationen aus.

Auf diese Weise schlagen Sie zwei Fliegen mit einer Klappe: Der Klient macht sich die Informationen zu eigen und erfasst das Wesentliche, und Sie können die Lernerfolge evaluieren und dokumentieren.

«Was wäre, wenn»-Szenarien

«Was wäre, wenn»-Szenarien testen das Wissen des Klienten sowie seine Problemlösungsfähigkeit. Persönlichkeitsstruktur, soziale Stellung, Lebensweise und Ressourcen des Klienten werden Ihnen Hinweise auf potenzielle Probleme geben. Stellen Sie offene Fragen zu Situationen, die mit einiger Wahrscheinlichkeit auf ihn zukommen werden. Fragen Sie ihn, was er in bestimmten Fällen konkret tun würde.

Äußert der Klient sich besorgt über ein bestimmtes Problem, fragen Sie nach, wie er damit umgehen würde. Nehmen Sie seine Antwort als Ausgangspunkt Ihrer Beratung. Bringen Sie dann ähnliche Situationen zur Sprache, an denen der Klient seine neu erworbenen Kenntnisse einüben kann.

Diese Methode ist besonders geeignet, wenn Sie einen Klienten bei einer Verhaltensumstellung unterstützen möchten. Ein Beispiel: Ihr Patient ist wegen eines Lungenemphysems im Krankenhaus, hat seit seiner Einweisung nicht mehr geraucht und schwört, dass er nie wieder eine Zigarette anrühren wird. Sprechen Sie ihm für diese Entscheidung Ihre Anerkennung aus und erinnern Sie ihn noch einmal daran, wie wichtig dies ist, da er ja mit einem Sauerstoffgerät nach Hause entlassen wird. Malen Sie dann einige Situationen aus, mit denen er in Zukunft möglicherweise zurechtkommen muss. Was wäre, wenn ein Freund zur Fußballübertragung vorbeikommt, seine Zigaretten auspackt und dem Klienten eine anbietet? Was wird er dann sagen? Was wäre, wenn der Klient seine Tochter besucht und der Tabakduft im Wohnzimmer ihm unbändige Lust auf eine Zigarette macht? Was wird er dann tun? Wenn er geplant an solche Situationen herangehen kann, wird er die Umstellung mit höherer Wahrscheinlichkeit durchhalten.

Rückdemonstrationen

> Ich fand es immer überheblich, meine Patienten um eine Rückdemonstration zu bitten.
> Es wäre besser gewesen, wenn ich mir von meiner Tochter hätte zeigen lassen, wie sie ihre Medizin nimmt. Jetzt weiß ich, warum das Fläschchen immer so schnell leer war – sie hat viel zu viel genommen! *(Eine Pflegeperson)*

Da die Rückdemonstration an vielen Pflegeschulen Gegenstand des Lehrplans ist, dürfte Ihnen diese Form der Evaluation vertraut sein. Rückdemonstrationen geben eindeutige Anhaltspunkte dafür, ob der Klient die Beratungsinhalte korrekt umsetzen kann oder nicht. Sie eignen sich besonders für Klienten mit geringer Lesekompetenz oder Lernbehinderungen. Rückdemonstrationen geben dem Klienten Gelegenheit zum Üben und zeigen Ihnen, ob er in der Lage ist, Ihre Instruktionen auszuführen.

Dokumentieren Sie den Lernprozess Schritt für Schritt, damit die übrigen Mitglieder des Teams dort weitermachen können, wo Sie aufgehört haben. Gehen Sie dabei wie folgt vor:

1. Bereiten Sie den Klienten vor. Teilen Sie ihm mit, warum es gerade um diese Verrichtung geht und was Sie von ihm erwarten.
2. Machen Sie die Verrichtung vor. Lassen Sie den Klienten dabei zusehen, beschreiben Sie, was Sie tun, und erklären Sie, warum Sie was tun.
3. Lassen Sie den Klienten Schritt für Schritt nachmachen, was Sie ihm gezeigt haben. In dieser Phase kann er konkrete Fragen stellen und seine Gefühle artikulieren. Sprechen Sie ihm Mut zu, geben Sie Tipps und leiten Sie ihn an, die Verrichtung korrekt durchzuführen. Geben Sie wenn nötig die Gründe für bestimmte Vorgehensweisen an.
4. Lassen Sie den Klienten so lange üben, bis er sich einigermaßen sicher fühlt und Sie den Eindruck haben, dass er die Verrichtung korrekt durchführen kann. Geben Sie ihm bei seinen Bemühungen Hilfestellungen und Feedback.
5. Glaubt der Klient bereit zu sein, bitten Sie ihn um eine Rückdemonstration, bei der Sie nur beobachten.
6. Wenn die Zeit es erlaubt, sollten Sie den Klienten mindestens drei selbstständige Rückdemonstrationen ausführen lassen (mit zeitlichen Abständen, nicht unmittelbar hintereinander). Natürlich müssen Sie nicht jeden Durchgang selbst beobachten; auch die übrigen Mitglieder des Teams können sich an der Evaluation beteiligen.

- Die erste Rückdemonstration zeigt, dass der Klient den Ablauf beherrscht.
- Die zweite Rückdemonstration belegt, dass der Klient sich auch nach einer Weile noch an alle Schritte erinnert.
- Bis zur dritten Rückdemonstration darf auch noch einmal etwas schief gehen (Verletzung des sterilen Feldes, falsche Bindengröße). Dann gilt es erneut festzustellen, inwieweit der Klient jeden einzelnen Schritt verstanden hat und in der Lage ist, auftretende Probleme zu lösen.

Checklisten

Ist die Prozedur, die Sie vermitteln wollen, sehr komplex, sollten Sie darauf achten, dass der Klient jeden einzelnen Schritt versteht und bei einer Rückdemonstration korrekt durchführt. Eine Checkliste, in der diese Einzelschritte der Reihe nach aufgeführt sind, macht es Ihnen leichter, den Ablauf der Prozedur zu verfolgen, die Korrektheit der Rückdemonstration zu überprüfen und mit Ihrer Beratung genau auf die Punkte einzugehen, bei denen es am nötigsten ist.

Manche Prozeduren können auf mehrere Arten korrekt durchgeführt werden. Bei einer genaueren Betrachtung werden sich aber gewisse Grundschritte herauskristallisieren, die all diesen Methoden gemeinsam sind. Diese Schritte sollten Sie in Ihre Checkliste aufnehmen.

Jeder Schritt sollte klar umrissen und einfach durchzuführen sein und aus einer einzigen Komponente bestehen, die auf Korrektheit geprüft werden kann. Wenn Sie mit einer Checkliste arbeiten wollen, geben Sie dem Klienten eine Kopie an die Hand, die er als Orientierungshilfe benutzen kann, während er die Prozedur Schritt für Schritt durchgeht. Bitten Sie ihn, seine Fortschritte selbst zu beurteilen und Problembereiche ausfindig zu machen.

Achten Sie darauf, dass der Klient einen Schritt voll und ganz beherrscht, bevor er sich dem nächsten zuwendet. Beurteilen und dokumentieren Sie anhand der objektiven Kriterien der Checkliste, inwieweit der Klient in der Lage ist, die einzelnen Schritte der Prozedur auszuführen.

Versuchen Sie, so weit wie möglich auf Symbole und Ersatzstoffe zu verzichten, wenn Sie einen

> Wir hatten lange daran herumgeknobelt, wie wir am besten überprüfen könnten, ob Eltern in der Lage waren, die Säuglingsnahrung für ihr Baby anzumischen. Wir brauchten ein neues System, mit dem wir sicherstellen konnten, dass die Eltern die Prozedur korrekt erlernten. Die Beratungsakte sah eine Rückdemonstration vor, in der die Eltern unter Beweis stellen sollten, dass sie die Ersatzmilch richtig zubereiten konnten.
> Eine Babynahrungsfirma stiftete uns Originalmaterialien, aus denen wir unser so genanntes Entlassungsberatungsset zusammenstellten. Dieses Paket bestand aus Messbecher, Messlöffel, Milchfläschchen zum Anmischen der Babynahrung, Spritzen für flüssige Zusätze und einer Milchpulverdose, die wir für Übungszwecke mit Zucker füllten. Diese Dose, die im Laufe der Zeit durch viele Hände gehen würde, sollte im selben Raum stehen wie die Säuglingsnahrung, die im Krankenhaus gefüttert wurde. Da wir vermeiden wollten, dass ein Baby aus Versehen mit verschmutztem Milchpulver gefüttert wurde, hatten wir uns dafür entschieden, zum Üben keine echte Säuglingsnahrung zu verwenden. Eine der Säuglingsschwestern arbeitete eine neue Checkliste aus, die von der unterweisenden Pflegeperson abgezeichnet werden sollte, wenn die Eltern alle Schritte der Prozedur beherrschten.
> Einmal hatten wir mit einer hispano-amerikanischen Familie zu tun, die nur Spanisch sprach, und waren auf die Hilfe eines Dolmetschers angewiesen. Wir machten der Mutter die Prozedur mit unserem Übungspaket vor. Die Mutter maß die korrekte Menge an Flüssigkeit und Pulver ab, benutzte die richtigen Geräte und zeigte alles in allem eine perfekte Rückdemonstration. Wie immer hatten wir das Milchpulver durch Zucker ersetzt. Der Dolmetscher war davon überzeugt, dass die Mutter genau verstand, was sie tat.
> Als wir die Mutter nach Abschluss der Rückdemonstration fragten, ob ihr noch etwas unklar sei, erkundigte sie sich durch den Dolmetscher, wann sie den Zucker hinzufügen solle. Obwohl wir ihr sorgfältig erklärten, dass der Zucker nur zum Üben diente, war sie noch immer verwirrt. Schließlich fragte sie, ob das Milchpulver denn genauso aussehe wie Zucker.
> Kurz darauf fragte uns eine weitere Mutter nach dem Zucker – und diesmal waren keine Sprachprobleme vorhanden. Das brachte uns dazu, noch einmal gründlich über unser Vorgehen nachzudenken, das wir für absolut idiotensicher gehalten hatten. Uns wurde klar, dass wir die Demonstrationsdose mit echtem Milchpulver füllen mussten. Seitdem kamen nie wieder Fragen zum Mixen.
> *(Eine Diätassistentin)*

Klienten üben lassen. Gestalten Sie die Übung so realistisch wie möglich: Mischen Sie die Säuglingsnahrung tatsächlich an und füttern Sie das Kind damit, oder ziehen Sie die Spritze wirklich auf und setzen Sie die Injektion. Verlassen Sie sich nicht darauf, dass der Klient schon verstanden haben wird, setzen Sie nichts als gegeben voraus.

Ohne Verständnisüberprüfung geht es nicht

Nach jeder formalen Beratungssitzung und immer, wenn ein Handout, eine Broschüre oder ein Video zur Beratung benutzt wurde, muss anschließend auf irgendeine Weise kontrolliert werden, ob der Klient verstanden hat. Sie dürfen nur dann davon ausgehen, dass dies der Fall war, wenn Sie greifbare Belege dafür haben. Wählen Sie die Evaluationsmethode, die für das Thema und den jeweiligen Klienten am besten geeignet ist. Kann der Klient nicht lesen, stellen Sie ihm mündliche Fragen oder bitten ihn um eine Rückdemonstration. Ist der Klient eingeschüchtert, überlegen Sie, ob Sie die Spannung mit einem Spiel oder Rätsel abbauen können. Hat der Klient Hemmungen zu sprechen, weil er Sie als Autoritätsperson betrachtet, greifen Sie auf nonverbale Demonstrationen zurück.

Haben Sie Ihre schriftlichen Beratungsmaterialien von Patienten und Angehörigen darauf abklopfen lassen, ob sie verständlich und umsetzbar sind? Eine Firma, die Beratungsbroschüren für Patienten mit geringer und mittlerer Lesekompetenz vertreibt, wirbt mit den Ergebnissen einer unabhängigen Studie, an der mehr als 1000 Erwachsene teilnahmen. Betrachtet wurden die erfolgreiche Umsetzung der Informationen, die Relevanz der Inhalte für den Leser und die Handlungsbereitschaft der Leser. In der Probandengruppe, die vor dem Lesen der Broschüre keine oder nur geringe Bereitschaft angegeben hatten, eine bestimmte Maßnahme zu ergreifen, stieg die geäußerte Handlungsbereitschaft zwischen 38 und 56 Prozent an (Channing L. Bete Company, 1997).

Informieren Sie sich, wie weit die übrigen Mitglieder des Gesundheitspflegeteams mit der Beratung gekommen sind. Kontrollieren Sie, bevor sie fortfahren, ob der Klient die Informationen verstanden hat, akzeptiert und umsetzt. Schätzen Sie die emotionalen Reaktionen des Klienten ein. Das wird Ihnen helfen, ihn an die gemeinsam gesetzten Ziele zu binden und seinen Zustand positiv zu beeinflussen. Stellen Sie die Beratung in den Kontext der erwarteten Ergebnisse. Dokumentieren Sie die Resultate Ihrer Evaluation, damit Ihre Kollegen sich daran orientieren können.

Wenn Ihr evaluatives Geschick wächst, werden Sie überrascht feststellen, wie oft Ihre Klienten nicht verstehen, was Sie ihnen erklären. Sie werden verblüfft sein, wie wenig sie über elementare Körperprozesse und Selbstpflege wissen. Das mag Sie schockieren, ist jedoch eine wertvolle Information. Nutzen Sie diese Erkenntnis, um Ihre edukative Kompetenz weiter auszubauen. Tritt Pflege auf diese Weise in Aktion, entwickelt sich die Qualität der pflegerischen Betreuung gleich einer Spirale ständig weiter.

Konzentration auf die Ziele

■ Viermal mehr Gesundheitsprobleme werden von den Patienten selbst behandelt als von Ärzten. *(Farley, 1997)* ■

Die meisten unserer Interventionen sind nur dann erfolgreich, wenn der Klient mithilft. Wir können damit kaum etwas direkt und ausschließlich bewirken. Anders als eine Operation macht nur wenig von dem, was wir für sie tun, unsere Klienten gesünder. Damit es zu einer gesundheitlichen Verbesserung kommt, muss der Patient mitwirken. Wir können ihm zwar Medikamente geben, aber es liegt an ihm, sie einzunehmen. Wir können ihm Verhaltensänderungen (mehr Sport, weniger Alkohol- und Tabakgenuss, keine Drogen, gesündere Ernährung etc.) nahe legen, aber durchführen und beibehalten muss er sie selbst. Wir können ihm zwar helfen, wenn etwas schief geht, aber er muss sich zuvor an uns wenden.

Die Wirksamkeit unserer Interventionen hängt davon ab, ob der Klient unsere Instruktionen versteht und bereit und in der Lage ist, sie in die Praxis umzusetzen. Das aber erreichen wir am besten, wenn wir die Beratung individualisieren.

■ Die Erfassung der Ergebnisse ist Pflicht in Reinform und angesichts des sich wandelnden Klimas in der Gesundheitspflege wichtiger denn je. *(Considine, 1996, S. 488)* ■

So gut unsere Interventionen auch sein mögen, wir werden damit nicht immer Erfolg haben. Wir können unseren Klienten etwas anbieten, aber sie müssen es auch annehmen. Beispielsweise muss ein Tuberkulose- oder Bluthochdruckpatient seine Medikamente sehr lange einnehmen. Ganz gleich wie gut die heutigen Präparate sind, nimmt der Patient sie nicht ein, können sie nicht wirken.

Es fällt in unsere Verantwortung, Medikamente zu verabreichen und gemeinsam mit dem Patienten daran zu arbeiten, dass sie optimal wirken können. Wir müssen ihm helfen, die Kenntnisse anzuwenden und die Verhaltensweisen zu praktizieren, die wir ihm ans Herz legen. Wir müssen edukativ mit ihm arbeiten.

■ Es dürfte zu einer erheblichen Verbesserung hinsichtlich Compliance, Behaltensleistung und Zufriedenheit führen, wenn die Betreuer im Krankenhaus Methoden anwenden, die das Verständnis gesundheitsbezogener Botschaften erleichtern. *(Doak et al., 1998)* ■

Konzentrieren Sie sich auf die gemeinsamen Ziele. Informationen, die keinen Bezug zu seinen Zielen zu haben scheinen, wird der Klient vermutlich nicht umsetzen. Bringen Angehörige einem Diabetiker Süßigkeiten mit, wollen sie ihn vermutlich nicht umbringen. Sie möchte ihm nur eine Freude machen und wissen nicht, wie sie das sonst tun könnten.

13.2.7 Bewirkt Beratung wirklich etwas?

Erst einmal müssen wir dafür sorgen, dass der Klient versteht, was wir ihm erklären, und dass er es praktisch umsetzen kann. Im nächsten Schritt gilt es herauszufinden, ob er in der Lage ist, die neu erworbenen Kenntnisse auch im Alltag anzuwenden.

■ Tests können sicherlich helfen, einen Wissenszuwachs zu erfassen, aber leider sagen sie nichts darüber aus, ob die Patienten ihr Wissen bei der Selbstpflege auch nutzen werden. *(Haggard, 1989, S. 168)* ■

Im Krankenhaus können wir den Klienten darauf vorbereiten, unsere Informationen umzusetzen, aber andere Mitglieder des Gesundheitspflegeteams, die «draußen» arbeiten, können besser feststellen, ob der Klient auch im Alltag erfolgreich ist. Pflegekräfte in der häuslichen Pflege, in Arztpraxen, in Schulen und in Betrieben befinden sich in der optimalen Position, um die Anwendung der Kenntnisse zu evaluieren und zu unterstützen.

Haben wir mit unserer Beratung etwas bewirkt? Hat der Klient jetzt weniger Angst? Kommt er im Alltag besser zurecht? Und schließlich:

■ Welchen objektiven Beleg haben wir dafür, dass das, was wir getan haben, Auswirkungen auf die allgemeine Lebensqualität des Patienten hat? *(Considine, 1996, S. 488)* ■

Überprüfung der kurzfristigen Ergebnisse

Zunächst einmal müssen wir unseren Erfolg anhand der kurzfristigen Ergebnisse überprüfen. Pflegekräfte, die mit akut Kranken arbeiten, sehen ihre Klienten in der Regel nur kurz und müssen sich daher auf die Gegenwart konzentrieren. Zu den kurzfristigen Ergebnissen gehören:
* Wissenszuwachs (Vergleich zwischen Prä-Test und Post-Test beziehungsweise Assessment und Evaluation des Kenntnisstandes)
* Patient demonstriert, dass er verstanden hat
* Patient stellt die Beherrschung bestimmter praktischer Fertigkeiten unter Beweis
* Patient zeigt Problemlösungsvermögen
* Patient nutzt Bewältigungsmechanismen
* Patient bringt Selbstwirksamkeits-Überzeugung zum Ausdruck (Glaubt er daran, dass er es schaffen kann?)
* Patient ist zufriedengestellt
* Patient fühlt sich wohler.

Das wohl am häufigsten herangezogene Kurzzeitkriterium ist die Patientenzufriedenheit. Das dürfte vor allem darauf zurückzuführen sein, dass Erhebungen zu diesem Thema ohne großen Aufwand durchgeführt werden können. Trotzdem ist dieses Kriterium ebenfalls wichtig, denn eine gute

Beratung trägt erheblich zur Zufriedenheit des Patienten bei:

▪ Patienten, die angaben, dass ein Pflegeexperte edukativ mit ihnen gearbeitet habe, waren eher mit ihrem Arzt zufrieden als solche, bei denen dies nach ihren Angaben nicht geschehen war. *(Schauffler et al., 1996)*

Die Forschung konnte einen engen Zusammenhang zwischen dem Verstehen der Beratungsinhalte einerseits und der Zufriedenheit des Patienten, der Abrufbarkeit von Informationen und der Compliance andererseits nachweisen (Doak et al., 1998).

Meist sind es die kurzfristigen Ergebnisse, die in der Beratungsakte des Klienten dokumentiert werden. Eine Einrichtung, die VNA Community Care Services (1998), nannte eines ihrer Edukationsformulare sogar «Ergebnisbogen: Herzinsuffizienz». Wie andere ähnliche Formulare sieht es Eintragungen darüber vor, ob der Klient die Informationen aus den Bereichen Medikation, Krankheitsmanagement, Problemerkennung und Problemlösung verstanden hat und korrekt anwenden kann. Zu den erfassten Ergebnissen gehören sowohl das Wissen des Klienten als auch sein Funktionsgrad in Bezug auf Körperpflege, Mobilität, Kleiden, Toilettengang und Essen. Diese Faktoren werden bei der ersten Visite, bei der zwölften Visite und bei der Entlassung evaluiert.

Überprüfung der langfristigen Ergebnisse
Damit kommen wir zu den langfristigen Ergebnissen. Mitglieder des Gesundheitspflegeteams, die auf ambulanter Basis mit dem Klienten zu tun haben, befinden sich in einer besseren Position, um die Anwendung des Wissens im Alltag einzuschätzen und zu fördern.

▪ Erfassen Sie die Auswirkungen, die die Beratung langfristig auf die für die Bewahrung oder Verbesserung der Gesundheit nötigen Kenntnisse, Verhaltensmuster, Einstellungen und Fähigkeiten des Patienten hat. Diese Faktoren bestimmen oft darüber, ob der Patient willens und in der Lage ist, ein Behandlungsregime einzuhalten und seinen Zustand kontrollieren zu können. *(Spath, 1997, S. 51)*

Es ist noch gar nicht so lange her, dass wir uns bei der Erfassung der Gesundheitsergebnisse ausschließlich auf die fünf herkömmlichen Bereiche Tod, Behinderung, Zufriedenheit, Krankheit und Wohlbefinden konzentriert haben (Mitchell et al., 1998). Diese Punkte sind auch heute noch wichtig, aber wir haben begonnen, weitreichendere Fragen zu stellen: «Ist ein langes Leben automatisch auch ein gutes Leben?», «Bringt diese Intervention wirklich etwas für den Klienten?», «Was? Wir verursachen in den letzten Lebenswochen die höchsten Gesundheitspflegekosten?» Daher haben sich auch die Faktoren gewandelt, mit denen wir uns bei der Evaluation befassen.

▪ Langsam aber sicher haben sich die Kriterien zur Bestimmung der Gesundheitsergebnisse eines Klienten weg von der Verlängerung der Lebensdauer hin zur Einschätzung der Lebensqualität verschoben. *(Hoeman, 1995, S. 106)*

Wir achten jetzt auf andere Dinge:
- Behaltensleistung
- Umdenken: neue Einstellungen und Überzeugungen
- Anwendung des Wissens (Einhaltung des Pflegeplans)
- frühzeitige Erkennung von Problemen und korrekte Reaktion
- gesundheitsbewusstes Verhalten
- gesundheitsbezogene Lebensqualität («Was stört Sie?», «Was macht Ihnen Sorgen?»)
- Gesundheitszustand
- Zufriedenheit mit der Patienten- und Angehörigenberatung
- Zufriedenheit mit dem Behandlungsergebnis; Gefühl, gut betreut und versorgt zu werden
- kompetentes Symptommanagement
- Inanspruchnahme gesundheitspflegerischer Dienstleistungen (Zahl und Angemessenheit von Arztbesuchen, Telefonanrufen, Krankenhausaufenthalten und sonstigen medizinischen o. ä. Dienstleistungen)
- Gesundheitspflegekosten.

Es gibt viele Kriterien, die wir heranziehen können um zu überprüfen, ob unsere Interventionen erfolgreich waren, aber wie können wir dies genau erfassen?

13.3 Methoden der Ergebniserfassung

Ob Ihre Intervention zu Verbesserungen geführt hat, können Sie auf folgende Weise herausfinden:
- durch einen Vorher-Nachher-Vergleich (zum Beispiel Prä-Test, Post-Test)
- durch Datenerhebung über einen bestimmten Zeitraum hinweg
- durch den Vergleich zweier parallelisierter, zufällig ausgewählter Stichproben.

Anhand dieser Maßnahmen ist es möglich festzustellen, ob eine Verbesserung eingetreten ist und welches Ausmaß sie besitzt. Wenn Sie sich dieser Aufgabe zuwenden wollen, betrachten Sie die Ziele, die Sie anstreben. Formulieren Sie diese als messbare Variablen (z. B. «niedrigere Blutfettwerte» oder «mit der Prothese ohne Krücken gehen können»). Überlegen Sie dann, auf welche Weise Sie Daten zu diesen Variablen sammeln könnten. Hier einige Methoden:

13.3.1 Physische Belege
Untersuchen Sie den Klienten um festzustellen, ob das gewünschte Ergebnis vorliegt oder nicht. Hat der Klient Gewicht verloren? Liegt sein Blutdruck im normalen Rahmen? Sind seine Blutwerte normal?

13.3.2 Interviews
Befragen Sie den Klienten von Angesicht zu Angesicht oder per Telefon. Rufen Sie ihn in wöchentlichen oder monatlichen Abständen an. Wiederholen und bekräftigen Sie die bei der Beratung gegebenen Informationen, beantworten Sie Fragen und erkundigen Sie sich, ob der Klient das Behandlungsregime einhält. Auf diese Weise erhobene Daten sind natürlich nur aussagekräftig, wenn der Klient ehrlich antwortet. Trotzdem kann das Feedback des Klienten sehr aufschlussreich sein.

Eine andere Möglichkeit um festzustellen, ob sich Fortschritte eingestellt haben, besteht darin, sich persönliche Erlebnisse berichten zu lassen:

■ Bitten Sie die Patienten, in einem Brief zu beschreiben, wie sie die Geburt ihres Kindes oder eine Operation erlebt haben, und zu erläutern, wie gut oder schlecht sie ihrer Meinung nach darauf vorbereitet waren. Sie können Anregungen liefern, wie man andere am besten auf das Erlebnis vorbereiten könnte. *(Rankin & Stallings, 1996, S. 228)* ■

13.3.3 Patiententagebuch
Hierbei handelt es sich um einen schriftlichen Bericht des Klienten, den dieser im Rahmen der Nachsorge dem Gesundheitspflegeteam zugänglich macht. Der Klient kann über sämtliche Daten Buch führen, die mit seiner Betreuung zusammenhängen, z. B. über seine Blutzuckerwerte, darüber, was er im Laufe eines Tages isst oder wie viele Stunden er pro Nacht schläft.

Auch hier muss der Klient ehrlich genug sein, um zutreffende Angaben zu machen; in jedem Falle jedoch wird ihn das Tagebuch regelmäßig an die gemeinsam festgelegten Ziele erinnern. Das Patiententagebuch dient einerseits der Datensammlung, trägt aber außerdem noch dazu bei, dass der Klient sich bestimmter Kennwerte der Gesundheit in höherem Maß bewusst wird.

■ Patienten können lernen, gute Berichte zu schreiben, wenn man ihnen konkrete Anweisungen zur Sammlung und Dokumentation wichtiger Daten gibt und ihnen mitteilt, welchen Beitrag zum Evaluationsprozess man von ihnen erwartet. *(Rankin & Stallings, 1996, S. 227)* ■

13.3.4 Durchsicht der Krankenakte
Suchen Sie in der Krankenakte des Patienten nach Belegen für das Vorhandensein bzw. Fehlen der angestrebten Ergebnisse.

13.3.5 Qualitätssicherungsprogramme
■ Qualitätssicherungsprogramme sind ein effektives Instrument zur Evaluation der Effektivi-

tät von Patientenberatungsprogrammen. *(Rankin & Stallings, 1996, S. 336)*

Eine weitere Möglichkeit zur Überprüfung der Beratungsqualität ist der Vergleich zwischen dem tatsächlichen Verlauf und den Standards der JCAHO (1998). Erwägenswerte Variablen sind kritische Vorfälle, Aufenthaltsdauer und Wiederholungsaufenthalte.

13.3.6 Programmevaluation

Manche Pflegekräfte arbeiten in Positionen, wo es zu ihren Aufgaben gehört, Beratungsprogramme für größere Klientengruppen zu entwickeln. Woran kann man ablesen, dass ein solches Programm wirkt? Indem man aussagekräftige Daten vergleicht. Betrachten Sie das Wissen, Können und Verhalten vor und nach der Intervention, erfassen Sie Veränderungen im zeitlichen Verlauf oder stellen Sie zwei parallelisierte, zufällig ausgewählte Vergleichsgruppen gegenüber (falls ethisch korrekt[2]).

Nur wenn wir die Effektivität von Beratungsprogrammen sorgfältig beurteilen, können wir sie verbessern, ihren Nutzen nachweisen und ihre Kosten rechtfertigen. Idealerweise sollten Sie die Evaluationsparameter gleich bei der Konzeption des Programms integrieren, damit Sie schon vor Interventionsbeginn entsprechende Daten sammeln können.

In der Vergangenheit kosteten qualifizierte Fachkräfte, die Programmevaluationsdaten erhoben und verarbeiteten, viel Geld. Die Computertechnologie erleichtert, verbilligt und beschleunigt diesen Prozess. So ist es mittlerweile beispielsweise möglich, bei jedem Klinikbesuch programmgesteuert Daten über die Lebensqualität von Brustkrebspatientinnen zu erheben. Der Patientin wird zu diesem Zweck ein kleiner Computer gereicht, auf dessen Touchscreen-Display sie mit dem zugehörigen Eingabestift einen Fragebogen ausfüllt. Dann gibt die Patientin das Gerät zurück, und ihre Angaben werden mittels einer kabellosen Infrarotverbindung in das hausinterne Computersystem übertragen. Ein Knopfdruck, und die Daten sind eingespeist.

Das Programm führt eine Identitätsprüfung durch und berechnet dann anhand der Antworten der Patientin die Evaluationsergebnisse. Das System aktualisiert die Datenbank mit jedem neuen Eintrag, und der behandelnde Arzt kann sich die Angaben der Patientin vor dem Termin beziehungsweise vor der Visite ausdrucken (Le et al., 1998). Mit einem derartigen System lassen sich alle Arten von Daten sammeln und verwalten.

Wenn Sie die Effektivität eines Programms zu Patienten- und Angehörigenberatung evaluieren wollen oder müssen, sollten Sie unbedingt zuerst *Outcome Measures for Health Education and Other Health Care Interventions* von Lorig et al. (1996) lesen. Darin finden Sie eine detaillierte Beschreibung der Studieninstrumente und der Kriterien für die Auswahl der zu erfassenden Ergebnisse sowie Angaben zur Kodierung im Rahmen einer Studie über das Selbstmanagement chronisch Kranker. Die Autoren erfassen Verhaltensmuster, Selbstwirksamkeit und die Ergebnisse aus der Sicht des Patienten.

13.3.7 Forschung: Die organisierte Suche nach Antworten

Ich liebe es, Patienten am Bett zu pflegen! Ich habe mit diesem theoretischen Zeug, das überhaupt nichts mit dem echten klinischen Alltag zu tun hat, nichts am Hut. Forschung interessiert mit nicht. Ich bin eine Vollblut-Krankenschwester. *(Eine Pflegeperson)*

Wenn Sie eine Vollblut-Pflegeperson sind, dann sollten Sie sich für die Ergebnisse Ihrer Bemühungen interessieren. Sie wollen doch auch, dass Ihre

---

2 Die Erwähnung der ethischen Korrektheit bezieht sich auf ein Problem folgender Art: Es soll anhand eines Vergleichs zweier Patientengruppen festgestellt werden, ob Beratungsmethode A erfolgreicher ist als Methode B. Der Versuchsplan sieht vor, Methode A bei der einen Stichprobe zur Anwendung zu bringen, Methode B bei der anderen. Nun ist aber aufgrund von didaktischen Erwägungen mit hoher Wahrscheinlichkeit anzunehmen, dass Methode A in der Tat erfolgreicher ist. Kann es unter diesen Umständen verantwortet werden, der einen Patientengruppe die vermutlich bessere Methode bewusst vorzuenthalten? [Anmerkung des Bearbeiters]

Patienten so wenig Schmerzen leiden, so gut zurechtkommen und so gesund sind wie möglich, oder? Woher wissen Sie, wie Sie das erreichen können?

Gehen wir einmal vom pflegerischen Alltag aus: Sie bemerken, dass sich Patienten, die Morphin bekommen, wohler fühlen und weniger Nebenwirkungen zeigen als jene, die Meperidin erhalten. Sie bemerken, dass Decubiti auf diesem Bett schneller abheilen als auf jenem. Sie bemerken, dass Patienten, die ein bestimmtes Herzmittel einnehmen, öfter Schlaganfälle haben. Das ist nichts anderes als Ergebnisevaluation. Und damit der Anfang der Forschung.

■ Forschung ist ein wissenschaftliches Instrument, das der Herausbildung eines praxisbezogenen Wissensfundus dient. Die Pflegeforschung strebt danach, die Ergebnisse von Pflegeinterventionen zu beschreiben, zu erklären und vorherzusagen, wobei eine der wichtigsten Interventionen die Patientenberatung ist. *(Rankin & Stallings, 1996, S. 332)* ■

Lassen Sie sich vom Fachjargon, der tabellarischen Darstellungsform und der Mathematik nicht einschüchtern, die mit dem Betreiben von Forschung verbunden sind. Hinter dieser Sprache der Forschung verbergen sich wichtige Erkenntnisse, die Ihnen bei der Verbesserung Ihrer Pflegepraxis helfen werden. Wie alles andere werden Sie mit etwas Zeit und Übung auch lernen, Forschungsstudien zu lesen, zu verstehen und im Alltag umzusetzen.

Wo anfangen? Beginnen Sie mit einem Problem, mit einer Sache, über die Sie mehr wissen möchten. Wenn Sie Studien zu einem bestimmten Thema lesen möchten, müssen Sie diese zunächst einmal ausfindig machen. In jeder größeren Bibliothek wird man Ihnen weiterhelfen und Sie außerdem mit den modernen Recherchemethoden vertraut machen können, die vielleicht noch gar nicht existierten, als Sie an der Pflegeschule Ihr letztes Referat geschrieben haben.

Wenn Sie die passenden Studien gefunden haben, müssen Sie als Nächstes beurteilen können, ob die darin enthaltenen Schlussfolgerungen korrekt sind und ob Sie Relevanz für Ihren Berufsalltag besitzen. Viele Autoren haben sich darüber ausgelassen, wie man Forschungsstudien auswertet. **Kasten 13-1** bietet eine Zusammenfassung der Schlüsselfragen, die Sie sich vielleicht stellen. Wenn Sie Interesse an weiteren Details haben, sollten Sie Ihre Bücherei oder Ihre alten Pflegefachbücher (in der verstaubten Kiste im Keller oder auf dem Speicher?) nach einem Text über Pflegeforschung durchforsten.

In diesem Buch werden viele Forschungsergebnisse und die daraus resultierenden Schlussfolgerungen angeführt. Sie werden in den Kontext Ihres Berufsalltags gestellt und durch die anekdotische Schilderung von Situationen ergänzt, die Sie – so oder ähnlich – auch schon erlebt haben dürften. Damit soll der Zusammenhang zwischen Forschung und Praxis deutlich gemacht und Ihnen ermöglicht werden, Beratungen besser und schneller durchzuführen. Forschung mag auf den ersten Blick langweilig und uninteressant erscheinen, in Wirklichkeit handelt es sich jedoch um eine ziemlich coole Angelegenheit.

Vielleicht werden Sie dadurch sogar inspiriert, qualitativ hochstehende Elemente der Patienten- und Angehörigenberatung in Ihren ganz normalen Arbeitsalltag aufzunehmen.

Antworten aus der Literatur

Die meisten Klienten, mit denen wir zusammenkommen, sind Erwachsene. Selbst in der Pädiatrie arbeiten wir mit den Eltern und nicht mit den Kindern (obwohl die Eltern zugegebenermaßen nicht immer Erwachsene sind). Daher sollten wir in der Patienten- und Angehörigenberatung die Erkenntnisse der Forschung über das Lernen bei Erwachsenen umsetzen. Wir müssen lernen, wie wir Erwachsene rasch und effektiv unterweisen können, und dieser Zweig der Forschung hält die Antworten auf diesbezügliche Fragen für uns bereit.

Welche Beratungsmethoden sind die besten?

■ Gemessen an der großen Zahl von Artikeln über Patientenberatung enthalten verhältnismäßig wenige eine systematische Evaluation solcher Interventionen. *(Falvo, 1995, S. 229)* ■

Kasten 13-1: Wie man die einschlägige Literatur sichtet

Warum?
Gesundheitspflege ist eine Wissenschaft und beruht deshalb auf Forschungsergebnissen. Das Verständnis von Physiologie, Krankheiten, Therapieformen und Patienten- und Angehörigenberatung entwickelt sich mit der Zeit weiter. Daher müssen sich alle, die mit professioneller pflegerischer Betreuung befasst sind, auf dem Laufenden halten, um zu gewährleisten, dass unsere pflegerische Praxis stets dem neuesten Wissensstand entspricht. Die Auseinandersetzung mit aktuellen Veröffentlichungen ist eine Möglichkeit, dies zu tun.

Was ist überhaupt «einschlägige Literatur»?
Die «einschlägige Literatur» wird von Fachleuten für Fachleute geschrieben. Zu ihr gehören Zeitschriften, Bücher, Kongressberichte und anderes.
Am verlässlichsten sind Studien, die von anderen Fachleuten einer kritischen Durchsicht *(peer review)* unterzogen wurden. Das bedeutet, dass eine Gruppe von Experten auf diesem Gebiet die betreffenden Arbeiten für veröffentlichungswert befunden hat.
Literatur, die diese Kontrollinstanz nicht durchlaufen hat, muss als weniger verlässlich gelten. Die Inhalte einer Studie sollten sich auf Forschungsergebnisse stützen. Äußert der Autor lediglich seine Meinung zu einem Thema, hat dies für Fragen der Praxis die geringste Relevanz.

Wie finde ich einschlägige Texte?
Notieren Sie die Fragen, die Sie beantwortet haben möchten. Wie lauten die Schlüsselbegriffe Ihres Themas? Wie umfangreich möchten Sie Ihre Betrachtung gestalten (Population, Zeitrahmen)? Befassen Sie sich mit dem Thema eher aus einem pflegerischen, einem medizinischen oder einem psychologischen Blickwinkel? Die Beantwortung dieser Fragen ist eine wichtige Entscheidungshilfe, wenn Sie die für Ihre Zwecke geeignete Datenbank auswählen.
Ziehen Sie nur Studien aus den letzten drei Jahren heran. Wenn zwischen sechs und zehn Studien zu denselben Ergebnissen gekommen sind, dürfen Sie davon ausgehen, dass die darin enthaltenen Befunde reif für die praktische Umsetzung sind. Eventuell liegen bereits Literaturdurchsichten oder Meta-Analysen vor, die Ihnen einen Teil der Arbeit abnehmen.
Literaturrecherchen zum Thema Gesundheitspflege werden heute generell über Computerdatenbanken wie CINAHL, MEDLINE oder Grateful Med durchgeführt. Lassen Sie sich von einem Bibliothekar erklären, wie man eine solche Online-Suche durchführt, oder beauftragen Sie ihn damit. Möglicherweise sind nicht alle Artikel oder Bücher, die Sie bei der Literatursuche finden, in Ihrer örtlichen Bücherei erhältlich. Erkundigen Sie sich, ob die Möglichkeit besteht, sie über Fernleihe zu beziehen.

Was fange ich mit diesen Artikeln bzw. Büchern an?
Lesen Sie sie. Machen Sie sich Notizen oder markieren Sie wichtige Punkte im Text. (Natürlich nur in Ihren eigenen Kopien.) Suchen Sie in den Literaturangaben nach weiteren Quellen.
Mitunter ist es hilfreich, die Inhalte auf Registerkärtchen oder im Computer nach Kategorien zu ordnen, die für Ihr Vorgehen relevant sind.
Nutzen Sie Ihre klinische Erfahrung, um die Inhalte kritisch zu beleuchten. Überlegen Sie, welche Informationen Sie brauchen können und welche nicht. Wenn Sie eine Studie beurteilen wollen, kramen Sie Ihr altes Statistiklehrbuch heraus (Wie bitte? Das haben Sie verkauft?) und gehen Sie die fragliche Arbeit Schritt für Schritt durch:

- Welches Problem untersucht die Studie? Ist es mit Ihrem Problem vergleichbar?
- Was sagt sie über andere Studien zum Thema?
- Was sagt sie über Forschungsdefizite zum Thema?
- Ist die verwendete Literatur vollständig und ausgewogen?
- Entstammt die untersuchte Stichprobe dem Umfeld, für das Sie sich interessieren?

Reichen die bisherigen Ergebnisse Ihrer Analyse aus, um sich ernsthaft mit der Studie auseinander zu setzen?
Wenn ja, wenden Sie sich folgenden Fragen zu:

- Entspricht die Zielpopulation der Personengruppe, für die Sie sich interessieren? Erlauben die Übereinstimmungen einen direkten Vergleich?
- Wie groß ist die Stichprobe der Studie?
- Ist die Stichprobe repräsentativ für die Population, aus der sie gezogen wurde?
- Werden Limitierungen bzw. Faktoren benannt, die sich auf die Studienergebnisse ausgewirkt haben (könnten)?
- Wie wurden die induzierten Effekte gemessen?
- Wie wurden die Daten erhoben?
- Waren die verwendeten statistischen Methoden dem Studiendesign angemessen? (Habe ich Ihnen nicht gesagt, dass Sie Ihr altes Statistikbuch brauchen werden?)
- Sind die Ergebnisse statistisch signifikant?
- Sind die gewählten statistischen Verfahren auf die Daten anwendbar?
- Was denken Sie von der Studie insgesamt? Halten Sie die Ergebnisse aufgrund Ihrer klinischen Erfahrungen für glaubhaft?
- Können Sie die Studienergebnisse – gemessen an Ihren Antworten auf die obigen Fragen – für Ihre Zwecke nutzen?
- Diskutiert die Studie praktische Implikationen?

> **Wie man die einschlägige Literatur sichtet** (Fortsetzung)
>
> Falls Sie erwägen, die Studienergebnisse in die Praxis umzusetzen, müssen Sie sich folgende Fragen stellen:
>
> - Haben Sie sechs unabhängige Studien gefunden, die zu denselben Empfehlungen kommen und einen guten Eindruck machen?
> - Wie groß wären die Risiken, die Sie eingehen, wenn Sie die Studienergebnisse umsetzen?
> - Welche Mittel würden Sie benötigen, um die Ergebnisse umzusetzen?
> - Wen in Ihrer Organisation müssten Sie in die Umsetzung einbeziehen?
> - Wie groß ist die Bereitschaft der anderen, die empfohlenen Veränderungen durchzuführen?
> - Wie lautet Ihr Plan zur Durchführung der Veränderungen?
> - Wie würden Sie die Effektivität der durchgeführten Veränderungen evaluieren?
>
> Halten Sie auch nach Artikeln Ausschau, die Studien zu Ihrem Thema einer Meta-Analyse unterziehen oder rezensieren.
>
> Meta-Analysen arbeiten mit statistischen Verfahren, die es erlauben, die Gemeinsamkeiten in den Befunden mehrerer Studien – mathematisch – zusammenzufassen. Rezensionen diskutieren Studien zu einem Thema kritisch, vergleichen und kontrastieren sie. Beide Arten von Texten können Ihnen einen Eindruck davon vermitteln, in welche Richtung die Ergebnisse tendieren.
>
> Wie die Studien selbst können jedoch auch Meta-Analysen und Rezensionen gefärbt oder verfälscht sein. Möglicherweise wurden aufgrund der Auswahlkriterien oder einfach aus Unkenntnis bestimmte Befunde nicht berücksichtigt, die den Schlussfolgerungen eine andere Richtung gegeben hätten.
>
> Lesen Sie Forschungsstudien immer kritisch. Glauben Sie nicht alles, was Sie lesen. Vertrauen Sie auf Ihre klinischen Erfahrungen. Widersprechen die Ergebnisse einer Studie Ihren Erfahrungen, überlegen Sie, warum. Liegt es vielleicht an der Population, dem Ort der Durchführung oder dem Kulturkreis, auf den sich die Studie bezieht? Welche Strukturelemente der Studie könnten dazu geführt haben, dass die Studienleitung zu diesem und keinem anderen Ergebnis kam?

Der Großteil der Patienten- und Angehörigenberatung findet auf informeller Basis statt und verbirgt sich in fast beiläufigen Gesprächen. Es ist schwer, ein Studiendesign zu entwickeln, mit dessen Hilfe die Nutzung pädagogisch günstiger Momente evaluiert werden kann.

Über eine Meta-Analyse konnten Theis & Johnson (1995) die vier effektivsten Vermittlungsmethoden isolieren: strukturierte (d. h. geplante) Unterweisung, Bekräftigung, selbstständiges Lernen und die Kombination verschiedener Vorgehensweisen.

Allerdings wurden bei dieser Analyse nur Studien berücksichtigt, die bestimmte Kriterien erfüllten; unter anderem mussten die Probanden der Experimental- und Kontrollgruppen nach dem Zufallsprinzip ausgewählt sein. Nur 73 der zwischen 1960 und 1992 durchgeführten Studien erfüllten diese Kriterien. Manche Formen der Beratung, wie etwa die informelle Nutzung pädagogisch günstiger Momente, wurden nicht berücksichtigt.

Eine Studie an einer kleinen Stichprobe von nur 24 Patienten kam zu folgendem Schluss:

■ Das vielleicht beste Patientenberatungsprogramm wäre jenes, bei dem ein oder zwei kurze Gruppensitzungen pro Woche angeboten und durchgeführt werden, während gleichzeitig zum selbstgesteuerten Lernen in einer Bibliothek ermuntert wird. *(Piccininni & Vernon, 1997, S. 43)* ■

Dieser Befund muss erst noch an anderen Populationen und Themen getestet werden, um als valide gelten zu können. Immerhin stimmt er insofern mit den Ergebnissen vieler anderer Studien überein, als der effektivste Weg in der Kombination verschiedener Methoden liegt.

■ Fasst man die Ergebnisse verschiedener Artikel zusammen ... haben sich Einzel-, Gruppen-, audiovisuelle und psychopädagogische Strategien als nützlich erwiesen. Dabei dürfte die Kombination mehrerer Strategien zur Bekräftigung des Gelernten effektiver sein als jede einzelne Methode für sich. *(Rankin & Stallings, 1996, S. 341)* ■

Ein anderer Übersichtsartikel spricht sich ebenfalls für eine Vielfalt an Beratungsmethoden aus:

▪ Da inzwischen in den meisten Haushalten Videorekorder und/oder Computer stehen, sollten Kliniker Vermittlungstechniken und Medien entwickeln, deren Gebrauch in der betreffenden Einrichtung besprochen wird, und die dann zur Bekräftigung des Gelernten zu Hause weiter verwendet werden können. Mündliche Instruktionen sollten stets durch irgendein Medium unterstützt werden. *(Theis & Johnson, 1995, S. 104)* ▪

Die Kombination mehrerer Methoden funktioniert vielleicht deshalb so gut, weil sie uns ermöglicht, dieselbe Botschaft auf unterschiedliche Weise zu senden. Die Methodenvielfalt erlaubt Ihnen, Ihre Botschaft zu wiederholen, ohne den Klienten zu langweilen. Sie wird über verschiedene Sinneskanäle vermittelt, was den Lerneffekt verstärkt. Zudem erfolgt eine Wiederholung, so dass sie dem Klienten immer wieder ins Gedächtnis gerufen wird.

▪ Fasst man die Erkenntnisse von Übersichtsartikeln zusammen, müssen die Beratungsinhalte wiederholt und von Zeit zu Zeit bekräftigt werden. *(Rankin & Stallings, 1996, S. 341)* ▪

Die Befunde über effektive Methoden der Patienten- und Angehörigenberatung sind so konsistent, dass Sie die beteiligten Variablen äußerst sorgfältig betrachten sollten, falls eine Studie etwas anderes behauptet, als zu erwarten wäre. Vergleichen Sie die beschriebenen Vermittlungspraktiken auf das Genaueste mit den Prinzipien guter Beratung (z. B. gemeinsames Festsetzen der Ziele, Nutzung pädagogisch günstiger Momente und Individualisierung).

Goldstein et al. (1996) zum Beispiel vergleichen die Effektivität zweier Beratungsansätze für Lungen- beziehungsweise Lungen-Herz-Transplantationspatienten: Während mit der einen Gruppe in der Klinik gearbeitet wurde (integrierter Ansatz), besuchte die andere ein Edukationszentrum (separierter Ansatz). Die Autoren kamen zu dem Schluss, dass die im Patientenedukationszentrum (PEZ) «instruierte Gruppe die Empfehlungen zur häuslichen Überwachung eher einhielt als die in der Klinik instruierte».

Warum aber sollte eine Beratung, die an einem gesonderten Ort stattfindet, bessere Ergebnisse bringen als eine in den Klinikaufenthalt integrierte?

In beiden Einrichtungen fand die Beratung als Einzelgespräch statt. Doch beim genaueren Lesen des Artikels wird klar, dass für die größeren Erfolge am PEZ wohl weniger der unterschiedliche Ort der Beratung verantwortlich war, sondern ganz andere Faktoren:

▪ Die Beratung in einem PEZ, das praxisorientiertes Lernen in einer entspannten und ruhigen Atmosphäre ermöglicht, ist eine effektivere Methode als die Beratung in der Klinik, um Patienten beizubringen, wie sie einen elektronischen Spirometer zu Hause benutzen sollen. ... Im PEZ spüren die Patienten keinen Zeitdruck; sie wissen, dass sie eine Wiederholungsstunde nehmen können, ohne dafür extra bezahlen zu müssen. ... Da im PEZ mehr Zeit zur Beratung zur Verfügung steht (90 Minuten statt 30 Minuten in der Klinik), kann den individuellen Lernbedürfnissen und dem Lernstil des einzelnen Patienten besser Rechnung getragen werden. Zusätzliche Zeit kann darauf verwendet werden, um den Patienten festlegen zu helfen, wie sie die häusliche Überwachung in ihren Alltag einbauen können, und zu besprechen, was zu tun ist, falls Probleme auftauchen. *(Goldstein et al., 1996)* ▪

Die Autoren schlossen, die Ergebnisse dieser Studie sprächen für einen «strukturierten Ansatz, der in einem separaten Umfeld stattfindet». Aber tun sie das wirklich?

Zu viele Variablen wichen voneinander ab. Die Beratung am PEZ war dreimal so lang wie die in der Klinik! Diese Studie hat eigentlich nur bestätigt, dass man bessere Ergebnisse erzielt, wenn man mehr Zeit auf eine individualisierte Beratung in einem lernfreundlichen Umfeld verwendet.

Warum aber glaubten die Autoren, die Örtlichkeit spiele eine Rolle? Sie haben nicht versucht, in der Klinik ein gutes Lernklima herzustellen. Die Unterschiede zwischen dem integrierten und dem separierten Umfeld waren mangelhaft kontrolliert.

Es wäre denkbar, dass das Klinikpersonal sogar noch bessere Ergebnisse erzielen würde als die Mitarbeiter des PEZ, wenn ihm für die Beratung ebenfalls 90 Minuten zur Verfügung stünden. Immerhin haben betreuende Pflegekräfte bereits eine Beziehung zum Klienten aufgebaut, können gemeinsam mit ihm auf die Lernziele hinsteuern und den Lernbedarf im Rahmen ihrer normalen Interaktionen einschätzen. Die Pflegekräfte am PEZ hingegen müssen einen Teil der Beratungszeit in den Aufbau einer Beziehung zu ihren Klienten, in die Formulierung der gemeinsamen Ziele und in das Assessment der Patientenbedürfnisse investieren.

Wie viel teurer muss es sein, eigens ein Beratungszentrum aufzubauen und zu betreiben, als dem Klinikpersonal genug Zeit für die Beratung zur Verfügung zu stellen?

Sehen Sie, die Auseinandersetzung mit Forschungsergebnissen kann richtig Spaß machen!

Beratung – wirksam oder nicht?

Viele einschlägige Studien belegen, dass Patienten- und Angehörigenberatung sowohl Verhaltensänderungen als auch gesundheitliche Verbesserungen bewirkt. So haben sich viele Studien damit beschäftigt, wie man Arthritispatienten durch Beratung helfen kann, ihre Krankheit zu verstehen und mit ihr zu leben. Eine Meta-Analyse solcher Studien zeigte, dass edukative Maßnahmen die Funktionsfähigkeit steigern und die Schmerzempfindlichkeit der Gelenke senken.

▪ Nach dieser Meta-Analyse bewirken Patientenberatungsinterventionen zusätzliche positive Effekte, die sich auf 20 bis 30 % der Wirkung der NSAR-Therapie in punkto Schmerzlinderung bei OA und RA beliefen, auf 40 % der Wirkung der NSAR-Therapie in punkto Verbesserung der Funktionsfähigkeit bei RA, und auf 60 bis 80 % der Wirkung der NSAR-Therapie in punkto Verminderung der Schmerzempfindlichkeit der Gelenke bei RA. *(Superio-Cabuslay et al., 1996, S. 292)*

Sind Sie über die Abkürzungen in diesem Zitat gestolpert? Diese wurden, so wie es sein sollte, am Anfang des Artikels definiert (NSAR = nichtsteroidale Antirheumatika, OA = Osteoarthritis, RA = rheumatoide Arthritis). Die Begriffsdefinition ist einer der Faktoren, die Sie bei der Beurteilung von Forschungsstudien beachten sollten. Jede gute Studie liefert diese Definitionen. Suchen Sie danach.

Das obige Zitat strotzt vor Kürzeln, Prozentangaben und Kommas. Lassen Sie sich davon nicht einschüchtern. Spalten Sie es in kleinere, verständliche Abschnitte auf; nehmen Sie sich etwas Zeit, und Sie müssten eigentlich verstehen können, was die Autoren meinen.

Hier ein weiteres Beispiel dafür, dass Patienten- und Angehörigenberatung nachweislichen Einfluss auf Gesundheitsergebnisse hat:

▪ Edukation und Beratung können den Patienten helfen, ihre Herzinsuffizienz zu verstehen, die Notwendigkeit medizinischer Beobachtung zu erkennen und ihren Zustand psychisch zu bewältigen. ... Edukation und Beratung können die Patientenergebnisse verbessern und die Zahl unnötiger Krankenhausaufenthalte senken. *(Dracup et al., 1994)*

Beratung trägt außerdem dazu bei, dass Klienten früher zu Vorsorgeuntersuchungen gehen, die, da sie zur Früherkennung von Krebs beitragen, oft die Überlebenschancen erhöhen.

▪ Die Frauen, die am Beratungsprogramm teilgenommen hatten, wussten mehr über die Prävention von Zervixkarzinomen als diejenigen, bei denen das nicht der Fall war. Außerdem gaben sie häufiger an, dass sie im vergangenen Jahr einen Abstrich hatten vornehmen lassen. *(Dignan et al., 1996)*

Viele Studien beschäftigen sich mit der Wirksamkeit edukativer Maßnahmen, und die Zahl der einschlägigen Artikel zu diesem Thema wächst ständig. Nur sehr wenige Publikationen behaupten, Patienten- und Angehörigenberatung sei ineffektiv oder habe gemessen an den Kosten keinen ausreichenden Nutzen. In diesen Fällen bleiben die gewählten Beratungsmethoden oft unklar, sind nicht optimal geeignet oder werden falsch angewendet.

So kam eine Studie, die den Wert pädagogischer Ansätze bei der Behandlung von Rückenschmerzen untersuchte, zu folgendem Ergebnis:

- Obwohl die Rückenschmerz-Patienten die edukativen Interventionen mochten und möglicherweise auch in irgendeiner Form davon profitierten, hatten sie keine Auswirkungen auf Symptome, Funktionsfähigkeit, Behinderung oder Nutzung von Gesundheitsdiensten. ... Aufgrund des begrenzten Nutzens spricht wenig dafür, diese Art von Beratung durch Pflegekräfte in der Primärpflege umzusetzen. Die Patienten spüren zwar, dass sie mehr und bessere Informationen über Rückenprobleme bräuchten, es ist jedoch unklar, wie sich dies kosteneffektiv verwirklichen ließe. *(Cherkin et al., 1996, S. 353)*

Die Autoren stellten folgende Hypothese auf: Falls Beratung die Haltung der Klienten zu ihrem Leiden verändere, müsste sie – im Vergleich zur normalen pflegerischen Betreuung – eher bewirken, dass die Klienten

- a) die empfohlenen Übungen regelmäßiger durchführen, b) physisch und sozial besser zurecht kommen, c) weniger eingeschränkt sind und d) weniger oft wegen Rückenschmerzen behandelt werden müssen. *(Cherkin et al., 1996, S. 348)*

Die Ergebnisse der Studie belegten jedoch eindeutig, dass die durchgeführten edukativen Maßnahmen nicht zu diesen Effekten führten.

Allerdings hatten die Autoren erwartet, diese doch erheblichen Verbesserungen mit minimalem Aufwand herbeiführen zu können. Die erste Probandengruppe wurde normal gepflegt. Die zweite bekam eine Broschüre zu lesen. Bei der dritten Gruppe wurde von einer Pflegeperson mit jedem Mitglied eine Beratungssitzung durchgeführt; außerdem erhielten die Probanden dieser Gruppe ebenfalls eine Broschüre und wurden eine Woche nach der Sitzung zur Nachsorge angerufen.

Die bei dieser dritten Gruppe mit der Beratung befassten Pflegekräfte verbrachten durchschnittlich 17 Minuten mit jedem Probanden (bei einer Spanne von 8 bis 30 Minuten). Die mittlere Dauer der Telefonanrufe lag bei sechs Minuten. Die Beratungsergebnisse wurden eine, drei, sieben und 52 Wochen nach der Intervention kontrolliert. Abgesehen von dem einen Telefongespräch fand keine weitere Evaluation oder Fortsetzung der Beratung statt. Gleiches gilt für eine Bekräftigung der Inhalte.

Beim letzten Assessment, ein Jahr nach der Intervention, zeigten die drei Gruppen keine signifikanten Unterschiede, was die erwarteten Ergebnisse anging. In Anbetracht der durchgeführten Interventionen ist das aber auch kaum eine Überraschung, oder? Glücklicherweise lautet der Schlusssatz der Studie:

- Bei zukünftigen Bemühungen zur Förderung der Selbstpflege bei Rückenschmerzen sollte man zunächst die jeweiligen Bedürfnisse der Personen, die immer wieder Behandlung brauchen, identifizieren und dann intensive Interventionen entwickeln, die unmittelbar auf diese Bedürfnisse abzielen. *(Cherkin et al., 1996, S. 348)*

Die Autoren kamen zu dem Schluss, dass eine individualisierte Beratung bessere Ergebnisse bringen könnte. Wenn Sie edukativ tätig sind, sollten Sie Zeit und Geld sparen, indem Sie es gleich richtig machen!

Ist Beratung kostenwirksam?
- Wie können wir beweisen, dass Patientenberatung kosteneffektiv ist und es rechtfertigt, Geld auszugeben? *(Eine Pflegeperson)*

Um nachzuweisen, dass Patientenberatung kosteneffektiv ist, müssen wir zeigen, dass sie eine lohnende Investition darstellt. Dies lässt sich auf unterschiedliche Weise bewerkstelligen.

Wir können uns beispielsweise auf Forschungsstudien berufen, die zu dieser Fragestellung durchgeführt wurden, denn:

■ Immer mehr Studien belegen die Auffassung, dass eine verbesserte Patienten- und Angehörigenberatung bei den Patienten positive Gesundheitsergebnisse bewirkt und die Gesamtkosten der Pflege senkt. *(Kantz et al., 1998, S. 12)* ■

Eine Durchsicht von Studien über den finanziellen Nutzen der Patientenberatung ergab Folgendes:

■ Im Durchschnitt brachte jeder in die Patientenberatung investierte Dollar eine Ersparnis von drei bis vier Dollar. *(Bartlett, 1995, S. 89)* ■

Das ist ein greifbarer Wert, mit dem man etwas anfangen kann. Die ganze Sache scheint logisch zu sein. Wenn der Klient sich selbst zu versorgen weiß, Probleme erkennen kann und in der Lage ist, richtig darauf zu reagieren, wird es weniger Komplikationen geben, und die Probleme, die trotzdem noch auftreten, können frühzeitig entdeckt und ausgeräumt werden. Da es weniger kostet, den Patienten zu unterweisen, als mögliche Komplikationen zu behandeln, spart man Geld.

Um deutlich zu machen, dass Beratung eine sinnvolle Investition ist, können Sie aber auch demonstrieren, wie die edukativen Maßnahmen wirken, die Sie durchführen. Wenn Sie in Ihrer Einrichtung Verbesserungen im Hinblick auf die Patienten- und Angehörigenberatung anstreben, sollten Sie auf die Wichtigkeit der Indikatoren verweisen, die Sie zu beeinflussen hoffen (zum Beispiel Aufenthaltsdauer oder Zahl der erneuten Einweisungen). Denken Sie daran, dass Sie Vergleichsdaten brauchen, um eine Verbesserung nachweisen zu können.

Die gesammelten Daten unterziehen Sie dann einer Kosten-Nutzen-Analyse, d. h. Sie stellen den Nutzen (Krankheitsprävention) und die Kosten der Beratung gegenüber und berechnen den monetären Wert eines bestimmten Gesundheitsergebnisses. Diese Art von Rechnung bereitet einigen Leuten Magengrimmen.

Eine andere Form der Berechnung ist die Kosteneffektivitätsanalyse (KEA). Sie erfasst Gesundheitsergebnisse über Gesundheitseinheiten (z. B. überlebte Jahre) und stellt sie den Kosten der Therapie gegenüber, gemessen in Währungseinheiten. Dieses Verfahren führt zwar zu keiner endgültigen Entscheidung, ob die Kosten den Nutzen überwiegen oder umgekehrt, ermöglicht aber einen Vergleich zwischen mehreren Beratungsprogrammen.

Bei Stone (1998) finden sich Details zur KEA. Dieses Verfahren berücksichtigt eine Vielzahl von Variablen. Stones Artikel endet mit:

■ In den meisten Fällen wurden Pflegekräfte, Ärzte und andere im Rahmen ihrer Ausbildung nur schlecht auf Entscheidungen vorbereitet, die mit Kosteneffektivität zusammenhängen. In den nächsten Jahren aber wird es für Kliniker zunehmend wichtiger werden, KEAs durchzuführen oder Daten aus multiplen KEAs für sachgerechte Entscheidungen heranzuziehen, besonders in Einrichtungen, die im Preis- oder Qualitätswettbewerb zu ihren Konkurrenten stehen. Pflegekräfte, die sich mit KEAs auskennen und wissen, wie man sie zur Lösung bestimmter Probleme nutzen kann, werden nicht nur das Ansehen ihrer Arbeitgeber und Vorgesetzten genießen, sondern können ihre Berufsgruppe durch die Anwendung ihrer Kenntnisse voranbringen und den Einfluss erhöhen, den Pflegekräfte auf die Versorgung ihrer Klienten haben. *(Stone, 1998, S. 233)* ■

Kosteneffektivitätsanalysen wurden bereits bei Pneumokokken-Impfungen, gynäkologischen Abstrichen und Lipidsenkern durchgeführt (Buerhaus, 1998). Werden wir bald auch KEAs von Patienten- und Angehörigenberatungsprogrammen zu sehen bekommen?

Forschungsergebnisse als Argumentationshilfen

Eines sollten Sie im Zusammenhang mit Forschung nie vergessen: Eine Studie allein beweist noch nichts, aber signifikante Ergebnisse mehrerer Studien, die alle zum selben Ergebnis kommen, liefern außerordentlich starke Argumente für Ihren Standpunkt. In den richtigen Händen kann Forschung ein machtvolles Instrument zur Durchsetzung von Zielen sein. Es gibt bereits einen reichen Wissensfundus, auf den Sie zurückgreifen können, wenn Sie sich für die Patienten- und Angehörigenberatung stark machen wollen.

▪ Fasst man die Ergebnisse von Überblicksartikeln zusammen, steht die Patientenberatung in positivem Zusammenhang mit Wissenszuwachs und einer Reihe günstiger psychosozialer und physischer Gesundheitsergebnisse. *(Rankin & Stallings, 1996, S. 341)* ▪

Üben Sie das Lesen von Forschungsstudien und bauen Sie dabei Ihr kritisches Evaluationsvermögen aus. Untersuchen Sie Artikel, mit denen Sie inhaltlich übereinstimmen, genauso kritisch wie solche, mit denen Sie nicht konform gehen. Je besser Sie den Forschungsprozess verstehen, desto besser werden Sie sich im Hinblick auf Beratung Ihrer Haut wehren können.

Überlegen Sie, wie die Patienten- und Angehörigenberatung in Ihre berufliche Rolle hineinpasst, und machen Sie sich mit einschlägigen Publikationen vertraut. Was bringt Ihnen etwas? Möchten Sie lernen, wie man am besten Gruppenschulung betreibt? Welche Methoden eignen sich für die Edukation von Diabetikern? Wie können Sie Populationen erreichen, die bisher stiefmütterlich behandelt wurden?

Nutzen Sie das, was Sie aus Forschungsstudien lernen, in Ihrem Berufsalltag. Wenden Sie Methoden an, die als effektiv nachgewiesen wurden. Untermauern Sie Ihre Argumente mit Forschungsergebnissen, wenn Sie mehr Zeit oder Geld für die Patientenberatung fordern. Zitieren Sie einschlägige Studien, wenn Sie Mittel beantragen, und drängen Sie auf das, was für Ihre Patienten und deren Angehörige das Beste ist.

Unterstreichen Sie Ihren Standpunkt mit Forschungsergebnissen. Forschung ist eine starke Waffe.

Der eigene Beitrag

Selbst wenn Sie kein studierter Pflegeforscher mit Doktordiplom sind, können Sie viel zur Ergebniserfassung in der Patienten- und Angehörigenberatung beitragen. *(Falls* Sie ein Pflegeforscher mit Doktordiplom sind, dürften Sie wissen, was Sie zur Überprüfung von Ergebnissen beitragen können. Haben Sie sich in letzter Zeit einmal mit der Evaluation der Patienten- und Angehörigenberatung beschäftigt?*)*

Suchen Sie in den Akten Ihrer Patienten nach Angaben darüber, welche edukativen Maßnahmen andere Mitglieder des Gesundheitspflegeteams durchgeführt haben. Machen Sie sich ein Bild vom Verständnisgrad des Klienten und arbeiten Sie an diesem Punkt weiter. Stellen Sie sicher, dass Ihre Klienten verstehen, was Sie ihnen beibringen, und kontrollieren Sie, ob sie es auch praktisch anwenden können. Geben Sie Ihre Erkenntnisse durch Dokumentation an das übrige Gesundheitspflegeteam weiter und sprechen Sie mit Ihren Kollegen darüber. Auf diese Weise wird Kontinuität gewahrt und alle sparen Zeit.

Seien Sie Vorbild und machen Sie Kollegen, Schülern und Praktikanten vor, wie man evaluieren kann, ob ein Klient verstanden hat. Wenn Ihr Patient schon drei Tage im Krankenhaus ist und bislang noch niemand einen Eintrag in das Beratungsformular gemacht hat, warum sollten Sie nicht der Erste sein? Irgendjemand muss schließlich damit anfangen.

Nehmen Sie befriedigt zur Kenntnis, wenn Sie und Ihr Klient die Ziele der Beratung erreichen. Nehmen Sie befriedigt zur Kenntnis, wenn Ihre Intervention etwas bewirkt. Freuen Sie sich daran! Zeichnen Sie Ihre Erfolgserlebnisse wie in Kasten 12-1 auf S. 283 dargestellt als Modellfall auf. Sammeln Sie diese Erfolgsgeschichten und bringen Sie Ihre Kollegen dazu, dasselbe zu tun.

Nehmen Sie sich etwas Zeit und stöbern Sie in Ihrer Fallstudiensammlung. Erkennen Sie einen roten Faden? Was fällt Ihnen auf? Wie können Sie diese Erkenntnis gewinnbringend nutzen?

Diese Fallbeispiele können und dürfen Ihnen in Bezug auf Ihre Arbeit Wohlbehagen verschaffen. Vielleicht helfen Ihnen Ihre Entdeckungen, wenn Sie für mehr Geld und Zeit für Beratung eintreten. Oder Sie stoßen auf Themen, die Sie weiterverfolgen möchten, indem Sie die einschlägige Literatur studieren oder sogar selbst eine kleine Studie entwerfen.

Vielleicht bittet man Sie mitzuhelfen, Daten zur Evaluation eines Programms zur Patienten- und Angehörigenberatung zu erheben oder sich an einer Forschungsstudie zu beteiligen, die sich mit den Ergebnissen Ihrer edukativen Maßnahmen beschäftigt. Machen Sie mit!

Habe ich Ihr Interesse geweckt? Warum sollten Sie nicht in die Pflegeforschung zur Patienten- und Angehörigenberatung einsteigen? Sie wissen schließlich, welche Methoden sich bewähren und welche nicht. Sie müssen Ihre Erkenntnisse nur noch in eine Form bringen, die Ihre Vorgesetzten und Geldgeber verstehen. Packen wir an, was für unsere Patienten und ihre Familien das Beste ist.

13.4 Eine historische Anmerkung zur Ergebnisdarstellung

Sie sind noch immer nicht davon überzeugt, dass dieser «Evaluationskram» Pflege ist?

> Wussten Sie, dass Florence Nightingale aus lauter Ärger darüber, dass die Militärführung, das Parlament und Queen Victoria ihr nicht zuhörten, eine neue Form der statistischen Darstellung erfand, mit der sie sie schließlich dazu brachte, ihre Verbesserungsvorschläge umzusetzen?

Während des Krimkrieges führte Florence Buch über unnötige Todesfälle aufgrund unhygienischer Zustände. Sie legte ihre Daten den zuständigen Regierungsstellen vor und wurde ignoriert. Daraufhin erfand sie das Polardiagramm (sie nannte es Coxcomb[3]), mit dem sie eindeutig zeigte, dass die wenigsten Soldaten an kriegsbedingten Verletzungen starben.

Die Grafik, die sie entwarf, um ihre Daten eindringlich darzustellen, finden Sie im Internet, zum Beispiel unter http://www.math.yorku.ca/SCS/Gallery/flo.html.

---

3 Der Ausdruck *coxcomb* heißt so viel wie *Geck* oder *Stutzer* und leitet sich von *cockscomb (Hahnenkamm)* ab. Wenn die geneigte Leserin (der geneigte Leser) die angegebene Internet-Adresse aufruft, wird sich zeigen, dass ein Nightingale'scher *coxcomb* in der Tat Ähnlichkeit mit diesem Kardinalsymbol aus der Welt des Stutzertums aufweist und deswegen auch so eitle Gecken Eindruck macht. [Anmerkung des Bearbeiters]

Polardiagramme ähneln Tortendiagrammen, sind jedoch etwas komplexer. Es handelt sich dabei um eine Art zirkuläres Säulendiagramm. Die Kreissegmente repräsentieren Datenkategorien (zum Beispiel Zeitabschnitte), und ihre Fläche steht für die Häufigkeit der Fälle. Im Gegensatz zu Tortendiagrammen haben die Segmente von Polardiagrammen jedoch konstante Winkel und variieren stattdessen im Radius, sodass die «Tortenstücke» eine unterschiedliche Länge aufweisen.

Florences Diagramm untermauerte und veranschaulichte ihre Argumente grafisch. Man hörte ihr endlich zu, und die Veränderungen, die sie forderte, wurden umgesetzt. Ihre Berechnungen zeigten, dass eine Verbesserung der hygienischen Bedingungen die Zahl der Sterbefälle senken würde. Sie hatte Recht!

Florence Nightingale hat aber nicht einfach nur dieses Diagramm erfunden. Sie revolutionierte vielmehr die Sammlung, Tabellarisierung, grafische Darstellung und Interpretation deskriptiver statistischer Daten. Im Jahre 1858 wurde sie in die Royal Statistical Society aufgenommen und 1874 zum Ehrenmitglied der American Statistical Association ernannt.

Was ich Ihnen damit sagen will?

Wenn die Organisation Sie nervt, sammeln Sie Daten und treten Sie für das ein, was für den Patienten das Beste ist.

Wenn Sie mehr erfahren wollen:
Bartlett, E. E. (1995). Cost-benefit analysis of patient education. *Patient Education and Counseling, 26*, 87–91.
Buerhaus, P. I. (1998). Milton Weinstein's insights on the development, use, and methodologic problems in cost-effectiveness analysis. *Image: Journal of Nursing Scholarship, 30*(3), 223–227.
Bonheur, B. B. (1995). Measuring satisfaction with patient education. *Journal of Nursing Staff Development, 11*(1), 35.
Channing L. Bete Co., Inc.
200 State Road
South Deerfield
MA 01373-0200
1-800-628-7733.
Eine Bezugsquelle für schriftliche Schulungsunterlagen. Warb 1997 mit folgendem Slogan: «Unsere Lehrmaterialien wurden in einer von unabhängigen Experten durchgeführten landesweiten Studie als effektiv bestätigt.»

Cherkin, D. C., Dayo, R. A., Street, J. H., Hunt, M. & Barlow, W. (1996). Pitfalls of patient education: Limited success of a program for back pain in primary care. *SPINE, 21*(3), 345–355.

Considine, C. J. (1996). Measurement of outcomes: What does it really mean? *Home Healthcare Nurse, 14*(6), 488.

Deye, D. L., Kahn, G., Jimison, H. B., Renner, J. H., Wenner, A. R. & Gabello, W. J. (1997). How computers enrich patient education. *Patient Care, 31*(3), 88–100. [Online]. EBSCO.

Dignan, M., Michielutte, R., Blinson, K., Wells, H. B., Case, L. D., Sharp, P., Davis, S., Konen, J. & Mc Quellon, R. P. (1996). Effectiveness of health education to increase screening for cervical cancer among Eastern-Band Cherokee Indian women in North Carolina. *Journal of the National Cancer Institute, 88*(22), 160–167. [Online]. EBSCO.

Doak, C. C., Doak, L. G., Friedell, G. H. & Meade, C. D. (1998). Improving comprehension for cancer patients with low literacy skills: Strategies for clinicians. CA: Cancer Journal Clinics, 48, 151–162. [Online]. http://www.ca-journal.org/frames/articles/articles_1998/48_151-162_frame.htm.

Dracup, K., Baker, D. W., Dunbar, S. B., Dacey, R. A., Brooks, N. H., Johnson, J. C., Oken, C. & Massie, B. M. (1994). Counseling, education, and lifestyle modifications. *Journal of the American Medical Association, 272*(18), 1442–1447. [Online]. EBSCO.

Einhorn, C. (1998). Steps of patient education. [Online]. http://nisc8a.upenn.edu/psychosocial/pat_educ.html.

Farley, D. (1997). Label literacy for OTC drugs. FDA Consumer, May-June, [Online]. http://www.fda.gov/dfac/features/1997/497_otc.html.

Falvo, D. R (1995). Educational evaluation: What are the outcomes? *Advances in Renal Replacement Therapy, 2*(3), 227–233.

Goldstein, N. L., Snyder, M., Edin, C., Lindgren, B. & Finkelstein, S. M. (1996). Comparison of two teaching strategies: Adherence to a home monitoring program. *Clinical Nursing Research, 5*(2), 150–177. [Online]. InfoTrac.

Haggard, A. (1989). *Handbook of patient education.* Rockville, MD: Aspen Publishers.

Hoeman, S. P. (1995). Nursing's expected and unexpected outcomes. *Clinical Nurse Specialist, 9*(2), 106.

Joint Commission on Accreditation of Healthcare Organizations. (1998). *1998 Hospital Accreditation Standards.* Oakbrook Terrace, IL: Author.

Kantz, B., Wandel, J., Fladger, A., Folcarelli, P., Burger, S. & Clifford, J. C. (1998). Developing patient and family education services. *The Journal of Nursing Administration, 28*(2), 11–18.

Kapitel

14
Wir stehen erst am Anfang

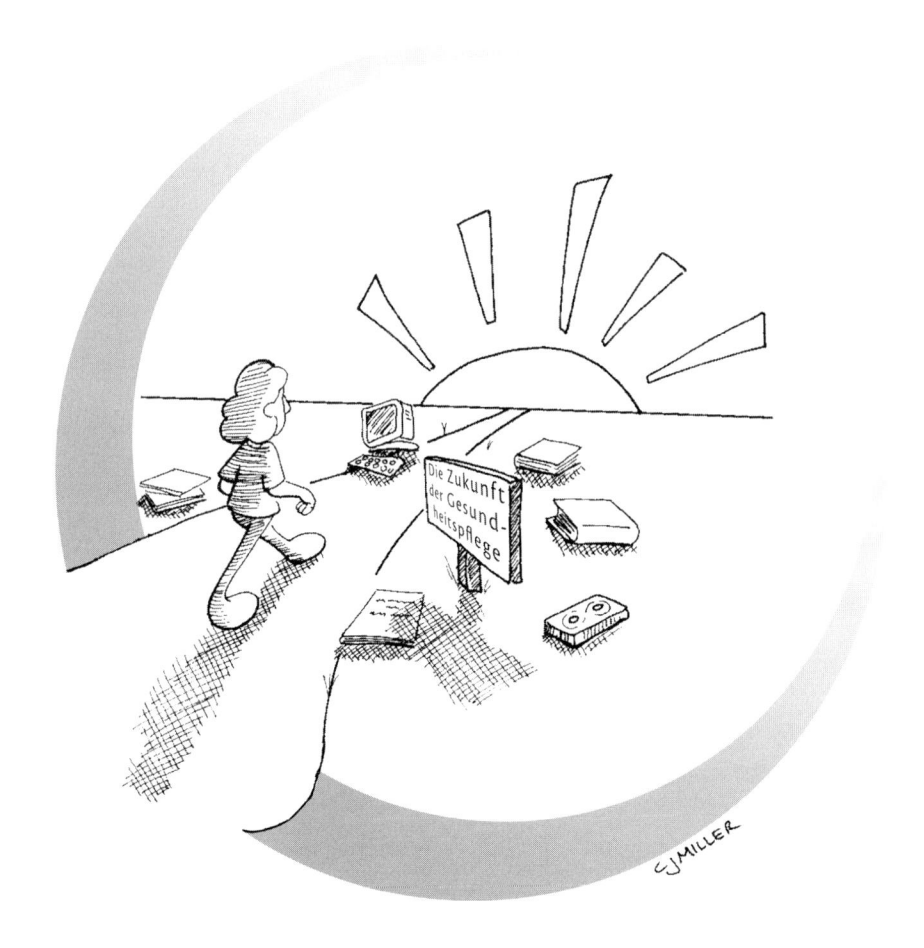

■ In Zeiten, in denen das Krankenhaus-Budget immer knapper wird und das Personal viel zu viele Aufgaben und viel zu wenig Zeit hat, müssen die mit Patientenberatung befassten Fachkräfte eine Möglichkeit finden, nicht länger, sondern rationeller zu arbeiten. Die Lösung besteht darin, den Prozess neu zu bewerten und Wege zur Umstrukturierung und Straffung der Patientenberatung zu finden. *(Joyce Dittmer, MSN, RN, 1998, Patient Education Management, 5(1), S. 2)* ■

14.1 Unterwegs (zu unbekannten Ufern)

Halten Sie während Ihrer pflegerischen Laufbahn aufmerksam nach Gelegenheiten Ausschau, mit Patienten und ihren Familien edukativ zu arbeiten. Hören Sie sich ihre Wünsche und Bedürfnisse an, achten Sie darauf, wie und wann Sie Beratung betreiben, und stellen Sie fest, was sich bewährt und was nicht. Konzentrieren Sie sich auf die Ziele der Beratung und stellen Sie die Bedürfnisse der Klienten in den Mittelpunkt der Betreuung. Arbeiten Sie mit Beratungsmethoden, die von der Forschung als die effektivsten ausgewiesen sind.

In dem Maß, wie sie sich Ihrer edukativen Funktion und Verpflichtung immer besser bewusst werden, können Sie zusehen, wie sie allmählich zum Beratungsexperten werden. Benner (1984) definiert die Funktion von Pflegekräften als Pädagoge beziehungsweise Trainer wie folgt:

- die Gelegenheit beim Schopf packen, wenn der Klient lernbereit ist
- den Patienten unterstützen, die Implikationen von Krankheit und Genesung in sein Leben zu integrieren
- erkunden und verstehen, wie der Patient seine Krankheit interpretiert
- dem Patienten seinen Zustand erklären und ihm die Gründe für die anstehenden Prozeduren erläutern
- Trainerfunktion: dem Patienten die Auseinandersetzung mit krankheitsbezogenen Tabuthemen ermöglichen.

Das sind nur einige Beispiele dafür, wie Pflegekräfte mit den Reaktionsmustern ihrer Klienten umgehen können. Kompetenz in dieser Hinsicht kann sowohl beruflich als auch persönlich sehr befriedigend sein.

Dieses Buch hat aufgezeigt, wie Sie Beratungszeit sparen können, indem Sie effektiver vorgehen. Bringen Sie Ihren Patienten nur das bei, was nötig und angemessen ist. Wenden Sie Methoden an, deren Effektivität nachgewiesen ist. Individualisieren Sie Ihre edukativen Interventionen. Wenn Sie nicht bereits während der Ausbildung gelernt und geübt haben, so zu verfahren, werden Sie den wahren Nutzen dieser Vorgehensweise möglicherweise erst erkennen, wenn Sie sie in die Praxis umsetzen.

Die Forschung zur Patienten- und Angehörigenberatung macht rasante Fortschritte, weshalb Sie nicht beim Gewohnten stehen bleiben sollten. Halten Sie sich über die aktuellen Entwicklungen auf dem Laufenden. Nehmen Sie an internen Fortbildungsveranstaltungen und an Fachkongressen teil. Machen Sie Ihre Patienten zu Ihren Lehrern.

Wenn Sie einen Internetanschluss und eine E-Mail-Adresse besitzen, können Sie damit Kontakt zu Kollegen in der ganzen Welt halten und Wissen austauschen. Informieren Sie sich mit Hilfe des Internet auch über die ständig anwachsende Fachliteratur. Fachbücher über Beratung für Profis und Laien finden Sie zum Beispiel über den Suchdienst des Internet-Buchversands Amazon (http://www.amazon.com). Andere Anbieter betreiben ähnliche Bücher-Suchdienste und schicken Ihnen Listen mit Empfehlungen zu. Kommt ein Buch zu einem Thema auf den Markt, das Sie angegeben haben, wird man Sie per E-Mail informieren. Sind Sie daran interessiert, können Sie das Buch gleich über das Internet bestellen, vorausgesetzt, Sie haben eine Kreditkarte.

Sprechen Sie mit Kollegen über Ihre Probleme und Erfolge, während Sie dazulernen, Erfahrungen sammeln und Ihre edukativen Kompetenzen ausbauen. Veröffentlichen Sie Ihre Modellfälle. Haben Sie ein interessantes edukatives Hilfsmittel entwickelt oder ist es Ihnen gelungen, aus chaotischen Verhältnissen heraus ein funktionierendes

Team zu erschaffen, erzählen Sie anderen bei Konferenzen davon oder verfassen Sie einen Artikel darüber. Suchen Sie eine Pflegezeitschrift aus, von der Sie sich vorstellen können, dass sie Ihren Artikel veröffentlicht. Passen Sie ihn an den Publikationsstil der Zeitschrift an und reichen Sie ihn ein.

Wir alle werden wertvolle Zeit sparen, wenn wir aufhören, jeder für sich an denselben Problemen herumzubasteln, und stattdessen unser Wissen teilen und einen gemeinsamen Fundus anlegen.

14.2 Wer verlieh Dorothy die Macht, nach Hause zurückzukehren?

Ist Ihnen aufgefallen, dass dieses Buch an keiner Stelle behauptet, die Patienten- und Angehörigenberatung verleihe dem Klienten Macht?[1]

Wissen Sie auch, warum?

Weil sie das nicht tut.

▪ Lehrer verleihen erwachsenen Lernern keine Macht. Sie ermutigen sie lediglich, die Macht zu nutzen, mit der sie geboren wurden. *(Vella, 1994, S. 8)* ▪

In dem Märchen *Der Zauberer von Oz* hatte die Heldin Dorothy von Anfang an die Macht, nach Hause zurückzukehren. Es war ihr nur nicht bewusst. Die gute Fee Glinda musste ihr erst sagen, wie sie das bewerkstelligen konnte: nämlich indem sie ihre Füße in den roten Zauberschuhen dreimal mit den Fersen zusammenschlug.

Ähnliches gilt für Ihre Klienten. Sie haben sich ihr ganzes Leben lang selbst versorgt. Um die gegenwärtigen Herausforderungen in ihrem Leben zu meistern, brauchen sie nur jemanden, der ihnen etwas Mut macht und sie in die richtige Richtung lenkt.

Und Ähnliches gilt auch für Sie. Sie hatten schon immer die Macht, sich die Zeit zu verschaffen, die Sie brauchen, um edukativ mit Patienten und Angehörigen zu arbeiten.

Wo sind Ihre Zauberschuhe? Sie haben die Form eines Diploms. Eines Diploms, das es Ihnen erlaubt, sich als professionelle und examinierte Pflegeperson zu bezeichnen.

Sie und alle anderen examinierten Pflegekräfte hatten die ganze Zeit über die nötige Macht.

Wenn wir Patienten entlassen, bevor diese bereit und in der Lage sind, sich selbst zu versorgen, setzen wir sie einer unvertretbaren Gefahr aus. Unsere Patienten und ihre Angehörigen wollen begreifen, was mit ihnen geschieht und was sie tun müssen, um sich so weit wie möglich selbst versorgen zu können. In unserem Berufsbild ist verankert, dass wir befugt und verpflichtet sind, edukativ zu arbeiten. Die JCAHO fordert, dass Beratung durchgeführt und gut durchgeführt wird. Sie erwartet auch, dass wir diese Tätigkeit zu einem integralen Bestandteil unserer Arbeit machen, indem wir sie im multidisziplinären Team und über das gesamte Pflegekontinuum hinweg gemeinsam mit unseren Kollegen ausüben.

Im Leitbild der Einrichtung, für die Sie arbeiten, findet sich vermutlich etwas darüber, dass Sie nach Mustergültigkeit, Pflegequalität oder Patientenzufriedenheit streben sollen. Da die Zufriedenheit Ihrer Klienten aber eng mit der Effektivität edukativer Maßnahmen verknüpft ist, gehört Beratung ohne Wenn und Aber zu Ihrem Auftrag.

Nach welcher Art Macht streben Sie?

Von wem müssen Sie sich diese Macht erkämpfen? Vom System? Wer ist das?

Welche Berufsgruppe stellt den größten Anteil an Personen in diesem System? Pflegekräfte!

Wir arbeiten in der Gemeinde, in sämtlichen Einrichtungen der Gesundheitspflege, auf den verschiedensten Stufen der pflegerischen Aus- und Weiterbildung bis hin zur Universität, und sogar in der Managed Care. Wir haben das System längst von den Wurzeln her durchdrungen, sitzen in der Qualitätssicherung und -verbesserung,

---

[1] Die Autorin bezieht sich hier auf den so genannten *empowerment-Prozess*, in dessen Verlauf dem Patienten Macht im Sinne einer inneren Kraft *(power)* verschafft wird, um seine Interessen zur Geltung bringen zu können. Dabei wird von der Machtlosigkeit des Patienten in der Institution Gesundheitswesen ausgegangen. [Anmerkung des Bearbeiters]

im mittleren Management und in den Chefetagen.

Wir Pflegekräfte befinden uns in den richtigen Positionen, die Klienten stehen hinter uns, und wir haben die Befugnis und die Kompetenz, um etwas zu unternehmen. Wir hatten die ganze Zeit über die Macht zur Beratung. Nun, da die Rufe nach Kosteneffektivität immer lauter werden und die Selbstpflegefähigkeit der Patienten immer mehr in den Vordergrund rückt, haben wir auch noch die Zeit auf unserer Seite.

14.3 Ein kontinuierlicher Lernprozess

Wir können nicht einfach die Fersen zusammenschlagen, wie Dorothy es tut, um nach Hause zu kommen. Denn wir befinden uns auf der Reise in die Zukunft der Gesundheitspflege. Wir müssen unsere Probleme erkennen und uns eins nach dem anderen vornehmen.

In der Gesundheitspflege existieren viele Strukturen, die in krassem Gegensatz zu unseren erklärten Zielen stehen. Angeblich wollen wir Kosten einsparen, und trotzdem legen wir noch immer großen Wert auf die Entwicklung hoch technisierter, kostspieliger Interventionsmöglichkeiten. Wir müssen bewusster auf solche Widersprüche achten und unsere Ressourcen und Ziele besser aufeinander abstimmen.

Sie möchten ein konkretes Beispiel?

■ Weil der Akutheitsgrad der Krankheit abgenommen hat, sehen die meisten Einrichtungen zur Betreuung von Akutpatienten darüber hinweg, wie wichtig pflegerische Interventionen gerade dann sind, wenn die Entlassung des Patienten ansteht. Wenn Pflegekräfte jedoch feststellen und hervorheben, wo überall Aktivitäten stattfinden, die mit edukativen Interventionen zusammenhängen, liefert ihnen dies Beweise dafür, dass solche Interventionen ebenso viel Zeit und Mühe in Anspruch nehmen wie die kontinuierliche Überwachung von Vitalzeichen oder die Hilfestellung in Verbindung mit Selbstpflegebedürfnissen. (Rakel, 1992, S. 403) ■

Das System will die Kosten der Pflege senken, dabei aber gleichzeitig die Qualität bewahren. Patienten- und Angehörigenberatung ist nachweislich kosteneffektiv und gesundheitsförderlich. Wenn wir unsere edukativen Maßnahmen nicht dokumentieren, nicht weitergeben, was noch zu tun ist, und nicht für eine qualitativ hochwertige Pflege sprechen, schneiden wir uns nicht nur ins eigene Fleisch, sondern fallen unserer ganzen Berufsgruppe in den Rücken und betrügen unsere Klienten.

Etwas Ähnliches geschieht, wenn Sie zu häufig unbezahlte Überstunden machen, um Ihre Arbeit erledigen zu können. Auf Dauer wird die Krankenhausleitung annehmen, die Zeit, die sie Ihnen bezahlt, reiche aus, um die anfallenden Arbeiten zu bewältigen. Wenn Sie sich nicht über die Situation beschweren, sondern Ihre Bedürfnisse verschweigen, manövrieren Sie sich selbst aus.

Wir hatten schon die ganze Zeit die Macht zur Beratung. Die externen Kräfte sind auf unserer Seite: die Patienten und ihre Familien, die JCAHO sowie Faktoren wie Qualität, Kosteneffektivität, Forschung und Dringlichkeit. Jetzt ist es an uns, den Beratungsbedarf zu dokumentieren, den Etatverwaltern deutlich zu machen, dass Beratung etwas bewirkt, und stärker für das Recht unserer Patienten einzutreten, informiert zu werden, zu verstehen und sich selbst versorgen zu können.

14.4 Die Essenz der Pflege

■ Wir, und nur wir alleine, besitzen die Kenntnisse, Fähigkeiten und Fertigkeiten, um Patienten etwas über ihre Gesundheit beizubringen. Niemand sonst kann das so gut wie wir. *(Freda, 1997, S. 330)* ■

Hochwertige Patienten- und Angehörigenberatung spiegelt die inneren Werte der professionellen Pflege wieder.

■ Pflegekräfte ... lernen aufgrund ihrer Ausbildung und ihrer Erfahrungen zu beobachten und zu verstehen, wie Patienten mit Krankheit, Leid, Schmerz, Tod oder Geburt umgehen, und unterstützen sie darin, solche neuen, unbekannten

Erlebnisse zu begreifen, besser zu kontrollieren, zu akzeptieren und sogar über sie zu triumphieren. Neben einer formalen Ausbildung braucht es zur Entstehung dieser Fähigkeit praktische Erfahrung, denn es ist unmöglich, den Umgang mit einer Krankheit in der Theorie zu erlernen. Hierzu ist vielmehr ein tief gehendes Verständnis der Situation nötig, und oft wird dieser Umgang ganz ohne Worte, durch Demonstrationen, Einstellungen und Reaktionen vermittelt. *(Benner, 1984, S. 89/90)*

14.5 Immer noch keine Zeit für Beratung?

Ein Experte für Zeitmanagement hielt ein Referat vor einer Gruppe Wirtschaftsstudenten (allesamt hoch motivierte Überflieger) und sagte: «Okay, Zeit für ein kleines Quiz.»

Er nahm ein 5-Liter-Einmachglas und stellte es vor sich auf den Tisch. Dann packte er etwa ein Dutzend faustgroße Steine aus und legte sie – einen nach dem anderen – vorsichtig in das Glas.

Als das Glas bis obenhin mit den Brocken gefüllt war und kein weiterer Stein mehr hineinpasste, fragte er die Studenten: «Ist dieses Glas voll?»

Wie aus einem Munde riefen diese: «Ja!»

Darauf sagte der Dozent: «Wirklich?» Er griff unter den Tisch und holte ein Eimerchen mit Kies hervor. Diesen gab er portionsweise obenauf und schüttelte das Glas so lange, bis die kleineren Steine in die Lücken zwischen den großen Brocken rutschten.

Dann fragte er die Gruppe wieder: «Ist dieses Glas voll?»

Diesmal waren die Studenten vorsichtiger. Einer antwortete: «Wahrscheinlich nicht.»

«Gut», bestätigte der Dozent.

Er griff erneut unter den Tisch und zog nun ein Säckchen Sand hervor. Er goss den Sand in das Glas, und dieser rieselte zwischen den Kies und die dickeren Steine. Dann schaute er in die Gruppe und fragte zum dritten Mal: «Ist dieses Glas voll?»

Diesmal waren seine Zuhörer mutiger und riefen: «Nein!»

Wieder entgegnete er: «Gut», und brachte einen Krug Wasser zum Vorschein, den er in das Glas entleerte. Als das Glas bis zum Rand voll war, wandte er sich an die Studenten und fragte: «Was will ich Ihnen mit dieser Demonstration wohl sagen?»

Ein besonders Eifriger hob die Hand und antwortete: «Die Botschaft ist: Egal wie voll dein Stundenplan ist, wenn du dich wirklich anstrengst, kannst du immer noch etwas hineinquetschen!»

«Nein», erwiderte der Dozent. «Guter Versuch, aber leider falsch. Was zeigt uns das Experiment wirklich? – Wenn Sie die großen Brocken nicht zuerst einfüllen, werden Sie sie nie mehr hineinbekommen.»

Und was ist für uns die Moral der Geschichte? Wenn Sie keine Zeit zur Beratung haben, liegt das vielleicht daran, dass Sie die Patienten- und Angehörigenberatung wie Kies, Sand oder Wasser behandeln und versuchen, sie in die Lücken in Ihrem Alltag zu pressen.

In Wahrheit ist Beratung jedoch einer der ganz großen Brocken. Wenn Sie also keine Zeit dafür haben, ist Beratung vielleicht der dicke Stein, der am Ende nicht mehr ins Glas hineinpasst.

Beginnen Sie also mit den wirklich dicken Brocken!

Wenn Sie mehr darüber erfahren wollen, wie man qualitativ hochwertige Patienten- und Angehörigenberatung betreibt, hier die wichtigsten Quellen:

(1998). Process improvement teams revamp teaching programs to fit busy schedules. *Patient Education Management, 5*(1), 1–3.

Baker, C. (1992). *Just say it! How to write for readers who don't read well: A training manual for writers.* Washington, D.C.: Plan, Inc.

Bartlett, E. E. (1995). Cost-benefit analysis of patient education. *Patient Education and Counseling, 26,* 87–91.

Benner, P. (1984). *From novice to expert: Excellence and power in clinical nursing practice.* Menlo Park, CA: Addison-Wesley.

Dass, R. & Gorman, P. (1985). *How can I help? Stories and reflections on service.* New York: Alfred A. Knopf.

Doak, C. C., Doak, L. G. & Root, J. H. (1996). Teaching patients with low literacy skills (2nd ed.). Philadelphia: Lippincott-Raven.

Fink, A. (Ed.). (1995). *The survey kit*. Thousand Oaks, CA: Sage Publications.

Freda, M. C. (1997). Don't give it away. *The American Journal of Maternal/Child Nursing, 22* (December), 330.

Lawlor, M. & Handley, P. (1996). *The creative trainer: Holistic facilitation skills for accelerated learning*. London: McGraw-Hill.

Literacy Volunteers of America. (1992). *Secret survivors: The plight of functionally illiterate adults in the health care environment*. [Video.] Syracuse, NY: Author.

Lorig, K., Stewart, A., Ritter, P., Gonzalez, V., Laurent, D. & John, L. J. (1996). *Outcome measures for health education and other health care interventions*. Thousand Oaks, CA: Sage Publications.

Lorig, K. (1996). *Patient education: A practical approach*. Thousand Oaks, CA: Sage Publications.

Morgan, D. L. & Krueger, R. A. (Hrsg.). (1998). *The focus group kit*. Thousand Oaks, CA: Sage Publications.

Pirsig, R. M. (1974). *Zen and the art of motorcycle maintenance*. New York: Bantam Books.

Rakel, B. A. (1992). Interventions related to patient teaching. *Nursing Clinics of North America, 27*(2), 397–423.

Rankin, S. H. & Stallings, K. D. (1996). *Patient education: Issues, principles, practices* (3rd ed.). Philadelphia: Lippincott-Raven.

Stallings, K. D. (1996). *Integrating patient education in your nursing practice*. [Video.] Durham, NC: Horizon Video Productions.

Vella, J. (1994). *Learning to listen, learning to teach: The power of dialogue in educating adults*. San Francisco: Jossey-Bass.

Zusammenfassung für all jene, die keine Zeit haben, dieses Buch zu lesen

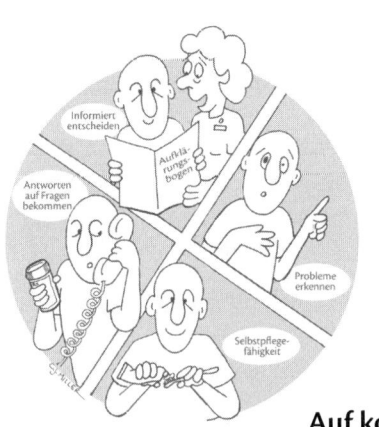

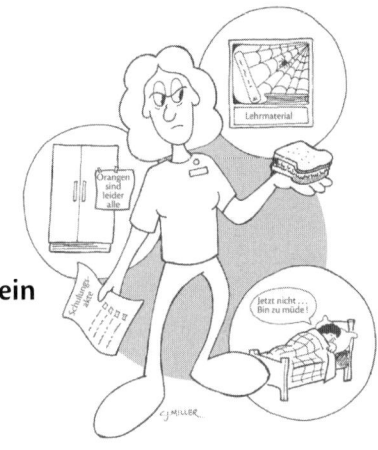

Allzeit bereit sein

Auf konkrete Verhaltensweisen und praktische Fertigkeiten konzentrieren

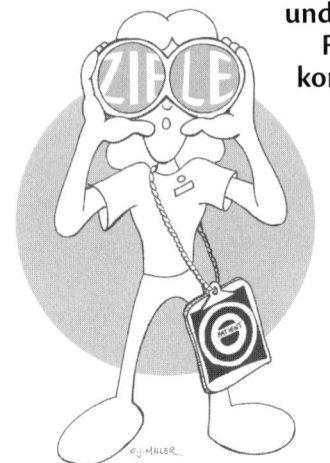

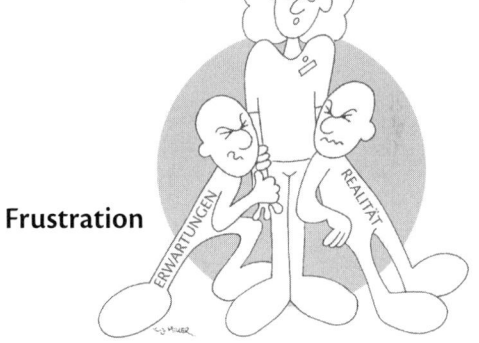

Frustration

Interdisziplinäre Kooperation

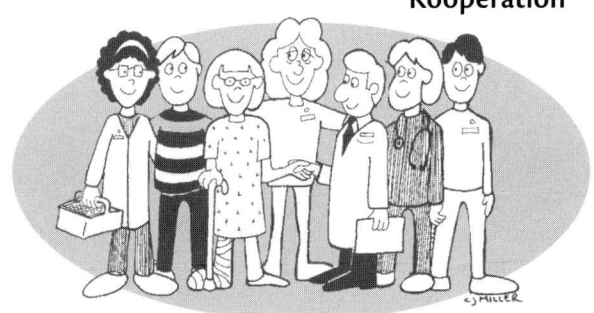

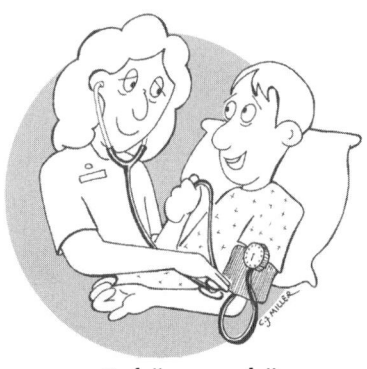

Zuhören, zuhören und nochmals zuhören

Übungen

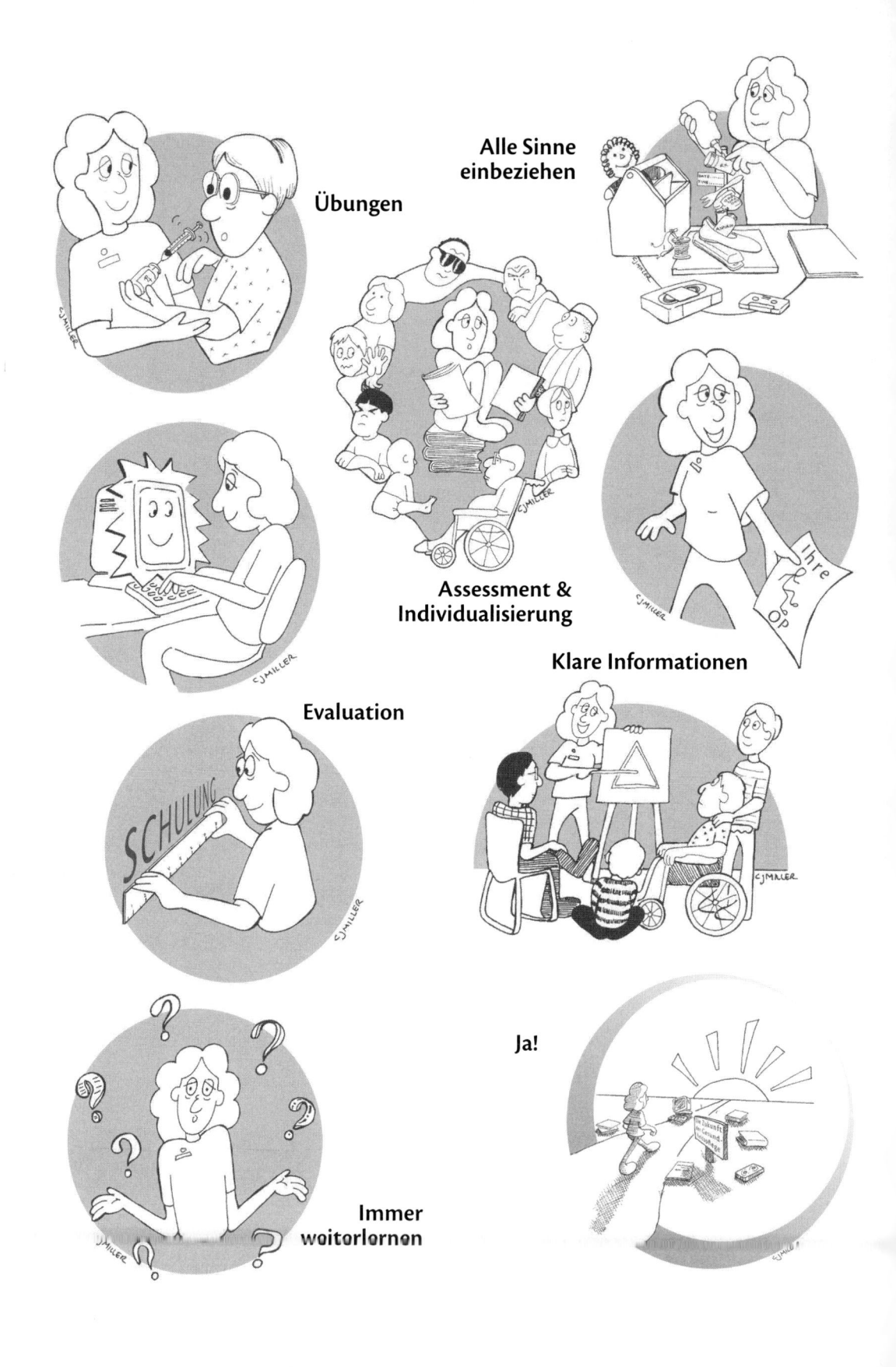

Alle Sinne einbeziehen

Assessment & Individualisierung

Klare Informationen

Evaluation

Ja!

Immer weiterlernen

Anhang

Die Ziele der Patienten- und Angehörigenberatung aus der Sicht des Gesundheitspflegeteams

Wir beraten, um die Gesundheitsergebnisse zu optimieren. Unsere Beratung versetzt den Klienten in die Lage:
- sachgerechte und wohlüberlegte Entscheidungen zu treffen
- lebensnotwendige Selbstversorgungskompetenzen zu entwickeln
- Probleme zu erkennen und entsprechend darauf zu reagieren
- Antworten auf Fragen zu bekommen beziehungsweise die richtigen Ansprechpartner zu finden.

Theorie und Praxis

Die Prinzipien des Lernens bei Erwachsenen liefern die Vorgabe, nach der die Inhalte dieses Buches ausgerichtet wurden. So ähnlich wie der Buchumschlag, der die einzelnen Seiten zusammenhält und dem Buch seine Form gibt. Die Grundregeln, nach denen Erwachsene lernen, sind auf den Umschlaginnenseiten zusammengefasst. Sie bilden den theoretischen Rahmen.

Wie aber gelangt man von der Theorie zur Praxis? Hier einige Tipps, wie sich die Prinzipien des Erwachsenenlernens bei der Patientenberatung umsetzen lassen. Die allgemeinen Regeln sind fett gedruckt, darunter finden sich jeweils einige Beispiele:

Arbeiten Sie die Ziele, Inhalte, Methoden und Evaluationsmaßstäbe gemeinsam mit dem Klienten aus.
- «Sie werden mit einem Gips nach Hause entlassen. Hatten Sie schon einmal einen Gips?»
- «Welche Therapie Sie wählen, ist eine weitreichende Entscheidung. Welche Informationen könnten Ihnen dabei helfen?»

Lassen Sie den Klienten seinen Beratungsbedarf selbst feststellen.
- «Welche Bedenken haben Sie dabei?»
- «Was ärgert Sie daran?»
- «Was könnte Ihnen Probleme bereiten, wenn Sie dies zu Hause tun wollen?»

Arbeiten Sie mit aktiver Beteiligung, Aktivität und Reflexion.
- *Aktive Beteiligung:* «Jeder Patient hat seine eigene Methode, um die Einnahme seiner Medikamente nicht zu vergessen. Wie ist das bei Ihnen?»
- *Aktivität:* Hier haben Sie eine Tabelle, die Ihnen einen besseren Überblick über Ihre Medikamente geben soll. Schreiben Sie die Namen der Mittel in diese Spalte und den Zeitpunkt der Einnahme dorthin ...»
- *Reflexion:* «Was halten Sie davon, die Einnahme Ihrer Medikamente nach diesem System zu organisieren?»
  - «Wie würde das System bei Ihnen zu Hause funktionieren?»
  - «Wodurch könnte man es noch verbessern?»

Lassen Sie den Klienten Ressourcen identifizieren und Überlegungen anstellen, wie er sie nutzen kann.
- «An wen könnten Sie sich wenden, wenn Ihnen zu Hause eine Frage in den Sinn kommt?»
- «Wann würden Sie einen Arzt rufen?»
- «Wann würden Sie in ein Krankenhaus gehen?»
- «Wer könnte Ihnen zu Hause dabei helfen?»

Animieren Sie den Klienten zum Weiterlernen nach der Entlassung.
- «Hier ist eine Liste guter Kochbücher für Diabetiker.»
- «Hier haben Sie die Telefonnummer der nächstgelegenen Leihbücherei.»
- «Hier ist eine Liste mit Terminen von Selbsthilfegruppen.»

Beziehen Sie den Klienten in die Überprüfung der Lernerfolge ein.
- «Wie könnten Sie das Ihrem Mann erklären? Stellen Sie sich vor, ich wäre Ihr Mann. Erzählen Sie mir, was Sie tun müssen.»

- «Wie könnten wir am besten dafür sorgen, dass Sie das zu Hause hinkriegen?»

Die folgenden Methoden eignen sich, um Informationen zu sammeln:

Einschätzung des Beratungsbedarfs
- «Warum sind Sie hier?»
- «Warum, denken Sie, haben Sie [diese Krankheit, dieses Problem]?»
- «Was haben Sie bisher gegen [diese Krankheit, dieses Problem] getan?»
- «Was könnte Ihnen jetzt helfen?»
- «Wenn Sie jetzt nach Hause entlassen würden, was wäre Ihre größte Sorge?»

Feststellung der Vorlieben beim Lernen
- «Das letzte Mal, als Sie selbst etwas lernen wollten, wie haben Sie das gemacht?»
- «Wie möchten Sie das gerne lernen? Möchten Sie lieber eine Broschüre lesen oder ein Video ansehen? Soll ich es vormachen? Möchten Sie mit einem Patienten darüber sprechen, der es bereits gelernt hat?»

Verständnisüberprüfung
- «Zeigen Sie mir, wie Sie das machen.»
- «Bringen Sie [diese Bilder, diese Schritte] in die richtige Reihenfolge und erzählen Sie mir zu jedem etwas.»
- «Wie würden Sie [dieses Medikament, diese Selbstpflegeaktivität] Ihrer Familie erklären?»
- «Was würden Sie tun, wenn [Beschreibung seiner Situation]?»
- «Was werden Sie anders machen, wenn Sie zu Hause sind?»

Festlegung der Prioritäten
- Identifikation der Bedürfnisse durch den Patienten oder einen Angehörigen
- Was macht dem Patienten oder dem Angehörigen Angst?
- Welche Informationen sind nötig, um sachgerecht entscheiden zu können?
- Vorbereitung auf Untersuchungs- und Behandlungsprozeduren, d. h. Beschreibung der zu erwartenden Sinneseindrücke
- Lebensnotwendige Selbstversorgungskompetenzen; Bedeutung der kontinuierlichen Fortführung der Behandlung
- Erkennen von Problemen und geeignete Gegenmaßnahmen

Typische Fehler
- Fragen Sie nicht: «Haben Sie noch Fragen?» Denn wenn der Klient mit «nein» antwortet, ist damit jegliche weitere Diskussion beendet.
  - Fragen Sie lieber: «Hätte ich irgendetwas besser erklären sollen?» (Durch diese Frage übernehmen Sie die Verantwortung für die Individualisierung der Beratung.)
- Vermitteln Sie dem Klienten nicht den Eindruck, es sei verboten, Sie zu unterbrechen.
  - Dadurch wird der Klient aus dem Beratungsprozess ausgeschlossen.
  - Die Beratung verläuft am effektivsten und schnellsten, wenn sie auf einem Dialog beruht.
- Behandeln Sie medizinische Informationen nicht als dogmatische Glaubenssätze, sondern als Erkenntnisse, die zwar wissenschaftlich fundiert sind, aber dennoch angezweifelt werden dürfen.
  - Politische und religiöse Ideologen sind der Meinung, die universelle bzw. von Gott gesandte Wahrheit zu besitzen. Sie glauben, von anderen nichts lernen zu können, und betrachten Kritik als unzulässig.
  - Das medizinische Wissen wandelt sich mit jeder neuen Erkenntnis. Informationen zur Gesundheit sind kein Dogma. Es gibt für den Patienten kein einzig richtiges Verhalten; er hat die Wahl.
  - Besteht eine gute Beziehung zwischen Unterweisendem und Klient, lernen beide Seiten dazu.
  - Dauert die Beratung zu lange, dann versuchen Sie vielleicht, den Klienten davon zu überzeugen, dass Sie Recht haben und er im Unrecht ist.
- Informationsvermittlung ist nicht immer und überall das Mittel der Wahl. Mancher Patient weiß, was er tun sollte, entscheidet sich jedoch dagegen.

- In diesem Fall hilft es nicht, wenn Sie dieselben Informationen erneut geben.
- Ergründen Sie lieber, warum der Patient sich gegen eine Verhaltensänderung entschieden hat, und befassen Sie sich dann mit den relevanten Punkten.
- Schätzen Sie das Vorwissen des Klienten ein, bevor Sie mit der Beratung beginnen.
- Sparen Sie auch dadurch Zeit, dass Sie nur dann edukativ tätig werden, wenn es angebracht ist.

Wenn Sie mehr erfahren wollen, hier einige klassische Quellen:

Brookfield, S. D. (1986). *Understanding and facilitating adult learning: A comprehensive analysis of principles and effective practices.* San Francisco, CA: Jossey-Bass.

Smith, R. M. (1982). *Learning how to learn: Applied theory for adults.* Chicago, IL: Follett Publishing Company.

Knowles, M. (1984). *The adult learner: The neglected species.* Houston, TX: Gulf Publishing.

Knowles, M. S., Holton, E. F. & Swanson, R. A. (1998). *The Adult Learner.* Houston, TX: Gulf Publishing.

Wise, P. S. Y. (1980). Adult teaching strategies. *Journal of Continuing Education in Nursing, 2(6), 15–17.*

Anhang zur deutschen Ausgabe

Patientenedukation – (k)ein zentrales Thema in der deutschen Pflege?

Gabriele Müller-Mundt, Doris Schaeffer, Sabine Pleschberger, Petra Brinkhoff

Patientenedukation — (k)ein zentrales Thema in der deutschen Pflege? *

Gabriele Müller-Mundt, Doris Schaeffer, Sabine Pleschberger, Petra Brinkhoff

Ausgehend von der Bedeutung, die dem Selbstmanagement für die Bewältigung von und der Lebensqualität bei chronischer Krankheit zukommt, werden im vorliegenden Beitrag Ergebnisse einer Literaturanalyse zur Rolle der Pflege in der Patientenedukation und deren Stellenwert in der Pflege dargelegt. Edukative Funktionen gelten in der us-amerikanischen Pflege — die auf eine vergleichsweise lange Tradition der Akademisierung und Professionalisierung verfügt — als Kernbestandteil ihres professionellen Handlungsfeldes. Demgegenüber zeigt sich, dass Beratung und Anleitung von Patienten und Angehörigen in der bundesdeutschen Pflegeausbildung und -praxis einen geringen Stellenwert einnehmen. Die Analyse von Rahmenlehrplänen und Lehrbüchern deutet einmal mehr darauf hin, dass es der Pflege bereits aufgrund von Ausbildungsmängeln an der qualifikatorischen Basis für die Übernahme edukativer Aufgaben mangelt. Gleichwohl beginnt die Pflege sich spezielle Aufgabenfelder der Beratungspflege zu erschließen, was seinen Ausdruck auch im Aufgreifen entsprechender Themen in den Fachzeitschriften und in der Rezeption anglo-amerikanischer Standardwerke findet. Dass Fragen der Patientenedukation erst im Ansatz Eingang in den paradigmatischen Wissensbestand und in die Pflegepraxis gefunden haben, ist auch als Folge spezifischer Entwicklungslinien und des Professionalisierungsrückstandes der deutschen Pflege zu betrachten. Angesichts der sozioepidemiologischen Entwicklung wird eine fundierte, durch die Pflege getragene Patientenanleitung künftig zentral sein für die Versorgungsqualität und damit für die Lebensqualität von Menschen mit chronischen Gesundheitsproblemen. Zudem zeigen die internationalen Erfahrungen, dass eine stärkere Akzentuierung auf Aufgaben der „Beratungspflege" Kernbestandteil jeglicher Professionalisierungsbestrebungen bildet.
Schlagworte: Patienten-/Angehörigenedukation, Pflegeberatung, Professionalisierung, Literaturanalyse

Engl. Abstract — Patient Education and its (Ir-)Relevance in German Nursing Gabriele Müller-Mundt, Doris Schaeffer, Sabine Pleschberger, Petra BrinkhoffInstitute of Nursing Science, University of Bielefeld, School of Public HealthSummaryFor patients with chronic diseases the ability to „self-manage" their disease and to cope with the experience of illness in their daily lives is essential for their quality of life. Thus with the ever growing dominance of chronic disease patient education becomes more and more inevitable to promote the quality care. To determine the dissemination of the state of the art of patient education into nursing knowledge and the role of nursing in patient education an analysis of the international literature on patient education as well as of German nursing textbooks and journals was carried out. Reviewing the literature one can conclude that patient education appears to be an integral part of nursing in those countries with a long tradition of academic education and professionalization in nursing. This is especially true in the United States, while in Germany the educative knowledge and skills of nurses are still lacking. Analyzing German nursing curricula and textbooks it becomes obvious, that patient education plays only a minor role if any role in the vocational training. As a consequence patient education remained the domain of medicine and psychology up to now. But one can also state a growing awareness of the relevance of patient education. This is indicated by the reception of international nursing literature on patient education during the last decade and the development of educative care models in special fields of nursing.
Key words: Patient/family education, nursing, professionalization, literature review

Übersicht

- Bedeutung von Patientenedukation in der Gesundheitsversorgung
- Inhalte und Ziele elaborierter Patientenedukationsprogramme
- Patientenedukation als Kernbestandteil professioneller Pflege
- Patientenedukation in der deutschen Pflege
- Patientenedukation als Ausbildungsgegenstand der Pflege
- Pflegeberatung und -anleitung im Spiegel der Fachpresse für Pflegende
- Fazit

Bedeutung von Patientenedukation in der Gesundheitsversorgung

Mit dem Wandel des Krankheitspanoramas hin zur Dominanz chronisch-degenerativer Erkrankungen gewinnt die Befähigung der Betroffenen zur Krankheitsbewältigung in der Gesundheitsversorgung zunehmend an Bedeutung. Besonderheiten chronischer Krankheit und die daraus erwachsenden zumeist komplexen Problemlagen sind begründet in dem langfristigen Verlauf des Krankheitsgeschehens, der sich durch einen beständigen Wechsel von eher beschwerdefreien Phasen und akuten Krankheitsepisoden auszeichnet. In Ermangelung ursächlicher Therapiemöglichkeiten liegt der Schwerpunkt der therapeutischen Interventionen auf oftmals aufwendigen Maßnahmen zur Kontrolle der Erkrankung und ihres Verlaufs, möglicher Folgeerkrankungen und unerwünschter therapeutischer Effekte. Sie zeitigen, gepaart mit der Ungewissheit des Verlaufs, weitreichende Folgewirkungen auf Lebenswelt und Lebensqualität der Betroffenen, einschließlich der Gefahr sozialer Isolation, ökonomischer Folgeprobleme, hoher psychosozialer und emotionaler Belastung. Auch wenn die Konfrontation mit chronischer Krankheit bei den Betroffenen und in ihrem sozialen Netz ungeahnte Fähigkeiten zur Bewältigung der vielfältigen Herausforderungen mobilisieren kann, besteht jedoch angesichts der Langfristigkeit der Belastungen, die ein Leben mit chronischer Krankheit aufwirft, die Gefahr der Erodierung der Bewältigungsressourcen (Gerson, Strauss 1975, zit. n. Corbin 1995).

Die Unterstützung, die die Betroffenen zur Bewältigung der sich im Verlauf der Erkrankung immer wieder neu stellenden Informationsverarbeitungs-, Anpassungs- und Lernprozesse erlangen, ist zentral, zumal die Integration der auf das langfristige Krankheits- und Symptommanagement bezogenen Maßnahmen in den Lebensalltag nicht selten eine grundlegende Änderung des Lebensstils erfordert. Dies bedeutet oftmals das Aufgeben von liebgewonnen Gewohnheiten und Alltagsritualen, die bisher wesentlicher Bestandteil der Lebensgestaltung und von Lebensfreude waren. Bei progredienten Krankheiten geht es häufig auch darum, Entscheidungen über die Weiterführung und Ausgestaltung von Therapien zu treffen, die einschneidende Folgewirkungen auf das Leben und die Lebensqualität haben können, und deren Erfolgsaussichten zweifelhaft sind. Hierbei adäquate Unterstützung zu bieten, kann nur unter Berücksichtigung der individuellen wie auch sozialen Ressourcen der Betroffenen, und auf der Grundlage eines kontinuierlichen und partnerschaftlichen Dialogs zwischen Patienten und professionellen Akteuren gelingen (OConnor et al. 1986, Lorig 1996:XIV, Hutchings 1999).

Die Förderung der Fähigkeit zum Selbstmanagement chronischer Erkrankung dient aus der Systemperspektive der Gewährleistung einer effektiven und effizienten Versorgung. In diesem Sinne definierte auch Donabedian (1992), mit Blick auf chronische Krankheit, die Rolle der Patienten als Ko-Produzenten in der Gesundheitsversorgung. Die Anforderungen, die sich damit an die Praxis stellen, erfordern es, Beratung und Anleitung der Betroffenen als konstitutive Bestandteile der Leistungserbringung und Querschnittsaufgabe aller Gesundheitsberufe zu betrachten. In verschiedenen Konzepten zur theoretischen Begründung der Pflege wird die Stärkung der Selbstpflegekompetenzen der Patienten als zentraler Bestandteil professioneller Pflege herausgestellt (vgl. z.B. Benner, Wrubel 1988; King 1981; Orem 1989; Parse 1981; Peplau 1952, Wiedenbach 1964; als Übersicht s.a. Schaeffer et al. 1997). Angesichts der Verschiebung des Krankheitspanoramas hin zur Dominanz chronischer Erkrankungen stellt sich heute umso mehr die Frage, welchen Beitrag die Pflege für die (Re-)Aktivierung von Selbstversorgungs- und Selbststeuerungspotentialen chronisch kranker Menschen leisten kann und sollte.[1]

Inhalte und Ziele elaborierter Patientenedukationsprogramme

Konzeptionelle Grundlagen für die Entwicklung fundierter Patientenedukationsprogramme wurden von der Verhaltenspsychologie und der kognitiven Psychologie erarbeitet. Als Ansatzpunkte haben sich motivations- und lerntheoretische Ansätze und theoretische Konzepte der Stress- und Bewältigungsforschung als hilfreich erwiesen. Zu nennen sind hier vor allem die Konzepte der subjektiven Gesundheits-/Krankheitstheorien, der Kontrollüberzeugung, der Selbstwirksamkeit, der Kohärenz und der erlernten Hilflosigkeit (als Übersicht s. Hampel, Petermann 1997; Schmidt, Dlugosch 1997). Auf ihnen beruhen in unterschiedlicher Akzentuierung gleichfalls elaborierte medizinische wie pflegerische Interventionskonzepte. Neuere Übersichtsdarstellungen zu den Grundprinzipien zeitgemäßer Patientenschulungsprogramme für chronisch Kranke lassen denn auch unabhängig vom professionellen Hintergrund der Autoren eine weitgehende Übereinstimmung erkennen. So sollten Patientenschulungen nach Petermann (1997b:4f) die folgenden sechs miteinander verwobenen Komponenten umfassen:

– Aufklärung durch Wissensvermittlung und Förderung eines differenzierten Krankheits- und Therapiewissens

– Aufbau einer angemessenen Einstellung zur Erkrankung und ihrer Bewältigung, gegebenenfalls das Hinwirken auf eine Modifikation der Krankheitseinstellung und von Bewältigungskompetenzen zur Erhöhung von Krankheitseinsicht, Therapiemotivation und der Bereitschaft zur Übernahme von Eigenverantwortung

– Sensibilisierung der Körperwahrnehmung und Befähigung zum Erkennen von Warnsignalen und Vorboten für Überlastungszeichen

– Stärkung und Entwicklung von Selbstmanagementkompetenzen durch die Vermittlung spezieller Fertigkeiten zur Selbstpflege und Selbstbeobachtung

– Befähigung zur Durchführung von Maßnahmen der Prophylaxe und Sekundärprävention von akuten Krankheitskrisen, das heißt die Befähigung zur Verhaltensänderung hin zu einer gesundheitsförderlichen, das Wohlbefinden fördernde Lebensweise, zum Beispiel durch Vermeidung von Belastungssituationen, die Krankheitskrisen auslösen können

– Stärkung sozialer Kompetenzen und Ressourcen zur Mobilisierung sozialer Unterstützung. Hierzu gehört die Befähigung zur Kommunikation über Symptomlagen und psychosoziale Befindlichkeit gegenüber professionellen Akteuren und Angehörigen ebenso wie die Stärkung der Kompetenzen zur Nutzung von Gesundheitsdienstleistungen durch Information über die Funktionsweise des Gesundheitssystems und des Zugangs zu professionellen Unterstützungssystemen.

Analog zu diesen von Petermann (1997b) aus psychologischer Sicht zusammengefassten Kernaspekten betont beispielsweise auch Lorig (1996) aus pflegewissenschaftlicher Sicht, dass Patientenedukation weit mehr sei als Patientenunterweisung im Sinne von reiner Wissensvermittlung („patient teaching"). Sie setze vielmehr auf der Ebene der Befähigung zur Verhaltensveränderung an, hin zu einem gesundheitsgerechten und -förderlichen Lebensstil. Ziel sei es, den Gesundheitsstatus zu verbessern oder zumindest eine sich anbahnende Verschlechterung zu verlangsamen, kurzum: die Befähigung zum Selbstmanagement von Gesundheitsbeeinträchtigungen und damit verbundener Folgeprobleme. Eine effektive Patientenedukation setzt stets ein zielgerichtetes und planvolles Vorgehen voraus, das auf die individuellen Problemlagen und Ressourcen der Betroffenen zugeschnitten ist. Hierfür ist – so Lorig – eine systematische Einschätzung des jeweiligen Edukationsbedarfs, der individuellen Lernvoraussetzungen und -fähigkeiten grundlegend. Eckpunkte zur Förderung der Selbstmanagementfähigkeiten bilden:

- die Vermittlung von Kompetenz im Umgang mit den soziopsychosomatischen Konsequenzen der Erkrankung, und zwar sowohl mit physiologischen Problemen und körperlichen Funktionseinschränkungen wie auch mit psychosozialen Folgeproblemen
- die Stärkung des Selbstvertrauens, von Problemlösungs- und Entscheidungskompetenzen
- der Aufbau eines partnerschaftlichen Verhältnisses zwischen den Betroffenen und den an der Gesundheitsversorgung beteiligten Professionellen (Lorig 1996:XIV).

In neuen Ansätzen der Patientenedukation geht es somit nicht allein um die Erzielung von Therapietreue („Compliance") oder Therapiemotivation („Adhärenz"), sondern vor allem um die Unterstützung der Patienten dabei, selbstbestimmt Entscheidungen über die Ausgestaltung der Therapie und von Versorgungsarrangements auf der Grundlage adäquater Information zu treffen.

Patientenedukation als Kernbestandteil professioneller Pflege

Die Pflege erscheint für die Wahrnehmung von edukativen Aufgaben, die sich im Kontext der Betreuung von Menschen mit eingeschränkten Selbstversorgungsfähigkeiten stellen, geradezu prädestiniert. Pflegende sind den Betroffenen oftmals über weite Strecken des Krankheitsverlaufs am nächsten, sei es in der klinischen Versorgung oder in der ambulanten und stationären (Langzeit-)Pflege. Durch die Patientennähe und unmittelbare Patienteninteraktion ihrer Tätigkeit haben die Pflegenden oftmals intime Einblicke in die je spezifische (Lebens-)Situation, in die Alltagsgestaltung und Lebensgewohnheiten. Durch ihren Einblick in das Spektrum angezeigter, bewerkstelligter oder auch nicht vollbrachter Umstellungs- und Anpassungsleistungen, in

die Lernvoraussetzungen und -fähigkeiten der Betroffenen und in die diesbezüglichen Bedingungen des sozialen Umfeldes, verfügen Pflegende damit am ehesten über Informationen, die für die Entwicklung auf die individuellen Bedürfnisse und Fähigkeiten abgestimmter und im Alltag tragfähiger Therapie- und Versorgungskonzepte grundlegend sind (vgl. a. Müller-Mundt. et al. 1998:396).

Im Positionspapier des Europäischen Regionalbüros der Weltgesundheitsorganisation (WHO) zur Rolle der Pflege bei der Realisierung des Ziels „Gesundheit für Alle" wird die gesellschaftliche Funktion der Pflege darin gesehen, Einzelne, Familien und soziale Gruppen dahingehend zu unterstützen, ihre Gesundheitspotentiale im Kontext ihres Lebens- und Arbeitsumfeldes zu erkennen und zu erreichen (Salvage 1993:15). Dazu gehört die Entwicklung und Durchführung von umfassenden Maßnahmen zur Förderung und Erhaltung der Gesundheit und zur Prävention von Gesundheitsbeeinträchtigungen, die die physischen, mentalen und sozialen Aspekte des Lebens in ihrem Einfluss auf Gesundheit, Krankheit, Behinderung und Sterben berücksichtigen. Der Handlungsauftrag der Pflege impliziert demnach nicht die Gewährleistung pflegerischer Versorgung („care") bei Krankheit und Pflegebedurftigkeit. Vielmehr wird Unterweisung („teaching") der Klienten und des Personals im Gesundheitssektor als eine von vier Kernaufgaben der Pflege herausgestellt, und zwar neben der Gewährleistung und dem Management pflegerischer Versorgung, der effektiven Mitwirkung im multidisziplinären Gesundheitsteam und der Weiterentwicklung der Pflegepraxis durch kritische Reflexion und Forschung (Salvage 1993:15f). Mit Blick auf die hier im Zentrum der Betrachtung stehende patientenbezogene Edukationsfunktion werden die Aufgaben der Pflege wie folgt gefasst:

- Einschätzung der individuellen Kenntnisse und Fähigkeiten der Klienten zur Erhaltung und Wiederherstellung ihrer Gesundheit
- Vorbereitung und Darbietung von Information auf einem angemessenen Niveau
- Organisation und Mitwirkung an

Gesundheitserziehungsprogrammen, unter Anwendung akzeptierter und angemessener kultureller, ethischer und professioneller Standards (Salvage 1993:16f).

Solcherart Aufgaben gelten in der US-amerikanischen Pflege, die bereits auf eine lange Professionalisierungstradition zurückblicken kann, als etablierter Kernbestandteil ihres Tätigkeitsprofils. Kennzeichnend für das Selbstverständnis der Pflege ist in den USA seit den dreißiger Jahren des 20. Jahrhunderts die Prämisse „Nursing is teaching" (National League of Nursing Education, 1937). Edukative Funktionen beschränken sich hier nicht auf die pflegerische Beratung und Anleitung von Patienten und pflegenden Angehörigen. Sie beziehen sich gleichermaßen auf Gesundheitsförderung und Prävention im Rahmen der in den USA relativ breiten und zu weiten Teilen von der Pflege getragenen gemeindebezogenen Gesundheitspflege („community health nursing", vgl. Heiss 1995; Schaeffer 1995).[2]

Entsprechend breit nimmt sich die Literatur zu Themen pflegerischer Aufklärung, Beratung, Anleitung und Edukation aus. Wie Goeppinger und Lorig (1997) am Beispiel von Edukationsprogrammen für Patienten mit chronischer Arthritis illustrieren, besteht in den USA bereits seit geraumer Zeit pflegewissenschaftliche Forschung zur Entwicklung und Evaluation von Patientenedukationsprogrammen (s.a. Swanson, Albrecht 1993; Redman 1993, Smith, Maurer 1995; Lorig 1996, Klug-Redmann 1996:205ff, 311ff). Analog zum oben skizzierten Diskussionsstand gehen neuere Konzepte der Pflege zur Patientenedukation über die traditionellen Formen der Unterweisung und Wissensvermittlung zur Herstellung von Therapietreue hinaus. Im Sinne des „Empowerments" steht die Erweiterung der Selbstpflegekompetenzen im Zentrum des Bemühens (Lorig 1996).

Inhaltliche Schwerpunkte[3] pflegerischer Edukationsprogramme bilden in den USA im Bereich der Primärprävention (vgl. als Übersicht z.B. Klug–Redmann 1996: 270ff, Patient Education plus, 1998) unter anderem Schulungsprogramme zur Prävention von Herz-Kreislauf-Erkrankungen und von Infektionskrankheiten, so seit Ende der achtziger Jahre auch zur Prävention von HIV/Aids. Einen relativ breiten Raum nimmt (Gesundheits-)Beratung und Anleitung im Kontext von „Schwangerschaft – Geburt – Neugeborenenpflege" ein, – ein Handlungsfeld, das in Deutschland vorrangig von Hebammen als Berufsgruppe mit einer eigenständigen Tradition und Ausbildung und zum Teil von der Kinderkrankenpflege wahrgenommen wird.

Mit Blick auf spezielle chronische Erkrankungen wurden vor allem für Patienten mit Diabetes mellitus, chronischen Atemwegserkrankungen und Arthritis bereits weitgehend standardisierte Edukationsprogramme (Patient education plus 1998) und Instrumente zur Evaluation von Edukationsmaßnahmen entwickelt (Redman 1998). Einen weiteren Schwerpunkt bildet Beratung und Anleitung im Rahmen der häuslichen Versorgung von schwerstkranken und -pflegebedürftigen Menschen. Bereits in den 80er Jahren wurden auf die sich hier stellenden spezifischen Problemlagen zugeschnittene Edukationskonzepte entwickelt, so für die häusliche Versorgung von Patienten im fortgeschrittenen Stadium von Tumorerkrankungen und Aids (Wamstad, 1992; Schulmeister, 1991; Hardwick et al. 1995; Doak et al. 1996). In diesem Kontext stehen auch Schulungskonzepte zur Symptom- und Schmerzkontrolle, insbesondere für Tumorschmerzpatienten (z.B. Rimer et al. 1992; Ferrell et al. 1998). Pflegerische Beratung und Anleitung zum Schmerzmanagement beschränkt sich in den USA jedoch nicht auf den Bereich der palliativen Versorgung schwerstkranker Menschen. In interdisziplinären Schmerzzentren haben Pflegende teilweise eine tragende Rolle in der ambulanten oder stationären Durchführung von Schulungsprogrammen für die Schmerzpatienten inne (vgl. z.B. Vines et al. 1996:26; McCaffery et al. 1997:7; Basler, Turk 1999: 272f).[4]

Neuere Entwicklungen im Bereich der Patientenedukation wurden in den USA angestoßen durch die mit der Einführung prospektiver diagnosebezogener Fallpauschalen (sog. DRGs) seit Mitte der achtziger Jahre forcierte Reduzierung der im Vergleich zur bundesdeutschen Versorgungspraxis ohnehin kurzen durchschnittlichen Klinikverweildauer und durch den mit der medizintechnischen Entwicklung korrespondierenden Ausbau der häuslichen Versorgung schwerstkranker Menschen. Diese Entwicklungen fanden unter den Schlagworten „Hospital at home" (Anand et al. 1989) und „high-tech home care" Eingang in die Fachliteratur (vgl. a. Lyon, Stephany 1993: 626; Klug-Redmann 1996:287ff; Gorski 1995; Krajic et al. 1998, Ewers 1999). Neben der nunmehr nahezu klassisch anmutenden Heimdialyse (z.B. Baillod 1995) umfasst die technikgestützte Versorgung schwerkranker Menschen im häuslichen Umfeld heute nahezu das gesamte Spektrum intensivmedizinischer Technik. Ihr Einsatz in der häuslichen Pflege ist mit einer intensiven Information, Anleitung und Begleitung der Betroffenen und der betreuenden Bezugspersonen verbunden. Daher findet sich in der (Pflege-)Literatur seit den neunziger Jahren zahlreiche Beiträge zu Schulungserfordernissen und -konzepten für die technikgestützte häusliche Versorgung schwerkranker PatientInnen und/oder ihrer Bezugspersonen, so zum Beispiel für Herzkreislauf-Monitoring-Systeme und maschinelle Beatmung (z.B. Thompson, Richmond 1990), für implantierte Defibrillatoren bei Herzrhythmusstörungen (z.B. Brannon, Johnson 1992) und für Infusionstherapie bei parenteraler Ernährung (z.B. Evans et al.; 1993 Klug-Redmann 1996:288) und ambulanter Chemotherapie (z.B. Chrystal, 1997).

Einen weiteren Schwerpunkt bildet die Entwicklung von Schulungskonzepten für bestimmte Bevölkerungsgruppen. Hervorzuheben sind hier zum einen spezielle Programme für Kinder und Jugendliche (z.B. Bernard-Bonnin et al. 1995; Talabere 1997) und für (hoch-)betagte Menschen (z.B. Albley 1997; Davis 1997; Hussey 1994), die altersspezifischen Lernvoraussetzungen Rechnung tragen. Ein weiterer Fokus liegt auf der kultursensiblen Gestaltung von Beratung und Anleitung und der Konzeption von Edukationsprogrammen für Patientengruppen unterschiedlicher kultureller und ethnischer Herkunft (z. B. Boston 1993; Chackes, Christ 1996; Tripp-Reimer, Afifi 1989; Westberg, 1989; Harrison 1990; Stewart 1994).

Verglichen mit dem angloamerikanischen Raum, aber auch mit Skandinavien und den Niederlanden, beginnt sich die Pflege in der Bundesrepublik demgegenüber erst im Ansatz systematisch mit beratenden und anleitenden Funktionen auseinanderzusetzen und diese auch gezielt zu praktizieren. So zeigte beispielsweise eine vergleichende Studie zur Praxis der ambulanten Pflege in den Niederlanden, Belgien und Deutschland, dass häusliche Pflege in den Niederlanden in einem weit größeren Maß Information, Beratung und Prävention umfasst als in Deutschland und Belgien (van der Zee et al. 1994).

Patientenedukation in der deutschen Pflege

In der bundesdeutschen Pflege ist weiterhin eine Konzentration auf das sog. „hands on nursing" zu beobachten [5], und zwar obwohl in § 4 des Krankenpflegegesetzes die Befähigung zur „Anregung und Anleitung zu gesundheitsförderndem Verhalten" zumindest als Ziel der Ausbildung (Klie, Stascheit 1995:3) formuliert ist. Eine konsequente Umsetzung dieses Ausbildungsziels ist jedoch weder in der theoretischen Ausbildung noch in der Pflegepraxis auszumachen. Am Beispiel des als Grundlage für die Pflegepersonalregelung (PPR 1993) erarbeiteten Tätigkeitsprofils für die (akut-)klinische Pflege zeigte sich vielmehr, dass selbst von einer Expertengruppe, in der ausgewiesene Pflegeexpertinnen federführend einbezogen waren, beratende und anleitende Funktionen nicht als zentrale und in der Personalbemessung entsprechend zu berücksichtigende Aufgaben gesehen wurden. Einzig für die Kinderkrankenpflege und die Betreuung von Wöchnerinnen und gesunden Neugeborenen wurden Beratung und Anleitung als Aufgabe der klinischen Pflege explizit aufgeführt (Brandt et al. 1993).[6]

In der bundesdeutschen Forschungs- und Versorgungspraxis ist

Patientenedukation weitgehend eine Domäne der (Verhaltens-)Psychologie und der auf ihr fußenden Verhaltensmedizin. Dies kann nicht allein darin begründet sein, dass die Medizin als zentrale Aufklärungsinstanz gilt (vgl. a. GMK 1999) und der Pflege in „Gesundheitsfragen" keine eigenständige Beratungskompetenz zugesprochen wird, denn dies Problem betrifft im deutschen Gesundheitssystem die Psychologie gleichermaßen wie auch die Pflege in den USA.[7]

Veränderungsimpulse gingen von der Einführung der Pflegeversicherung aus. Sie gab den Anstoß zu einer verstärkten Auseinandersetzung der Pflege mit beratenden und anleitenden Aufgaben, was seinen Ausdruck findet in der Rezeption und Übersetzung angloamerikanischer Standardwerke (z.B. Klug-Redmann 1996, Canobbio 1998) und im Aufgreifen entsprechender Themen vor allem in Fachzeitschriften für die ambulante Pflege. Impulse setzte das Pflegeversicherungsgesetz (SGB XI 1995) vor allem dahingehend, als der Pflege in pflegefachlichen Fragen eine eigenständige Beratungskompetenz zugestanden und ein Beratungsauftrag der Leistungträger zur Pflegeberatung formuliert wurde.

Die in § 37 SGB XI vorgesehene Pflegeberatung bei der häuslichen Pflege durch Laien als Voraussetzung für den Bezug von sog. Sachleistungen, impliziert im Kern die Chance, langfristig professionelle Unterstützungs- und Schulungskonzepte, zum Beispiel im Sinne des Coaching zu etablieren. Inwieweit sie zur Wahrnehmung professioneller Pflege als unterstützende Beratungsinstanz beiträgt, wie dies beispielsweise im Fall ambulanter Palliativdienste konzeptionell angelegt ist (Kern 1999), ist jedoch fragwürdig, da sich die Pflege hier stets im Spannungsfeld zwischen Beratung und Kontrolle bewegt und festgestellte Pflegemängel Sanktionen in Form von Leistungskürzungen zur Folge haben können (Buhl 1995; Wünsche 1998). Auch war nach Einführung der Pflegeversicherung eher die Tendenz zum Anbieten von „Trockenkursen" für pflegende Angehörige zu verzeichnen, statt einer gezielten, in den Alltag integrierten pflegerischen Beratung und Anleitung. Dieser Ansatz wurde jedoch von einzelnen Trägern teilweise revidiert (vgl. z.B. Seisler 1991).

Der im Bundesgesetz in § 7 SGB XI mit Blick auf die Pflegekassen formulierte Auftrag einer neutralen Beratung von pflegebedürftigen beziehungsweise von Pflegebedürftigkeit bedrohten Menschen und ihrer Angehörigen findet in unterschiedlicher Akzentuierung seine Entsprechung in den Landesgesetzen zur Umsetzung des Pflegeversicherungsgesetzes. So sieht § 4 des Pflegegesetzes Nordrhein-Westfalen (PfG NRW 1996) eine eingehende Information und Beratung zur Unterstützung der Betroffenen bei der Auswahl des für sie optimalen Versorgungsarrangements auf kommunaler Ebene vor. Als ideale Qualifizierung für die kommunale Pflegeberatung wird von Asam et al. (1997) eine Kombination von sozialarbeiterischer Kompetenz und Pflegeerfahrung herausgestellt, die es durch entsprechende Fortbildungsmaßnahmen der Angehörigen dieser Berufsgruppen sicherzustellen gilt. Die Erfahrungsberichte über die Etablierung kommunaler Pflegeberatungsstellen lassen darauf schließen, dass das Feld der kommunalen Pflegeberatung – zwar nicht ausschließlich aber doch vorrangig – von der Sozialarbeit übernommen wurde (s. Asam et al. 1997, Teil C). Auch dort, wo – nicht im Vorfeld der Einführung der Pflegeversicherung primär im Rahmen der Altenarbeit als Pendant zum klinischen Sozialdienst auf kommunaler Ebene – spezielle Beratungsstellen etabliert wurden, wie die Berliner Koordinierungsstellen (Wißmann 1994) oder die Informations-, Anlauf- und Vermittlungsstellen in Baden-Württemberg (Grieshaber 1992, Zimborski 1992), hat sich offenbar weniger die Pflege als die Sozialarbeit das neue Aufgabengebiet kommunaler Pflegeberatung erschlossen.

Insgesamt sind in der bundesdeutschen Gesundheitsversorgung institutionalisierte Formen professioneller Patientenberatung durch die Pflege bisher ein Randphänomen geblieben. Als etablierte Handlungsfelder der „pflegerischen" Beratung und Anleitung können die Stoma- und Inkontinenzberatung, die vorrangig durch Hebammen getragene Schwangerenberatung und Geburtsvorbereitung sowie die in der klinischen Praxis meist von der Kinderkrankenpflege getragene Wöchnerinnen- bzw. Stillberatung angesehen werden. Gleichwohl beginnt sich die Pflege zunehmend spezielle Bereiche der „Beratungspflege" zu erschließen oder wird von den die Patienteneduktion tragenden Berufsgruppen hierfür „entdeckt". Neben der Pflegeberatung gemäß SGB XI § 37 sind hier mit Blick auf chronische Erkrankungen die folgenden Handlungsfelder zu nennen:

– (In-)Kontinenzberatung (z.B. Schiebold 1995; Mensdorf 1996, Peters-Gawlik 1998)

– Diabetesberatung und -schulung (z.B. Ratzmann 1993, Conrad 1999)

– Asthmaschulungen (z.B. Richter 1992, Steinhoff et al. 1997)

– Pflegeberatung und Anleitung im Kontext der Überleitungspflege zur Gewährleistung des Schnittstellenmanagements beim Übergang (schwerst-)pflegebedürftiger Patienten zwischen stationärer und ambulanter Versorgung (z.B. Joosten 1993; Liedtke, Schulz-Gödker 1995)

– (supervisierende) Beratung und Anleitung in der häuslichen (Palliativ-)Pflege vor allem von Tumorpatienten im fortgeschrittenen Krankheitsstadium (z.B. Sommerfeld et. al. 1992; Meuret et al. 1997; Kern 1999)

– Pflegeberatung in der onkologischen Rehabilitation (z.B. Werbke 1999).

Inwieweit Konzepte der Beratung und Anleitung Eingang in die Pflegepraxis gefunden haben und Pflegende in Patientenschulungsprogramme eingebunden sind, kann anhand der verfügbaren Informationen derzeit nicht abgeschätzt werden. Insgesamt vermittelt die vorliegende Literatur jedoch den Eindruck, dass die bundesdeutsche Pflege noch weit davon entfernt ist, Beratung und Anleitung in der geforderten Qualität und Breite wahrzunehmen.

Die im internationalen Vergleich randständige Rolle beratender und anleitender Funktionen in der deutschen Pflege findet ihren Niederschlag auch in der Forschungsliteratur. So waren etwa zu den Stichworten „patient education, nursing, chronic pain" in Kombination mit dem Stichworten „care" und „nursing" im Frühjahr 1999 in der Zeitschriftendatenbank „MEDLINE" 165 englischsprachige Literaturhinweise nachgewiesen. Demgegenüber förderte eine entsprechende Abfrage in der Datenbank „JADE", in der auch deutschprachige Pflegezeitschriften erfasst sind, zu den Stichworten „Patientenaufklärung, -information, -beratung, -anleitung- und/oder -aktivierung" jeweils in Kombination mit den Stichworten „Pflege", „Kinder-/Krankenpflege" und „Altenpflege" abgefragt, keinen einzigen Literaturnachweis zutage. In der deutschsprachigen Forschungsliteratur zur Patientenedukation wird die Pflege zwar vereinzelt als beteiligte Berufsgruppe erwähnt, aber eine tragende Rolle wird ihr nicht zugeschrieben (z.B. Lamparter-Lang 1997b, Petermann 1997b:4; Schmidt, Dlugosch 1997:44). Patientenedukation stellt in Deutschland nach wie vor ein weitgehend medizinisch-psychologisches Handlungsfeld dar. Dies gilt für Forschung, Entwicklung konzeptioneller Grundlagen und Durchführung von Patientenedukationsprogrammen gleichermaßen. Der Pflege fehlen für die Wahrnehmung edukativer Aufgaben aus der Sicht der Experten offenbar nicht nur die dazu erforderlichen wissenschaftlichen und konzeptionellen Voraussetzungen, sondern auch eine entsprechende qualifikatorische Basis, was edukative Kompetenzen anbetrifft. Dieses Bild bestätigt die Sichtung curricularer Grundlagen und Lehrbücher für die Pflege, deren Ergebnisse im folgenden dargestellt werden.

Patientenedukation als Ausbildungsgegenstand der Pflege

Bereits ein Blick auf Rahmenlehrpläne für Pflegeberufe ist hinsichtlich des Stellenwertes, den Fragen der Patienten- und Angehörigenedukation in der Pflegeausbildung einnehmen, ziemlich ernüchternd. So wird nur in einem von fünf Rahmenlehrplänen für die Kinder-/Krankenpflege aus den neunziger Jahren Patienten- und/oder Angehörigenedukation als Ausbildungsgegenstand aufgeführt. Das heißt das Themengebiet findet keine Berücksichtigung in den folgenden vier curricularen Rahmenwerken:[8]

– im Hessischen Curriculum (Kinder-) Krankenpflege (DBfK 1990/ 1991)

– in den Lehrplänen für die Berufsfachschule Krankenpflege des Bayerischen Staatsministeriums für Unterricht, Kultus, Wissenschaft und Kunst (1992)

– im Curriculum für die theoretische Ausbildung in der Krankenpflege der Arbeitsgemeinschaft krankenpflegender Ordensleute Deutschlands (AKOD/Dreymüller et al. 1993) und

– im Curriculum-Krankenpflege-ATL von Bachem-Teicher et. al. (1991).

Einzig im „Entwurf einer empfehlenden Richtlinie für die Kranken- und Kinderkrankenpflegeausbildung" des Landes Nordrhein-Westfalen finden sich entsprechende Unterrichtseinheiten (Oelke 1998). Insgesamt sind allerdings auch hier nur 48 von 1760 Unterrichtsstunden für die Vermittlung von Grundkenntnissen zur Beratung und Anleitung vorgesehen. Dies entspricht etwa 2,5 Prozent des gesamten theoretischen Unterrichtspensums. Es handelt sich konkret um drei Lehreinheiten zu den folgenden Themenkomplexen:

– „Beraten und Anleiten" (12 Unterrichtstunden)

– „Gesprächsführung mit Pflegebedürftigen und Angehörigen" (12 Unterrichtstunden)

– „Pflegeinhaltliche Fragen" der Beratung und Anleitung (24 Unterrichtstunden).

Ein ähnliches Bild zeigt sich bei der Sichtung von Lehrbüchern für die Pflegeberufe, deren Inhalte den Wissensfundus einer Berufsgruppe reflektieren, beziehungsweise den Stellenwert, den ausgewiesene Experten eines Berufszweiges der Bearbeitung unterschiedlicher Problem- und Aufgabenbereiche in der Berufspraxis einräumen. Während Redman (1993) in einer Rückschau auf 25 Jahre von der Pflege in den USA mitgetragener konzeptioneller Entwicklungsarbeit zur Patientenedukation immerhin in fast der Hälfte von 31 einschlägigen Lehrbüchern für die Pflege „substantielle" Beiträge fand, sieht unsere Bilanz für Ende der neunziger Jahre auf dem Markt befindliche Lehrbücher für die Pflegeberufe im deutschsprachigen Raum eher bedrückend aus. Nur in acht der 35 gesichteten Lehrbücher bzw. Lehrbuchreihen [9] tauchen die Themen „Patienten- und Angehörigenedukation" oder Subthemen, wie Beratung, Aufklärung oder Anleitung überhaupt als Stichwort im Inhaltsverzeichnis oder Sachregister auf. In sechs dieser Bände kann bei einer Abhandlung auf einer bis fünf Seiten von „substantiellen" Beiträgen kaum die Rede sein. Schwerpunktmäßig werden Einzelaspekte der Patientenedukation im Kontext der onkologischen Pflege (Patientenaufklärung) aufgegriffen und das Thema „Beratung von Angehörigen" als Handlungsfeld der häuslichen Pflege und der Altenpflege dargelegt. Einzig in der von Beske 1990 herausgegebenen Lehrbuchreihe wird Patientenedukation unter dem Rahmenthema Ge-sundheitserziehung behandelt (s. Tabelle 1, S. 48). Gehen wir mit der wissenschaftshistorischen Annahme konform, dass sich in gebräuchlichen Lehrbüchern einer Zeitepoche der „paradigmatische" Wissensbestand einer Berufsgruppe findet (Kuhn 1967), verwundert es angesichts dieser Befunde kaum, wenn der potentielle Beitrag der Pflege für eine effektive Versorgung chronisch kranker Menschen bisher im bundesdeutschen Gesundheitswesen kaum erkannt und mobilisiert wurde.

Pflegeberatung und -anleitung im Spiegel der Fachpresse für Pflegende

Um nähere Anhaltspunkte über die Bedeutung, die Fragen der Patienten- und Angehörigenedukation in der aktuellen Fachdiskussion der Pflege beigemessen wird, zu gewinnen, haben wir ergänzend die letzten elf Jahrgänge von neun ausgewählten Pflegezeitschriften mit Transfercharakter gesichtet. Einzelaspekte der

Patienten- oder Angehörigenedukation wurden im Zeitraum von 1989 bis 1999 in verschiedenen Beiträgen explizit oder implizit aufgegriffen und zwar vorrangig in Zeitschriften, die sich an die ambulante Pflege und an die Altenpflege richten. [10]

Entsprechend dominiert die Erörterung von Fragen der Angehörigenarbeit, der Beratung über Hilfsangebote für Angehörige und Patienten bei Pflegebedürftigkeit und speziell in der häuslichen Pflege betagter Menschen (incl. Probleme der Pflegeberatung gm. § 37 SGB IX) und im Rahmen des Übergangs zwischen stationärer und ambulanter Versorgung. Weitere inhaltliche Schwerpunkte der Diskussion in den Fachzeitschriften bilden Patienten- und Angehörigenschulung bei Diabetes und dementiellen Veränderungen, (In-)Kontinenz- und Stomaberatung, Patientenanleitung bei Hemiparese und Bewegungskorrekturen sowie Fragen der Aufklärung und Beratung von Patienten und Angehörigen im Bereich der Onkologie. Fragen der Gesundheitsberatung beschränken sich fast ausnahmslos auf Osteoporose (s. Tabelle 2). Neben pflegebezogenen Themen werden in Zeitschriften für die ambulante Pflege Modelle von der Sozialarbeit getragener kommunaler Beratungs- und Koordinationsstellen für Patienten und Angehörige vorgestellt (Grieshaber 1992; Heinemann-Knoch, Korte 1995; Mutschler et. al. 1992; Wessel 1992) und bezeichnenderweise die Einbindung der Sozialarbeit in ambulante Pflegedienste als Beratungsinstanz diskutiert (Wißmann 1990; Henkel 1993).

Betrachten wir Fachzeitschriften als Spiegel der aktuellen Diskussion, so erweist sich die Problemsicht und der wahrgenomme Handlungsbedarf im Bereich der Pflegepädagogik und in der Pflegeforschung zur Bedeutung von Patienten- und Angehörigenedukation bisher als gering ausgeprägt. Weder in der Zeitschrift „Pflegepädagogik" noch in Pflegezeitschriften mit wissenschaftlichem Anspruch („Pflege", „Pflege und Gesellschaft") findet sich in den letzten elf Jahrgängen ein Beitrag, der sich explizit auf die Fragen der Patientenedukation bezieht. In der Zeitschrift „Pflege" werden Probleme der Angehörigenar-

Tabelle 1:
Patienten-/Angehörigenedukation in 8 von 35 Lehrbüchern für Pflegeberufe

Autor/Hg. Jahr/Auflage	Titel	Verhältnis zur Gesamtseitenzahl	Kontext
Beske (1990):	Lehrbuch für Krankenpflegeberufe, Band 1: Theoretische Grundlagen	ca. 2 von 1057 Seiten	Kap. Krankenpflegeberufe in der Gesundheitserziehung; Unterkap. Gespräch als Maßnahme der Gesundheitserziehung
Clauss, Mecky, (Hg.) (1997)	Kursbuch Pflege	ca. 1 von 900 Seiten	Kap. Hauskrankenpflege
Margulies et al. (Hg.) (1994)	Onkologische Krankenpflege	17 von 936 Seiten	Kap. Aufklärung/Information von Tumorpatienten
Schäffler, Menche (²1997)	Pflege Konkret: Innere Medizin	ca. 3 von 784 Seiten	Kap. Pflege in der Hämatologie und Onkologie
Sieber, Weh (²1991)	Ganzheitliche Grund- und Behandlungspflege (Lehrbuch für Altenpflege)	ca. 19 von 420 Seiten	Kap. Hilfen für den alten Menschen
Holoch et al. (1999)	Lehrbuch Kinderkrankenpflege	ca. 3 von 1140 Seiten	Kap. Methoden und Verfahren des pflegerischen Handelns; Unterkap. Pflegeberatung
Braun/Halisch (1989)	Pflegeplanung als Arbeitsstil (Lehrbuch für Altenpflege)	ca. 5 von 116 Seiten	Kap. Pflegeplanung und die Kooperation mit Angehörigen
Büker (³1995)	Altenpflege als Beruf	1 von 311 Seiten	Kap. Aufgaben in der Altenhilfe

Tabelle 2: Beiträge zu (Teil-)Aspekten der „Patienten-/Angehörigenedukation" in 9 Pflegezeitschriften (1989 bis 1999)*

Erscheinungsjahr	Beiträge/Anzahl	Themenbereiche
1989	sieben Beiträge	Angehörigenberatung/-arbeit, Patientenaufklärung (Onkologie), Patientenanleitung/Training n. Bobath bei Hemiparese, Modellprojekt Beratungspflege (Überleitung)
1990	neun Beiträge	Patientenaufklärung (Onkologie), Patientenschulung/-anleitung (Diabetes, In-/Kontinenz), Angehörigen-/Familienberatung (Onkologie, Altenpflege), Gesundheitsberatung (Osteoporose), Modellprojekt Beratungspflege (Überleitung)
1991	zwölf Beiträge	Patientenschulung (Diabetes, Haltungs-/Bewegungskorrekturen), Patientenaufklärung allgm., Pflegeberatung, Angehörigenarbeit (Demenz, häusl. Pflege (allgm.), Gesundheitsberatung (Osteoporose)
1992	fünf Beiträge	Übergangs-/leitungspflege (Gerontopsychiatrie, Onkologie), Beratungspflege (Neonatologie) Patientenschulung (In-/Kontinenz)
1993	dreizehn Beiträge	Patientenanleitung/-schulung (Diabetes, Hirnleistungsstörungen, Medikation bei alten Menschen, In-/Kontinenz, Palliativpflege) Gesundheitsberatung (Ernährung, Osteoporose) Pflegeberatung allgm., Angehörigenarbeit
1994	zwei Beiträge	Pflegeberatung, allgm. (In-)Kontinenzberatung
1995	dreizehn Beiträge	Angehörigenberatung/-schulung, Patientenberatung allgm. Pflegeberatung n. § 37 SGB XI, Patienten-/Angehörigenanleitung (Diabetes, In-/Kontinenz), Pflegeberatung/-anleitung (integrierte Pflegekurse)
1996	drei Beiträge	Patientenschulung, Angehörigen/Familienberatung
1997	zwei Beiträge	Alten-/Angehörigenberatung(-sstellen) Angehörigenarbeit
1998	sechs Beiträge	Angehörigenberatung/schulung Patientenschulung (Diabetes) Pflegeberatung n. § 37 SGB XI
1999	zwölf Beiträge	Patienten-/Angehörigenberatung(-sstellen) Angehörigenarbeit (häusl. Pflege, Intensivpflege) Patientenschulung (Diabetes, Onkologie) Integrierte Wochenpflege, Pflegeüberleitung

*) Altenpflege, Die Kinderkrankenschwester, Die Schwester/Der Pfleger, Forum Sozialstation, Häusliche Pflege (Vol. 1/1992ff), Heilberufe, Pflege aktuell (vormals Krankenpflege), Pflegen ambulant (Vol. 1/1990), Pflegezeitschrift (vormals Deutsche Krankenpflegezeitschrift/DKZ)

beit in einzelnen Beiträgen implizit berührt, so in Berichten zu Studien über Angehörige in der Langzeitpflege (Meier 1989), zur Patientenanleitung bei der postoperativen Schmerzbehandlung (Hofer 1993) und zur Aufklärung bei koronaren Herzerkrankungen (Steininger 1995). Einzig in der Zeitschrift „Unterricht Pflege" wird das Thema Klientenberatung als Unterrichtsbeispiel für die Verbindung von Theorie und Praxis aufgegriffen (Rüller 1998). Insgesamt lässt die Literaturanalyse damit auf eine Diskrepanz zwischen dem Stellenwert, der Fragen der Patienten- und Angehörigenedukation in Lehre und Forschung eingeräumt werden und dem Handlungsdruck in der Praxis schließen. Bisher wurden im deutschsprachigen Raum vorrangig Modellprojekte zur Beratung im Bereich der häuslichen Pflege schwerstpflegebedürftiger Menschen durchgeführt. Neben Modellprojekten zur Überleitungs- und Beratungspflege (Joosten 1993, Liedke, Schulze-Gödker 1995) ist hier insbesondere auf die Begleitstudie des Instituts für empirische Soziologie Nürnberg (Wasilewski et al. 1995) zu einem Modellprojekt der Technikerkasse zu verweisen, dessen Fokus jedoch, wie in den beiden zuerst genannten Modellvorhaben, auf der Beratung und Anleitung pflegender Angehöriger lag.

Als Gegenstand der Pflegeforschung wird das Thema „Patientenedukation" in zwei laufenden Forschungsvorhaben aufgegriffen. Unter der Federführung des Instituts für Pflegewissenschaft der Unversität Witten/Herdecke lag der Fokus eines breit angelegten Projektes zur Patienten- und Familienedukation bisher auf dem Aufbau von zwei Patienteninformationszentren nach US-amerikanischem Vorbild (vgl. Abt-Zeglin 1999, 2000)[11]. In einem qualitativ angelegten Forschungsprojekt zur „Patientenaufklärung und -anleitung als Aufgabe zur Verbesserung der Pflegequalität", das von uns im Rahmen des NRW-Forschungsverbundes Public Health durchgeführt wird, gilt es, beispielhaft für das Schmerzmanagement konzeptionelle Leitlinien für patientenanleitende Maßnahmen auf Grundlage der Untersuchung des Bedarfs und der Bedürfnisse chronisch kranker, ambulant betreuter Patienten an Anleitung und Unterstützung zu erarbeiten (Schaeffer 1998, Müller-Mundt et al. 2000).

Fazit

Angesichts der zu konstatierenden „Pflegeberatungslücke" drängt sich die Annahme eines Verstärkungseffektes von geringem Professionalisierungsgrad der Pflege und dem erst seit der Einführung der Pflegeversicherung intensivierten Ausbau der Infrastruktur ambulanter Pflegeangebote auch für schwer- und schwerstkranke Menschen auf. Sie korrespondiert mit einer im internationalen Vergleich hohen Klinikverweildauer der Patienten. Kurze Klinkaufenthalte, die ambulante Durchführung von invasiven Maßnahmen und die häusliche Pflege von schwerstkranken und -pflegebedürftigen Menschen auch unter Einsatz intensivmedizinischer Technik setzen eine angemessene Beratung und Anleitung für die Betroffenen und ihre Bezugspersonen voraus. Der diesbezügliche Handlungsdruck wird in der bundesdeutschen Gesundheitsversorgung erst allmählich wirksam. Des Weiteren liegt der Schluss nahe, dass die im Unterschied zum angloamerikanischen Raum fehlende gemeinsame Grundausbildung der „Pflegeberufe" verhindert hat, dass Impulse aus dem Handlungsfeld der Hebammen und aber auch der Kinderkrankenpflege und damit die hier im Rahmen von Geburtsvorbereitung, Wöchnerinnen- und Elternberatung gesammelten Erfahrungen nicht in die Fachdiskussion und den Wissensstand der „Pflege" eingegangen sind, die letztlich durch die weiterhin primär im akutklinischen Bereich tätige Krankenpflege dominiert wird. Auch die durch die Pflegeversicherung angestoßene Diskussion zu Fragen der Beratung und Anleitung von Patienten und Angehörigen vollzieht sich in den auch berufspolitisch eher als untergeordnet betrachteten Feldern der ambulanten Pflege und in der Altenpflege.

Die weitgehende „Abwesenheit der Pflege" und ihre offenbar auch unzureichende Qualifikation für die Übernahme edukativer Aufgaben impliziert aus pflegewissenschaftlicher Sicht die Gefahr, dass lebenspraktische Probleme der Krankheitsbewältigung und Förderung von Ressourcen chronisch kranker und pflegebedürftiger Menschen in der Versorgungspraxis unterbelichtet bleiben. Auch wenn davon auszugehen ist, dass Pflegende im Rahmen ihrer Tätigkeit Patienten und Angehörige implizit beraten und anleiten, geschieht dies eher intuitiv, ist die Qualität der Beratung und Anleitung abhängig von individuell erworbenen Kompetenzen, die – wie oben illustriert – qua Ausbildung nicht ohne weiteres vorausgesetzt werden können. Es ist daher zu befürchten, dass wesentliche Potentiale für eine Verbesserung der Versorgungssituation und damit der Lebensqualität von Menschen, die aufgrund chronischer Krankheit zeitweilig oder in zunehmenden Maße in ihren Selbstversorgungsfähigkeiten eingeschränkt sind, ungenutzt bleiben. In der Versorgungspraxis kommt der Pflege allein aufgrund der Patientennähe ihrer Tätigkeit eine zentrale Rolle in der Gesundheitsversorgung vor allem pflegebedürftiger Menschen zu. Allerdings ist fraglich, ob die für eine professionelle Beratung und Anleitung der Patienten und ihrer Bezugspersonen erforderliche breite und fundierte Wissensvermittlung edukativer Kompetenzen unter den gegebenen strukturellen Ausbildungsbedingungen leistbar ist. Internationale Erfahrungen deuten darauf hin, dass dies eine grundständige Pflegeausbildung auf Master- beziehungsweise Bachelor-Niveau voraussetzt oder zumindest entsprechender Anstrengungen auf der Ebene der Fort- und Weiterbildung bedarf. Angesichts der sozioepidemiologischen Entwicklung wird eine fundierte, durch die Pflege getragene Patientenanleitung künftig zentral sein für die Versorgungsqualität, und damit für die Lebensqualität von Menschen mit chronischen Gesundheitsproblemen. Zudem zeigen die internationalen Erfahrungen, dass eine stärkere Akzentuierung auf Aufgaben der „Beratungspflege" Kernbestandteil jeglicher Professionalisierungsbestrebungen bildet.

Grundlegend erscheint eine Verbesserung der Qualifikation der Pflegenden im Sinne der Erweiterung ihrer qualifkatorischen Basis um edukative Kompetenzen. Hier gilt es – auch wenn diesbezügliche Konzepte sicher nicht eins zu eins auf die bundesdeutsche Situation übertragbar sein werden – an internationale Erfahrungen anzuknüpfen. Die Rezeption des internationalen Forschungsstandes in der Pflege ist ein erster Schritt in diese Richtung. Daneben gilt es auch die Erfahrungen und Konzepte der Sozialarbeit und Sozialpädagogik aufzugreifen und an die hier aufzufindende Diskussion über Beratung und Logik der Beratung anzuknüpfen (vgl. z.B. Dewe, Scherr 1990).

Unerlässlich ist eine Positionierung der Pflege, die ihre praktische Konsequenz auf der Ebene des Aufgabenzuschnitts der Pflege zeitigen sollte, im Sinne einer Verlagerung beziehungsweise Veränderung des Gewichts von körperbezogenen gegenüber beratenden und anleitenden Tätigkeiten. Richtungsweisend könnte hier der Aufgabenzuschnitt der „Gesundheitspflege" in Österreich sein. Die Pflege sollte sich der Notwendigkeit einer kompetenten Positionierung auf dem Gebiet der Patientenberatung und -anleitung bewußt sein. Wie das Beispiel der Etablierung kommunaler Beratungsangebote für Pflegebedürftige und deren Angehörige über pflegerische Versorgungsmöglichkeiten zeigt, steht sie sonst in der Gefahr, dass andere Berufsgruppen auch pflegebezogene Beratungstätigkeiten durchaus kompetent übernehmen und entsprechende Tätigkeitsfelder besetzen.

Gabriele Müller-Mundt,
Doris Schaeffer,
Sabine Pleschberger,
Petra Brinkhoff
Institut für Pflegewissenschaft an der Universität Bielefeld (IPW)
School of Public Health
Universitätsstraße 25, 33615 Bielefeld
Tel. 0521/106-3896, Fax 0521/106-6437

---

* Der Beitrag basiert auf einer Literaturanalyse, die am Institut für Pflegewissenschaft an der Universität Bielefeld durchgeführt wurde. Sie beruht auf Recherchen zu dem vom BMBF im Rahmen des NRW-Forschungsverbundes Public Health geförderten Projekt III B-5 „Patientenaufklärung und -anleitung als Aufgabe zur Verbesserung der Pflegequalität" (Laufzeit: Mai 1999 bis Juli 2000, Projektleitung: Prof. Dr. Doris Schaeffer).

Anmerkungen

[1] Angemerkt sei hier, dass auch von Uexküll und Wesiak (1990) für eine zeitgemäße Theorie der Humanmedizin die Neubestimmung der Rolle der Medizin als Partnerin und Beraterin der Patienten grundlegend ansehen.

[2] Das Gewicht präventiver Gesundheitsberatung durch die Pflege in den USA zeigt sich auch in den Ausbildungsrichtlinien der American Nurses Association (ANA) von 1986 für Pflegekräfte im ambulanten Sektor: Im Bachelorstudiengang „generalist home health nurse" sind Kenntnisse und Erfahrungen zur Patientenunterweisung („patient teaching") zu vermitteln und in dem darauf aufbauenden Masterstudiengang „specialist home health nurse" steht die Implementation und Evaluation von Gesundheitserziehungsprogrammen im Mittelpunkt (Lyon, Stephany 1993:628f, zit n. Jung 1998).

[3] Als Übersicht s.a. Klug-Redman (1996:267ff), die Autorin nennt als beispielhafte Gebiete für die Entwicklung von Schulungsprogrammen AIDS, Krebs, Herzkreislaufkrankheiten, Lungenkrankheiten, Diabetes, psychische Erkrankungen, Schwangerschaft und Kindererziehung, prä- und postoperative Schulung, Compliance, sowie Kinder. Allerdings sind die Verweise der Autorin auf entsprechende Primärliteratur in der uns vorliegenden deutschen Fassung des Bandes unvollständig, dies betrifft auch das Kapitel zu „Trends in der Patientenschulung" (Klug-Redman 1996:287ff).

[4] Allerdings mahnen auch Vines et al. (1996) eine aktivere Rolle der Pflege auf der Ebene der Konzeption und Evaluation an, statt in ausführenden und koordinierenden Funktionen zu verharren.

[5] Die Studie von van den Zee et al. (1995) zeigte auch, dass in Deutschland der Fokus ambulanter Pflege weit stärker auf sog. behandlungspflegerischen Maßnahmen und Hilfen im Haushalt lag als in Belgien und den Niederlanden.

[6] In Österreich wurden 1997 mit dem Bundesgesetz für „Gesundheits- und Krankenpflegeberufe" (GuKG) Zeichen für ein zeitgemäßes Profil der Pflege gesetzt. Gesundheitsförderung und -beratung im Rahmen der Pflege gehört demnach zum eigenverantwortlichen Tätigkeitsbereich der Pflege und umfasst Information über Krankheitsvorbeugung und die Durchführung von gesundheitsfördernden Maßnahmen (§ 14 GuK). Ferner ist im „interdisziplinären Tätigkeitsbereich" die Mitwirkung der Pflege bei Maßnahmen zur Verhütung von Krankheiten und Unfällen, zur Erhaltung und Förderung der Gesundheit ebenso vorgesehen, wie die Entlassungsvorbereitung pflegebedürftiger Menschen und ihrer Angehörigen aus stationären Einrichtungen, die Hilfe bei der Weiterbetreuung, Gesundheitsberatung und Sorge für die Betreuung während und nach einer physischen oder psychischen Erkrankung (§ 16 GuK).

[7] Für die USA werden ebenfalls Akzeptanzprobleme pflegerischer Aktivitäten der Patientenedukation durch die Medizin berichtet, auch ist die krankenversicherungsmäßige Abrechnungsfähigkeit entsprechender Pflegeleistungen von einer ärztlichen Verordnung abhängig (Klug-Redmann 1996: 263).

[8] Da bisher nur für die Kinder-und Krankenpflege mit dem Krankenpflegegesetz ein bundeseinheitlicher Rahmen vorliegt, haben wir uns im folgenden auf die Ergebnisse der Sichtung ausgewählter Curricula und Rahmenlehrpläne für diese Berufszweige der Pflege beschränkt.

[9] Die Analyse bezieht sich auf die im aktuellen Verzeichnis der lieferbaren Bücher des Buchhandels im Frühjahr 1999 unter dem Stichwort „Lehrbuch" für die Pflegeberufe (Kinder-, Krankenpflege, Altenpflege) nachgewiesenen Lehrbücher/-buchreihen. Auf dieser Grundlage wurden 35 Werke ermittelt, darunter acht speziell für die Kinderkrankenpflege und neun für die Altenpflege konzipierte Lehrbücher. Eine weitere, auf drei Bände angelegte Lehrbuchreihe („Altenpflege Konkret.", Hg. von K. Stanjek 1998ff. Stuttgart: G. Fischer) wurde hier nicht berücksichtigt, da Band 3 der Reihe („Pflegetheorie und -praxis") laut Verlagsankündigung erst im Sommer 2000 erscheinen wird.

[10] Sichtung der Inhaltsverzeichnisse und Stichwortregister der letzten 11 Jahrgänge (1989 bis 1999) ausgewählter Pflegezeitschriften erfolgte nach Beiträgen in denen Themen zu den folgenden Stichworten aufgegriffen wurden: Patienten-/Angehörigen-/Familienaufklärung und -beratung; Patienten-/Angehörigen-/Familienanleitung und -schulung; Patienten-/Angehörigen-/Familienaufklärung; Angehörigen-/Patientenedukation.
Wie oben bereits dargelegt, förderte die on-line Abfrage zu diesen Stichwortkombinationen in verschiedenen

Datenbanken keinen Nachweis über entsprechende „pflegebezogene" Beiträge zutage. Angesichts der unzureichenden Verschlagwortung fanden sich auch im Sach-/Schlagwortregister (sofern überhaupt vorhanden) bei der Sichtung der einzelnen Zeitschriftenbände kaum entsprechende Verweise. Das in Tabelle 2 aufgeführte Rechercheergebnis erhebt daher keinen Anspruch auf Vollständigkeit im Sinne der Erfassung aller Beiträge in den gesichteten Zeitschriften, die Subthemen der Patienten-/Angehörigen- oder Familienedukation „implizit" aufgreifen.

[11] Die Veröffentlichung einer in diesem Rahmen erstellten kommentierten Bibliographie deutschsprachiger Literatur zur Patienten- und Angehörigenedukation (Renneke 2000) ist in Vorbereitung.

Literatur

Abley, C. (1997): Teaching the elderly patient how to use inhalers. Journal of Advanced Nursing. 25/4, 699-708

Abt-Zegelin, A. (1999): Patienten – Edukation als Pflegeaufgabe. Planung und Aufbau von zwei Patienten – Informationszentren. Forum Sozialstation. 23/96, 66-68

Abt-Zegelin, A. (2000): Patientenedukation Information, Schulung und Beratung von Betroffenen und Angehörigen. Die Schwester/Der Pfleger. 39/1,56-59

Anand, J.K./Pryor, G.A./Morgan, R.T.T. (1989): Hospital at Home. Health Trends. 21,46-48

Asam, W.A./Altmann, U./Lutz-Gräber, C./Petroff, U. (1997): Beratung nach dem Landespflegegesetz NRW. Ein Verfahrenshandbuch mit Beispielen aus der Kommunalen Praxis. Institut für Kommunale Sozialforschung und Sozialpolitik (IKOS) im Auftrag des Ministeriums für Arbeit, Gesundheit und Soziales des Landes Nordrhein-Westfalen (MAGS). Düsseldorf: MAGS

Baillod, R.A. (1995). Home dialysis: lessons in patient education. Patient Education and Counseling. 26/1-3, 17-24

Basler, H.-D./Turk, D. C. (1999): Brauchen wir multidisziplinäre Schmerzzentren. Hoefert, H.-W./Kröner-Herwig, B. (Hg.): Schmerzbehandlung. Psychologische und medikamentöse Interventionen. München, Basel: Reinhardt, 272-282

Benner, P./Wrubel, J. (1988): The Primacy of Caring, Stress and Coping in Health and Illness. Menlo Park: Addision Wesley

Bernard-Bonnin, A.-C./Stachenko, D./ Bonin, D./Charette, C./Rousseau, E. (1995): Selfmanagement teaching programs and morbidity of pediatric asthma: A meta analysis. Journal of Allergy and Clinical Immunology. 95, 34-41.

Boston, P. (1993): Culture and cancer: the relevance of cultural orientation within cancer education programmes. European Journal of Cancer Care. 2/2, 72-76.

Brand, S./Mitglieder der Expertengruppen für Kranken- und Kinderkrankenpflege (1993): Pflege-Personalregelung. Stuttgart: G. Fischer

Brannon, P.H.B./Johnson, R. (1992): The internal cardioverter defibrillator: patient-familiy teaching. Focus on critical care. 19/1, 41-46.

Buhl, A. (1995): Beraten oder Kontrollieren. Häusliche Pflege. 4/10, 728-730.

Canobbio, M.M. (1998): Praxishandbuch – Patientenschulung und Beratung. Wiesbaden: Ulstein Medical

Chackes, E./Christ, G. (1996): Cross-cultural issues in patient education. Patient Education and Counceling. 27,13-21

Chrystal, C. (1997): Administering continuous vesicant chemotherapy in the ambulatory setting. Journal of Intravenous Nursing. 20/2, 78-88

Conrad, R. (1999): Selbstbestimmte Pflege für Menschen mit Diabetes mellitus. Bern: Huber

Corbin, J.M. (1995): Chronicity and Trajectory Framework (WZB-Paper P94-202). Berlin: Wissenschaftszentrum für Sozialforschung Berlin.

Davis, G.C. (1997): Chronic pain management of older adults in residential settings. Journal of Gerontological Nursing. 23/6, 16-22.

Doak, L.G./Doak, C.C./Meade, C.D. (1996): Patient education. Strategies to improve cancer eduction materials. Oncology Nursing Forum. 23/8, 1305-1312.

Donabedian (1992): Quality assurance in Health Care. Cosumers role. Quality in Health Care. 1, 247-251

Dewe, B./Scherr, A. (1990): Beratung und Beratungskommunikation. Neue Praxis. 20/6, 488-500

Evans, M.A./Liffrig, T.K./Nelson, J.K./Compher, C. (1993): Home nutrition support patient education materials. Nutrition in Clinical Practice. 8/1, 43-74

Ewers, M. (1999): Implikationen therapeutischer Interventionen für die ambulante Pflege: das Beispiel der Infusionstherapie. Vortrag auf dem 7. Gesundheitswissenschaftlichen Kolloquium der Fakultät für Gesundheitswissenschaften an der Universität Bielefeld „ambulant vor stationär", 29.-30. Januar 1999 Bielefeld (Manuskript)

Ferrell, B.R./Borneman, T./Juarez, G. (1998): Integration of Pain Education in Home Care. Journal of Palliative Care. 14/3, 62-68

Funk, S.G./Tornquist, E.M./Champagne, M.T./Wiese, R.A. (Hg.) (1997): Die Pflege chronisch Kranker. Bern: Huber

Gerson, E./Strauss, A. (1975): Time for living: Problems in Chronic Illness Care. Social Policy. 36, 12-18

GMK (1999): Patientenrechte in Deutschland heute. Beschluß der 72. GMK vom 9./10. Juni 1999 in Trier

Goeppinger, J./Lorig, K. (1997): Interventions to reduce the impact of chronic diesease: Community based arthritis patient education. Annual Review of Nursing Research. 15, 101-122

Gorski, L.A. (1995): Patient education in high-tech home care. Caring. 14/5, 22-28

Grieshaber, U. (1992): „... informieren ... beraten ... vermitteln ..." IAV-Stellen in der Erprobung. Fachtagungen zur Neuordnung der ambulanten Hilfe. Forum Sozialstation. 16/59, 8-11

Grieshaber, U. (1993): Anleiten, unterstützen, trösten. Palliativtherapie zuhause. Forum Sozialstation. 17/65, 31-32

Hampel, P./Petermann, F. (1997): Patientenschulung und Beratung – Zur Bedeutung der Streßkonzepte. Petermann, F. (Hg:). Patientenschulung und Patientenberatung. Göttingen: Hogrefe, 53-99

Harrison, L.L. (1990): Educational resources for Spanish speaking patients. MCN/American Journal of Maternal and Child Nursing. 15, 325

Hardwick, C./Lawson, N. (1995): The information and learning needs of the caregiving family of the adult patient with cancer. European Journal of Cancer care. 4/3, 118-121.

Heinemann-Knoch, M./Korte, E. (1995): Wo Kassen Hilfe finden. Die Erfahrungen von Altenberatungsstellen nutzen. Forum Sozialstation. 19/74, 18-19

Heiss, G.L. (1995): Health Teaching. Smith, C.M./Murer, F.A. (Ed.): Community Health Nursing. Theory and Practice. Philadelphia: Saunders, 450-470

Henkel, B./Jaeger, U./Spölgen H./Wagner, J. (1993): Care/Case Management. Unterstützen statt bevormunden. Wie kompetente Sozialarbeit in Sozialstationen aussehen kann. Forum Sozialstation. 17/63, 30-32

Hofer, S. (1993): Schmerzbehandlung postoperativ mittels patientenkontrollierter Analgesie (PCA). Pflege. 6/1, 3-12

Hussey, L.C. (1994): Minimizing effects of low literacy on medication knowledge and compliance among the elderly. Clinical Nursing Research, 3, 132-145

Hutchings, D. (1999): Partnership in Education: An example of Client and Educator Collaboration. Journal of Continuing Education in Nursing. 30/3-128-131

Joosten, M. (1993): Die Pflege-Überleitung vom Krankenhaus in die ambulante Betreuung und Altenpflege – von der Lücke zur Brücke. 2. erweiterte Auflage. Herdecke: Eigenverlag

Jung, B. (1998): Patientenaufklärung und -anleitung als Aufgabe zur Verbesserung der Pflegequalität – am Beispiel chronischer Schmerzzustände und behandlungsbedingter Akutschmerzen. Bielefeld: IPW (unveröffentlichtes Manuskript)

Kern, M. (1999): Der ambulante Palliativdienst: Begleitung in der letzten Lebensphase. Heilberufe ambulant 3/4, 6-7

King, I. M. (1981): A therory for nursing: Systems, concepts, process. New York: Wiley

Klie, T./Stascheit, U. (Hg.) (1995): Gesetze für Krankenpflegeberufe. Baden-Baden: Nomos-Verlagsgesllschaft.

Klug-Redmann, B. (1996): Patientenschulung und -beratung. Berlin: Mosby

Krajic, K./Grießler, E./Grundböch, A./Pelikan, J.M. (1998): Ambulate Versorgung Schwer- und Schwerstkranker. Eine explorative Meta-Analyse zehn internationaler Modelle (IPW Discussion-Paper P98-104). Bielefeld: Institut für Pflegewissenschaft an der Universität Bielefeld.

Kuhn, T.S. (1967): Struktur wissenschaftlicher Revolutionen. Frankfurt am Main: Suhrkamp

Lamparter-Lang, R. (Hg.) (1997a): Patientenschulung bei chronischen Erkrankungen. Bern: Huber

Lamparter-Lang, R. (Hg.) (1997b): Prinzipien der Patientenschulung bei chronischen Erkrankungen.

Lamparter-Lang, R. (Hg.): Patientenschulung bei chronischen Erkrankungen. Bern: Huber, 9-32

Liedtke, D./Schulz-Gödker, A (1995): Modellprojekt betreute Überleitung schwerpflegebedürftiger Patienten. Pflegen ambulant. 6/3, 24-26

Lorig, K. (1996): Patient education: A practical approch. 2nd Edition. Thousand Oaks, London, New Dehli: Sage

Lyon, J.C./Stephany, T.M. (1993): Home Health Care. Swanson, J.M./Albrecht, M. (Ed.) Community Health Nursing. Promoting the Health of Aggegates. Philadelphia: Saunders, 626-639

McCaffery; M./Beebe, A./Latham, J. (1997): Schmerz: Ein Handbuch für die Pflegepraxis. Berlin, Wiesbaden: Ulstein Mosby

Meier, M. (1989): Angehörige in der Langzeitpflege. Eine qualitative Studie. Pflege. 2/2, 92-104

Mensdorf, B. (1996): Durch umfassende Schulung wird die soziale Isolation vermieden. Pflegezeitschrift. 49/3, 166-169

Meuret, G./Home Care Team (1997): Home Care Tumorkranker. Clinic Home Interface. Konzept, Praxis, Schmerztherapie, Künstliche Ernährung, Bewertung. Ravensberg: Home Care Interface Förderverein e.V./Weingarten: Harder

Müller-Mundt, G./Brinkhoff, P./Schaeffer, D. (2000): Schmerzmanagement und Pflege – Ergebnisse einer Literaturanalyse. Bielefeld: IPW (Manuskript, im Erscheinen)

Müller-Mundt, G./Schulz, B./Höhmann, U. (1998): Strategien zur Bewältigung komplexer Problemlagen. Zeitschrift für ärztliche Fortbildung und Qualitätssicherung. 92, 393-399

Mutschler, B./Maaßen, A./Sage, E. (1992): Beratungsstelle für ältere Menschen und ihre Angehörigen in Hamburg. Die Brücke. Forum Sozialstation. 16/61, 20-23

National League of Nursing Education (1937): A curriculum guide for schools of nursing. New York: The League

O´Connor, J. A./Burge, F.I./King, B./Epstein, J. (1986): Does Care Exclude Cure in Palliative Care? Journal of Palliative Care 2/1, 9-15

Orem, D.E. (1991): Nursing: Concepts of practise. St. Louis: Mosby

Parse, R.R. (1981): Man-living-health: A therory of nursing. New York: Wiley

Patient education plus (1990): A collection of patient education plus articles published in The Professional Nurse and here revised and updated. London: Austen Cornish

Peplau, H. (1952): Interpersonal relations in nursing. New York: Putnam.

Petermann, F.(Hg.) (1997a): Patientenschulung und Patientenberatung. 2. Auflage. Göttingen: Hogrefe

Petermann, F. (1997b): Patientenschulung und Patientenberatung – Ziele, Grundlagen und Perspektiven.

Petermann, F. (Hg.) (1997a): Patientenschulung und Patientenberatung. Göttingen: Hogrefe, 3-21.

Peters-Gawlik, M. (1998): Praxishandbuch Stomapflege. Beratung, Betreuung und Versorgung Betroffener. Wiesbaden: Ullstein Medical

Ratzmann, K.P. (1993): Der Diabetesberater. Heilberufe. 45/4, 196-197

Redman, B. K. (1998): Measurement Tools in Patient Education. New York. Springer

Redman, B. K. (1993): Patient education at 25 years; where we have been and where we are going. Journal of advanced Nursing. 18, 725-730

Renneke, S. (2000): Information, Schulung und Beratung von Patienten und Angehörigen. Eine kommentierte Bibliographie deutschsprachiger Literatur für Pflegende. Köln KDA (im Erscheinen)

Rimer, B./Kdziera, P./Levy, M. H. (1992): The Role of Patient Education in Cancer Pain Control. Hospice Journal. 8/1-2, 171-191

Richter, B. (1992): Vorteile bringt die Patientenschulung bei Asthmapatienten. Krankenpflegejournal. 30/7, 334-338

Rüller, H. (1998): Beratung von Klienten – ein Unterrichtsbeispiel zur Theorie-Praxis-Vernetzung. Unterricht Pflege 3/1998, 9-13

Salvage, J. (Ed.) (1993): Nursing in Action. Strenthening nursing and midwifery to support health for all (WHO Regional Publications, European Series 48). Copenhagen: WHO Regional Office for Europe

Schaeffer, D. (1995): Community Health Nursing. Entwicklung, Probleme, Lehren aus der US-amerikanischen Situation. Argument. Jahrbuch für kritische Medizin 25. Berlin: Argument. 166-183.

Schaeffer, D. (1998): Patientenaufklärung und -anleitung als Aufgabe zur Verbesserung der Pflegequalität – Projektantrag. Bielefeld: IPWS

Schaeffer, D./Moers, M./Steppe, H./Meleis, A. (1997): Pflegetheorien. Beispiele aus den USA. Bern: Huber

Schiebold, U. (1995): Inkontinenz ist kein unabänderliches Schicksal. Pflegezeitschrift. 48/8, 467-470

Schmidt, L.R/Dlugosch, G.E. (1997): Psychologische Grundlagen der Patientenschulung und Patientenberatung. Petermann, F.(Hg.): Patientenschulung und Patientenberatung.Göttingen: Hogrefe, 23-51

Schulmeister, L. (1991). Establishing a cancer patient education system for ambulatory patients. Seminars in Oncology Nursing. 7, 2, 118-124.

Seisler, U. (1991): Kurskorrektur – Seminar für pflegende Angehörige – Eine Arbeitshilfe. Neues Konzept nach dem Mißerfolg. Forum Sozialstation. 15/57, 26-28

Smith, C.M./Maurer, F.A. (Ed.) (1995): Community Health Nursing. Theory and Practice. Philadelphia: Saunders

Sommerfeldt, S./Gerstner, M./Metzmacher, K./Roos, K./Schwartz, R. (1992): Betreuung schwerkranker Tumorpatienten im „Verzahnungsbereich" von stationärer und ambulanter Versorgung. Deutsche Krankenpflegezeitschrift. 45/10, 699-704

Patientenedukation:
Literatur und Links

Dieser Serviceteil zum Thema Patientenedukation verfolgt verschiedene Ziele. Pflegende und Mitglieder anderer Gesundheitsberufe können hier weiterführende bzw. vertiefende Literaturangaben finden, um sich Wissen zum Thema Patientenedukation anzueignen oder bestehendes Wissen zu vertiefen. Außerdem finden sie Angaben über ausgewählte Schulungsprogramme, die bereits auf ihre Wirksamkeit hin wissenschaftlich untersucht wurden und seit Jahren zum Einsatz kommen.

Ein weiterer Schwerpunkt ist die Auflistung von Medien, die Sie selbst zur Patientenedukation nutzen können. Dies sind sowohl Verlage, die ein breites Angebot an gut verständlicher Literatur herausgeben, als auch Internet-Seiten, die den Betroffenen Hilfestellungen geben können in der alltäglichen Auseinandersetzung mit ihrer Erkrankung oder Lebenssituation.

In diesen Bereichen wurde eine Auswahl an Beispielen getroffen. Sie erhebt keinen Anspruch auf Vollständigkeit. Weitergehende Informationen finden sich im Internet.

Literatur zum Thema Patientenedukation

Bücher (deutsch)

Allgemeine Literatur zur Patientenedukation

Fitzgerald Miller, J.: Coping fördern – Machtlosigkeit überwinden. Huber, Bern 2003.

Hurrelmann, K.; Leppin, A. (Hrsg.): Moderne Gesundheitskommunikation. Huber, Bern 2001.

Klug-Redman, B.: Patientenedukation. Kurzlehrbuch für Pflegende. Huber, Bern 2009.

Petermann, F.: Patientenschulung und Patientenberatung. 2. vollständig überarbeitete und erweiterte Auflage. Hogrefe, Göttingen 1997.

Petermann, F.: Compliance und Selbstmanagement. Hogrefe, Göttingen 1998.

Poser, M.; Schneider, K. (Hrsg.): Leiten, Lehren, Beraten. Huber, Bern 2005.

Reibnitz von, C.; Schnabel, P. E.; Hurrelmann, K. (Hrsg.): Der mündige Patient. Juventa, Weinheim/München 2001.

Sailer, M.: Praxishandbuch Patientenedukation. Schulung – Anleitung – Beratung. WK-Fachbücher, Elchingen 2004.

Schaeffer. D; Dierks, M. L.; Hurrelmann, K.; Krause, H.; Keller, A.; Schmidt-Kaehler, S.; Seidel, G.: Evaluation der Modellprojekte zur unabhängigen Patientenberatung und Nutzerinformation. Huber, Bern 2005.

Schmidt-Kaehler, S.: Patienteninformation Online – Theoretische Grundlagen, Planung und Entwicklung eines Konzeptes für die Patientenschulung im Internet. Huber, Bern 2004.

Schröck, R.; Drerup, E.: Der informierte Patient – Beraten, Bilden, Anleiten als pflegerisches Handlungsfeld. Lambertus, Freiburg 2002.

Steimel, R.: Individuelle Angehörigenschulung. Eine effektive Alternative zu Pflegekursen. 2. aktualisierte Auflage. Schlütersche, Hannover 2004.

Tampl, M.: Pflegekurse planen und leiten. Hans Weinberger Akademie, Fürth 1996.

Waldmüller, B.: Gemeinsam entscheiden. Deutscher Ärzteverlag, Köln 2008.

Weinberger, S.: Klientenzentrierte Gesprächsführung: Lern- und Praxisanleitung für psychosoziale Berufe. Juventa, Weinheim/München 2008.

Allgemeine Literatur zur Patientenberatung

Bamberger, G.: Lösungsorientierte Beratung. 3. überarbeitete Auflage. Beltz PVU, Weinheim 2005.

Buijssen, H.: Die Beratung von pflegenden Angehörigen. Beltz, Weinheim 1997.

Canobbio, M.M.: Praxishandbuch Patientenschulung und -beratung. Ullstein-Medical, Wiesbaden 1998 [vgr.].

Culley, S.: Beratung als Prozess. Lehrbuch kommunikativer Fertigkeiten. Beltz, Weinheim/Basel 1996.

Emmerich, D.; Hotze, E.; Moers, M.: Beratung in der ambulanten Pflege. Kallmeyer, Seelze 2005.

Gittler-Hebestreit, N.: Pflegeberatung im Entlassungsmanagement. Grundlagen – Inhalte – Entwicklungen. Schlütersche, Hannover 2006.

Koch-Straube, U. (Hrsg.): Beratung in der Pflege. 2. Auflage. Huber, Bern 2008.

Schaeffer D.; Schmidt-Kaehler S. (Hrsg.): Lehrbuch Patientenberatung. Huber, Bern 2006.

Schmidt-Kaehler, S.: Praxisleitfaden Patientenberatung – Planung, Umsetzung und Evaluation. Bertelsmann Stiftung, Gütersloh 2007.

Deutsche AIDS-Stiftung (Hrsg.): Positiv leben. Hilfe für Menschen mit HIV und AIDS. Deutsche AIDS-Stiftung, Bonn 2003.

Dybowski, S.: Soweit nicht anders verordnet ... – HIV-positive Frauen im Spannungsfeld zwischen Compliance und Lebensgestaltung. Mabuse, Frankfurt 2005.

Feid, A.; Wegner, N.: Trotzdem hab ich meine Träume – Die Geschichte von einer, die leben will. 19. Auflage. Rowohlt, Reinbek 2007.

Ford, M. T.: Viren sind nicht wählerisch. Aids – Fragen, Antworten, Erfahrungen. DTV, München 1999.

Hammer, A.: Als Positiver leben. AIDS-Ratgeber für Betroffene und Helfer. Verlag der Jugendwerkstatt, Östringen 1988.

Keikawus, A.; Weiß, R.: Buch gegen die Panik – Leben mit der HIV-Infektion. Rosa Winkel, Berlin 2001. [verg.]
Polizzi, V.: Ich lebe weiter – Valeria, HIV-positiv. Fischer, Frankfurt 2000.

Asthma/Lungenerkrankungen
Deutscher Allergie- und Asthmabund: Antworten auf die 111 häufigsten Fragen zu Allergie und Asthma. Trias, Stuttgart 2004.
Deutsche Lungenstiftung: Weißbuch der Selbsthilfegruppen Lunge und Atemwege. Thieme, Stuttgart 2005.
Dhein, Y.; Worth, H.: Mit Asthma komm ich klar. Trias, Stuttgart 2002.
Geisler, L.: Leben mit Asthma, Bronchitis, Emphysem. 7. Auflage. Jopp bei Oesch, Zürich 2001.
Maier, K.F.: Aufatmen bei Asthma. Selbsthilfe, Medikamente, Naturheilmittel, Lebensstil. Kneipp, Bad Wörishofen 2005.
Petermann, F.: Ratgeber Asthma bronchiale. Hogrefe, Göttingen 2004.
Prittwitz, M., Hirschbichler, A., Lauber, J.: Luft ist Leben, Asthma, Bronchitis, Emphysem und COPD – geben Sie der Krankheit keine Chance! Curamont-Verlag, Berchtesgaden 2004.
Richter, B.; Götzinger, R.: Asthma ohne Angst. 2. Auflage. Kirchheim, Mainz 1998.
Schmölcke, S.: Leben mit Asthma. Schlütersche, Hannover 2003.
Sweilem, G. H.: Patientenedukation und obstruktive Atemwegserkrankungen. Books on Demand, Norderstedt 2000.

Chronische Erkrankungen
Corbin, J. M.; Strauss, L.: Weiterleben lernen. Verlauf und Bewältigung chronischer Krankheiten. Huber, Bern 2004.
Haslbeck, J.: Bewältigung komplexer Medikamentenregime bei chronischen Erkrankungen – Herausforderungen aus der Sicht chronisch Kranker. IPW, Bielefeld 2007.
Hüper, C.; Hellige, B.: Professionelle Pflegeberatung und Gesundheitsförderung für chronisch Kranke. Rahmenbedingungen – Grundlagen – Konzepte – Methoden. Mabuse, Frankfurt 2007.
Klug-Redmann, B.: Selbstmanagement chronisch Kranker – Chronisch Kranke gekonnt einschätzen, informieren, beraten und befähigen. Huber, Bern 2008.
Lamparter-Lang, R. (Hrsg.): Patientenschulung bei chronischen Erkrankungen. Huber, Bern 1997. [vgr.]
Ludwig, A: Herausforderungen komplexer Medikamentenregime bei chronischen Erkrankungen. IPW, Bielefeld 2005.
Schaeffer, D.: Der Patient als Nutzer. Krankheitsbewältigung und Versorgungsnutzung im Verlauf chronischer Krankheit. Huber, Bern 2004.
Stark, A.: Leben mit chronischer Erkrankung des Zentralnervensystems. dgvt, Tübingen 1998.

Depressionen
Bock, T.: Achterbahn der Gefühle. Psychiatrie-Verlag, Bonn 2004.
Borri, A.: Schritte aus der Depression. 3. Auflage. Herder, Freiburg 2005.
Bräunig, P.: Zwischen den Polen von Manie und Depression. Books on Demand, Norderstedt 2003.
Broichhagen, D.: Irrfahrt durch die Depression! Books on Demand. Norderstedt 2005.
Burns, D. D.: Feeling Good: Depressionen überwinden, Selbstachtung gewinnen. Junfermann, Paderborn 2006.
Cleve, J.; Wengenroth, M.: Licht am Ende des Tunnels. 2. Auflage. Huber, Bern 2000.
Giger-Bütler, J.: Endlich frei. Schritte aus der Depression. 2. Auflage. Beltz, Weinheim 2008.
Greist, J. H.; Jefferson, J. W.: Depression. C.H. Beck, München 1999.
Hell, D.; Hoehne, V.; Josuran, R.: Mittendrin und nicht dabei. Mit Depressionen leben lernen. Econ, Berlin 2002.
Helmchen, H.; Rafaelsen, O.J.; Bauer, M.: Depression und Manie: Wege zurück in ein normales Leben. Trias, Stuttgart 2001.
Hirsch, H.: Depressionen. Hilfe zur Selbsthilfe. Südwest, München 2006.
Kaplan, B.: Schluss mit Depression! Books on Demand, Norderstedt 2006.
Kaufmann-Mall, K.; Mall, G.: Wege aus der Depression. Hilfe zur Selbsthilfe. Beltz, Weinheim 2004.
Köster, R.: Depression – nicht alles ist Schicksal. Vorsorge und Selbsthilfe – Chancen und Heilung. Centaurus, Herbolzheim 2005.
Merkle, R.: Wenn das Leben zur Last wird: Ein praktischer Ratgeber zur Überwindung seelischer Tiefs und depressiver Verstimmungen. Pal, Mannheim 2004.
Merkle, R.: Nie mehr deprimiert. Selbsthilfeprogramm zur Überwindung negativer Gefühle. 9. Auflage. mvg, München 2004.
Peseschkian, N.; Boessmann, U.: Angst und Depression im Alltag. Fischer, Frankfurt 1998.
Schaub, A.; Roth, E.; Goldmann, U.: Kognitiv – psychoedukative Therapie zur Bewältigung von Depressionen. Mit CD-ROM. Hogrefe, Göttingen 2006.
Sienaert P.; Dahl, E.: Extreme Gefühle. Manisch-depressiv: Leben mit einer bipolaren Störung. Hilfen für Betroffene und Angehörige. Kösel, München 2006.
Trickett, S.; Tom, E.: Endlich wieder angstfrei leben: Selbsthilferatgeber gegen Angst, Depressionen und Panikattacken. 4. Auflage. Piper, München 2008.
Vasak, G.; Katschnig, H.: Sturzfliegen. Leben in Depressionen und Manien. Rüffer & Rub, Zürich 2001.
Wagner-Neuhaus, D.: Depressionen. Ein Ratgeber für Angehörige. 2. Auflage. Psychiatrie-Verlag, Bonn 2003.
Wolf, D.; Merkle, R.: Gefühle verstehen, Probleme bewältigen. Ein praktischer Ratgeber zur Bewältigung von Ängsten, Unsicherheiten, Minderwertigkeits- und

Schuldgefühlen, Eifersucht, depressiven Verstimmungen … 20. Auflage. Pal, Mannheim 2003.
Yapko M. D.: S.O.S. Depression. Schnelle und wirksame Hilfe für Betroffene. 70 Fragen und Antworten. 2. Auflage. Carl-Auer-Systeme, Heidelberg 2003.

Diabetes
Bopp, A.: Diabetes. 2. Auflage. Stiftung Warentest, Berlin 2007.
Conrad, R.: Selbstbestimmte Pflege für Menschen mit Diabetes Mellitus. Huber, Bern 1999.
Farr, I.; Watkinson, M.: Diabetesschulung und Diabetesberatung für Pflegeberufe und Arzthelferinnen. Ullstein Medical, Wiesbaden 1997.
Grillmayr, H.: Zufrieden leben mit Diabetes. Hubert Krenn, Wien 2004.
Hirsch, A.: Diabetes ist meine Sache. 2. Auflage. Kirchheim, Mainz 2001.
Howorka, K.: Insulinabhängig? 7. Auflage. Kirchheim, Mainz 2008.
Jörgens, V.; Grüßer, M.; Kronsbein, P.: Wie behandele ich meinen Diabetes. 22. Auflage. Kirchheim, Mainz 2007.
Lange, K.; Hirsch, A.: Psycho-Diabetologie: Personenzentriert beraten und behandeln. Kirchheim, Mainz 2002.
Lohmüller-Wiegelmann, G.: Die Insulinpumpentherapie im Alltag. Ein Handbuch für Anwender und Berater. 2. Auflage. Kirchheim, Mainz 2006.
Paust, R.; Ellebracht, H.: Selbstbewusst mit Diabetes. Motivation, Selbstvertrauen, Kraftquellen. Kirchheim, Mainz 2004.
Peseschkian, N.; Sachse, G.: Mit Diabetes komm' ich klar. Trias, Stuttgart 2001.
Petersen-Lehmann, J.: Diabetes heute. 2. vollständig überarbeitete Auflage. Govi, Eschborn 2003.
Rupp, M.: Mein bewegtes Leben mit der bitter-süssen Krankheit. Selbstverlag 2005.
Scheer, H.-D.: Raus aus der Diabetes-Falle!: Erkennen. Handeln. Genießen. Books on Demand, Norderstedt 2005.
Standl, E.; Mehnert, H.: Das große Trias-Handbuch für Diabetiker. 7. Auflage. Trias, Stuttgart 2005.
Ziegelasch, H. J.: Diabetes – Selbst aktiv werden: Ratgeber für Typ2-Diabetiker. Kirchheim, Mainz 2006.

Dialyse/Nierentransplantation
Dreikorn, K.: Leben mit der neuen Niere. Pabst, Lengerich 1994.
Eismann R.; Konert, J.; Schabel, J.: Nierentransplantation. Ein Ratgeber für Patienten und Angehörige. 4. Auflage. Trias, Stuttgart 2004.
Sperschneider, H.: Dialyse – Ein Ratgeber für Patienten und Angehörige. 2. Auflage. Hüthig, Stuttgart 1997.
Sperschneider H.: Der Dialyseratgeber: Wie Sie sich auf ein verändertes Leben leichter einstellen. 4. Auflage. Trias, Stuttgart 2008.

Welling, U.; Schulte, F.: Leben mit der Dialyse. Ratgeber für Patienten und Angehörige. Pabst Science Publishers, Lengerich 2002.

Edukation älterer Menschen
Dapp, U.; Anders, J.; Meier-Baumgärtner, H. P.: Aktive Gesundheitsförderung im Alter. 2. Auflage. Kohlhammer, Stuttgart 2006.
Weakland, J. H.; Herr, J. J.: Beratung älterer Menschen und ihrer Familien: die Praxis der angewandten Gerontologie. Huber, Bern 1992.
Werle, J.; Woll, A.; Tittlbach, S.: Gesundheitsförderung – Körperliche Aktivität und Leistungsfähigkeit im Alter. Kohlhammer, Stuttgart 2005.

Epilepsie
Elger, C. E.; Brockhaus, A.; Grunwald, T.: Epilepsie und Flugreisen. Deutscher Universitätsverlag, Wiesbaden 1996. [vgr.]
Heiner, S.; Meyer-Brauns, M.; Habermann-Horstmeier, L. (Hrsg.): Anfälle – Erfahrungen mit Epilepsie. Mabuse, Frankfurt 2002.
Krämer, G.: Epilepsie: Antworten auf die häufigsten Fragen. Trias, Stuttgart 2000.
Pohlmann-Eden, B.; Steinhoff, B. J.; Blankenhorn, V.; Zahner, B.: Wirkungen und Nebenwirkungen von Medikamenten gegen Epilepsie. Blackwell, Berlin 2000.
Strehl, U.: Epilepsie und Verhalten. Entwicklung und Prüfung eines psychophysiologischen Behandlungsprogramms zur Selbstkontrolle epileptischer Anfälle. Pabst Science Publishers, Lengerich 1998.
Wohlfahrt, R.; Schneider, D.: Psychoedukatives Training für Menschen mit Epilepsie. dgvt, Tübingen 1999.

Gelenkerkrankungen (Rheuma, Arthrose, Gicht, Fibromyalgie)
Bolten, W.; Weiden von der, G.: Rheuma: Schmerzen lindern – Beweglichkeit steigern. Trias, Stuttgart 2003.
Brieden, G.: Rheuma. Lernen, mit der Krankheit gut zu leben. Springer, Heidelberg 1999.
Brückle, W.: Fibromyalgie endlich richtig erkennen und behandeln! Trias, Stuttgart 2005.
Döll, M.: Arthrose. Herbig, München 2003.
Drebing, V.: Hilfe! Rheuma. vgs, Köln 2003.
Feldweg, T.: Arthrose heilbar. 15. Auflage. Naglschmid, Stuttgart 2004.
Fischer, J.: Das Arthrose-Stopp-Programm. 2. Auflage. Trias, Stuttgart 2008.
Holst, S.; Meiser, U.: Kursbuch Rheuma. Neue Wege zur Schmerzlinderung und Heilung. Südwest, München 2005.
Jessel, C.: Aktiv gegen Arthrose. BLV Buchverlag, München 2004.
Loisl, D.; Puchner, R.: Diagnose Rheuma – Lebensqualität mit einer entzündlichen Gelenkerkrankung. 2. Auflage. Springer, Heidelberg 2008.

Miehle, W.: Mit Rheumamedikamenten leben: eine Patienteninformation. 2. Auflage. Rheumamed, Samerberg 2006.
Miehle, W.: Entzündliches Gelenkrheuma. 5. Auflage. Rheumamed, Samerberg 2007.
Rebouillon-Schilling, A.-M.: Zwischen Schmerz und Hoffnung – Mein Weg, mit Arthrose zu leben. Books on Demand, Norderstedt 2004.
Reisky, P.: Arthrose richtig behandeln. Sinnvoll vorbeugen – beweglich bleiben. 3. Auflage. Ehrenwirth, München 1997.
Sievers, I.: Rheumatoide Arthritis – alles was hilft. Govi, Eschborn 2003.
Stern, J.: Rheuma besucht mich heute: Mit chronischer Polyarthritis leben, lieben und leiden. ASUG Verlag Uwe Hesse, Mühlhausen 2007.
Thomann, K.-D.: Wirksame Hilfe bei Arthrose. Neuauflage. Trias, Stuttgart 2003.
Toft, J.: Knie-Arthrose – von wegen da kann man nichts machen. 14. Auflage. Herbig, München 1999.
Weingart, J. R.: So stärken wir unsere Gelenke: Strategien für ein besseres Leben. Neue Programme bei: Arthrose, Gicht, Rheuma. Zabert Sandmann, München 2005.

Gerinnungsstörungen
Bernardo, A.; Halhuber, C.: Gerinnungs-Selbstbestimmung leicht gemacht. 5. überarbeitete Auflage. Trias, Stuttgart 2006.
Diehm, C.; Wilhelm, C.: Gut leben mit Gerinnungshemmern. Trias, Stuttgart 2005.

Gesundheitsförderung allgemein
Altgeld, T.; Bächlein, B.; Deneke, Ch. (Hrsg.): Diversity Management in der Gesundheitsförderung. Mabuse, Frankfurt 2006.
Brieskorn-Zinke, M.: Gesundheitsförderung in der Pflege – Ein Lehr- und Lernbuch zur Gesundheit. 3. Auflage. Kohlhammer, Stuttgart 2006.
Bundeszentrale für gesundheitliche Aufklärung (Hrsg.): Was erhält Menschen gesund? Antonovskys Modell der Salutogenese – Diskussionsstand und Stellenwert. Forschung und Praxis der Gesundheitsförderung, Band 6. Köln 2001.
Bundeszentrale für gesundheitliche Aufklärung (Hrsg.): Leitbegriffe der Gesundheitsförderung – Glossar zu Konzepten, Strategien und Methoden in der Gesundheitsförderung. 4. Auflage. Sabo, Berlin 2003.
Bundeszentrale für gesundheitliche Aufklärung (Hrsg.): Lehrbuch der Gesundheitsförderung. Verlag für Gesundheitsförderung, Gamberg 2003.
Dunkley, J.: Gesundheitsförderung und Hebammenpraxis. Huber, Bern 2003.
Hasseler, M.; Meyer, M.: Prävention und Gesundheitsförderung – Neue Aufgaben für die Pflege. Grundlagen und Beispiele. Schlütersche, Hannover 2006.

Jerusalem, M.; Weber, H. (Hrsg.): Psychologische Gesundheitsförderung – Diagnostik und Prävention. Hogrefe, Göttingen 2003.
Hurrelmann, K.; Klotz, T.; Haisch, J. (Hrsg.): Lehrbuch Prävention und Gesundheitsförderung. 2. Auflage. Huber, Bern 2007.
Kaluza, G.: Stressbewältigung – Trainingsmanual zur psychologischen Gesundheitsförderung. Springer, Berlin 2004.
Kerr, J.; Weitkunat, R.; Moretti, M. (Hrsg.): ABC der Verhaltensänderung – Der Leitfaden für erfolgreiche Prävention und Gesundheitsförderung. Elsevier, München 2006.
Knoll, N.; Scholz, U.; Rieckmann, N.: Einführung in die Gesundheitspsychologie. UTB, München 2005.
Mathias, D.: Professionelle Prävention – Gesundheitsförderung durch richtige Ernährung und mehr Bewegung. Elsevier, München 2005.
Mauch, W.: Nehmen Sie Ihre Gesundheit selbst in die Hand! Was können Sie zu Hause tun? Band 3. Books on Demand, Norderstedt 2002.
Nutbeam, D.; Harris, E.: Theorien und Modelle der Gesundheitsförderung – Eine Einführung für Praktiker zur Veränderung des Gesundheitsverhaltens von Individuen und Gemeinschaften. Verlag für Gesundheitsförderung, Gamberg 2001.
Steinbach, H.: Gesundheitsförderung – Ein Lehrbuch für die Pflege- und Gesundheitsberufe. 2. Auflage. Facultas, Wien 2007.
Stolte, K. M.: Pflegediagnosen in der Gesundheitsförderung und Patientenedukation. Huber, Bern 2009.
Wulfhorst, B.; Hurrelmann, K. (Hrsg.): Handbuch Gesundheitserziehung. Huber, Bern 2009.

Gesundheitsförderung Rücken
Batmanghelidj, F.: Rückenschmerzen und Arthritis. VAK, Kirchzarten 2004.
Kempf, H.-D.: Die Rückenschule. Das ganzheitliche Programm für einen gesunden Rücken. Rowohlt, Reinbek 2008.
Kempf, H.-D.; Schmelcher, F.; Ziegler, C.: Trainingsbuch Rückenschule. Rowohlt, Reinbek 2004.
Kempf, H.-D.; Fischer, J.: Rückenschule für Kinder. Rowohlt, Reinbek 2004.
Krause, D.; Freyer-Krause, H.: Was für den Rücken gut ist. Verlag im Kilian, Marburg 2002.

Herz-/Gefäßerkrankungen
Bopp, A.: Von Herzinfarkt bis Schlaganfall. Stiftung Warentest, Berlin 2003.
Didjurgeit, U.; Hemmann D.; Sternenberg, U.: Herzinsuffizienz Patientenratgeber – Leben mit der Erkrankung. Deutscher Ärzte-Verlag, Köln 2005.
Ennker, J.; Bauer, K.: Herzkranzgefäße. Steinkopff, Darmstadt 2003.

Geesing, H.: Herz-Fit. Nie mehr Herzinfarkt. 7. Auflage. Herbig, München 2005.
Gehring, J.; Klein, G.: Leben mit der koronaren Herzkrankheit. 2. Auflage. Urban & Vogel, München 2004.
Halhuber, C.; Bernardo, A. (Hrsg.): Gut leben mit der neuen Herzklappe. 6. Auflage. Trias, Stuttgart 2003.
Klepzig, H; Klepzig, E.-B.: Der große TRIAS-Ratgeber Herzerkrankungen. Trias, Stuttgart 2002.
Ornish, D.: Revolution in der Herztherapie. 8. Auflage. Kreuz-Verlag, Stuttgart 2006.
Peseschkian, N.: Was haben sie auf dem Herzen? Trias, Stuttgart 2005.
Schwarz, L.; Schwarz, M.: Herz-Kreislauf-Training. BLV, München 2003.
Sroka, K.: Herzinfarkt vermeiden: Neue Wege zur Vorbeugung und Heilung. Psychosozial-Verlag, Gießen 2002.
Strian, F.: Das Herz. Beck, München 1998.
Trappe, H.-J.: Herzkrank: Koronare Herzkrankheit, Herzinfarkt und Herzschwäche. Diagnose, Alltag, Therapie. Trias, Stuttgart 2004.
Undeutsch, K.: Wirksame Hilfe bei koronarer Herzkrankheit und Angina pectoris. Trias, Stuttgart 2003.
Wollschläger, H.; Ruch, J.: Aktiv gegen Herzinfarkt und Schlaganfall. Hirzel, Stuttgart 2001.

Krebs
Delbrück, H.: Bauchspeicheldrüsenkrebs. Rat und Hilfe für Betroffene und Angehörige. Kohlhammer, Stuttgart 2002.
Delbrück, H.: Magenkrebs. Rat und Hilfe für Betroffene und Angehörige. Kohlhammer, Stuttgart 2005.
Delbrück, H.: Plasmozytom, Multiples Myelom. Rat und Hilfe für Betroffene. 2. Auflage. Kohlhammer, Stuttgart 2002.
Delbrück, H.: Prostatakrebs. Rat und Hilfe für Betroffene und Angehörige. Kohlhammer, Stuttgart 2004.
Hirneise, L.: Chemotherapie heilt Krebs und die Erde ist eine Scheibe. Enzyklopädie der unkonventionellen Krebstherapien. 6. Auflage. Sensei, Kernen 2007.
International Myeloma Foundation (Hrsg.): Patientenhandbuch Multiples Myelom. 2005.
Nagel, G.; Bopp, A.: Krebs – was man für sich selber tun kann. 2. Auflage. Herder, Freiburg 2008.
Oehlrich, M.; Stroh, N.: Internetkompass Krebs. Springer, Heidelberg 2001.
Sanders, E.-M.: Leben! Ich hatte Krebs und wurde gesund. Heyne, München 1999.
Stamatiadis-Smidt, H.; zur Hausen, H.; Wiestler, O.D.; Gebest, H.-J. (Hrsg.): Thema Krebs: Umfassend informiert sein, Hintergründe verstehen, Antworten auf Ihre Fragen. Springer, Heidelberg 2006.

Multiple Sklerose
Beer, S.; Bischoff, K.: Auch kleine Schritte führen weiter. Multiple Sklerose, die unfassbare Krankheit. Haffmans, Frankfurt 1999.
Eble, v. G. (Hrsg.): Leben mit MS. Lebensläufe, Geschichten und Erlebnisse von MS-Betroffenen und ihrem Umfeld. dieverleger.de 2006.
Frommhold, R.: In Bewegung kommen. Erfahrungsbericht einer Multiple-Sklerose-Patientin. Pala, Köln 2005.
Haas, J.; Kugler, J.; Nippert, I.: Lebensqualität bei Multipler Sklerose. Berliner DMSG-Studie. Walter de Gruyter, Berlin 2002.
Hellige, B.: Balanceakt Multiple Sklerose. Leben und Pflege bei chronischer Krankheit. Kohlhammer, Stuttgart 2002.
Huffmann, J.-F.: Multiple Sklerose – Schock und Chance. Fricling & Huffmann, Berlin 2006.
Lenk, G.: Lerne mit Deiner Krankheit zu gehen. 80 alternative Therapien und begleitende Maßnahmen bei der Multiplen Sklerose. Books on Demand, Norderstedt 2007.
Lürssen, P.-M.; Ruscheweih, C.: Zwischen allen Stühlen. Leben mit Multipler Sklerose. Mabuse, Frankfurt 2002.
Schäfer, U.; Kitze, B.; Poser, S.: Multiple Sklerose – mehr wissen, besser verstehen. Neuauflage. Trias, Stuttgart 2005.
Schapiro, R. T.: Multiple Sklerose: Symptome aktiv lindern. Trias, Stuttgart 2004.
Wagener-Thiele, C.: Natürliche MS-Therapien. Sanfte und wirksame Behandlung von Multipler Sklerose. Ullstein, Berlin 2005.
Zaruba, B.: Diagnose MS: Wie ich meine Hoffnung wiederfand. 3. Auflage. Nymphenburger, München 2000.

Psychische Erkrankungen (ohne Depressionen)
Bäuml, J.: Psychosen aus dem schizophrenen Formenkreis. Springer, Heidelberg 2007.
Behrendt, B.: Meine persönlichen Warnsignale. Arbeitsbuch. dgvt, Tübingen 2001.
Berger, H.; Friedrich, J.; Gunia, H.: Psychoedukative Familienintervention. Schattauer, Stuttgart 2004.
Campo, C., Linares, C.: Hinter der ehrenwerten Fassade. Auer-System, München 2003.
D'Amelio, R.; Behrendt, B.; Wobrock, T.: Psychoedukation bei Schizophrenie und Sucht. Manual zur Leitung von Patienten- und Angehörigengruppen. Elsevier, München 2006.
Dose, M.: Ratgeber Schizophrenie. Hogrefe, Göttingen 2005.
Hansch, D.: Erste Hilfe für die Psyche. Springer, Stuttgart 2003.
Hell, D.; Schüpbach, D.: Schizophrenien: Ein Ratgeber für Patienten und Angehörige. 4. Auflage. Springer, Heidelberg 2007.
Kanfer, F. H.; Reinecker, H.; Schmelzer, D.: Selbstmanagement-Therapie. 4. Auflage. Springer, Heidelberg 2006.
Kingma, R.: Mit gebrochenen Flügeln fliegen …: Menschen berichten über bipolare Störungen. 2. Auflage. Books on Demand, Norderstedt 2003.

Klingberg, S.; Mayenberger, M.; Blaumann, G.: Schizophren? Beltz DVU, Weinheim 2005.

Knuf, A.; Gartelmann, A. (Hrsg.): Bevor die Stimmen wiederkommen. 5. Auflage. Psychiatrie-Verlag, Bonn 2006.

Ochel, B.: Psychosen und Stress. VDM, Saarbrücken 2007.

Pitschel-Walz, G.; Bäuml, J.; Berger, H.; Gunia, H.; Heinz, A.; Juckel, G.: Arbeitsbuch Psycho-Edukation bei Schizophrenie (APES). Schattauer, Stuttgart 2005.

Schmitz, M.; Schmitz, M.: Seelenfraß: Wie Sie den inneren Terror der Angst besiegen. 2. Auflage. Piper, München 2005.

Schmitz-Niehuses, B.; Erim, Y.: Problemlösetraining für schizophrene Patienten. dgvt, Tübingen 2000.

Schünemann-Wurmthaler, S.; Sibum, B.: Schizophrenie zum Thema machen. PEGASUS–Manual: Psychedukative Gruppenarbeit mit schizophren und schizoaffektiv erkrankten Menschen. 5. Auflage. Psychiatrie-Verlag, Bonn 2005.

Simon, F.-B.: Meine Psychose, mein Fahrrad und ich. Zur Selbstorganisation der Verrücktheit. 12. Auflage. Carl-Auer-Systeme, Heidelberg 2004.

Stark F.-M.; Esterer, I.; Bremer, F.: Wege aus dem Wahnsinn. 3. erw. Auflage. Psychiatrie-Verlag, Bonn 2002.

Steininger, G.: Paradoxon und Gegenparadoxon: Ein neues Therapiemodell für die Familie mit schizophrener Störung. 11. Auflage. Klett Cotta, Stuttgart 2003.

Wienberg, G. (Hrsg.): Schizophrenie zum Thema machen. Psychedukative Gruppenarbeit mit schizophren und schizoaffektiv erkrankten Menschen. 3. Auflage. Psychiatrie-Verlag, Bonn 2003.

Schmerz

Basler, H.-D.; Franz, C.; Kröner-Herwig, B.; Rehfisch, H. P.; Seemann, H. (Hrsg.): Psychologische Schmerztherapie. Grundlagen – Diagnostik – Krankheitsbilder – Schmerzpsychotherapie. 5. Auflage. Springer, Berlin 2003.

Jansen, J.-P.: Endlich schmerzfrei. Wie sich jeder gegen Kopfschmerzen und Migräne selbst helfen kann. Herbig, München 2001.

Jansen, J.-P.: Machen Sie sich den Kopf frei! Die besten Methoden gegen Kopfschmerzen. Verlag im Kilian, Marburg 2005.

Jansen, J.-P.: Schmerzfrei! Aktive Hilfe für chronische Schmerzpatienten. Verlag im Kilian, Marburg 2001.

Müller-Mundt, G.: Chronischer Schmerz – Herausforderungen für die Versorgungsgestaltung und Patientenedukation. Huber, Bern 2005.

Peikert, A.: Frei von Kopfschmerzen und Migräne. Gondrom, Bayreuth 2004.

Sonstiges

Abt-Zegelin, A. (Hrsg.): Patienteninformationszentren als pflegerisches Handlungsfeld. Aufbau und Gestaltung. Schlütersche, Hannover 2007.

Gärtner, D.: Die Knochen-Fibel. 3. Auflage. Zuckschwerdt, München 2004.

Härter, M.; Loh, A.; Spies C. (Hrsg.): Gemeinsam entscheiden – erfolgreich behandeln. Neue Wege für Ärzte und Patienten im Gesundheitswesen. Deutscher Ärzteverlag, Köln 2005.

Jähn, K.; Nagel, E.: e-Health. Springer, Heidelberg 2004.

Kiewel, A.: Nehmen Sie Ihre Medikamente selbst? Juventa, Weinheim 2002.

Kösters, W.: Selbsthilfe in Bewegung. Auf dem Weg zum erfolgreichen Patienten. Lambertus, Freiburg 2000.

Schneider, H.: Mein Patienten Mutmachbuch. Ein Ratgeber für das Krankenhaus. Magic, Vierkirchen 2004.

Vester, F.: Denken, Lernen, Vergessen. dtv, München 1998.

Bücher (englisch)

Antonovsky, A.: Unraveling the Mystery of Health. How people manage stress and stay well. Jossey Bass, San Francisco 1987.

Aspen Reference Group: Palliative Care Patient & Family Counseling Manual. 2. Edition. Aspen Publisher, Philadelphia 2002.

Bacorn Bastable, S.: Essentials of Patient Education. Jones & Bartlett, Boston 2005.

Canobbio, M.M.: Mosby's Handbook of Patient Teaching. 3. Edition. Mosby, St. Louis 2005.

Falvo, D. R.: Effective Patient Education: A Guide to Increased Compliance. Jones & Bartlett, Boston 2004.

Gillespie, T.: Oncology Patient Education Resource Manual. 2. Edition. Aspen Publishers Inc., New York 2001.

Jackson, M.: Pocket Guide for Patient Education. Rittenhouse Book Distribution, King of Prussia 2008.

Klug-Redman, B.: Women's Health Needs in Patient Education. Springer Pub. Co., New York 2004.

Klug-Redman, B.: The Practice of Patient Education. 9. Edition. Mosby, St. Louis 2001.

Klug-Redman, B.: Measurement Tools in Patient Education. 2. Edition, Springer Pub. Co., New York 2002.

Klug-Redman, B.: Advances in Patient Education, Springer Pub. Co., New York 2004.

Lorig, K.: Patient Education: A Practical Approach. 3. Auflage. Sage, Thousand Oaks 2001.

London, F.: No Time to Teach? A Nurse's Guide to Patient and Family Education. Lippincott Williams & Wilkins, Philadelphia 1999.

Murtagh, J.: Patient Education. 4. Edition. McGraw-Hill Australia, Sidney 2005.

Pestonjee, S. F.: Nurse's Handbook of Patient Education. Lippincott Williams & Wilkins, Philadelphia 2000.

Rankin, S. H.; Stallings, K. D.: Patient Education – Issues, Principles, Practice. 4. Edition. Lippincott Williams & Wilkins, Philadelphia 2001.

Rankin, S. H.; Stallings, K. D.; London, F.: Patient Education in Health and Illness. 5. Edition. Lippincott Williams & Wilkins, Philadelphia 2004.

WHO: Therapeutic Patient Education. Copenhagen 1998.

Artikel in Fachzeitschriften/Buchbeiträge
In den letzten Jahren entstand eine unüberschaubare Zahl an Beiträgen zum Thema Patientenedukation. Die im Folgenden aufgeführten Artikel entsprechen daher nur einer selektiven Auswahl.

Allgemein

Abt-Zegelin, A.: Patienten- und Familienedukation in der Pflege. In: Deutscher Verein für Pflegewissenschaft (Hrsg.): *Das Originäre der Pflege entdecken. Pflege beschreiben, erfassen, begrenzen*. Sonderausgabe Pflege & Gesellschaft. Mabuse, Frankfurt 2003: 103–115.

Abt-Zegelin, A.: Betroffenenedukation als Chance. In: George, W. (Hrsg.): *Evidenzbasierte Angehörigenintegration*. Pabst Publishers, Lengerich 2004: 131–142.

Abt-Zegelin, A.: Was Patienten über ihre Krankheit denken. Subjektive Vorstellungen von Krankheit und Gesundung. *Die Schwester/Der Pfleger* 44 (2005) 1: 53–55.

Abt-Zegelin, A.: Patienten- und Familienedukation in der Pflege. *Österreichische Pflegezeitschrift* (2006) 1: 16–21.

Abt-Zegelin, A.; Gossens, J.: Strukturiertes Anleitungsprogramm für langzeittracheostomierte Patienten. *Die Schwester/Der Pfleger* 45 (2006) 2: 142–146.

Abt-Zegelin, A.: Beratung und Schulung erfordern hohe Kompetenzen. *MagSI* 40 (2006) 4: 3–5.

Abt-Zegelin, A.: Selbstpflegeförderung durch PatientInnenedukation. *Pflegenetz Österreich* (2006) 1: 20–21.

Abt-Zegelin, A.: Patientenedukation in der Palliative Care. In: Knipping, C. (Hrsg.): *Lehrbuch Palliative Care*. Huber, Bern 2007: 649–660.

Abt-Zegelin, A.; Adler, A.: Edukative Unterstützung der Patienten im Krankenhaus. *Die Schwester/Der Pfleger* 46 (2007) 12: 1074–1077.

Abt-Zegelin, A.; Scheuern, M.: Edukative und beratende Aufgaben. *NOVA* 39 (2008) 1: 13–15.

Abt-Zegelin, A.; Scheuern, M.: Subjektive Krankheitstheorien im Kontext der ambulanten Altenpflege. *NOVA* 39 (2008) 1: 16–17.

Abt-Zegelin, A.; Tolsdorf, M.: Alltag ein unterschätztes Konzept der Pflege! *NOVA* 39 (2008) 12: 8–10.

Bobzien, M.: Beratung und Unterstützung im Selbsthilfebereich unter veränderten Vorzeichen. Wie können Selbsthilfegruppen erfolgreich arbeiten? *NAKOS-EXTRA* 33 (2002) 2: 58–66. Internetressource unter www.nakos.de/site/data/NAKOS_2002EXTRA33.pdf [letzte Abfrage 22.01.2009].

Bösing, U.; Lang, P.; Zegelin-Abt, A.: Patienten- und Familienedukation erfordern neue Kompetenzen. *PrInter-Net* 2 (2001) 6: 126–132.

Georg, J.: Gesundheitsverhalten alternder Männer. *NOVA* 35 (2004) 5: 14–15.

Georg, J.: Therapiemanagement alter Menschen. Pflegeassessment, -diagnosen und -interventionen. *NOVA* 35 (2004) 7/8: 17–19.

Georg, J.: Fehlende Kooperationsbereitschaft bei alten Menschen. *NOVA* 37 (2006) 1: 29–31.

Georg, J.: Ressourcen erkennen und fördern. *NOVA* 37 (2006) 11: 10–12.

Grötken, K.; Hokenbecker-Belke, E.: Das Trajekt-Modell. Im Mittelpunkt: der chronisch kranke Patient als aktiver Partner. *Die Schwester/Der Pfleger* 45 (2006) 4: 270–274.

Haslbeck, J.; Schaeffer, D.: Selbstmanagementförderung bei chronischer Krankheit: Geschichte, Konzept und Herausforderungen. *Pflege* 20 (2007) 2: 82–92.

Haslbeck, J.: Bewältigung komplexer Medikamentenregime aus Sicht chronisch Kranker. *Pflege & Gesellschaft* 13 (2008) 1: 48–61.

Hill, J.: Patientenedukation. In: Hill, J. (Hrsg.): *Lehrbuch rheumatologische Pflege*. Huber, Bern 2005: 365–380.

Huber, M.: Patientenberatung und -edukation. Welche Anforderungsprofile werden an die Pflege in Zukunft gestellt? *PrInterNet* 3 (2002) 3: 65–70.

Huber-Wirtz, C.: Der Weg zur eigenverantwortlichen Krankheitsbewältigung. *Krankenpflege/Soins Infirmiers* (2001) 8: 8–10.

Krause, H.; Schaeffer, D.: Unabhängige Patientenberatung und Nutzerinformation in Deutschland – Resultate des dreijährigen Modellvorhabens nach § 65b SGB V. *GGWissenschaft* (2005) 1: 15–22.

Loh, A.; Simon, D.: Gemeinsam entscheiden – erfolgreich behandeln? *Managed Care* (2007) 2: 6–8.

Mohr, P.: Chronisch kranke Menschen benötigen Hilfe zur Selbsthilfe. *Pflegezeitschrift* 55 (2002) 11: 809–812.

Michaelis, U.; Jung, A.: Ein Gläschen in Ehren soll niemand verwehren. Patientenedukation und der Umgang mit Wissen im Alltag. *Pflege aktuell* 60 (2006) 2: 68–71.

Müller-Mundt, G.; Schaeffer, D.; Pleschberger, S.; Brinkhoff, P.: Patientenedukation – (k)ein Thema in der deutschen Pflege? *Pflege & Gesellschaft* 5 (2000) 2: 42–53.

Müller-Mundt, G.: Patientenedukation am Beispiel chronischer Schmerzen. In: Knipping, C. (Hrsg.): *Lehrbuch Palliative Care*. Huber, Bern 2007: 187–197.

Müller-Mundt, G.: Bewältigungsherausforderungen des Lebens mit chronischem Schmerz – Anforderungen an die Patientenedukation. *Pflege & Gesellschaft* 13 (2008) 1: 32–47.

Pinkert, C.; Renneke, S.; Rutenkröger, A.: Schulung und Beratung als pflegerischer Auftrag. *Pflege aktuell* 53 (1999) 3: 159–161.

Putziger, J.: «Leipziger Modell» – ein System zur Versorgung chronisch mangelernährter Patienten. *Pflegen Ambulant* 4 (1993) 5: 3–7.

Quasdorf, T.: Patientenedukation im multikulturellen Umfeld. *Die Schwester/Der Pfleger* 47 (2008) 2: 132–136.

Reinshagen, R.: Antonovsky – Theorie und Praxis der Salutogenese. *Pflege & Gesellschaft* 13 (2008) 2: 142–158.

Risse, G.; Strohbücker, B.: Patienten-Informations-Zentrum. *Dr. med. Mabuse* 24 (1999) 5: 20–22.

Schaeffer, D.; Moers, M.: Überlebensstrategien – ein Phasenmodell zum Charakter des Bewältigungshandelns chronisch Erkrankter. *Pflege & Gesellschaft* 13 (2008) 1: 6–31.

Schneider, F.: Pflegerische Aufklärung kann perioperative Schmerzen reduzieren. *Die Schwester/Der Pfleger* 46 (2007) 12: 1078–1082.

Staenke, E.: Eigenpflege fördert die Selbständigkeit. *Pflegezeitschrift* 54 (2001) 8: 564–567.

Thomas, B.; Wirnitzer, B.: Pflegeberatung und Patientenschulung. *Heilberufe* 53 (2001) 6: 34–35.

Weyand, E.: Fit sein, kompetent werden. *Forum Sozialstation* 32 (2008) 6: 36–37.

Wiedemann, R.: Nicht jeder Ratgeber geeignet. *Die Schwester/Der Pfleger* 45 (2006) 3: 214–217.

Zegelin-Abt, A.: Patientenedukation als Pflegeaufgabe. *Forum Sozialstation* 23 (1999) 2: 66–68.

Beratung

Engel, F.; Sickendick, U.: Beratung – ein eigenständiges Handlungsfeld mit neuen Herausforderungen. *Pflege & Gesellschaft* 10 (2005) 4: 163–171.

Feldhaus-Plumin, E.: Beratung in der Pflege: Grundlagen in der Ausbildung legen. *Pflegezeitschrift* 58 (2005) 10: 640–642.

Georg, J.: Beratungsbedarf – Wissensdefizite erkennen und ausgleichen. *Pflege aktuell* 58 (2004) 12: 648–659.

Georg, J.: Alte Menschen beraten – Wissensdefizite erkennen und ausgleichen. *NOVA* 36 (2005) 10: 34–36.

Kleve, H.: Beratung im Pflegesystem - eine systemtheoretische Perspektive. *Pflege & Gesellschaft* 10 (2005) 4: 172–181.

Knelange, C.; Schieron, M.: Beratung in der Pflege – als Aufgabe erkannt und professionell ausgeübt? *Pflege & Gesellschaft* 5 (2000) 1: 4–11.

Koch-Straube, U. (2000): Beratung in der Pflege – eine Skizze. *Pflege & Gesellschaft* 5 (2000) 1: 1–3.

Rommelspacher, B.: Transkulturelle Beratung in der Pflege. *Pflege & Gesellschaft* 10 (2005) 4: 182–189.

Schaeffer, D.; Dierks, M. L.: Patientenberatung. In: Hurrelmann, K.; Laaser, U.; Razum, O. (Hrsg.): *Handbuch Gesundheitswissenschaften*. 4. vollständig überarbeitete Auflage. Juventa, Weinheim/München 2006.

Stratmeyer, P.: Orientierungen und Ansätze der Pflegeberatung. *Pflegemagazin* 6 (2005) 2: 42–56.

Thomas, B.; Wirnitzer, B.: Pflegeberatung im Krankenhaus München-Neuperlach: Patienten und Pflegende in einer neuen Rolle. *Pflegezeitschrift* 54 (2001) 7: 469–473.

Zegelin-Abt, A.; Huneke, M.: Grundzüge einer systematischen Pflegeberatung. *PrInterNet* 0 (1999) 1: 11–18.

Erkrankungsspezifische Edukation

Abt-Zegelin, A.: Epilepsie – Beratung und Information. *Die Schwester/Der Pfleger* 13 (2004) 2: 98–101.

Abt-Zegelin, A.: Begleitprogramm: Patientinnen mit Brustkrebs – rundum gut betreut. *Die Schwester/Der Pfleger* 46 (2007) 1: 14–18.

Dokken, H.; Stukenkemper, J.; Huber, B.; Thoke-Colberg, A.: Wissens- und Beratungsbedarf von Tumorpatienten zu Nebenwirkungen der Chemotherapie. *PrInterNet* 6 (2005) 5: 289–295.

Freier, C.; Kugler, C.; Offner, G.: Prospektive Interventionen zur Verbesserung krankheitsspezifischen Wissens bei Jugendlichen nach Nierentransplantation. *Nieren- und Hochdruckkrankheiten* (2006) 12: 519–525.

Goldner, M. (2008): Krebs! Wie sag ich es meinem Kind? *Die Schwester/Der Pfleger* 47 (2008) 2: 126–130.

Haupt, T.: Ein modulares Angehörigentraining bei Morbus Parkinson. *PrInterNet* 8 (2007) 1: 33–40.

Landesinitiative Demenz-Servicezentrum NRW: Beratung bei Demenz – Zur Notwendigkeit einer spezialisierten Fachberatung. (2007) Internetressource des Dialogzentrums Demenz unter http://www.demenz-service-nrw.de/files/arbeitsergebnisse/ergebnispapier_AG_fachberatung_demenz.pdf [letzte Abfrage 23.01.2009].

Naegele, M.: Mit dem Krebs umgehen lernen. Patientenedukation in der onkologischen Pflege. *Die Schwester/Der Pfleger* 45 (2006) 6: 432–436.

Naegele, M.: Konzeptentwurf zur Patientenedukation in der Onkologie: Krankheitsbewältigung gezielt unterstützen. *Pflegezeitschrift* 59 (2006) 6: 350–353.

Rabe, S.: Stationäre Asthmaschulung im Kindesalter. *Kinderkrankenschwester* 19 (2000) 7: 267–272.

Richter, B.: Welche Vorteile bringt die Patientenschulung bei Asthma-Patienten? *Krankenpflege Journal* 30 (1992): 338–344.

Riesner, C.: Erleichtern Demenzbroschüren den pflegerischen Alltag? *Die Schwester/Der Pfleger* 43 (2004) 9: 686–689.

Schmitt, G.; Oulerich, K.: Patienten- und Angehörigenanleitung: Fit für die Dialyse. *Die Schwester/Der Pfleger* 40 (2001) 7: 600–602.

Schulc, E.; Ecker, C.; Deufert, D.; Sandbichler, S.; Sydow, N.; Them, C.: Der Einfluss von Patientenedukation auf das Schmerzempfinden bei Patienten mit einer malignen Tumorerkrankung. *Pflegezeitschrift* 61 (2008) 4: 214–219.

Tiesmeyer, K.: Edukation in der pädiatrischen Onkologie – anfällig für Ungleichheit? *Pflege & Gesellschaft* 12 (2007) 4: 330–342.

Zegelin, A.: Pflegeexpertise bei Brustkrebs. *Forum Dtsch. Krebsgesellschaft* (2005) 4: 60–61.

Angehörigenedukation

Abt-Zegelin, A.: Schulung von Patienten und pflegenden Angehörigen. *PflegeBulletin* (2005) 4: 5–8.

Bäumner, M.: Ratgeber, Moderator oder einfach nur Zuhörer. *Dr. med. Mabuse* 32 (2007) 5/6: 32–34.

Büker, C.: Schulung und Beratung von pflegenden Angehörigen. *Pflegen Ambulant* 15 (2004) 1: 16–17.

Dörpinghaus, S.: Forschungsprojekt Pflegekurse. Wie hilfreich sind Schulungsangebote für Angehörige? *Pflegen Ambulant* 15 (2004) 3: 40–43.

Gröning, K.: Die Beratung von pflegenden Angehörigen. *Dr. med. Mabuse* 32 (2007) 5/6: 39–41.

Keuser, W. (2002): Übung macht den Meister. Angehörigenarbeit im Heim sorgt dafür, dass mit der Pflege zu Hause alles gut geht. *Altenheim* 41 (2002) 4: 43–45.

Pusch, K.: Anforderungen an Schulungsmaterial für pflegende Angehörige. *Die Schwester/Der Pfleger* 41 (2002) 8: 652–659.

Rösing, S.: Angehörigenanleitung. *Die Schwester/Der Pfleger* 39 (2000) 9: 772–775.

Steimel, R.; Richter-Kessler, R.: Schon vor der Entlassung die Zeit danach proben. Individuelle stationäre Angehörigenschulung. *Pflegezeitschrift* 54 (2001) 8: 562–563.

Patientenedukation in der häuslichen Pflege

Abt-Zegelin, A.: Höchste Zeit für fundierte Programme. *Forum Sozialstation* 27 (2003) 2: 22–24.

Abt-Zegelin, A.; Steinbock, S.: Angehörige informieren, schulen und beraten. *Forum Sozialstation* 27 (2003) 4: 36–38.

Büker, C.: Im Kommen: Häusliche Pflegeschulung. *Forum Sozialstation* 28 (2004) 8: 22–24.

Büker, C.; Steinbock, S.: Pflegeberatung zuhause etablieren. *Forum Sozialstation* 26 (2002) 6: 36–38.

Buhl, A.: Pflegeberatung kann die Visitenkarte des Pflegedienstes sein. *Pflegen Ambulant* 8 (1997) 1: 10–17.

Darby, A.; Teske-Kotzian, M.; Tietz, K.: Pflegende müssen sich pflegen. *Häusliche Pflege* 7 (1998) 3: 54–57.

Grieshaber, U.: Oft reicht ein einzelner Besuch nicht aus. *Pflegen Ambulant* 7 (1996) 4: 17–19.

Grieshaber, U.: Raus aus der Sackgasse. *Forum Sozialstation* 25 (2001) 6: 22–23.

Klie, T.: Dilemma von Kontrolle und Beratung bleibt. *Forum Sozialstation* 20 (1996) 6: 28–30.

Plück, S.; Giersberg, A.: Pflegepersonen zu Hause schulen. *Forum Sozialstation* 22 (1998) 4: 40.

Siedhoff, C.: Qualität sichern heißt Wissen weitergeben. *Pflegen Ambulant* 8 (1997) 6: 28–30.

Weerenbeck, J.; Bungter, U.: Beratung unter Dach und Fach in der Pflege. *Forum Sozialstation* 21 (1997) 4: 48–50.

Wolf, C.: Konzept für Häusliche Pflegeberatung. *Forum Sozialstation* 24 (2000) 2: 38–41.

Bibliografie

Renneke, S.: Information, Schulung und Beratung von Patienten und Angehörigen. Eine kommentierte Bibliographie deutschsprachiger Literatur für Pflegende. Kuratorium Deutsche Altershilfe, Köln 2000.

Zeitschriften zum Thema Patientenedukation

In der deutschen Presselandschaft gibt es bislang noch keine Zeitschrift, die sich primär mit dem Thema Patientenedukation auseinandersetzt. International führend ist die wissenschaftliche Zeitschrift:

- Patient Education and Counseling, Elsevier Science Ireland Ltd.
  ISSN: 0738-3991
  http://www.elsevier.com/wps/find/journaldescription.cws_home/505955/description#description

Seit 1978 erscheint vierteljährlich die deutschsprachige Zeitschrift «Prävention». Sie beschäftigt sich mit der Praxis und Theorie der Gesundheitsförderung.

- Prävention – Zeitschrift für Gesundheitsförderung. Fachverlag Peter Sabo
  ISSN: 1861-6755
  http://www.zeitschrift-praevention.de

Daneben erscheinen zahlreiche englisch- und deutschsprachige Aufsätze zur Patientenedukation in den themengebundenen medizinischen und pflegerischen Zeitschriften.

Evaluierte Schulungsprogramme

Es gibt einige Schulungsprogramme, die schon lange in der klinischen Praxis eingesetzt werden und deren Wirksamkeit durch entsprechende Studien belegt ist.

Einige Konzepte werden zur Zeit in Studien auf ihre Wirksamkeit hin untersucht. Etablierte Schulungen gibt es u. a. in den Bereichen:

- Alzheimer
- Asthma
- Bluthochdruck
- Diabetes
- Epilepsie
- Häusliche Pflege
- Neurodermitis
- Rheuma
- Schmerz.

Darüber hinaus gibt es weitere Felder, in denen sich Schulungsprogramme bewährt haben, sei es in der Kardiologischen Rehabilitation, in der Rehabilitation Querschnittgelähmter oder Schlaganfallbetroffener, in der Behandlung bei chronischen Hautkrankheiten oder in der Rehabilitation nach Organtransplantationen – bitte informieren Sie sich bei den einschlägigen Akteuren.

- **Alzheimer**
  Für die Schulung von Angehörigen von Alzheimer-Patienten wurde ein modulares Schulungsprogramm «Hilfe zum Helfen» durch die Deutsche Alzheimer Gesellschaft entwickelt (Moderation/Gestaltung: A. Abt-Zegelin). Informationen dazu finden Sie im Internet unter: http://www.deutsche-alzheimer.de/index.php?id=28

- **Häusliche Pflege**
  Im Patienten-Informations-Zentrum Lippstadt wurden im Rahmen einer Forschungs-Förderung durch die Robert-Bosch-Stiftung Module zur Schulung von pflegenden Angehörigen in der häuslichen Umgebung entwickelt. Die Ergebnisse dieser Aktivitäten können auf der Homepage der Robert-Bosch-Stiftung eingesehen werden. (http://www.bosch-stiftung.de/content/language1/downloads/02020301_20_schulung_pflegender_angehoeriger.pdf)

- **Epilepsie**
  Für die Schulung von Patienten mit Epilepsie wurde ein modulares Schulungsprogramm (MOSES) entwickelt. Informationen finden Sie im Internet unter: http://www.moses-schulung.de

- **Schmerz**
  Das Thema Schmerz ist ein weites Feld für einschlägige Schulungsprogramme. Informieren Sie sich bei den entsprechenden Pharmafirmen und Fachgesellschaften.

Wichtige Adressen und Ansprechpartner

Akteure im Gesundheitswesen
- Bundeszentrale für gesundheitliche Aufklärung (BzgA)
  Ostmerheimer Straße 220
  51109 Köln
  http://www.bzga.de

- Nationale Kontakt- und Informationsstelle zur Anregung und Unterstützung von Selbsthilfegruppen (NAKOS)
  Albrecht-Achilles-Straße 65
  10709 Berlin
  http://www.nakos.de

- Kuratorium Deutsche Altershilfe (KDA)
  An der Pauluskirche 3
  50677 Köln
  http://www.kda.de

Medien, die zur Patientenedukation genutzt werden können

Bücher für Betroffene

Es gibt einige Verlage, die ein umfangreiches Programm an betroffenengerechter Selbsthilfeliteratur auflegen und dabei einen Schwerpunkt in der Alltagsbewältigung setzen:

- Fischer Tb, Frankfurt am Main
  - Ratgeber
- Gräfe und Unzer, München
  - GU Ratgeber
- Kiepenheuer und Witsch, Köln
  - Kursbücher
- Kohlhammer-Verlag, Stuttgart
  - Rat und Hilfe
- Stiftung Warentest, Berlin
  - Handbücher zu einzelnen Themen
- Trias-MMSVerlag, Stuttgart
  - Ratgeber
  - Gesundheit Kompakt
- Verlag Hans Huber, Bern (Schweiz)
  - Ratgeber: Psychologie
- Deutsche Krebshilfe e.V.
  - Blaue Ratgeber

Informationsmaterialien von Pharma- und Hilfsmittelindustrie

Die Pharmafirmen und Unternehmen der Hilfsmittelindustrie investieren große Summen in den Bereich der Schulung und Information ihrer potenziellen Kunden. So können bei einigen Firmen komplette Schulungsunterlagen einschließlich der erforderlichen Präsentationen (z. B. Folien, Arbeitsblätter …) angefordert werden. Diese Angebote orientieren sich weitestgehend an der Produktpalette dieser Firmen und Sie können die Referenten der bei Ihnen häufig verwendeten Produkte gezielt auf solche Unterlagen ansprechen.

Die meisten Pharmafirmen verfügen auch über ein breites Angebot an Informationsmedien für Betroffene. Themen, zu denen es eine Fülle an Material gibt, das Sie zur Patienteninformation nutzen können, sind z. B.:
- Apnoebehandlung
- Dekubitusprävention
- Dialysebehandlung
- Ernährungstherapie
- Inkontinenzversorgung
- Schmerztherapie
- Stomatherapie
- Wundversorgung
- Sturzvorbeugung
- Obstipation.

Das Internet
Ein Medium, das im Zusammenhang mit der Information, Schulung und Beratung von Betroffenen immer mehr an Bedeutung gewinnt, ist das Internet. Die wichtigsten Vorteile sind sicher die allgemeine Verfügbarkeit auch sehr spezieller Informationen, die Möglichkeit mit den Verfassern in direkten Kontakt zu treten und die zeitliche Nähe der Veröffentlichung zum Verfassen der Inhalte. Gerade für den medizinisch-therapeutischen Laien ist die Fülle der Informationen oft sehr verwirrend. Qualitätskriterien bezogen auf die Veröffentlichungen und die Anbieter sind ein Weg, um mehr Sicherheit für die Betroffenen zu schaffen. Informationen zum Thema Qualitätskriterien für Gesundheitsinformationen finden Sie z.B. beim:
- Aktionsforum Gesundheitsinformationssystem: http://www.afgis.de

Hinweise zur evidenzbasierten Patienteninformation
- Ärztliches Zentrum für Qualität in der Medizin: http://www.aezq.de
- Gesundheitsportal für evidenzbasierte Medizin des Instituts für Qualität und Wirtschaftlichkeit im Gesundheitswesen (IQWiG): http://www.iqwig.de
http://www.gesundheitsinformation.de
- Wissensplattform Fachwissenschaft Gesundheit der Universität Hamburg: http://www.gesundheit.uni-hamburg.de

Gesundheitsportale sind Internetseiten, die Informationen zu Gesundheit und Krankheit bündeln und unter einem gemeinsamen Dach anbieten. Hier kann der Suchende schnell einen Überblick zu einem speziellen Thema erhalten. Die meisten Portale verfügen über eine eigene Suchfunktion und veröffentlichen nur zertifizierte Seiten, z. B. nach dem Hon-Code. Beispiele für solche Internetportale sind:

- Gesundheitsportale Deutschland
  - http://www.onmeda.de
  - http://www.netdoktor.de
  - http://www.medizinfo.de
  - http://www.meine-gesundheit.de
  - http://www.evidence.de

- Gesundheitsportal Schweiz
  - http://www.sprechzimmer.ch

- Gesundheitsportal Österreich
  - http://www.netdoktor.at

Mikroschulungskonzepte
Vereinzelt sind im Internet Mikroschulungskonzepte zu speziellen Themen zu finden, die Empfehlungen zu Broschüren und anderen Medien enthalten. Auf der Homepage des Netzwerks für Patienten- und Familienedukation in der Pflege kann beispielsweise die Mikroschulung «Sturzvorbeugung» (Autorinnen: Tolsdorf, M.; Zegelin, A.) kostenlos heruntergeladen werden (http://www.patientenedukation.de/download.html).

Allgemeine Adressen zum Patienten-Selbstmanagement
- http://www.patientenschulungsprogramme.de
- http://www.patientenleitlinien.de
- http://www.patienten-information.de
- http://www.leitlinien.de
- http://www.kompetenznetze-medizin.de

Medizinische Leitlinien in der Diagnostik und Therapie
- http://www.awmf-online.de
- http://www.evidence.de
- http://www.qualimedic.de

Eine andere Möglichkeit, im Internet gezielt nach Informationen zu suchen, ist die Nutzung von Suchmaschinen. Hier werden entsprechende Suchbegriffe eingegeben, und das Suchprogramm erstellt daraufhin Listen mit den Adressen von Internetseiten auf denen sie Informationen zu dem eingegebenen Suchbegriff finden können.

Allgemeine Suchmaschinen
- http://www.google.de
- http://de.yahoo.com
- http://www.lycos.de
- http://de.altavista.com
- http://www.fireball.de

Wissenschaftliche Suchmaschinen (Suche nach Artikeln in Fachzeitschriften)
- http://www.medline.de
- http://www.scirus.com

Natürlich sind auch die großen Interessenverbände, Ministerien, Selbsthilfeorganisationen und Akteure im Gesundheitswesen mit ihren Seiten im Internet vertreten. In der folgenden Auflistung sind die Adressen zunächst nach allgemeinen Gebieten geordnet und dann einige wichtige Internetseiten zu häufig auftretenden Erkrankungen genannt.

Ernährung
- aid-Infodienst:
  http://www.aid.de
- Deutsche Gesellschaft für Ernährung:
  http://www.dge.de
- Verband für Ernährung und Diätetik:
  http://www.vfed.de

Gesundheit
- Bundesvereinigung Prävention und Gesundheitsförderung e.V.:
  http://www.bvpraevention.de
- Bundeszentrale für gesundheitliche Aufklärung:
  http://www.bzga.de
- Deutsche Gesundheitshilfe e.V.:
  http://www.dgh-online.de

Selbsthilfe
- Eine Auflistung aller deutschen Selbsthilfeverbände (Adressen der Bundesverbände und der Zentralen der Selbsthilfegruppen vor Ort):
  http://www.nakos.de
- Eine Auflistung der Selbsthilfeverbände in der Schweiz (Adressen der Selbsthilfegruppen in den Kantonen):
  http://www.kosch.ch

Links zur Patienteninformationen bei ausgewählten Erkrankungen

AIDS
- Aidsaufklärung e.V. (Aufklärung und Information zu AIDS und HIV):
  http://www.hivnet.de
- Deutsche Aidshilfe e.V. (Aufklärung und Information zu AIDS und HIV):
  http://www.aidshilfe.de
- Das bundesweite Netzwerk der Menschen mit HIV und Aids; c/o Berliner Aids-Hilfe e.V. (Aufklärung und Information zu AIDS und HIV):
  http://netzwerkplus.aidshilfe.de
- Bundesweites Selbsthilfenetzwerk Junkies – Ehemalige – Substituierte; Deutsche AIDS-Hilfe e.V. (Aufklärung und Information zu AIDS und HIV im Zusammenhang mit Drogen):
  http://jes.aidshilfe.de
- Netzwerk der Angehörigen von Menschen mit HIV und AIDS (Aufklärung und Information zu AIDS und HIV für Angehörige):
  http://angehoerige.aidshilfe.de
- AIDS-Hilfe NRW e.V. (Aufklärung und Information zu AIDS und HIV):
  http://www.ahnrw.de

Alzheimer
- Deutsche Alzheimer Gesellschaft e.V. (Information und Selbsthilfe bei Demenz für Betroffene und Angehörige):
  http://www.deutsche-alzheimer.de
- Alzheimer Forschung Initiative e.V. (Unterstützung der Forschung und Aufklärung von Betroffenen und der Öffentlichkeit):
  http://www.alzheimer-forschung.de

Atemwegs-/Lungenerkrankungen allgemein
- Bundesverband der Pneumologen und Deutsche Gesellschaft für Pneumologie und Beatmungsmedizin (Informationen zu verschiedenen Lungenthemen):
  http://www.lungenaerzte-im-netz.de/lin/show.php3?id=27&nodeid=
- Mitteldeutsche Gesellschaft für Pneumologie (Informationen für Fachkreise):
  http://www.mdgp.de
- Deutsche Atemwegsliga e.V. (Fortbildung von Ärzten, Qualitätssicherung, Information von Patienten und Öffentlichkeit):
  http://www.atemwegsliga.de
- Die Seite der Deutschen Atemwegsliga mit einigen Pharmafirmen (Informationen für Betroffene und Kontakt zu Selbsthilfegruppen):
  http://www.aufatmen-in-deutschland.de
- Patientenliga Atemwegserkrankungen e.V. (Informationen für Betroffene, Forum):
  http://www.patientenliga-atemwegserkrankungen.de
- Deutsche Lungenstiftung e.V. (Informationen zu verschiedenen Lungenthemen):
  http://www.lungenstiftung.de
- Lungenliga Schweiz (Informationen zu verschiedenen Lungenthemen):
  http://www.lung.ch
- Arbeitsgemeinschaft Lungensport in Deutschland e.V. (Informationen zur Vereinbarkeit von Lungenerkrankungen und Sport):
  http://www.lungensport.org

Asthma
- Deutscher Allergie- und Asthmabund e.V. (Informationen zu Asthma und Allergiethemen):
  http://www.daab.de
- Online-Buch der pina-Helpline (Allergie und Asthma bei Kindern und Jugendlichen):
  http://www.allergie-asthma-online.de
- Arbeitsgemeinschaft Asthmaschulung im Kindes- und Jugendalter e.V. (Informationen für Patienten und Eltern, Fortbildungskurse zum Asthmatrainer):
  http://www.asthmaschulung.de
- Uniklinik Giessen und Marburg (Informationen für Eltern asthmakranker Kinder):
  http://www.uniklinikum-giessen.de/pneumologie/Kinderasthma.html
- Gemeinnützige Kinderumwelt GmbH (Informationen vor allem zu Allergien):
  http://www.allum.de
- Plattform der Pharmafirma Hexal (Informationen, auch Asthma bei Kindern, aber auch Werbung für die eigenen Produkte):
  http://www.asthma.hexal.de
- Plattform der Pharmafirma Merck (Informationen zu mehreren Themen, aber auch Werbung für die eigenen Produkte):
  http://www.asthma.msd.de
- Plattform der Pharmafirma Novartis (Informationen, aber auch Werbung für die eigenen Produkte):
  http://www.asthma.de
- Luft zum Leben, von der Firma GlaxoSmithKline (Informationen zu Asthma und Allergie, Forum, wenig Werbung):
  http://www.luft-zum-leben.de/lzl/content_ger.jsp

COPD
- COPD-Deutschland e.V. (Informationen und Links):
  http://www.copd-deutschland.de
- Informationen zu COPD in Österreich:
  http://www.copd.at/html/start/1.html

Weitere Lungenerkrankungen
- Informationen und Links zum Thema Lungenfibrose (Anlaufstelle für Betroffene):
  http://www.lungenfibrose.de
- Zum Thema Emphysem und COPD (Informationen für Patienten und Angehörige):
  http://www.emphysem.info

Diabetes mellitus
- Verband der Diabetesberatungs- und Schulungsberufe in Deutschland e.V. (Informationen und Fortbildung für Fachkreise):
  http://www.vdbd.de
- Verband der DiätassistentInnen (Informationen speziell für DiätassistentInnen):
  http://www.vdd.de

- Deutsche Diabetes Gesellschaft (Informationen für Fachkreise und Patienten):
http://www.deutsche-diabetes-gesellschaft.de
- Deutscher Diabetiker Bund (Kontakt zum Bundesverband und zu den Landesverbänden):
http://www.diabetikerbund.de
- Diabetesweb (Informationen für Ärzte, Kliniken und Patienten):
http://www.diabetesweb.de
- International Diabetic Athletes Association Sport und Diabetes (Informationen zur Vereinbarkeit von Diabetes und Sport):
http://www.idaa.de
- Diabetes-Forum (Informationen für Betroffene, aber auch Werbung):
http://www.diabetes-forum.com
- Diabetes-Info-Server (Private Homepage mit vielen Informationen und Links für Betroffene):
http://www.diabeticus.de
- DiabSite (Seite von und für Diabetiker, Informationen zum Leben mit Diabetes, Forum):
http://www.diabsite.de
- Diabetes-InformationsZentrum (Informationen zum Leben mit Diabetes und Links):
http://www.diabetes-informationszentrum.de/
- Diabetes-Kids (Informationen für Kinder mit Diabetes und deren Eltern, Forum):
http://www.diabetes-kids.de
- Insulinclub.de (Informationen und virtuelles schwarzes Brett für Kinder mit Diabetes und deren Eltern):
http://www.insulinclub.de
- Insuliner (Seite der Selbsthilfegruppen Diabetes):
http://www.insuliner.de
- Plattform der Pharmafirma Novo Nordisk Pharma GmbH, Deutschland (Informationen, aber auch Werbung für die eigenen Produkte):
http://www.diabetes.de

Epilepsie
- Deutsche Epilepsievereinigung e.V. (Informationen für Betroffene, Mitgliedszeitung):
http://www.epilepsie.sh
- Informationszentrum Epilepsie (IZE) der Deutschen Gesellschaft für Epileptologie (Links, Fort- und Weiterbildung für Fachkreise):
http://www.izepilepsie.de
- Gesellschaft für Epilepsieforschung e.V. (Informationen für Fachärzte):
http://www.epilepsieforschung.de
- Deutsche Epilepsievereinigung, Landesverband NRW (viele Informationen für Betroffene, Kontakte zu Selbsthilfegruppen):
http://www.de-nrw.de
- Deutsche Epilepsievereinigung, Landesverband Hessen, Interessengemeinschaft Epilepsie Frankfurt e.V. (Kontakte zu Selbsthilfegruppen und viele Links):
http://www.epilepsie-SH-Hessen.de
- Landesverband Epilepsie Bayern e.V. (Informationen für Betroffene, Kontakte zu Selbsthilfegruppen):
http://www.epilepsiebayern.de
- Epilepsie Beratung Niederbayern (Informationen und direkte Beratung für Betroffene):
http://www.kinderklinik-passau.de
- Epikurier (Zeitschrift des Landesverbands der Epilepsie-Selbsthilfegruppen Bayern e.V. und des Epilepsie Bundes-Elternverbands e.V.):
http://www.epikurier.de
- Epilepsie Bundes-Elternverband (ebe) e.V. (Selbsthilfeinitiative):
http://www.epilepsie-elternverband.de

Kardiovaskuläre Erkrankungen
- Kardiologisches Informationsforum (Informationen für Fachkreise):
http://www.cardiologe.de
- Qualimedic Selbsthilfeforum (Informationen für Betroffene mit vielen Querverweisen):
http://www.herzberatung.de
- Plattform der Firma Boston Scientific (Informationen und Links):
http://www.kardionet.de

Krebs
- DGHO, die deutsche Gesellschaft für Hämatologie und Onkologie (Informationen für Fachkreise):
http://www.dgho.de
- Glandula-online – Netzwerk Hypophysen- und Nebennierenerkrankungen e.V. (Informationen für Betroffene und Fachkreise):
http://www.glandula-online.de

- GPOH, die Gesellschaft für pädiatrische Onkologie und Hämatologie (Informationen für Betroffene und Fachkreise):
  http://www.kinderkrebsinfo.de
- Deutsches Krebsforschungszentrum Heidelberg (Informationen für Fachkreise):
  http://www.dkfz-heidelberg.de
- Informationen für Betroffene:
  http://www.krebsinformation.de
- Deutsche Krebsgesellschaft e.V. (Informationen für Betroffene und Foren zu verschiedenen Krebserkrankungen):
  http://www.deutsche-krebsgesellschaft.de
- Deutsche Krebshilfe (Informationen für Betroffene zu verschiedenen Krebserkrankungen, Links):
  http://www.krebshilfe.de
- Informationsnetz für Krebspatienten und Angehörige (Allgemeine Informationen für Betroffene und Angehörige):
  http://www.inkanet.de
- Ein Pinboard (drei urologische Oberärzte beantworten kostenlos die Fragen von Patienten per E-Mail):
  http://www.multimedica.de/public/ext/prostatakrebs/expertenrat/wwwboard.html
- Plattform der Pharmafirma Tageda (Informationen für Betroffene zum Thema Prostatakrebs und Kontakte zu Selbsthilfegruppen):
  http://www.prostatakrebs.de
- Plattform der Pharmafirma Novartis Oncology zu Prostatakrebs (Informationen für Betroffene):
  http://www.leben-mit-prostatakrebs.de
- Plattform der Firma AstraZeneca (zahlreiche Berichte zum Thema Prostatakrebs):
  http://www.uroonkologie.de
- Arbeitskreis der Pankreatektomierten e.V. (Informationen für Betroffene, Links):
  http://www.adp-bonn.de
- Deutsche ILCO e.V. (Informationen für Betroffene zum Thema Darmkrebs):
  http://www.ilco.de
- Selbsthilfe-Bund Blasenkrebs e.V. (Informationen für Betroffene zum Thema Blasenkrebs, Selbsthilfegruppe):
  http://www.harnblasenkrebs.de
- Deutsche Hirntumorhilfe e.V. (Erfahrungsberichte von Betroffenen, Chat):
  http://www.hirntumorhilfe.de
- Deutsche Leukämie- und Lymphom-Hilfe e.V. (Links zu weiterführenden Informationen für Betroffene, verschiedene Foren):
  http://www.leukaemie-hilfe.de
- EHX e.V. (Informationen für erwachsene Betroffene):
  http://www.erwachsenen-histiozytose.de
- AGS Eltern- und Patienteninitiative e.V. (Informationen für Betroffene und Eltern zum androgenitalen Syndrom):
  http://www.ags-initiative.de

Multiple Sklerose
- Internetportal der Uniklinik Ulm (Kontakt für Betroffene):
  http://www.uniklinik-ulm.de/struktur/kliniken/neurologie/home/spezialsprechstunden/multiple-sklerose.html
- Multiple Sklerose Arbeitsgemeinschaft Norddeutschland e.V. (Informationen und Links für Betroffene):
  http://www.msagn.de
- Schweizerische Multiple Sklerose Gesellschaft (Unterstützung für MS-Betroffene, ihre Angehörigen, Fachleute und Freiwillige in der ganzen Schweiz):
  http://www.multiplesklerose.ch
- Multiple Sklerose Community (Informationen für Betroffene, Kontakt zu Selbsthilfegruppen, Forum):
  http://www.ms-world.de
- MS-Webring (Links zu verschiedenen privaten Homepages, Foren und Kontaktgruppen)
  http://www.ms-webring.de
- Multiple Sklerose-Homepage aus privater Initiative (Erfahrungen und Dokumentationen über Multiple Sklerose für Betroffene):
  http://www.muskl.de
- Initiative Selbsthilfe Multiple Sklerose Kranker e.V. (Informationen für Betroffene, Mitgliederzeitschrift):
  http://www.multiple-sklerose-e-v.de

- Interessenvertretung AMSEL (Expertenchat, Forum und Blog für Betroffene, Kontakt zu Selbsthilfegruppen):
  http://www.amsel.de/multiple-sklerose
- Multiple Sklerose-Chat aus privater Initiative (Austausch für Betroffene, Angehörige oder Interessierte, Expertenchats zu bestimmten Themen):
  http://www.multiplesklerosechat.de
- MS-Infozentrum (Informationen für Betroffene, Lebensläufe, Links):
  http://www.ms-infozentrum.de
- Lifeline (Informationen zu Multiple Sklerose und Alltagsfragen von Betroffenen):
  http://www.ms-life.de/mslife/home.html
- Der Multiple Sklerose-Ratgeber, Homepage aus privater Initiative (Lebensläufe MS-Betroffener, Literaturliste, Links, Alternative Therapien):
  http://www.ms-ratgeber.de

Nierenerkrankungen und Nierentransplantation
- Deutsche Arbeitsgemeinschaft Klinische Nephrologie e.V. (Informationen für Fachkreise):
  http://www.nephrologie.de
- Bundesverband Niere e.V. (Informationen für Betroffene, Zeitschrift «Der Nierenpatient», Kontakt zu Selbsthilfegruppen):
  http://www.bundesverband-niere.de
- Deutsche Stiftung Organtransplantation (Allgemeine Informationen zu Organtransplantationen):
  http://www.dso.de
- Deutsche Sportvereinigung für Organtransplantierte e.V. (Informationen zu Sport und Sportveranstaltungen für Organtransplantierte):
  http://www.dsvo.de
- Kuratorium für Dialyse und Nierentransplantation e.V. (Informationen für Betroffene):
  http://www.kfh-dialyse.de
- Patienten-Heimversorgung gemeinnützige Stiftung (Informationen über ambulante und Heimdialyse):
  http://www.phv-dialyse.de
- Verband Deutsche Nierenzentren e.V. (Informationen für Betroffene und Forum):
  http://www.dnev.de
- Onlinebuch über Nierenerkrankungen des Klinikums Schwabing, München (Informationen zu verschiedenen Nierenerkrankungen):
  http://www.nierenbuch.de
- Dialyse online (neueste Meldungen und verschiedene Foren für Betroffene):
  http://www.dialyse-online.de
- Homepage für familiäre Zystennieren (Informationen für Betroffene, Kontakte zu Selbsthilfegruppen, Forum):
  http://www.zystennieren.de
- Eine private Homepage unter ärztlicher Begleitung (unkomplizierte Beantwortung vieler Fragen, die bei der Feststellung einer Nierenerkrankung auftauchen):
  http://www.meine-nieren.de
- Heim Dialyse Patienten e.V. (Informationen für Betroffene, Links):
  http://www.heimdialyse-online.de
- Private Homepage (Informationen für Betroffene, viele Links):
  http://www.info-dialyse.de
- Informationen für Betroffene:
  http://www.nieren-krank.de
- Plattform der Pharmafirma Roche (Informationen für Betroffene zum Thema Nephrologie und Hintergrundinformationen zur Niereninsuffizienz):
  http://www.roche.de/pharma/indikation/nephrologie/index.html
- Plattform der BioTechfirma Amgen (Medizinische Informationen rund um Niere, Dialyse und renale Anämie):
  http://www.niere.org

Psychische Erkrankungen
- Deutsches Bündnis gegen Depression e.V. (Information und Forum zum Thema Depression – psychische Erkrankungen):
  http://www.buendnis-depression.de/depression/depression-psychische-erkrankungen-1.php
- Verein für Psychiatrie und seelische Gesundheit e.V. (eine Initiative von Behandlern mit dem Ziel, psychiatrisch-psychotherapeutische Versorgungsstrukturen zu vernetzen):
  http://www.psychiatrie-in-berlin.de

- Verein für Öffentlichkeitsarbeit im Bereich psychische Erkrankung (Information und Aufklärung der Öffentlichkeit):
  http://www.irremenschlich.de
- Diplom-Psychologe Christian Hilscher (Übersicht über einige psychische Krankheiten und online-Beratung):
  http://www.onlineberatung-therapie.de/stoerung/psychische-erkrankungen.html
- Homepage des Engelshort-Forums (Informationen zu verschiedenen psychischen Erkrankungen):
  http://engelshort.dreipage.de/psychische_erkrankungen_98757162.html
- Für alle Fälle e.V. (Informationen für Psychiatriebetroffene):
  http://www.faelle.org
- Psychiatriegespräch (Forum für Betroffene psychischer Krankheiten aus privater Initiative):
  http://www.psychiatriegespraech.de

Rheuma/Arthritis

- Kompetenznetz Rheuma (Informationen zu Rheuma und Krankheiten des rheumatischen Formenkreises):
  http://www.rheumanet.org/haus1024.html
- Deutsche Gesellschaft für Rheumatologie e.V. (Informationen für Fachkreise):
  http://www.dgrh.de
- Zeitschrift für Rheumatologie (Zeitschrift für Fachkreise):
  http://www.springerlink.com/content/101586
- Rheumaakademie (Fortbildungsmöglichkeiten für Fachpersonal):
  http://www.rheumaakademie.de
- Deutsches Zentrum für Kinder- und Jugendrheumatologie (Informationen für Betroffene und Forum):
  http://www.rheuma-kinderklinik.de
- Inselspital, Universitätsspital Bern, Schweiz (Zentrum für Mütterberatung und Familienplanung bei Rheumaerkrankungen):
  http://muetterzentrum-ria.insel.ch
- Deutsche Vereinigung Morbus Bechterew e.V. (die Patientenorganisation der Betroffenen mit einer Bechterew'schen Erkrankung):
  http://www.bechterew.de
- Rheuma-online (Informationen für Betroffene, Kontakt zu Selbsthilfegruppen):
  http://www.rheuma-online.de
- Plattform der Firma Abbott (Informationen rund um das Thema «Rheumatoide Arthritis» für Betroffene
  http://www.bewegende-momente.de

Schlaganfall

- Deutsche Schlaganfallhilfe (Informationen für Betroffene und Angehörige, aber auch zur Vorbeugung):
  http://www.schlaganfall-hilfe.de
- Schlaganfall-Portal (Informationen, mit Forum und Kontakt zu Selbsthilfegruppen):
  http://www.schlaganfall-info.de
- Kompetenznetz Schlaganfall, Zentrale: Charité Berlin (Informationen und Links zu Beratungsstellen und Selbsthilfegruppen):
  http://www.schlaganfallnetz.de

Schmerz

- Deutsche Gesellschaft für Schmerztherapie e.V. (Informationen für Fachkreise):
  http://www.dgschmerztherapie.de
- Deutsche Schmerzliga e.V. (Informationen für Betroffene):
  www.schmerzliga.de
- Deutsche Schmerzhilfe e.V. (Informationen für Betroffene und Kontakte zu Selbsthilfegruppen):
  http://www.schmerzgesellschaft.de
- Forum Schmerz im Deutschen Grünen Kreuz (Informationen für Betroffene, Forum und Links):
  http://www.forum-schmerz.de
- Dr. med. Ulrich Oswald (Private Homepage aus der Schweiz, Informationen für Betroffene):
  http://www.ulri.ch/kopfweh/0dfr.htm
- Homepage eines Kinderarztes (Informationen zur Schmerztherapie im Kindesalter):
  http://www.paediatrie-links.de/schmerz.htm
- Polyneuropathie-Forum (Erfahrungsaustausch Betroffener zum Thema Polyneuropathie/neuropathische Schmerzen):
  http://www.polyneuropathie-Forum.de

- Migräne-Liga (Informationen für Betroffene, Erfahrungsaustausch, Kontakte zu Selbsthilfegruppen):
http://www.migraeneliga-deutschland.de
- Bundesverband der Selbsthilfegruppen für an Clusterkopfschmerz Erkrankte und deren Angehörige (Informationen für Betroffene, Selbsthilfegruppen):
http://www.clusterkopf.de

Das Netzwerk für Patienten- und Familienedukation in der Pflege

Im Frühjahr des Jahres 2001 wurde in Witten das «Netzwerk Patienten- und Familienedukation in der Pflege e.V.» gegründet. Ziel dieses Netzwerkes ist die Entwicklung und Unterstützung von Patienten-/Familienedukation in der Pflege, um:
- diese als Aufgabe der Pflege in Deutschland zu etablieren
- durch die Einrichtung eines Netzwerkes den Informationsfluss der Beteiligten untereinander zu fördern und Patienten- bzw. Familienedukation in der Öffentlichkeit darzustellen und ihr eine Lobby zu verschaffen
- die Situation von kurz-/langfristig pflegebedürftigen Menschen durch Schulung, Information und Beratung zu verbessern.

Das Netzwerk bietet sich als Fachforum für einen praxisbezogenen Austausch zur Bedeutung der Patienten- und Familienedukation in der Pflege an und stellt sein fachliches Wissen und Knowhow bei der Entwicklung von Schulungskonzepten, Informationsmaterialien u. a. zur Verfügung.

Interessierte können gegen eine gestaffelte Gebühr auch Unterstützung bei der Errichtung von Patienten-Informations-Zentren erhalten. Nähere Informationen sind erhältlich beim:

Netzwerk Patienten- und Familienedukation in der Pflege e.V.
Institut für Pflegewissenschaft
Stockumer Straße 10–12
58453 Witten

Telefon: (02302) 66 93 58
E-Mail: Verein@patientenedukation.de
Internet: www.patientenedukation.de

Ende der 1990er Jahre sind zwei Patienten-Informations-Zentren (PIZ) in Lüdenscheid und Lippstadt als pflegerische Modellprojekte in Kooperation mit dem pflegewissenschaftlichen Institut der Universität Witten/Herdecke entstanden. Diese Zentren bieten Patienten, Angehörigen und anderen Betroffenen regional die Möglichkeit, sich umfassend über ihre Erkrankung zu informieren. Neben umfangreichen Bibliotheken mit leicht verständlicher Literatur stehen den Besuchern dort auch Videos oder PC mit Internetanschluss zur Verfügung. Erfahrene Pflegende begleiten die Besucher bei der Recherche. Außerdem können zu bestimmten Themen Schulungen in Anspruch genommen werden.

Beide Einrichtungen sind bei diversen Vorstellungen in Fachkreisen auf ein reges Interesse gestoßen und mehrfach prämiert worden. Allerdings zeigte sich beim PIZ Lippstadt, das sich an der Versorgung im ambulanten Bereich orientierte (SGB XI), keine Möglichkeit der Refinanzierung. So musste nach einigen Jahren und mehreren Versuchen eine stabile Finanzierungsgrundlage zu schaffen, das PIZ Lippstadt seine Tätigkeit einstellen. Das PIZ Lüdenscheid dagegen ist Bestandteil eines Klinikums und konnte dadurch bis heute seine Arbeit fortsetzen.

Patienten-Informations-Zentrum Lüdenscheid
Klinikum Lüdenscheid
Paulmannshöherstr. 14
58515 Lüdenscheid
Telefon: (02351) 46–2121
E-Mail: patienteninformationszentrum@gmx.de

Aufgrund kürzerer Verweildauern in Krankenhäusern wird zunehmend die Wichtigkeit der Patienteninformation erkannt. Ganz langsam setzt sich die Idee der Patienteninformationszentren durch, Beispiele dafür sind das Krankenhaus der Barmherzigen Brüder in Trier, das PIZ des Universitätsklinikum Schleswig-Holstein (Campus Lübeck), das PIZ im Marienhospital in Wesel und das im Herzzentrum Bad Krozingen. Weitere Zentren befinden sich im Aufbau, wie im Marienhospital in Stuttgart und an anderen Orten. Eine Besonderheit stellt die Bürgerinformation Gesundheit und Selbsthilfekontaktstelle (BIGS) in Gütersloh dar. Sie befindet sich in der örtlichen Stadtbibliothek und verbindet pflegerische und andere gesundheitsbezogene Informationsangebote. Neben dem klassischen PIZ (Biblio-Mediotheken) sind auch so genannte Pflegewerkstätten im Netzwerk organisiert, sie werden durch das SGB XI refinanziert.

Das Netzwerk hat in den letzten Jahren verschiedene Projekte verfolgt und Konzepte zur Patienten- und Angehörigenedukation sowie andere Materialien entwickelt. Dazu zählen u. a. das Projekt zur Pflegeexpertise in der Begleitung von Brustkrebspatientinnen, das Mikroschulungskonzept «Sturzvorbeugung», die Anleitung von Patienten nach Kehlkopfentfernung und die Schulung der subkutanen Selbstinjektion. Alle Adressen und weitere Informationen sind auf der Homepage des Vereins www.patientenedukation.de zu finden.

Ursprungsfassung 2003/2006 von Johanna Gossens mit Ergänzungen von Jürgen Georg und Angelika Abt-Zegelin. Im Rahmen der Neuauflage 2010 vollständig überarbeitet, aktualisiert und erweitert von Mareike Tolsdorf und Stefanie Nicolay.

Sachwortregister

Adaption 57
Adressen 348
AIDS 350
Alzheimer 348
Analphabetismus 150
Angehörige 284 f.
– Edukation 346
Angst 77
Anleitung 21
Anpassung 234
Antonovsky 22
Ärzte 65 f., 279
Assessment 37, 90, 94, 149, 218, 230, 259, 288
– Basis 257
– Columbo-Stil 83 f.
– ‚ethisch-kulturelles 231, 278
– ‚informelles 153
– ‚religiöses 231
Asthma 340
Atemwegserkrankung 21

Bedürfnisse 82 ff.
– ‚physiologische 82 f.
– Selbstverwirklichung 82 f.
– Sicherheit 82 f.
– ‚soziale 82 f.
– Wertschätzung 82 f.
Behandlungsplan 250
Belege, physische 298
Benner, Patricia 312
Beratung 21, 346
– Administration 69
– Altern 247
– Assessment 37, 90, 94, 149, 218, 230, 259, 288
– Ausbildung 281 f.
– Bedarf 94, 144, 320
– Belohnung 227 f.
– Beobachtung 86
– Bestrafung 227 f.
– Beziehung 277, 320
– Diskussionsfragen 68
– Dokumentation 92, 139 ff., 274 f., 289
– Drogen 268
– Durchführung 103 f.

– ‚effektive 30, 149, 219, 227, 288, 312
– Entwicklungsstand 247
– ‚episodische 32
– Erfahrung 253
– Ergebnisse 287 ff., 289, 291, 296 ff.
– Evaluation 41 f., 92, 145, 270, 276, 285, 288 f., 292
– Feedback 102
– Fehler 321
– ‚formelle 53
– Forschungsergebnisse 281, 306
– Gegenseitigkeit 225
– Gespräch 85, 150, 288
– Gruppenschulung 255 ff.
– Hilfsmittel 127 ff.
– Hindernisse 76
– ‚individuelle 40, 62, 144, 218 f., 251 f., 285
– ‚informelle 53, 78
– Inhalt 92
– ‚interaktive 39, 43, 100, 103 ff., 119, 157
– Intervention 288 f.
– Konversation 84
– Kooperationsmöglichkeiten 53, 226
– ‚kosteneffektive 30
– ‚kostenwirksame 305
– Lernerfolg 270, 276
– Management 69, 281
– Manipulation 97
– Material 46 ff., 64, 103 ff., 143 f., 148 f., 262 f.
– ‚maßgeschneiderte 218 ff.
– Mentor 64 f.
– Meta-Analyse 302, 304
– Methoden 300, 312, 320
– Mittelpunkt 220 ff.
– Modellfälle 283
– neue Sicht 28
– omnipräsente 32
– Perspektivenwechsel 219
– Pflegeheim 284
– Planung 288
– Prioritäten 321
– Probleme 228, 241
– Prozess 38, 59, 80, 289, 312
– Requisiten 115
– Ressourcen 43 f., 89, 221, 241 f., 320

– Schranken, emotionale 239
– Schulungsprogramme 347
– Schwierigkeiten 34, 236
– Selbstwirksamkeit 24 f.
– Senioren 249 f.
– Sprachbarrieren 236, 277 f.
– Sterbende 283
– Stil 93
– Team 59 ff.
– Texte 165
– Umfang 279
– Umfeld 46, 50, 143, 262, 281
– Veränderungen 53 f.
– Wirksamkeit 296, 304
– Zeitpunkt, richtiger 40, 75 ff., 87 ff., 97 f., 276
– Ziele 36 f., 43, 62, 77 f., 86, 150, 225, 272, 280, 288, 295, 320
Beratungsmaterial, schriftliches 148 f.
– Ausdrucksweise 149
– Brauchbarkeit 169
– Einsatz 149, 159
– Umgang 148
Beratungsprogramme, strukturierte 235
Beratungsunterlagen 155 ff.
– Erstellen 196
– Eigenschaften 155
– Herunterladen 210
– Inhalt 155
– im Internet 211
– Lesbarkeit 155

Beteiligung, aktive 100
Bewältigungsstrategien 239
Bilder 103
Bildung 21
Bluthochdruck 347

Cartoon 104, 115
Checklisten 34, 141, 294
Chemotherapeutikum 21
Compliance 24, 224
Computernutzung 193 ff.
– Anwendungsmöglichkeiten 196
– Beratungshilfe 214
– Gruppenschulung 213
– Nachteile 194
– Nutzer/Nichtnutzer 194
– Probleme 195
– Vorteile 196
COPD 351
Copyright 197

Denken 161
Depression 340
Diabetes 351
Diabetikerschulung 21
Dialyse 341
Disease-Management-Programme 24

Diskin, Bob 13
Dokumentation 92, 139 ff., 274 f., 289
– Formulare 139
– der Verständnisleistung 292
Dolmetscher 155, 170 f., 237 f., 277 f.

Edukation 21
– ‚ethische 278
– Hilfsmittel 122
– ‚kindgerechte 248
– Konsistenz 51
– Kontinuität 51
– ‚kulturelle 278
– Programm 291
Edukationskarten 24
– Einrichtung, ambulante 26
Einschätzungsvermögen 232
– des Beratungsbedarfs 321
Elternmeinung 172
E-Mail 198, 312
Empoverment 22
– Prozess 313
Entlassungsvorbereitung 94
Entwicklungsstufen, kognitive 247 f.
Epilepsie 341, 352
Ergebniserfassung
– Methoden 298
Ergebnisse 289, 291, 298
– Faktoren, beeinflussende 289
– ‚kurzfristige 296
– ‚langfristige 297
– Überprüfung 287 ff., 296
Erkrankung, chronische 340
Erziehungsratgeber 164
Evaluation 41 f., 92, 145, 270, 276, 285, 288 f., 292
– als Spiel 290
– Formular 207 ff.
– Langzeit 42
– Lernerfolge 290
– Kurzzeit 42
– Polardiagramme 308
– Programm 299
– Rückdemonstration 293 f.
Expertenmeinung 165, 168

Flipkarten 106
Fokusgruppen 169, 257
Forschung 299, 306
Forschungsprojekte 24
Fragen 274 ff.
Fry-Lesbarkeitsformel 175, 180
– Anleitung 180
– Anwendung 181
– Fry-Diagramm 181
Fremdsprachen 170, 277 f.
Frustration 77

Gefäßerkrankung 342
Gefühle 161
Gehör 246
Geisteshaltung 251
Gelenkerkrankung 341 f.
Gerinnungsstörung 342
Gesichtssinn 245 f.
Gesundheit 203, 350
Gesundheitsförderung 342
Gesundheitspflegeteam 30, 56 ff., 95, 256, 280, 289, 295, 320
Gesundheitsprobleme 160
– Gleichgewichtsstörungen 160
– Kopfschmerzen 160
– Schlafstörungen 160
– Schmerzen 160
– Veränderungen, sensorische 160
Gesundheitszustand 22
Glaubwürdigkeit 204
Gruppenschulung 255 ff., 302
– Abwechslung 258
– Angstabbau 258
– Aufwärmphase 266
– Basisassessment 257
– Beziehungsaufbau 258
– Einfallsreichtum 261
– Erfolgserlebnisse 258
– Evaluation 271
– Kleingruppen 259
– Kreativität 261 ff.
– Lernbedürfnisse 259
– Lernen, selbstgesteuertes 137, 259
– Lernerfolg 270
– Maßnahmen 260
– Methodenkombination 258
– Pausen 267
– Regeln 257 ff.
– Respekt 258
– Rollenverteilung 258
– Teamarbeit 259
– Umsetzung 258
– Verantwortung 259
Gute-Laune-Macher 110 f.

Herzinsuffizienz 136, 141 f.
Hilfsmittel, edukative 122
– Audiokassetten 128
– Beratungsprogramm 137
– Bezugsquellen 145
– Bilder 103, 262
– Computer 135, 263
– Diashow 127, 263
– Fernsehprogramm, hausinternes 132
– Flipchart 127
– Folien 127, 264
– Fotoalben 124
– Geräte 122

– Lernen, selbstgesteuertes 137, 259
– Lernvertrag 135
– Illustrationen 125
– Individualisieren 144
– Informationen 21, 123, 276, 289
– Mindmap 264
– Modelle, anatomische 125
– Multimedia 124
– Phantasiegebilde 134
– Pinnwand 125
– Poster 125
– Puppen 134
– Quiz 265, 291
– Rollenspiele 266
– Sammelmappen 124
– Schwarzes Brett 125
– Tafel 127
– Telefon 133
– Übungen, interaktive 134
– Videokassetten 129 ff., 263
Holismus 31
Hologramm 31
Humor 112 ff.
– , passender 117
– , unpassender 117

Individualisierung 144, 218, 251
– Bereitschaft 252
Information 21, 276, 289
– Beschaffung 198
– Beurteilung 204
– Material 24, 26
– Monopol 23
– Splitting 102
– Suche 199, 356
– Terminals 212
– Überangebot 277
– Umfang 279
– Vermittlung 27
Informationssysteme, interne 196
Integrationsprozess 27
Integrationsstörungen 242
Interdisziplinarität 282
Internet 200, 312
– Begriffe 200
– Gesundheitsseiten 203
– Links 350
– Suchmaschinen 201
Internetrecherche 202
Interview 298
Instruktion 21

JCAHO 26, 69 f., 84, 100, 274, 279, 281, 288, 313

Kinder 160 f., 164 ff., 172
Klienten
– Allianz 224 f.

– Compliance 224 f.
– Fragebögen 169
– Kooperationsbereitschaft 224 f.
– Meinung 167, 223
Kohärenz 22
Kommunikation 23
– im Team 50, 70 f.
– Probleme 161
Kompetenzen
– ‚edukative 32, 252
Konfuzius 31
Korrektheit 158, 204
– ‚kulturelle 158
Kosten/Nutzen-Aspekt 21
Krankenakte 298
Krankenkasse 24, 343
Krankheitsvorstellung
– ‚subjektive 24
Kreativität 109 f.
Krebs 343
Kriterienkataloge
– DISCERN 24
Kuhn, Clifford 113
Kultur 229

Lachen 112 ff.
Lebensauffassung 229
Lebensqualität 21, 220
Lehrkräfte 281
Lehrmaterial
– ‚wenig geeignetes 24, 46
Lernanregungen 48 f.
Lernbereitschaft 96, 276
Lernbedürfnis 221, 259
Lernerfolg 270, 276, 289
Lernfähigkeit 96
Lernhindernis 48, 77, 96, 214, 241
Lernklima 58
Lernmotivation 223, 270
Lernpfad 136
Lernprozess 85 ff., 291
– Dokumentation 293
– ‚kontinuierlicher 314
– Stimulierung 157
Lernstil
– Einschätzung 276
Lernvertrag 135 ff.
Lernwunsch 223
Lesbarkeitsformeln 175
– Flesch-Index 176
– Flesch-Kincaid-Verständlichkeitsgrad 176
– Flesch-Lesbarkeits-Score 175
– Fry-Lesbarkeitsformel 175, 180
– Grad 177
– Nachteile 176
– Umgang 177

– Vierte Wiener Sachtextformel 176
– Widerstand 178
Lesedefizite 152, 243
Lesekompetenz 150 ff.
– Einschätzung 153
– ‚funktionelle 244
– ‚niedrige 150 f., 244
– Test 153
Literaturrecherche 22, 300 ff., 339
Lückentext 107

Macht 313
Maslow 82
Maßnahmen
– ‚angemessene 282
– Dokumentation 274
– edukative 30, 87, 214, 274
– Koordination 61
– Planen 260
Material
– Bilder 103, 262
– Cartoon 104, 115
– Flipkarten 106
– Kreuzworträtsel 105
– Lückentext 107
– Test, schriftlicher 108
– Tonband 108
– Übungen, praktische 107
Merkblatt 164, 166
Metasuchmaschine 201
Mikroschulung 24
– Konzept 349
Modellfälle 283
Motivation 223
Multimedia 124
Multiple Sklerose 343, 353

Nachsorge
– Programme 67
– Ressourcen 105
Nachvollziehbarkeit 204
Netzwerk 21 f., 356
Neurodermitis 347
Nierentransplantation 341, 354

Öffentlichkeitsarbeit 22

Paradigma, altes 26
Partizipation 103
– ‚aktive 103, 110
– ‚passive 103
Patientenbedürfnisse 59
Patientenedukation 339
Patientenevaluationszentrum (PEZ) 303
Patient-Learning-Center/USA 22
Patienten-Informationszentrum 22 f.

Patientenrechte-Charta 23
Patientensichtweise 232 f.
Patiententagebuch 298
Patientenzufriedenheit 285
Pflegealltag 26
Pflegediagnose 28
– beeinträchtigte Ernährung 28
– Wissensdefizit 28
Pflegedienste, häusliche 67
Pflegeessenz 314
Pflegeinterventionen 21, 288
Pflegekonferenz 72
Pflegeprozess 24
– und Patientenberatung 29
Pflegevisite 69
Pflegezeit 21
Polardiagramme 308
Prioritäten 30
Probleme 236 ff.
– Dokumentation 274 f.
– ,emotionale 239
– finanzielle Implikation 250
– Gedächtnisprobleme 243
– kognitive 241
– Lesedefizite 152, 243
– motorische Defizite 243
– physische 241
– sensorische Defizite 245
– Sprachbarrieren 236 f., 277 f.
– Sprachstörungen 243
Problemlösungsprozess 21
Programmevaluation 299

Qualitätssicherungsprogramme 298

Rahmenbedingungen 47
Religion 229
Rheuma 355
– Kurse 21
Richtig-/ falsch-Aussagen 104
– Richtlinien, pflegerische 26
Rückdemonstration 294

Salutogenese 22
SAM-Schema 159, 167, 183 ff.
– Anleitung 183
– Bewertungsbogen 185
– Evaluationskriterien 184 ff.
Schlaganfall 355
Schmerz 355
Schreiben 163
Schrittabfolge 24
Schulung 21, 262
Sehbehinderung 245 f.
Selbstlernmodule 291
Selbstmanagement 21

Selbstpflege 21
– Aktivitäten 32
– Kompetenzen 30 f.
Selbstwirksamkeit 47
Senioren 249
Sinneskanäle 144
Stoma-Patienten-Beratung 21
Strukturen
– ,beratungsfördernde
Suchmaschinen 201, 350
Suitability Assessmet of Materials siehe SAM-Schema
System 50 f.

Team 59 ff.
– ,interdisziplinäres 63, 279, 282
– Mitglieder, nicht professionelle 66, 280
– Zusammenarbeit 173
Teamarbeit 70 f.
Test
– Medical-Terminology-Achievement-Test 154
– Rapid-Estimate-of-Adult-Literacy-in-Medicine-Test 154
– Wide-Range-Achievement-Test 3 154
Tipps zu
– Anpassung 234
– Beratungstexte 165 f.
– Lernhindernisse 96
– Lesbarkeit 162
– Literaturrrecherche 301 f.
– Internetrecherche 202
– Partizipation 104 ff.
– Pflegekonferenz 72
– pflegende Angehörige 284 f.
– Schwerhörigkeit 246 f.
– Sehbehinderung 246
– Zeitersparnis 35
Training 21

Überprüfung
– kurzfristiger Ergebnisse 296
– langfristiger Ergebnisse 297
Übersetzer siehe Dolmetscher
Umfeld 46, 50, 262
– Veränderungen 52
– ,vermittlungsfreundliches 53 f.
Unabhängigkeit 21
Unterweisung 21

Verantwortungsbewusstsein 204
Verbesserungen 53
– Lesbarkeit 162
Verfahren, schriftliche 291
Verknüpfungen 101
Verlässlichkeit 205
Vermittlungsmethoden 26, 93, 100 f.
Verständnisüberprüfung 155, 295, 321

– Möglichkeiten 292
Verweildauer 21
Vorgehen
– edukatives 220, 247
– therapeutisches 220

Was-wäre-wenn-Szenarien 293
Websites 350
– Aktualität 205
– Autorität, fachliche 204
– Benutzerfreundlichkeit 205
– Evaluationsformular 207 ff.
– Gebrauchswert 206
– Glaubwürdigkeit 204
– Gründlichkeit 206
– Korrektheit 204
– Nachvollziehbarkeit 204
– Qualitätsbeurteilung 210
– Qualität der Links 205

– Stabilität 206
– Verantwortungsbewusstsein 204
– Verlässlichkeit 205
– Vollständigkeit 206

Weiterbildung 67, 143
Widerstandsressourcen 22
Wissen 30
– Umsetzung 102
Wissensdefizit 28, 288
Wissenszuwachs 296, 307
World Wide Web (www) 201, 350

Zeitersparnis 35, 79, 88
Zen 18
Zuhören 87 f.
Zusammenarbeit 60
Zuständlichkeit 27

Anzeigen

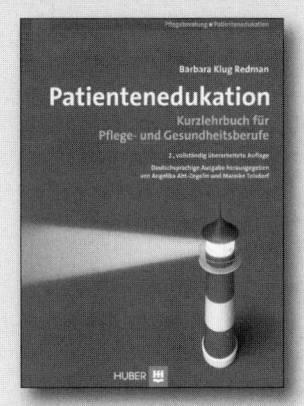

Barbara Klug Redman
Patientenedukation
Kurzlehrbuch für Pflege- und Gesundheitsberufe

Aus dem Amerikanischen von Sabine Umlauf-Beck.
Deutschsprachige Ausgabe herausgegeben von
Angelika Abt-Zegelin und Mareike Tolsdorf.
2., vollst. überarb. Aufl. 2009.
214 S., 17 zweifarb. Abb., 14 Tab., Kt
€ 29.95 / CHF 49.90
ISBN 978-3-456-84565-4

Der Schlüssel zu kompetenter Patienteninformation, -schulung, und -beratung als kompaktes, verständliches und anschauliches Kurzlehrbuch.

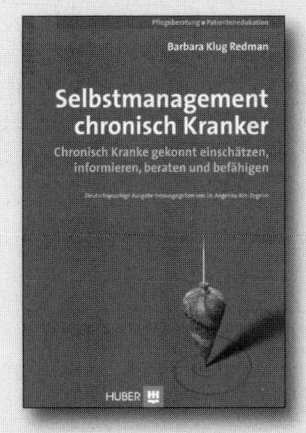

Barbara Klug Redman
Selbstmanagement chronisch Kranker
Chronisch Kranke gekonnt einschätzen, informieren, beraten und befähigen

Aus dem Amerikanischen von Elisabeth Brock.
Deutschsprachige Ausgabe herausgegeben von
Dr. Angelika Abt-Zegelin.
2008. 254 S., 11 Tab., Kt € 29.95 / CHF 49.90
ISBN 978-3-456-84503-6

Wieder ins Lot bringen – chronisch kranke Menschen gekonnt einschätzen, informieren, beraten und befähigen

Erhältlich im Buchhandel oder über
www.verlag-hanshuber.com

HUBER

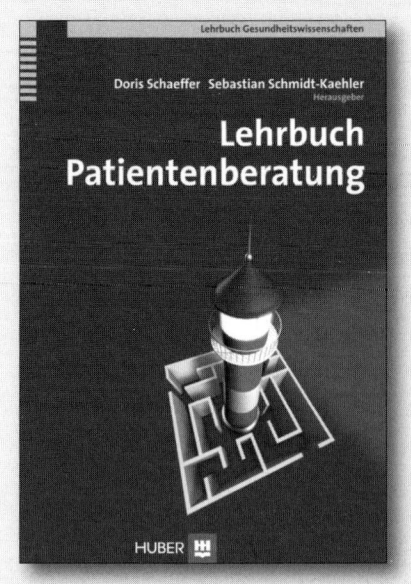

Doris Schaeffer
Sebastian Schmidt-Kaehler
(Hrsg.)
Lehrbuch Patientenberatung

Lehrbuch Gesundheitswissenschaften.
Nachdruck 2008 der 1. Aufl. 2006.
304 S., 17 Abb., 8 Tab., Kt
€ 29.95 / CHF 48.90
ISBN 978-3-456-84368-1

Dieses Buch schließt eine Lücke in der deutschsprachigen Literatur, es legt den Stand der theoretisch-konzeptionellen Diskussion zur Patientenberatung übersichtlich dar, fasst methodische Strategien zusammen und vermittelt interessante Einblicke in die Praxis dieses jungen Aufgabenfeldes.

«... eine solide Basis für die Ausbildung verschiedener im Gesundheitswesen tätiger Beratungspersonen.»

Pflege

Erhältlich im Buchhandel oder über
www.verlag-hanshuber.com

HUBER